▸ 国家卫生和计划生育委员会“十二五”规划教材
▸ 全国高等医药教材建设研究会规划教材
▸ 全国高等学校医药学成人学历教育规划教材
▸ 供临床、预防、口腔、护理、检验、影像等专业用

预防医学

第[illegible]版

主　　审　孙志伟
主　　编　肖　荣
副 主 编　高晓华　龙鼎新　白亚娜
编　　者（以姓氏笔画为序）

马　莉（大连医科大学）
王凯娟（郑州大学）
龙鼎新（南华大学）
白亚娜（兰州大学）
冯向先（长治医学院）
孙　忠（天津医科大学）
孙　炜（中国医科大学）
肖　荣（首都医科大学）
何丽华（北京大学）
余焕玲（首都医科大学）
周晓彬（青岛大学医学院）
侯绍英（哈尔滨医科大学）
祝丽玲（佳木斯大学）
高晓华（哈尔滨医科大学）
路小婷（山西医科大学）

人民卫生出版社

图书在版编目(CIP)数据

预防医学/肖荣主编.—3版.—北京:人民卫生出版社,2013

ISBN 978-7-117-18084-9

Ⅰ.①预… Ⅱ.①肖… Ⅲ.①预防医学-成人高等教育-教材 Ⅳ.①R1

中国版本图书馆CIP数据核字(2013)第218785号

预 防 医 学

第3版

主　　编: 肖　荣
出版发行: 人民卫生出版社(中继线 010-59780011)
地　　址: 北京市朝阳区潘家园南里19号
邮　　编: 100021
E - mail: pmph @ pmph.com
购书热线: 010-59787592　010-59787584　010-65264830
印　　刷: 北京人卫印刷厂
经　　销: 新华书店
开　　本: 787×1092　1/16　**印张:** 30
字　　数: 749千字
版　　次: 2001年9月第1版　2013年11月第3版
2017年1月第3版第4次印刷(总第19次印刷)
标准书号: ISBN 978-7-117-18084-9/R·18085
定　　价: 51.00元
打击盗版举报电话: 010-59787491　E-mail: WQ @ pmph.com
(凡属印装质量问题请与本社市场营销中心联系退换)

全国高等学校医药学成人学历教育规划教材第三轮

修订说明

随着我国医疗卫生体制改革和医学教育改革的深入推进，我国高等学校医药学成人学历教育迎来了前所未有的发展和机遇，为了顺应新形势、应对新挑战和满足人才培养新要求，医药学成人学历教育的教学管理、教学内容、教学方法和考核方式等方面都展开了全方位的改革，形成了具有中国特色的教学模式。为了适应高等学校医药学成人学历教育的发展，推进高等学校医药学成人学历教育的专业课程体系及教材体系的改革和创新，探索医药学成人学历教育教材建设新模式，全国高等医药教材建设研究会、人民卫生出版社决定启动全国高等学校医药学成人学历教育规划教材第三轮的修订工作，在长达2年多的全国调研、全面总结前两轮教材建设的经验和不足的基础上，于2012年5月25~26日在北京召开了全国高等学校医药学成人学历教育教学研讨会暨第三届全国高等学校医药学成人学历教育规划教材评审委员会成立大会，就我国医药学成人学历教育的现状、特点、发展趋势以及教材修订的原则要求等重要问题进行了探讨并达成共识。2012年8月22~23日全国高等医药教材建设研究会在北京召开了第三轮全国高等学校医药学成人学历教育规划教材主编人会议，正式启动教材的修订工作。

本次修订和编写的特点如下：

1. 坚持国家级规划教材顶层设计、全程规划、全程质控和“三基、五性、三特定”的编写原则。

2. 教材体现了成人学历教育的专业培养目标和专业特点。坚持了医药学成人学历教育的非零起点性、学历需求性、职业需求性、模式多样性的特点，教材的编写贴近了成人学历教育的教学实际，适应了成人学历教育的社会需要，满足了成人学历教育的岗位胜任力需求，达到了教师好教、学生好学、实践好用的“三好”教材目标。

3. 本轮教材的修订从内容和形式上创新了教材的编写，加入“学习目标”、“学习小结”、“复习题”三个模块，提倡各教材根据其内容特点加入“问题与思考”、“理论与实践”、“相关链接”三类文本框，精心编排，突出基础知识、新知识、实用性知识的有效组合，加入案例突出临床技能的培养等。

本次修订医药学成人学历教育规划教材临床医学专业专科起点升本科教材30种，将于2013年9月陆续出版。

全国高等学校医药学成人学历教育规划教材临床医学专业

教材目录

教材名称	主编	教材名称	主编
1. 人体解剖学	黄文华　徐　飞	16. 传染病学	李　刚
2. 生理学	管茶香　武宇明	17. 医学心理学与精神病学	马存根
3. 病理学	唐建武	18. 医用化学	陈莲惠
4. 生物化学	林德馨	19. 医学遗传学	傅松滨
5. 病原生物学	景　涛　吴移谋	20. 预防医学	肖　荣
6. 医学免疫学	沈关心　赵富玺	21. 医学文献检索	赵玉虹
7. 药理学	刘克辛	22. 全科医学概论	王家骥
8. 病理生理学	王学江　姜志胜	23. 卫生法学概论	樊立华
9. 诊断学	郑长青	24. 医学计算机应用	胡志敏
10. 医学影像学	郑可国　朱向明	25. 皮肤性病学	邓丹琪
11. 内科学	周宪梁　杨　涛	26. 急诊医学	黄子通
12. 外科学	白　波　吴德全	27. 循证医学	杨克虎
13. 妇产科学	王建六　漆洪波	28. 组织学与胚胎学	郝立宏
14. 儿科学	薛辛东　赵晓东	29. 临床医学概要	闻德亮
15. 神经病学	肖　波	30. 医学伦理学	戴万津

注：1～17为临床医学专业专科起点升本科主干课程教材，18～30为临床医学、护理学、药学、预防医学、口腔医学和检验医学专业专科、专科起点升本科共用教材或选用教材。

第三届全国高等学校医药学成人学历教育规划教材

评审委员会名单

顾　　　　问　何　维　陈贤义　石鹏建　金生国

主 任 委 员　唐建武　闻德亮　胡　炜

副主任委员兼秘书长　宫福清　杜　贤

副 秘 书 长　赵永昌

副 主 任 委 员（按姓氏笔画排序）

史文海　申玉杰　龙大宏　朱海兵　毕晓明　佟　赤
汪全海　黄建强

委　　　　员（按姓氏笔画排序）

孔祥梅　尹检龙　田晓峰　刘成玉　许礼发　何　冰
张　妍　张雨生　李　宁　李　刚　李小寒　杜友爱
杨克虎　肖　荣　陈　廷　周　敏　姜小鹰　胡日进
赵才福　赵怀清　钱士匀　曹德英　矫东风　黄　艳
谢培豪　韩学田　漆洪波　管茶香

秘　　　　书　白　桦

前 言

《预防医学》第3版是全国高等医药教材建设委员会和人民卫生出版社组织出版的第三轮全国高等学校医药学成人学历教育教材，供临床等医学专业（本专共用）教学使用。以提高成人学历教学适应性为其目的，结合成人学历教学实际情况，遵循医药学成人学历教育教学规律，顺应当前医疗卫生体制改革和公共卫生与预防医学实践的需要，体现医药学成人学历教育非零起点、学历和职业需求性和模式多样性的特点的要求，确定了《预防医学》（第3版）教材的修订思路。

本次教材修订在保证“三基”、“五性”、“三特定”的基础上，继续反映新时期医药学成人学历教育教学内容和学科发展的成果，以“群体健康”为前提，以强化临床医学学生的“预防为主”理念，建立临床医学学生的医学整体观和科学的健康观，使临床医学学生在学习基础医学和临床医学的同时，获得针对性强、实用性好的预防医学的基本理论、基本知识和基本技能。

在继承《预防医学》（第2版）教材编写优秀成果的基础上，主要做了以下修订：①绪论概述了“我国公共卫生与预防医学面临的挑战和发展趋势”；②第一篇“环境与健康”的内容着重强调环境因素对健康的影响，将地质环境与健康的内容调整在本篇中，形成了生活环境（空气、水质、土壤和地质）完整体系的课程结构；在职业环境与健康章节中增加了“苯的氨基与硝基化合物”和“硅酸盐肺”的内容；③第二篇“膳食与健康”中，增加“肿瘤”一节；将原有的临床膳食疗法修订为“临床营养治疗”，加强了临床营养评价和临床营养支持与健康及疾病的关系；将“食物污染与食物中毒”修订为“食源性疾病与食品安全”，增加“食品添加剂与健康”内容；④第三篇“人群健康的研究方法”，将“流行病学”修订为“临床流行病学”，重点放在临床工作中的“应用”上，本次修订加大了临床流行病学研究方法、临床实验的实施、诊断试验和疾病预后的研究和评价以及病因及其推断；增加了“转化医学”的介绍，更加符合现代医学的发展特点；删掉了“循证医学”一章，该部分将由专门的教材介绍；⑤第四篇“疾病预防与控制”，将“医院环境与医院感染”与本篇中的临床与社区预防整合，使预防的观念在临床工作中的应用更加明确，内容衔接更顺畅；增加“手足口病和新发传染性疾病”和“代谢综合征”，删除“传染性非典型性肺炎和禽流感性感冒”内容。

本书在编写过程中得到了首都医科大学、南华大学学校领导的大力支持，分别为2次编者会议的顺利召开提供了人力和物力的保证。特别感谢首都医科大学公共卫生学院院长孙志伟教授在百忙中承担本教材的主审工作，为提高本教材质量付出了大量心血。本教材得到了来自国内 11 所高等医学院校全体编委的鼎力帮助，大家尽心竭力，团结合作，使《预防医学》第 3 版教材紧扣了医药学成人教育培养目标和培养特点。

受水平和写作时间所限，本教材难免有不妥之处，恳请各医学院校教师和同行们给予批评指正。

肖　荣　余焕玲

2013 年 10 月

目　录

第二篇 膳食与健康

第四篇 疾病预防与控制

绪　论

随着健康和疾病等医学观念的转变，人们越来越清楚地认识到疾病的预防控制在促进健康、提高生活质量以及延长寿命中的重要作用。预防医学的理念和技术已经融入临床医学、基础医学以及护理医学等领域中，是现代医学发展的重要组成部分。

一、预防医学概述

（一）预防医学的概念

预防医学（preventive medicine）是以人群（包括健康人群、亚健康人群和病人群体）为主要研究对象，采用现代科学和生物医学的理论、技术和方法，研究不同环境因素对人群健康和疾病的作用规律，分析与评价环境中致病因素对人群健康的影响，提出改善不良环境因素的卫生要求和干预方法，并通过公共卫生措施实现预防疾病、促进健康、提高生命质量和延长期望寿命的一门科学。现代医学的进步和公共卫生事业的快速发展是预防医学学科发展的推动力。预防医学研究成果主要包括制定环境因素卫生标准、技术规范、安全限量、风险监测与评估以及为政府出台疾病预防与控制决策提供依据，是现代公共卫生体系中重要的组成部分。

公共卫生（public health）是建立在预防医学基础上的，与其早年的公共卫生工作重点以疾病的预防与控制有关。但随着人类疾病谱、医学模式以及疾病诊治方法的改变，对公共卫生定义赋予了更多的社会含义。我国对公共卫生所作的定义是“公共卫生就是组织社会共同努力，改善环境卫生条件，预防控制传染病和其他疾病流行，培养良好的卫生习惯和文明生活方式，提供医疗服务，达到预防疾病、促进人民身体健康的目的。”公共卫生建设是一项需要医疗和预防两大系统密切结合，政府部门协同，全社会参与的社会行为与系统工程。

预防医学和公共卫生之间存在着紧密联系，二者均以促进健康为目的。在教育部医学学科门类分类下，由“公共卫生与预防医学”组成的一级学科拥有流行病与卫生统计学、劳动卫生与环境卫生学、营养与食品卫生学、卫生毒理学以及儿少卫生与妇幼保健学等二级学科，构成了现代医学的核心组成部分。

（二）预防医学的研究内容

1. 研究人类生存环境中的有害因素（生物、化学、物理、社会与心理因素等）对人群健康的影响及其作用规律，探讨人类与环境因素间的相互作用关系。

2. 采用宏观与微观相结合的人群健康研究方法，分析环境因素影响疾病发生与发展的内在联系和规律，进行疾病监测、风险评估和疾病控制，研究疾病在人群中的分布和流行规律以及疾病动态变化趋势，并提出预防与控制疾病的有效措施。

3. 开展疾病预防的综合防治研究，进行疾病的三级预防。一级预防（又称病因预防）主要是采用各种措施消除和控制环境中的有害因素，预防健康人群发病，主要是以开展消除病因为主的预防措施；二级预防（又称临床前期预防）是指在疾病的临床前期就采用早期发现、早期诊断和早期治疗的预防措施，预防疾病转变为慢性非传染性疾病（简称慢性病）；三级预防（又称临床预防）主要是对患者进行及时治疗，防止病情恶化，预防并发症，降低伤残率，促进康复，增加工作和生活能力为目标的预防措施。

4. 研究与疾病预防与控制措施相关的策略和干预措施，协助政府有关部门制定或修订相关的卫生标准、卫生许可、技术规范、法律法规、部门规章、风险监测与风险评估、生物信息管理、卫生体系改革以及卫生专业人才的教育培训等。

5. 进行疾病诊治、康复以及转化预防医学的研究，并开展公共卫生与预防医学各二级学科相关的基础、应用基础、健康教育和健康管理以及健康促进的研究工作。

（三）预防医学的研究方法

随着生命科学和信息科学的发展，预防医学的研究方法和技术也随之改进，预防医学已经进入迅速发展的时期。采用现代生物医学和生命科学的技术方法，结合流行病学、卫生统计学以及循证医学等人群健康的研究方法，从分子、细胞、组织、器官、系统、个体以及群体等多水平、多角度研究环境因素影响疾病发生与发展的内在联系和规律，并提出可行的预防与控制措施。

1. 流行病学研究方法　主要用于揭示疾病、伤害与健康在人群分布状态，分析其在人群、时间和空间分布的规律与原因，找出人群健康和疾病的影响因素，判断环境有害因素与疾病的因果关系，发现环境遗传的交互作用特点和疾病的易感人群，为制定和评价疾病的预防与控制策略和措施提供依据。

2. 循证公共卫生研究方法　对现有大量系统的人群健康与疾病关系研究的数据，进行分析和逻辑推理，减少或消除不恰当的、昂贵的和可能有害的卫生实践，提出公共卫生项目和宏观卫生政策的决策模式并对其进行效果评估，以保证公共卫生决策基于科学证据并有效实施。循证公共卫生是基于流行病学和循证医学的理论和技术发展起来的新方法。

3. 数据挖掘的研究方法　利用已经开发的疾病信息资源数据处理技术（如计算机技术、信息网络技术、生物医学技术和数据挖掘技术）对疾病与健康相关的海量数据进行分析和深度利用，以识别疾病相关危险因素和发现危险因素影响健康的作用规律，了解各种疾病的相互关系，进行健康风险评估、疾病早期干预和预测预警。

4. 毒理学研究方法　采用细胞研究、整体动物模型、器官及其系统生物学模型或其他模式生物或替代方法、人群毒理学研究等方法，重点研究环境中存在的外源化学物所引发的机体损害作用及其机制；同时，也进行毒理安全性评价和管理研究等。

5. 分子预防医学　主要采用基因组学、蛋白质组学、表观遗传学方法以及基因多态性方法等分子生物学结合现代医学的技术，形成了“分子预防医学”的理念和技术。常用于病原菌生物学分类及疾病分型、疾病的群体筛查和预防、发病机制等方面的研究。

6. 定性研究　主要是通过对研究者的访谈、现场观察、专题小组讨论及文献分析，了解居民对某一事物或现象的经历、观点、想法与感觉，收集定性资料，并按一定的主题和类别进行编码、归纳推理的过程。该方法可获取许多定量研究得不到的信息；因此，在现代预防医学研究中具有重要的地位。

7. 其他　转化医学的相关技术、高通量筛查和痕量检测等技术也给预防医学研究提供了技术平台。

二、预防医学面临的挑战与发展趋势

经过近10年的快速发展，我国改善了公共卫生体系的基础设施和社会服务能力，完善了相关的法律法规体系，建立了传染病网络直报信息系统和疫情信息公开化制度，强化了传染病防控的基础结构及其工作规范。然而，随着经济全球化的加速与人口数量的增加，人类生存环境污染和生态失衡长期存在，公共卫生事件不断出现，居民疾病负担加重、城乡卫生资源配置差异等，又不断给公共卫生与预防医学工作提出了一系列的新挑战。

（一）面临的挑战

1. 传染病和慢性非传染性疾病防治形势严峻

（1）传染病：世界卫生组织（WHO）2007年度报告指出，传染病在全球的暴发和传播越来越快，治愈难度也越来越大。自20世纪70年代以来，新发传染病种不断出现，且原本已经得到控制的甚至已经消灭的传染病又再次出现。《传染病防治法》（2004年）中将全国发病率较高、流行面较大、危害严重的39种传染病列为法定报告传染病，并根据其传播方式、速度及其危害程度，分为甲类、乙类和丙类。在卫生部门发布的2012年8月全国法定传染病疫情报告显示，甲类传染病霍乱发病数18例；乙类传染病发病数居前5位病种依次为病毒性肝炎（尤其是乙型病毒性肝炎）、肺结核、梅毒、细菌性和阿米巴性痢疾、淋病，占乙类传染病报告发病总数的96%。丙类传染病发病数居前3位的病种依次为手足口病、其他感染性腹泻病和流行性腮腺炎，占丙类传染病报告发病总数的95%。总之，传染病仍然是威胁我国居民健康的重要疾病。

（2）慢性病：根据WHO发布的《2012年世界卫生统计》报告，全世界1/3的成年人患有高血压，1/10的人患有糖尿病，12%的人患有肥胖症，给中低收入国家带来了沉重的负担。第四次中国居民营养与健康状况调查（2004年）和第四次国家卫生服务调查（2009年）的结果也表明，我国慢性病发病人数快速上升，现有确诊慢性病患者2.6亿人，因慢性病死亡占我国居民总死亡的构成已上升至85%。《中国慢性病防治工作规划（2012—2015年）》提出，影响我国居民身体健康的慢性病主要有心脑血管疾病、恶性肿瘤、糖尿病和慢性呼吸系统疾病等，我国已经进入慢性病的高负担期。慢性病已经成为我国发病率、致残率和死亡率均高以及医疗费用昂贵的疾病，严重威胁着居民的身心健康。

2. 食品与职业公共卫生事件的防控不容乐观　近年来，“问题食品”，包括苏丹红鸭蛋、小龙虾、三聚氰胺奶粉、地沟油、瘦肉精、牛肉膏、染色馒头以及假酒等引发的“餐桌污染”食品安全事件均说明了从农田到餐桌的各个环节的食品卫生监管、危害因素的风险评估和安全性评价等环节仍然存在问题。《食品安全法》（2009年）规定了卫生行政、农业行政、质量监督、工商行政管理、食品药品监督管理部门的食品安全监督管理职责。2013年，我国对生产、流通、消费环节的食品安全的安全性、有效性实施统一监督管理，归入国家食品药品监督管理总局。随着乡镇企业、私人和外资企业的发展，职业性危害问题，如职业中毒

（如铅及化合物、苯、砷及其化合物、一氧化碳、硫化氢以及毒鼠强中毒）和职业病（如尘肺和放射性疾病）的问题仍较突出。据2010年全国职业病报告的统计数据，新发职业病2.72万例，其中尘肺占87.42%，慢性中毒占到5.2%，急性中毒占2.27%，其他职业病占5.12%。《职业病防治法》（2011年）中规定了职业病防治工作坚持“预防为主、防治结合”的方针，实行分类管理、综合治理。另外，我国地方病的发生率也居高不下，其流行情况较为严重。生活在缺碘地区的人口约有7.2亿，有700万地方性甲状腺重病人和19万克汀病病人。我国的地方病，如氟中毒（氟斑牙与氟骨症）也比较严重，全国平均氟斑牙患病率高达52.2%，全国平均氟骨症患病率高达4.32%。

3. 人类生存环境、老龄化与健康品质问题日益严重　随着全球经济化、工业化和城镇化进程的加速，地球人口也以膨胀的方式增长，人类的活动正在改变地球的环境与生态系统，环境污染问题已经从地区性问题发展成全球性问题，包括全球气候变暖，臭氧层破坏、大气及酸雨污染、土地沙漠化、森林破坏与生物多样性减少、水域与海洋污染、有毒化学品污染和有害废物越境转移等。环境问题在较大程度上影响着全球人类的健康品质。

我国第六次全国人口普查登记的全国总人口为13.39亿，60岁及以上人口占13.26%，65岁及以上人口占8.87%。显然，我国已经迈入老龄化社会，老年人慢性病等问题已经影响到老年人的生活质量。

4. 心理健康与精神卫生问题日渐突出　随着社会发展步伐的加快，职场压力增大，工作负担加重，社会竞争不断加剧，再加上生活环境和生态环境的变化，儿童和青少年行为异常、更年期妇女和老年人群抑郁以及毒麻药品滥用、自杀和重大自然灾害后心理危机等心理与精神卫生问题日益突出。据统计，在我国疾病总负担的排名中，精神疾患已超过了心脑血管、呼吸系统及恶性肿瘤等疾患位居第一。各类精神问题约占疾病总负担的20%，预计到2020年，这一比率将升至25%。中国疾病预防控制中心精神卫生中心2009年初公布的数据表明，我国各类精神疾病患者人数在1亿人以上，但公众对精神疾病的知晓率低于50%，就诊率则更低。我国的心理与精神卫生问题成为影响人群生活质量的一个重要因素，已成为严重的公共卫生问题。

5. 公共卫生服务公平性与健康促进需要全社会重视　卫生资源配置不均衡性主要表现在城乡之间、医疗与预防之间。我国农村人口占总人口的70%以上，但仅拥有20%的卫生资源，在较大程度上，影响了农村地区公共卫生服务质量和可及性。另外，对疾病预防和基层卫生机构的投资、技术力量分布、工作条件与人员待遇等问题均会影响到国家、省、市、区、镇乡（街道）卫生院或社区卫生服务中心等疾病预防系统的对疾病预防控制的能力。通过深化现有的医疗卫生体制和健康保健体系的改革，可改善公共卫生服务公平性。健康促进是通过各种社会保健措施的实施，使得大众主动参与改善健康状态的过程，是一种需要个人、家庭、社区和各级部门参与的公共行为。因此，以社区为基础，普及健康教育知识，增强健康意识和自我疾病预防与保健能力，在最大范围内，降低健康风险，实现“建立健康的个人行为和生活方式、改善现有的生活和工作环境与合理的医疗保健”的健康目标。

（二）发展趋势

经过对反复出现的公共卫生事件如传染病（包括SAS、甲流、禽流感、艾滋病、结核病等）、慢性病、意外伤害、职业病、精神病和食品安全等的处理，全社会达到的共识是公共卫生与预防医学的工作和重大传染病预防控制绝不是单纯一个卫生部门能够处理的事情，应该是在政府组织下的整个社会共同参与解决的公共事件。预防医学作为现代医学的核心组成部分，是提高疾病防控与医疗诊治整体水平的重要保证，其发展与社会稳定和经济发展密切相关。

1. 加强疾病与健康的宏观与微观研究　利用现代生物医学和分子预防医学等技术，结合疾病预防控制中的实际问题，需要深入研究环境中的各种危害因素对健康与疾病的影响及其作用规律，提高危害因素的识别、监测、风险评估以及安全性评价能力，提高疾病筛检、基因诊断、基因治疗以及疫苗研发等水平，为进行人类环境治理、卫生标准制定、公共卫生策略和干预措施等提供科学依据。

2. 促进群体健康研究与健康管理模式的改变　公共卫生与预防医学工作的最佳模式是“政府组织 + 科学技术 + 全社会参与”。将疾病预防控制工作从医疗预防疾病发展为全社会群体健康为主流，从医疗机构的诊治扩展为社区、家庭与个人的预防（保健）服务，从技术服务扩展为社会全民服务。通过多样化的健康宣教活动，倡导健康的个人行为和生活方式、丰富多样的体育锻炼、合理营养的知识和具体做法，依靠医疗卫生部门及全社会共同关注和参与疾病的预防与控制。

3. 建立共享的健康管理和疾病数据库以及疾病样本库　利用现代计算机技术、生物信息学技术以及网络电子数据采集平台技术，完成数据深度挖掘、采集、分析、管理与质量控制。在数据库资源共享的前提下，研究各种重大传染病和慢性病，寻找疾病相关的生物目标物、早期预警和诊治靶点，开发目标药物和诊断试剂盒，提高全球的防控和治疗疾病的整体水平。

4. 加强多学科交叉与转化医学的研究　将预防医学研究的最新科研成果应用于疾病的医疗诊断与控制的实践中去，将政府、社会、医疗机构完全融入疾病预防控制体系中，弥补预防医学与临床医学之间的裂痕，充分发挥各自的优势，确保“疾病的三级预防”策略的贯彻落实，提高疾病预防控制工作的总体能力。同时，还要注重转化预防医学的研究，打破影响基础研究、临床医学和公共卫生与预防医学之间的沟通屏障，实现预防医学基础研究成果快速向预防控制疾病实践工作、临床诊断与治疗应用的转化，为人类疾病的预防控制提供切实可行的方法。

三、临床医学生学习预防医学的目的与意义

从世界医学教育高峰会议（1988 年）发布的“爱丁堡宣言”到世界卫生大会（1995 年）提出的“人人享有卫生保健”，对未来的临床医生均提出需要树立面向群体和社区的疾病大预防和促进“人人健康”的观念，充分领会人群的“三级预防”策略在预防疾病的发生、发展及预后中的重要性，了解并顺应现代医学实践要适应卫生保健的需求。目前，我国卫生政策仍然是坚持“预防为主”，作为一名未来的临床医务工作者，通过本课程的理论学习和实践参与，掌握“预防医学”的新理论、新思维、新方法和新技术，客观评价个体和社区人群健康及其相关问题的影响因素与卫生保健效果，无疑具有重要的现实意义。

1. 适应我国现有的医疗卫生服务模型的要求　在我国医疗卫生服务是以预防疾病为主、人人享有卫生保健为目标的卫生保健型体制下，要求一名临床医生在从事临床诊治工作的同时，还要积极实践预防与控制疾病的战略，与公共卫生医师一起指导患者、家属以及相关社

区居民提高自我保健意识，开展预防疾病及其并发症的发生与发展，从而提高疾病治疗效果，改善患者的生活质量。

2. 顺应自然、社会与心理环境改变的要求　伴随着社会的快速发展，社会心理压力、不健康的生活行为或习惯、生活环境中不断出现的各种环境危害问题（如食品安全、环境污染、职业危害、地区和城乡间的发展不平衡等）影响着人类疾病谱的变化。要求一名临床医生要全面了解环境因素对疾病发生与发展的影响以及不同作业环境下和不同生理条件下人群的卫生保健和预防疾病的措施，拓展预防与治疗疾病的理论知识和实践技能。

3. 提高临床诊治和疾病防制相结合思维方法的要求　预防医学是以人群健康为研究对象，以人类生存环境中的有害因素对人体健康的影响及其作用规律为主要研究内容，以现代生物医学、生命科学以及现代预防医学的方法为主要研究手段，从多水平、多角度研究疾病的流行病学特点、致病因素、疗效观察、危险因素风险监测与评估、卫生服务效率评价等，是一种现场调查和实验室相结合的科研思维方法的学科。将临床诊治和预防疾病思维方式和技术技能有机的结合，可以提高临床医生对公共卫生问题的敏锐性和观察力，增强其解决临床工作中具体问题的能力，进而有效提高临床诊治工作的质量。

综上所述，本书针对医药学成人学历教育的“非零起点性、学历需求性、职业需求性以及模式多样性”等特点，为方便学生理解预防医学的理论和技能，每章都附有实用的学习目标、案例、问题与思考、内容总结以及参考教材与杂志。第一篇是“环境与健康”，主要是根据近年我国出现的与人类生活和劳动环境、社会心理与健康的公共卫生问题，着重介绍了环境卫生、职业卫生以及社会心理卫生的基本理论；第二篇是“膳食与健康”，主要强调掌握膳食营养不平衡（缺乏、过剩）、营养代谢紊乱、食源性疾病以及食品安全问题与健康的关系，加深临床专业学生对膳食、营养与疾病防控、疾病恢复期卫生保健等之间关系的理解。通过这两篇知识和技能的学习，使临床医学生了解预防医学三大学科的基本理论和知识，有助于了解公共卫生问题的核心知识和预防措施的制订。第三篇是“人群健康的研究方法”，重点介绍人群健康的方法学问题。“医学统计学”部分主要介绍临床研究中常见的临床实验数据的统计处理方法；“临床流行病学”主要介绍临床流行病学的基本概念、临床流行病学研究方法、临床实验设计方法、诊断试验和疾病预后评价以及转化医学的相关内容等，以便临床医学生在今后的临床实践中，不仅能从病人的角度了解疾病的发生和转归，更能从人群防病的层面去掌握疾病在人群中的分布规律，并学会分析疾病的危险因素和高危人群，制定有效的疾病预防的防控原则。第四篇则是“疾病预防与控制”，希望通过前三篇的学习，结合目前我国面临的多种疾病问题，进一步了解疾病预防的策略与措施、传染病和慢性病的预防与控制，同时了解临床与社区预防的关系以及突发公共卫生事件应急等问题。在完成本课程学习的基础上，再结合前期的临床医学学科课程学习以及自己多年的临床实践，成为一名新时期合格的医疗工作者。

（肖　荣）

第一篇　环境与健康

第一章　环境与健康概述

学习目标

掌握：构成环境的主要因素；人类与环境的辩证关系；环境污染的健康效应及其影响因素。
熟悉：环境污染对健康损害的影响因素；环境污染的防治。
了解：食物链及生物放大的概念及其意义。

第一节　人类与环境

一、环境的概念

环境（environment）是指人类赖以生存与发展的全部条件的总和。环境不仅为人类生命活动提供了一切必要的物质基础，同时还为人类在智力、道德、社会和精神等方面的发展提供社会基础。世界卫生组织（World Health Organization，WHO）公共卫生专家委员会认为：环境是指在特定时刻由物理、化学、生物及社会各种因素构成的整体状态，这些因素可能对生命机体或人类活动直接或间接地产生暂时或远期作用。据此，可将环境分为自然环境和社会环境。自然环境是指围绕着人群的空间中可直接或间接影响人类生产和生活的一切自然形成的物质及其能量的总体，它包括大气圈、岩石圈、水圈以及生物圈。根据自然环境与人类活动的关系，自然环境又可分为原生环境和次生环境。原生环境（primitive environment）是指天然形成的、未受或少受人为因素影响的环境，如人迹罕到的高山荒漠、原始森林、冻原地区及大洋中心区等。在原生环境中按自然界原有的过程进行物质转化、物种演化、能量和信息的传递。若原生环境中某种元素含量异常，则会对当地居民身体健康产生不良的影响，引起生物地球化学性疾病（地方病）。随着人类活动范围的不断扩大，原生环境正在日趋缩小。次生环境（secondary environment）是指在人类活动影响下形成的环境，也称为人为环境。与原生环境相比，其中物质的交换、迁移和转化、能量和信息的传递等都发生了重大的变化。人类在改造环境的活动中如能重视环境中的物质和能量的平衡，就会带来良好的影响，使次生环境优于原生环境，从而促进人类的健康，否则就会使次生环境的质量恶化，对人类的健康产生严重的不良影响。

社会环境是指人类在自然环境的基础上，通过长期有意识的社会劳动所创造的人工环境。广义的社会环境包括整个社会经济文化体系，如生产力、生产关系、社会制度、社会意识和社会文化。狭义的社会环境仅指人类生活的直接环境，如家庭、劳动组织和其他集体性社团等。社会环境对人类的生存发展有着重大影响，是人类精神文明和物质文明发展的标志，同时又随着人类文明的进步而不断地丰富和发展。

二、构成环境的因素

人类的环境主要是指包括空气、水、土壤、食物及生物在内的生活和生产环境，以及与其有关的社会环境。构成环境的主要因素按属性可分为生物、化学、物理和社会心理因素。

（一）生物因素

整个自然环境是一个以生物体为主的有机界与无机界构成的整体。生物体包括动物、植物、昆虫、微生物以及寄生虫等，他们相互之间通过食物链的方式进行能量传递与物质转移，以保证生态系统的完整性和生态平衡。与人类健康关系密切的生物因素主要有微生物、寄生虫、支原体和原虫等。在“生物医学模式”年代，生物因素是人类疾病的主要病因，目前的“生物-心理-社会医学模式”中，仍认为生物因素是人类致病的三大要素之一。病原微生物引起的霍乱、伤寒等烈性传染病，曾在一段时间内严重威胁着人类的健康。近些年来，艾滋病、疯牛病、传染性非典型肺炎、禽流感、埃博拉与西尼罗病毒感染和大肠埃希菌 O_{157} 感染，以及猴痘等一些新发传染病在世界上不断出现，人畜共患疾病也通过各种途径频频突袭人类。据 WHO 报告，每年有超过 5.5 万人死于狂犬病。这些再次提醒人们生物因素在致病过程中的重要性。

（二）化学因素

自然环境中的化学物质组成比较稳定，这种相对稳定的环境是保证人类正常活动的前提。但由于人为的或自然的一些原因，可能使空气、水、土壤及食物中的化学组成发生变化。如各种燃料燃烧后排放的废气中含有大量的二氧化硫（SO_2）、一氧化碳（CO）等气体，可使空气中这类气体含量增高；含汞和砷等工业废水污染水源，可使饮水中汞、砷的含量增高；用含镉废水灌溉农田，通过生物富集作用可使大米中镉的含量显著增高。除人为的活动外，一些自然现象，如地震、洪水以及风暴等自然灾害，也可使局部地区环境的化学组成发生巨大变化。若人们长期过量接触这些化学污染物，可造成急、慢性化学性中毒或潜在性危害。

（三）物理因素

环境物理因素包括温度、湿度、气流、气压、热辐射、噪声、振动、电离辐射和非电离辐射等。这些物理因素均与人类健康密切相关，有些是人类生存的必要条件，如充足的阳光和适宜的气候是人体生理活动所必需的外部条件。但当环境物理因素的强度过高或过低时，将会造成污染或异常。例如，使用机械与交通运输工具产生的噪声、振动，使用无线电通信设备产生的电磁辐射，核试验、核泄漏、原子能工业中核应用导致的放射线等，在一定条件下均可危害机体健康。

（四）社会心理因素

人类生活在社会环境中，社会的政治、经济、文化教育、科学技术、宗教信仰、风俗习惯、生活方式、卫生服务以及人口因素等不仅与人类生活和健康息息相关，而且各因素之间又互相影响。如社会的政治制度、经济水平及文化传统不仅直接影响人们的文化教育水平、生活方式和卫生服务质量，也决定了对自然环境的保护、利用、改造的政策和措施。社会因素对人类健康的影响不是孤立的，往往通过影响人们的生活、生产环境而影响人类的健康，更重要的是通过影响人们的心理状态而对人类健康造成影响。社会心理因素与自然环境因素一样对人类健康的作用具有双重性，即良好的社会环境，如政治稳定、经济条件优越、融洽的人际关系等可使人精神愉快，身心健康。反之，可使人精神紧张，甚至诱发某些疾病。随着人们健康观念和医学模式的改变，社会心理因素对人类健康的影响正日益受到人们的重视。

三、生态环境

（一）生态系统及其组成

自然界中任何生物群落都不是孤立存在的，它们之间相互渗透、相互依赖并相互作用。生态系统（ecosystem）是指在一定空间和时间范围内，由生物群落及其生存的环境所构成的具有物质、能量和信息流动的功能系统，是生物与环境之间进行能量转换和物质循环的基本功能单位。生态系统是一个复杂的、具有独立生物功能的生物环境体系，一般是由生产者、消费者、分解者和非生物环境四大要素所组成。生产者主要指绿色植物，也包括蓝绿藻和一些光合细菌，是能利用阳光和无机物质合成有机物的自养生物。生产者在生态系统中起主导作用。消费者是指依靠摄取其他生物为生的异养生物。生产者和消费者的残骸均被分解者（如微生物）分解为无机元素，供生产者再次利用，进入新一轮循环。非生物环境（空气、水、土壤等）为各种生物提供了赖以生存必需的条件，与生产者、消费者和分解者存在广泛的联系。

（二）生态平衡

在一定时间内，生态系统中的生产者、消费者和分解者之间，生物群落与非生物环境之间，物质、能量的输出和输入，生物学种群和数量，以及各数量之间的比例，始终保持着一种动态平衡关系，称之为生态平衡（ecological balance）。生态平衡是生物维持正常生长发育、生殖繁衍的根本条件，也是人类生存的基本条件。如果生态系统受到外界干扰超过其本身自动调节的能力，会导致生态平衡的破坏。破坏生态平衡的因素有自然因素和人为因素。自然因素如水灾、旱灾、地震、台风、山崩以及海啸等。人为因素包括盲目开荒、过度砍伐森林，过度开发水力资源，滥捕、滥杀野生动物，生产和生活活动产生的大量废气、废水、垃圾的不断排放等，均可导致生态平衡失调。人类可以驾驭和利用自然环境，但是人类不可能脱离自然环境而存在，必须与整个生态系统的其他部分保持动态平衡才可求得自身的生存和发展。

（三）食物链及生物放大

生态系统中一种生物被另一种生物所食，后者再被第三者生物所食，彼此形成一个以食物连接起来的链锁关系称为食物链（food chain）。物质、能量和信息沿着食物链由无机界向生物体、一种生物体向另一种生物体转移，实现了物质、能量和信息从无机界到有机界，又从有机界到无机界的循环过程。在生态系统中，食物链是维持生物种群间物质和能量流动的渠道和纽带。

食物链可影响环境中物质的转移和蓄积。环境中某些污染物可通过食物链的延长和营养级的增加在生物体内的浓度逐级增高，使高位营养级生物体内浓度高于低位营养级生物体内浓度，称为生物放大作用（biomagnification）。如海水中汞的浓度为0.0001mg/L时，浮游生物体内汞含量可达0.001～0.002mg/L，小鱼体内可达0.2～0.5mg/L，而大鱼体内可达1～5mg/L，大鱼体内汞含量比海水高1万～6万倍。生物放大作用缩短了环境与人之间的距离。某些污染物在环境中浓度很低，长期食用不一定会损害人类健康，但经过生物放大作用后，人类长期食用被浓缩放大的生物体可导致中毒性疾病的发生。许多有机氯杀虫剂和多氯联苯都能出现明显的生物放大现象。

具有生物放大作用的环境污染物必须具备下述条件：①环境化学物质易被各种生物体吸收；②进入生物体的环境化学物质较难分解和排泄；③污染物在生物体内逐渐积累时，尚不会对该生物造成致命性损害；④生物放大通过食物链进行。

四、人类与环境的关系

环境为人类提供生命物质和生活、生产场所，人类在生存、进化和发展过程中，依赖环境、适应环境并改造环境，人类与环境构成了既相互对立、相互制约又相互依存、相互转化的统一体。

（一）人与环境的统一性

在人类生态环境中，人与环境之间不断进行着物质、能量和信息的交换。一方面人体从周围的环境中摄取空气、水和各种必需的营养物质，通过机体自身的消化、分解、吸收、同化等代谢过程，合成机体细胞和组织的各种成分并产生能量，供给机体生长发育以及各种生理活动的需要；另一方面机体又将体内代谢废物通过不同途径排入周围环境，在环境中进一步变化，成为其他生物群落的营养物质，通过食物链的传递再被人体所摄入。环境和机体之间进行的物质与能量的交换以及环境中各种因素对人体的作用，形成了人体与环境间的生态平衡。这种平衡和统一性的最好例证是人体血液与地壳中元素含量的相关性。英国科学家Hamilton调查了220名英国人血液与当地地壳中元素的含量，发现人体血液中60多种元素与地壳中的含量呈明显的相关性，说明人与环境的高度统一性（图1-1）。

（二）人体对环境的适应性

在人类长期进化发展过程中，人体对环境的变化具有一定程度的适应和防御能力。当环境因素可能对机体产生不利影响但又无法改变时，人体可通过生理生化的调节机制，动员机体的防御系统与这些不利的环境因素保持平衡状态。如人初次进入高原环境，机体从空气中吸入的氧远远低于平原地区，但机体可通过神经体液调节，使体内红细胞和血红蛋白代偿性增多，保证机体的内环境与外界环境相互适应，并得以继续生存和发展。

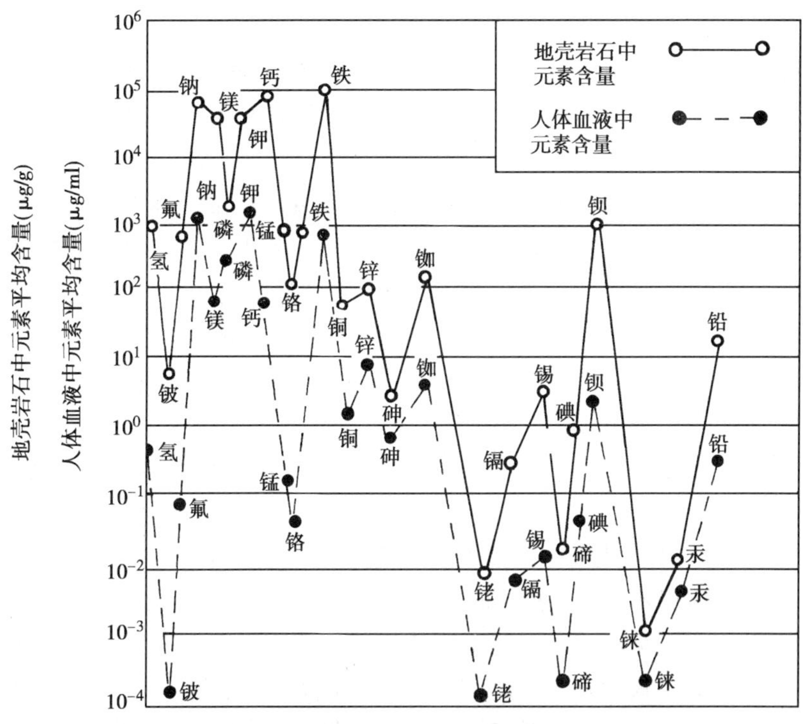

图 1-1　人体血液中和地壳中元素含量的相关性

机体对环境变化的适应能力是有一定限度的。当环境因素作用强度过大或环境中存在大量的污染物，超出机体的适应能力时，机体的适应机制就会遭受破坏而出现有害的健康效应。如果环境条件发生剧烈的异常变化（如气象条件的剧变），超过了人体正常的生理调节范围，也会引起人体某些功能、结构异常反应，使人体产生疾病甚至导致死亡。

（三）人与环境的相互作用

环境因素对机体健康的影响具有双重性。例如适量的紫外线具有生成维生素 D、抗佝偻病和增强机体免疫力的作用，但过量、长期的紫外线照射可致皮肤癌和白内障发生。人类在进化发展过程中不是被动地依赖环境和适应环境的变化，而是充分利用环境中的有利因素、避免不利因素，主动地依赖于环境、适应环境、改造环境，创造更加优美的环境条件，为人类造福。这是人类与其他动植物的根本区别所在。

第二节　环境污染及其对健康的影响

一、环境污染及其来源

由于各种人为或自然的原因，使环境的构成发生改变，造成环境质量下降和恶化，破坏了生态平衡，对人类健康造成直接、间接或潜在的有害影响，称为环境污染（environment pollution）。严重的环境污染称为公害（public nuisance）。

（一）污染源

污染源（pollutant source）是指造成环境污染的污染物发生源，通常指向环境排放有害物质或对环境产生有害影响的场所、设备和装置。造成环境污染的原因很多，目前常见的环境污染来源有如下几个方面：

1. 生产性污染源 工业生产过程中排出的废气、废水和废渣称为“工业性三废”。“三废”中含有大量对人体健康有害的物质，如未经处理或处理不当就大量排放到环境中，可以造成空气、水、土壤、食物等环境的污染，导致环境质量恶化。

农业生产中长期使用农药（杀虫剂、除草剂、植物生长调节剂等）可造成农作物、畜产品及野生生物中的农药残留，空气、水、土壤也可能受到不同程度的污染。大量化学肥料使用可影响土壤结构，甚至还可影响人类健康。

生产性污染是当前主要的污染来源，其主要特点是：有组织排放，污染物数量大、成分复杂、毒性大，但相对较易治理。

2. 生活性污染源 人类生活过程中排出的粪尿、垃圾和污水等称为“生活性三废”。在人口不断增长和消费水平不断提高的同时，“生活性三废”的产量也在不断地上升，特别是在一些大中城市，随着污染严重的一些工厂外迁，生活性污染已成为城市污染的主要来源。生活性三废成分复杂，不仅含有大量纤维素、碳水化合物、脂肪、蛋白质等物质，还含有大量病原菌、病毒、寄生虫，尤其是医院污水，若卫生处理不当，可污染空气、水、土壤，还可导致一些传染病的流行。生活污水中还含有大量的氮、磷等物质，排入水体后可使水中的藻类及其他浮游生物迅速繁殖，使水体溶解氧量下降，水质恶化，鱼类及其他生物大量死亡，这种现象称为富营养化（eutrophication）。

大气污染中约有20%来源于生活性污染，主要由生活炉灶和采暖锅炉耗用燃煤、燃气产生的烟尘、SO_2、CO、二氧化碳（CO_2）等有害气体。生活性污染物较生产性污染物成分相对简单、毒性相对低，但因其是一种无组织排放，治理相对困难。

3. 其他污染 随着经济的发展，我国汽车数量迅速增加，交通运输工具产生的噪声、振动和各种废气污染物随之快速增长，将对人类健康产生严重的威胁。电磁波通讯设备可产生微波和其他电磁辐射波，医用和军用的原子能和放射性同位素机构所排放的各类放射性废弃物和可吸入颗粒物，火山爆发、森林大火、地震等自然灾害所释放的大量烟尘、废气等，都可使自然环境受到不同程度的污染，造成不良后果。

（二）污染物

污染物（pollutant）是指进入环境并引起环境污染的物质。从污染源直接排入环境，其理化性状没有发生改变的污染物称为一次污染物（primary pollutant）。进入环境的一次污染物在物理、化学或生物因素作用下发生变化或与环境中其他物质发生反应，形成与原来污染物理化性状和毒性完全不同的新的污染物称为二次污染物（secondary pollutant）。二次污染物对环境和人体的危害通常比一次污染物严重，例如甲基汞比汞或汞的无机化合物对人体健康的危害要大得多。按污染物的性质可分为三大类：

1. 化学性污染物 如铅、汞、铬、镉等重金属，SO_2、氮氧化物（NO_x）、CO等。
2. 物理性污染物 如噪声、振动、电离辐射、电磁辐射等。
3. 生物性污染物 如致病微生物、寄生虫卵、微生物等。

二、环境污染物的接触途径

环境污染物经各种途径和方式与人体接触。存在于空气、水、土壤及食物中的环境污染物主要通过呼吸道、消化道和皮肤进入人体。

(一)呼吸道

环境中以气体、蒸气和气溶胶形式存在的污染物主要经呼吸道进入人体。其主要特点有:①肺泡的表面积大($50 \sim 100m^2$),肺泡壁薄($1 \sim 4\mu m$),肺泡间毛细血管丰富,污染物经肺泡吸收进入血液极为迅速;②经呼吸道吸收的污染物,不经过肝脏的转化、解毒,直接由肺循环进入全身血液循环。气体及蒸气状污染物多以扩散方式进入血流,其吸收速度与肺泡和血液中物质的分压差有关。气体的扩散从高压处向低压处渗透,分压差越大,吸收速度越快。当分压差达到平衡时,吸收不再增加。呼吸道吸收还受污染物在血液中浓度与肺泡空气中浓度之比(血/气分配系数)的影响,该系数越大,毒物越易吸收入血液。例如三氯甲烷和乙烯的血/气分配系数分别为15和0.14,三氯甲烷比乙烯更易被吸收。颗粒物的吸收主要取决于颗粒的空气动力学直径和气溶胶中的化学物的水溶性。气溶胶沉积在呼吸道的部位与其颗粒大小有关。此外,活动强度、肺通气量、肺血流量及环境气象条件等因素也可影响污染物经呼吸道吸收。

(二)消化道

存在于饮水和食物中的有害物质可通过消化道吸收。消化道吸收的主要部位是小肠,其他各个部位也有吸收作用。小肠黏膜上的绒毛可使表面积增大约600倍,大多数化学物在消化道以扩散方式吸收,部分毒物可以借助营养物质运载转移的载体吸收入血液,如镉与钙结合蛋白结合而吸收。消化道各段的pH相差很大,故在胃肠道不同部位的吸收量也有很大差别。此外,胃肠道内容物多少、排空时间以及蠕动状况也可影响毒物吸收。经消化道吸收的毒物可经肠肝循环过程反复被吸收。

(三)皮肤

环境污染物经皮肤吸收主要通过表皮和皮肤附属器(毛囊、汗腺和皮脂腺)。但后者不如前者重要,附属器的横断面积仅占皮肤表面积的0.1%~1%。污染物通过表皮吸收需通过三层屏障:①表皮角质层,这是经皮肤吸收的最主要屏障,分子量大于300的物质不易通过无损的皮肤;②连接角质层,该层能阻止水、电解质和某些水溶性的物质进入,但脂溶性物质可通过;③表皮和真皮连接处的基膜,它能阻止某些物质透过,但大多数物质通过表皮后可自由地经乳突毛细管进入血液。通过附属器官吸收的物质,绕过了表皮屏障,直接进入血液。有些电解质和金属离子可经此途径少量吸收。污染物经皮肤的吸收率不仅取决于污染物的溶解度、分子大小、浓度及pH等因素,还受皮肤完整性和接触条件的影响。一般来说,脂/水分配系数较高的污染物易经皮肤吸收。但溶于脂而难溶于水的物质经皮肤吸收率却相对较低;当其挥发度很高时,吸收率更低,如苯等经皮肤吸收较少。而挥发度低,既溶于脂肪又溶于水的物质,可经皮肤迅速吸收,如有机磷农药。皮肤有破损或患有皮肤病时,其屏障的完整性被破坏,有利于环境污染物经皮肤吸收。皮肤潮湿可增高其角质层的通透性,增加污染物经皮肤吸收。经皮肤吸收的污染物也可不经肝脏解毒而直接进入血液循环。

同一种有害化合物,可以有不同的污染来源。即便是同一污染来源,由于在环境中发生的空间位移作用也可以在不同的介质之间进行。因此，许多环境物质和有害化合物进入环境后都会在多种介质中存在。这些有害化合物往往通过多种途径，很少是单一途径接触人体。

三、环境污染对健康的危害

（一）环境致病因素的健康效应

环境的构成和环境的状态发生任何异常变化，都会不同程度地影响机体的健康。人体具有调节自身的生理功能，以适应环境不断变化的能力。当环境的异常变化在人体适应范围内，机体可通过自身的调节适应这种变化。如果环境中的异常变化超出了人类正常生理调节的范围，则可能引起人体某些功能和结构的变化，严重者可导致病理性的改变。能使人体发生病理性变化的环境因素称为环境致病因素（environmental pathogenic factor）。

一般情况下，当环境毒物开始作用于机体，或作用的强度较小时，由于机体有一定的代偿能力，可保持着相对的稳定，暂时不出现损害作用或生理功能改变，属于正常生理调节范围。有些人则处于生理代偿状态，机体还能保持着相对稳定，暂时不出现临床症状和体征。如果停止致病因素作用，机体可能向着恢复健康的方向发展。处于代偿状态暂时尚未表现临床症状的人，不能认为是健康的人，其中一些人实际上已处于疾病的早期阶段，即临床前期。机体的代偿能力是有一定限度的，如果环境有害因素继续作用，致使功能发生障碍，机体向病理状态发展，出现疾病的症状和体征；少数人甚至因病理反应而出现死亡。从预防医学的观点研究环境因素对人体健康的影响，可将生理、生化和病理效应看作连续的健康效应谱。人群对环境因素反应的健康效应谱呈金字塔形或称冰山现象（图1-2）。

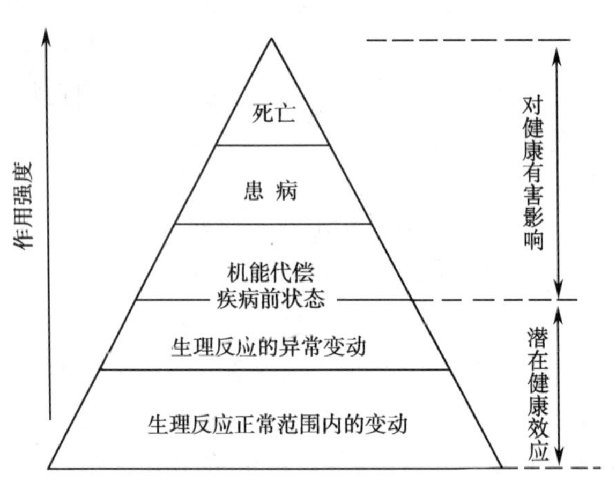

图1-2　健康效应谱

从环境影响的健康效应谱分析，研究环境对健康的影响，不能只注重有无临床表现，更应该研究生理、生化等方面的早期改变，及早发现环境污染所产生的临床前期表现和潜在的健康效应，并及时加以控制。

（二）生物学标志物

在环境医学领域，人们通常利用机体的病理学变化、中毒症状或死亡来识别环境毒物或污染物危害作用的存在，这种识别是一种终点性判断，虽然可靠，但对环境毒物危害的认识往往过晚，从而严重影响环境污染物危害的早期发现与早期预防。实际上，在机体暴露环境污染物的早期阶段，机体会出现一系列的生物学变化，包括毒物含量在体内的变化、特殊代谢产物的出现以及毒物产生的毒效应（如体内酶活性改变、染色体的损伤等），这些变化或效应可利用现代技术加以测定或识别，能够特定地显示机体对环境毒物的暴露或早期损害情况。这种在亚个体和个体水平上，能够测定外源性化学物引起机体或生物样本中细胞的结构或功能、生化成分或生物分子改变的指标称之为生物学标志物（biomarker）。1993 年 WHO 专题组编写的化学品安全国际项目（IPCS）环境卫生基准 155 号文件《生物标志物与危险度评定：概念和原则》中，将生物学标志物广义地定义为“反映生物系统与环境中化学、物理或生物因素之间相互作用的任何测定指标”；并将生物标志物分为 3 类：①接触性生物标志物（biomarker of exposure），是指生物材料中测定到的外来化学物及其代谢产物量（内剂量），或外来因子与某些靶分子或细胞的作用产物。其含量的高低可反映机体对该毒物的接触水平，是定性污染物与暴露效应相关联的重要参数。例如机体接触苯，尿液中可出现酚类化合物增加，因此尿酚可视为苯的接触性标志物。②效应性生物标志物（biomarker of effect），指机体中可测定的生化、生理或其他改变的指标。该标志物测定可有助于环境污染物对机体损伤机制的研究，并且可根据其改变的程度，判断为确证的或潜在的健康损害或疾病。例如机体接触某些具有遗传毒性的毒物，血细胞 8-羟基脱氧鸟嘌呤（8-OHdG）含量显著增加，故血细胞中 8-OHdG 可视为遗传毒物造成 DNA 氧化损伤的一种效应性标志物。③易感性生物标志物（biomarker of susceptibility），是机体接触某种特定环境因子时，个体反应能力的先天性或获得性缺陷的指标。易感性标志物对发现人群中对环境污染易感个体和制定保护易感人群的预防措施有十分重要的意义。例如测定细胞乙酰化酶、谷胱甘肽 S-转移酶（GSTs）基因多态性，可发现人群中对某些毒物的易感个体。

生物学标志物研究是目前预防医学领域的热点课题之一。它不但可以了解机体暴露环境污染物的程度与性质和早期损害效应，而且还可以及早地发现环境污染受害群体中的敏感个体，是预测环境污染物对人类健康危害的有效工具。

（三）环境污染对人类健康影响的特点

1. 广泛性　环境受污染后影响的人群范围广且人数多，包括不同年龄、不同性别的人群，甚至可能影响到未出生的胎儿。

2. 复杂性　受污染环境中可有多种污染物同时存在，各种毒物间可以产生联合毒性作用；同一种污染物可经受污染的空气、土壤、水、食物等不同途径进入人体，同一个体可摄入不同种环境污染物；环境污染物作为致病因素对健康损害多属多因多果，关系十分复杂。

3. 多样性　环境中存在各种污染物，对人体健康损害作用形式表现出明显的多样性，既有直接的，也有间接的；既有急性的，也有慢性的；既有局部的，也有全身的；既有近期的，也有远期的作用；既有特异性的损害，也有非特异性的损害等。

4. 长期性　一些环境污染物可长时间滞留于环境中，并长时间作用于人体，在低浓度的情况下，污染物造成的健康损害在短时间内不明显，不易被察觉，需要数年甚至几十年才表现出来，有的到下一代才表现出健康危害效应来。

（四）环境污染对健康损害作用的主要表现形式

1. 急性危害　是指环境中大量或毒性较大的污染物作用于机体，使暴露人群在短时间内出现有害效应、中毒症状甚至死亡。历史上发生在英国伦敦和美国洛杉矶等地的“烟雾事件”，1984 年发生在印度的“博帕尔异氰酸甲酯泄漏事件”，前苏联的“切尔诺贝利核电站事故”等均为急性损害。环境污染引起的急性损害作用常见于：①环境条件急剧恶化，不利于环境污染物的扩散稀释，使较多的污染物积聚在环境中；②发生严重的生产及核泄漏事故，使大量的有害物在短时间内进入环境；③环境生物性污染引起的急性传染病，如水污染导致的急性传染病、2003 年春季世界范围内的“传染性非典型肺炎”流行等。

2. 慢性危害　是指环境中有害物质低浓度、长时间、反复作用于机体所产生的危害。是否产生慢性危害与污染物的理化性质、污染物（因素）的暴露时间、污染物在体内的蓄积作用、机体的反应特性等有关。环境污染物所致的慢性危害主要有：

（1）非特异性损害：在环境污染物长时间作用下，机体生理功能、免疫功能、对环境有害因素作用的抵抗力可明显减弱，对生物感染的敏感性增加，健康状况逐渐下降，表现为人群中患病率和死亡率增加，儿童生长发育受到影响，例如接触二氧化硅粉尘的人群肺结核患病率增高。

（2）慢性疾患：在低剂量环境污染物长期作用下，可直接造成机体某种慢性疾患，如大气污染物长期作用和气象因素变化可导致慢性阻塞性肺部疾病（chronic obstructive pulmonary disease，COPD）。随着大气污染的加重，居民 COPD 在疾病死亡中的比重增加。

（3）持续性积蓄危害：环境中有些污染物进入人体后能长时间贮存在组织和器官中。尽管这些物质在环境中浓度很低，如果长期暴露会在机体内持续性蓄积，使体内这些污染物的浓度明显增加，进而对机体造成损害，有的甚至可影响下一代的健康。

具有持续性蓄积危害的污染物主要有 2 类，一类是铅、镉、汞等重金属及其化合物，它们的生物半减期很长，如汞为 72 天，镉为 13.7 年。另一类是脂溶性强、不易降解的有机化合物。这类化合物能在环境中长期残留持久存在，在生物体内持续性蓄积，被称为持久性有机污染物（persistent organic pollutants，POPs）。2001 年 5 月由联合国环境规划署组织，通过了《关于持久性有机污染物的斯德哥尔摩公约》，旨在通过全球努力共同减少和消除 POPs 污染，保护人类健康和环境免受 POPs 的危害。

3. 致癌作用　恶性肿瘤已经成为人类死亡的重要病因，自 20 世纪以来，愈来愈多的职业和环境接触的致癌物被确定。环境致癌因素可分为 3 类：①物理性因素，如放射性物质可引起白血病、肺癌，紫外线长期强烈照射可引起皮肤癌；②化学性因素，如黄曲霉毒素可引起肝癌，砷及其化合物可引起肺癌与皮肤癌等；③生物性因素，如 EB 病毒可引起鼻咽癌，人乳头瘤病毒 16 型（HPV16）可引起宫颈癌。据统计分析，在环境致癌因素中，物理因素占 5%，生物因素占 5%，而化学因素占 90%。

国际癌症研究中心（IARC）对已有资料报告的 942 种化学物根据其对人类的致癌危险分为 4 类：①对人类致癌，107 种，即对人类致癌证据充分。②对人类很可能或可能致癌（2A 类和 2B 类）。2A 类指对人类很可能致癌，59 种，此类致癌物对人类致癌性证据有限，对实验动物致癌性证据充分。2B 类指对人类可能致癌，267 种，是指对人类致癌性证据有限，对实验动物致癌性证据并不充分；或对人类致癌性证据不足，对实验动物致癌性证据充分。③对人类的致癌性尚无法分类的有 508 种，即可疑致癌物。④对人类很可能不致癌的，仅 1 种。

4. 生殖毒性和发育毒性　某些环境有害物质或因素可产生生殖毒性和发育毒性。生殖毒性（reproductive toxicity）是指外源性化学物对雄性或雌性生殖功能或生殖能力的损害及对子代的有害影响。其毒性可发生于雄性、雌性的任何时期，表现为性功能障碍、不育、不孕、生殖器官和内分泌功能异常、妊娠结局不良等。发育毒性（developmental toxicity）是指外源性化学物能导致机体发育异常的有害作用。主要表现为发育中机体死亡、胎儿畸形、胎儿生长迟缓及器官或系统功能缺陷等。在妊娠期接触外界环境因素而引起后代结构或功能异常的作用称之为致畸作用（teratogenesis），是发育毒性的一种表现。20 世纪 60 年代初发生的震惊世界的反应停事件造成的 8000 多个短肢畸形儿（海豹畸形儿）就是典型的外来物质的致畸作用的例子。

5. 致突变作用　环境有害物质或因素引起生物体细胞遗传物质发生可遗传改变的作用称为致突变作用（mutagenesis）。凡能引起致突变作用的物质称为致突变物（mutagens），又叫诱变剂。突变类型有：①基因突变（gene mutation），指 DNA 的碱基配对或碱基排列顺序发生了改变，可能导致基因表达产物的功能改变；②染色体畸变（chromosome aberration），是指染色体结构的异常改变；③基因组突变（genomic mutation），是指基因组中染色体数目的改变。如果突变发生在体细胞，则会导致一些疾病发生，甚至形成肿瘤；如果突变发生在生殖细胞，则可导致不孕、早产、死胎或畸形及遗传性疾病。现已证明，绝大多数致癌物都是致突变物，而许多致突变物也是致癌物，两者之间存在着密切的联系。

6. 免疫毒性作用　环境有害物质对生物机体免疫系统或功能产生的损害作用称为免疫毒性作用（immunotoxicity）。环境毒物对免疫系统的影响包括 3 种方式：①环境毒物对免疫功能的抑制。某些环境污染物可使机体的免疫反应过程的某一个或多个环节发生障碍而出现免疫抑制作用，包括对体液免疫功能、细胞免疫功能、自然杀伤细胞（NK 细胞）的影响等。环境中具有免疫抑制作用的化学物主要有多卤代芳香烃类及多环芳烃类化合物、金属类毒物、某些农药、某些药物以及电离辐射等。②化学物作为致敏原引起机体变态反应。某些化学物进入体内可与组织蛋白结合，形成具有免疫原性的物质，即抗原，然后刺激机体产生相应的致敏淋巴细胞或抗体，在机体第二次接触到致敏原时，则发生变态反应。③少数环境化学物可引起自身免疫反应。过度的自身免疫反应可导致慢性炎症、组织破坏或功能紊乱，即自身免疫性疾病。如氯乙烯、六氯苯、二氧化硅、某些金属（汞、镉）等可引起自身免疫反应。环境毒物对免疫系统或功能的毒作用有可能表现双向性，即同一化合物可在不同条件下表现对机体的免疫抑制或过敏性反应。

7. 干扰内分泌功能　20 世纪 80 年代，人们发现环境污染物中有些物质具有雌激素活性，可引起多种野生动物生殖发育异常。该发现很快引起了国际学术界的高度重视，近 20 多年来进行了大量的调查研究。这些可通过干扰生物或人体内天然激素的合成、分泌、转运、代谢及结合等过程，从而对机体或其后代的健康产生影响的外源性物质或混合物称为环境内分泌干扰物（environmental endocrine disruptors，EEDs），也叫环境雌激素。已被证实或疑为具有内分泌干扰作用的环境化学物质有上百种，包括邻苯二甲酸酯类、多氯联苯类、有机氯杀虫剂、烷基酚类、双酚化合物类、植物和真菌激素以及重金属类等。EEDs 可影响人类生殖功能、免疫功能、神经内分泌功能，有些环境雌激素还可以导致人类癌症。

（五）环境污染引起的疾病类型

环境污染对人体健康的危害是多种多样的，其引起的疾病类型可分为 4 类：

1. 公害病　严重的环境污染引起的区域性疾病称为公害病（public nuisance disease）。该病具有明显的地区性、共同的病因、相同的症状和体征。公害病不仅是一个医学概念，而且具有法律意义，须经严格的医学鉴定和国家法律正式认可，方可确认。一旦确定为公害病，要追究造成环境污染责任人的法律责任，并对受害者进行必要的赔偿。从 20 世纪初至今，世界各地已发生公害事件60多起，公害病患者40万~50万人，死亡10多万人。历史上发生的有代表性的公害事件如表1-1所示。

表1-1　历史上的重大公害事件

名称	时间	主要原因	健康危害后果
伦敦烟雾事件	最近四次发生在1954、1956、1957、1962年	盆地，逆温层形成，主要是采暖煤烟粉尘与 SO_2 污染，浓雾等	仅1952年12月的烟雾事件，一周内死亡人数达4000多人
比利时马斯河谷烟雾事件	1930年12月	狭窄盆地，逆温层形成，含硫冶炼厂、炼焦、发电等排放大量的 SO_2 等有害气体	数千人呼吸道疾患发病，1周内60多人死亡
洛杉矶光化学烟雾事件	1943年以来	逆温，大量汽车排放出的废气，在日光紫外线作用下形成大量以 O_3 为主的光化学烟雾	数千人出现眼睛红肿、流泪、咽喉痛、严重上呼吸道刺激等症状，65岁以上的老人死亡率升高
痛痛病	1955~1972年	日本富山县神通川流域锌冶炼厂排出的含镉废水污染了河水，居民用河水灌田，使稻米含镉量增高	数百人患痛痛病，近百人死亡
水俣病事件	1953年以来	日本熊本县水俣湾地区含汞工业废水污染水体，汞经生物转化形成甲基汞，居民长期食用含甲基汞量很高的鱼、虾、贝而中毒	先后有2265人确诊，其中死亡1573人，另有11540人获赔偿
米糠油事件	1968年3月	日本北九州市爱知县某一食用油厂在炼油时被多氯联苯污染	1万多人中毒，16人死亡
森永奶粉中毒事件	1955年	日本森永奶粉厂生产的奶粉被 As_2O_3 污染	2000多名儿童中毒，131人死亡
四日市哮喘病	1955年以来	日本四日市石油化工企业废气污染大气，居民长期吸入含 SO_2、硫酸等污染物的混合气体	800余人患哮喘病，10多人死亡
博帕尔异氰酸甲酯事件	1984年12月	印度博帕尔农药厂异氰酸甲酯贮存罐破裂泄漏，污染周围	20多万人中毒，5万多人双目失明，2500多人死亡
切尔诺贝利核电站事件	1986年4月	前苏联（乌克兰）切尔诺贝利电站反应堆保护壳爆炸，造成放射性物质污染	造成233人受伤，31人死亡。污染区人群追踪调查发现，皮肤癌、舌癌、口腔癌等患者增多，儿童甲状腺癌患者剧增

2. 职业病　职业性有害因素作用于人体的强度与时间超过一定限度时，人体不能代偿其所造成的功能性或器质性病理改变，出现相应的临床征象称为职业病。职业病的范围是由国家法令加以规定的。

3. 食源性疾病　是指通过摄取食物而进入人体的致病因子引起的，通常具有感染性或中毒性的一类疾病。其中包括传统的食物中毒，即摄入含有生物性、化学性有毒有害物质的食物，或把有毒有害物质当成食物摄入后引起的急性、亚急性中毒性疾病。其中许多食物中有毒有害的物质来源于环境污染，例如有机磷农药污染蔬菜等农作物引起的食物中毒。

4. 传染病　是由病原微生物引起，可在人与人之间、人与动物之间或动物与动物之间相互传播的一类疾病。环境污染也可以引起此类疾病发生，如处理不当，可能造成疾病暴发流行。例如未经消毒净化处理的医院废水、生活污水、屠宰场或制革厂废水直接排放到水体，可能引起一些介水传染病（伤寒、霍乱、痢疾等）的暴发流行。

四、环境污染物对健康损害的影响因素

健康损害是环境污染物在一定条件下与生物机体相互作用的结果。污染物对人体健康损害的性质与程度主要受 3 个方面的影响：①污染物因素；②机体因素；③环境因素。

（一）污染物因素

1. 污染物的化学结构和理化性质　污染物的化学结构和理化性质对污染物的毒性、对机体毒作用性质和毒效应大小具有重要影响，其决定对健康损害的程度、性质与部位。污染物的化学结构是最主要的影响因素，如在脂肪烃中，随碳原子增加，其毒性增强；一些不饱和化学物毒性大于饱和化学物（乙炔 > 乙烯 > 乙烷）；在氯代饱和烃化合物中，氯取代氢愈多，肝脏毒性则愈大（$CCl_4 > CHCl_3 > CH_2Cl_2 > CH_3Cl > CH_4$）；芳香烃苯环上的氢原子被硝基或氨基取代时，则明显地增加其形成高铁血红蛋白的能力。污染物的水溶性、脂溶性、挥发度、分散度等均可影响其在体内的吸收、分布、蓄积、代谢及排泄等过程，以致影响污染物毒作用性质和毒效应大小。如苯、四乙基铅等脂溶性毒物，易渗透至富含类脂质的中枢神经系统组织中而引起损害。

2. 污染物的作用剂量或强度　剂量是指进入机体的化学物的数量。强度一般是指物理因素作用于机体的数量。污染物对人体健康的损害程度，主要取决于污染物进入人体的剂量或作用于机体的强度。同一毒物的不同剂量引起的生物学损害不同。在环境医学研究中，作用剂量与健康损害程度的相互关系有以下 2 种评价方法：

（1）剂量-效应关系：化学物质的摄入量与摄入该化学物质的生物个体或群体中发生某种量效应强度之间的关系称为剂量-效应关系（dose-effect relationship）。例如有机磷农药对生物机体的危害，体内胆碱酯酶活性随着有机磷农药进入机体数量的增加而降低。

（2）剂量-反应关系：化学物质的剂量与接触该化学物质的生物群体中出现某种强度生物效应的发生频率之间的关系称为剂量-反应关系（dose-response relationship），一般以发生率来表示。例如随着吸烟量的增加，肺癌死亡率逐渐上升，这一关系为剂量-反应关系。

在环境流行病学实际研究工作中，很难确定污染物进入机体的数量，常以人体对污染因素的暴露水平来代表作用剂量（如大气中有害物质的浓度、物理因素作用强度），即以暴露水平-反应关系来代表剂量-反应关系，因为污染因素暴露水平越高，其作用于人体的剂量

越大。

3. 污染物的作用时间 在一定的剂量或强度条件下，机体与污染物接触的时间长短或暴露频率是影响污染物健康危害的重要因素。根据暴露时间长短可分为急性暴露（一次事故或事件中暴露）、亚慢性暴露（重复暴露数周或数月）及慢性暴露（重复暴露多月或多年）。对许多污染物来说，一次暴露与重复暴露所引起的有害效应可完全不同。例如苯的急性中毒表现为中枢神经系统抑制，重复暴露则可导致骨髓毒性，并可增高患白血病的危险性。

（二）机体因素

人群中不同的个体在接触同一环境污染物、同一暴露水平或同一暴露条件下，所产生的有害生物学效应不同，有的可不出现效应，有的则出现严重损伤甚至死亡。常见影响人群对环境有害因素易感性的因素有很多，可归纳为两大类：

1. 非遗传因素 人体的健康状况、年龄、性别、生理生化功能状态、营养状态、生活习惯、暴露史、保护性措施等，均可影响人体对环境有害因素反应的性质和强度。人体的健康状况对污染物的生物学毒效应有直接影响。当一种疾病存在时，特别是当一种污染物毒作用的部位或方式与疾病相同，机体就会明显增加对污染物损害作用的敏感性。不同年龄段的人群易感性也可能有较大差异。婴幼儿解毒酶系统尚未成熟，血清免疫球蛋白水平低；老年人生理、生化、免疫等功能降低，DNA 损伤的修复能力降低。因此，婴幼儿和老人对环境有害因素的作用往往有更高的易感性。例如，1952 年英国伦敦烟雾事件一周内比同期多死亡的4000 多人中，80% 是患有心肺疾病的患者，年龄在 45 岁以上的居民死亡人数为平时的 3 倍，1 岁以下婴儿死亡数比平时增加了 1 倍。以上影响易感性的因素，不是一成不变的，尤其是由于不良生活习惯导致的易感性增高，在纠正不良生活习惯以后则可能恢复到正常人群水平，从而减少暴露产生的危害。

2. 遗传因素 包括种族、遗传缺陷、基因多态性等，是造成某些环境污染物易感的另一个重要因素，因此在年龄、健康状况、营养状态和行为习惯等大体相近的普通人群中，对环境有害因素作用的易感性仍有明显的个体差异。遗传缺陷是某些个体对特定的作用因素易感的原因。如红细胞中 6-磷酸葡萄糖脱氢酶（G-6-PD）缺陷的人，对硝基苯类化合物及多种氧化物引起的损害特别敏感；完全缺乏血清抗胰蛋白酶因子的人，对刺激性气体造成的肺损伤特别敏感。对环境因素作用产生应答反应的基因的多态性也是造成人群易感性差异的重要原因。这些基因结构上的多态性，导致相应蛋白功能或酶活性的变化，最终表现应答反应的多样性，而产生易感性的差异。如细胞色素 P450（CYP）基因呈现高度多态性，其中 CYP1A1 能活化苯并（a）芘及其他多环芳烃化合物为终致癌物，CYP1A2 能活化 2-乙酰氨基芴、4-氨基联苯、2-氨基芴、2-萘胺等前致癌物。

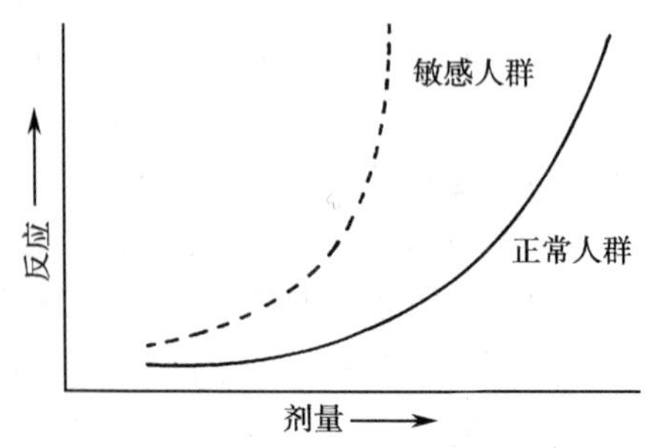

图 1-3 敏感人群和正常人群的剂量-反应关系比较

由于环境污染影响整个人群，其中包括由于上述诸多个体因素不同而对某物质特别敏感的人，即高敏感人群（high susceptibility group）或高危人群（high risk group），这部分人群比正常人群更易于受到环境污染物的损害。如图 1-3 所示，在相同剂量作用下，敏感人群中出现某种健康损害效应的反应明显增加。因此，我们在制定环境卫生标准时应充分考虑到这部分人群。

（三）环境因素

环境污染物多不是单一存在的，常与其他化学、物理因素同时作用于人体，因此，必须考虑这些因素的综合作用。同时接触两种或两种以上化学物时易发生交互作用，即联合作用。化学物联合作用的主要类型有：

1. 相加作用（additive effect）　是指多种化学物质的联合效应的强度为各单独作用强度的总和。此种类型常见于一些化学结构近似或属同系的化合物，或对机体的毒作用机制相似、靶器官部位相同的化学物。例如同时接触两种有机磷农药时，对机体胆碱酯酶的抑制作用往往是相加的。

2. 协同作用（synergistic effect）　是指两种化学物质所产生的联合效应的强度远远超过各单个物质作用强度的总和。例如接触石棉的工人肺癌发生相对危险度是非接触者的 5 倍，吸烟者肺癌发生相对危险度是非吸烟者的 11 倍，既吸烟又接触石棉者肺癌发生相对危险度为 55 倍。

3. 增强作用（potentiation）　又称增效作用，是指某一化学物本身对机体无毒性，另一化学物对机体有一定毒性，但当二者同时进入机体时，前者则可使后者的毒性大为增强。例如异丙醇无肝毒性，但异丙醇与肝毒物四氯化碳同时作用于机体时，后者的肝脏毒性比其单独作用于机体时更强。

4. 拮抗作用（antagonism）　是指多种化学物同时存在时的联合效应小于各化学物单独作用时毒效应的总和。其机制可以是功能拮抗、化学拮抗、配制拮抗或受体拮抗。一些解毒剂的作用原理可认为是拮抗作用，如二巯丙醇与金属络合而减轻金属毒性，就是一种化学拮抗作用。

五、环境污染的防治

随着社会的进步和经济的发展，环境污染的问题备受关注。1989 年《中华人民共和国环境保护法》正式颁布，并确定“全面规划，合理布局，综合利用，化害为利，依靠群众，大家动手，保护环境，造福人民”的 32 字环境保护方针。迄今，我国在环境保护、自然资源管理方面的法律、法规建设日趋完善。尽管如此，环境污染问题仍然十分严重，环境污染的防治工作任重而道远。

（一）健全环境保护法律法规，严格执法

20 世纪 80 年代，中国政府把环境保护确立为一项基本国策，并逐渐完善了环境法律体系。但环境污染的问题仍然是我国面临的严重挑战之一。其根本问题在于执法不严，地方保护主义严重，一些地区未处理好地方经济发展与环境保护的关系。面对环境污染的新形势、新内容，除了继续完善环境保护的法律法规外，要加强执法力度，严格执法，赏罚分明，确实按照环境保护法等法律法规执行，才能从现实意义上保证人们有一个和谐、幽雅而舒适的生活环境。

（二）制定、完善卫生标准

卫生标准是卫生法律法规的重要组成部分，是卫生监督监测的规范性依据，是卫生监督实施过程中进行卫生学评价的技术依据，我国卫生标准与发达国家相比还有不够完善甚至空白之处，所以进一步制定和完善卫生标准，是我国环境保护中使监督监测有法可依的重要保证。

（三）加强卫生监督和卫生管理

卫生部门和相关部门密切配合，相互协作，积极开展预防性卫生监督和经常性卫生监督。从卫生学角度依据当地气候特征和人口资料对工业区、居住区、功能区、车站、垃圾焚烧站、绿化分布等全面规划、合理布局；对新建、扩建及改建的工厂、交通路线等设计的合理性要进行审查；对当地污染源和污染物的排放量、排放方式等进行监测，并建立档案，了解辖区空气、水及土壤的动态污染水平；对社区居民的健康状况进行定期监测和管理，建立健康档案，使管辖的区域处于严密监督管理视野下运作，从源头上防止污染物进入环境。

（四）改革工艺、综合利用、化害为利

这是治理“三废”的根本性措施。如我国创造的无氰电镀新工艺代替过去的含氰电镀，消除了含氰废水对环境的污染；造纸厂排出的废水可以回收大量烧碱、脂肪酸和木质素等多种产品；对固体废物实行成分回收和合理利用，可回收大量金属、有机物，其中废渣、煤灰可利用加工成建筑材料；对城市垃圾采用卫生填埋、堆肥和焚烧处置，不仅可达到无害化，而且还可发电、产能。

（五）净化处理

对于暂时还没有适当方法进行综合利用的“三废”，为了避免排放后污染环境，应采取经济有效的方法加以净化。常用的净化方法有物理方法（焚烧、固化、筛滤、沉淀、浮选等）、化学方法（酸碱中和、还原、氧化等）和生物学方法（生物膜法、活性污泥法等），将有害污染物转化为无害的最终产物。工业企业的“三废”多为成分复杂的混合体，单一的净化方法常常达不到彻底净化的目的，实际工作中往往把几种方法结合起来，才能收到较好的效果。生活性污染物的成分已随着生活水平的提高发生很大的变化，塑料、纤维等难处理的高分子化合物已占了一定的比例，无害化处理难度大，需要进一步研发新的无害化处理方法，阻遏生活性污染状态的进一步恶化。

本章小结

环境主要由生物因素、化学因素、物理因素和社会心理因素构成。人类依赖于环境生存，并能够在一定程度上适应环境的变化，同时又不断改造环境。人类与环境构成了相互作用的统一体。

环境污染不但降低了环境质量，对生态系统造成直接破坏和影响，而且危害人类健康，甚至导致死亡。环境污染物对健康的危害不仅取决于污染物自身的理化性质、作用剂量及作用时间，而且受机体因素和环境因素的影响，是多因素综合作用的结果。

环境污染问题已日益成为世界关注的焦点。“加强法律意识，依法保护环境；增强人们的环保意识；利用高科技进行防治”是目前我国防治环境污染的基本对策。

（孙　炜）

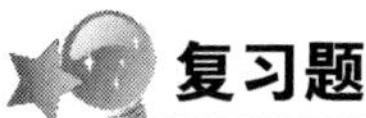

复习题

1. 简述人类与环境的辩证关系。
2. 影响环境污染物对健康损害的因素主要有哪些？
3. 环境污染可引起的疾病有哪些？
4. 简述环境化学物联合作用的主要类型。

第二章

生活环境与健康

学习目标

掌握：大气、土壤、水污染对健康的危害；地方病诊断和预防原则。
熟悉：生活饮用水的卫生要求。
了解：空气的理化性质及卫生学意义。

第一节　空　　气

空气是人类赖以生存的外界环境因素之一。人体通过呼吸与外界进行气体交换，从空气中吸收氧气，呼出 CO_2，以维持生命活动。因此，空气的理化性状和清洁程度对人体的健康和生活均有明显的影响。

一、大气的理化性状及其卫生学意义

（一）大气的结构

大气圈（atmosphere）是指包围在地球表面，并随地球旋转的空气层，其厚度约为 2000～3000km 以上，没有明显的上界。根据气温的垂直变化特点，将大气层自下而上分为对流层、平流层、中间层、热层和逸散层。

1. 对流层（troposphere）　是大气圈中最靠近地面的一层，平均厚度约 12km。对流层的空气温度随着高度的增加而降低，且由于近地表的空气接受地面的热辐射后温度升高，与高空的冷空气形成垂直对流而具有强烈的对流运动。该层集中了占大气总质量 75% 的空气和几乎全部的水蒸气量，主要的气象变化如雷、雨、云、雾等都发生在这一层，人类活动排放的大气污染物也绝大多数聚集在此层内。因此，对流层对人类生活的影响最大，关系也最密切。

2. 平流层（stratosphere）　位于对流层之上，其上界的高度在约 55km 处。该层的空气以水平运动为主，温度随着高度的增加而变化不大，但在 30～35km 以上，温度随高度的升高而升高。在高约 15～35km 处有厚约 20km 的臭氧层，其分布有季节性变动。臭氧层能吸收

太阳的短波紫外线和宇宙射线，使地球上的生物免受这些射线的危害，能够生存繁衍。

3. 中间层（mesosphere）　从平流层顶至85km处的范围称为中间层。该层的气温随着高度的增加而迅速降低。因此，该层也存在明显的空气垂直对流运动。

4. 热层（thermosphere）　位于85～800km的高度之间。该层的气体在宇宙射线作用下处于电离状态。电离后的氧能强烈吸收太阳的短波辐射，使气温迅速升高，因而该层的气温随着高度的增加而增加。该层能发射无线电波，对无线电通讯有重要意义。

5. 逸散层（exosphere）　800km以上的区域，也成为外大气层。该层空气稀薄，气温高，分子运动速度快，地球对气体分子的吸引力小，因此气体及微粒可飞出地球引力场进入太空。

（二）大气的化学组成

自然状态下的空气是无色、无臭、无味的混合气体，其化学组成按体积百分比计，氮78.10%，氧20.93%，氩0.93%，CO_2 0.03%，其他成分如氢、氖、氪、氙及臭氧（O_3）等占微量。

（三）大气的物理性状

大气的物理性状主要包括太阳辐射、空气离子化和气象因素等。

1. 太阳辐射　是产生各种复杂天气现象的根本原因，是地球上光和热的源泉。太阳光谱包括紫外线、可见光与红外线。

（1）紫外线（ultraviolet radiation，UV）：按紫外线的生物学作用可将其分为三段：A段紫外线（UV-A），波长为320～400nm；B段紫外线（UV-B）波长为290～320nm；C段紫外线（UV-C）波长为200～290nm。太阳辐射产生的UV-A可穿过大气层到达地表。UV-B有90%以上可被大气平流层中的臭氧层吸收，只有10%左右能够抵达地表。UV-C则全部被大气平流层中的臭氧层吸收。

紫外线具有以下生物学作用：①色素沉着作用：又称晒黑作用，主要由UV-A引起。UV-A可诱发皮肤细胞中黑色素的形成，使太阳辐射被皮肤表面吸收而不致深入深部组织，是人体对光线的一种防御性反应。②红斑作用：指皮肤被紫外线照射后，局部出现潮红的现象。这是人体对UV-B段的特异反应。原发性红斑可在紫外线照射后立即发生；继发性红斑在紫外线照射后6～8小时发生。③抗佝偻病作用：这是UV-B段的作用。皮肤和皮下组织中的麦角固醇和7-脱氢胆固醇在UV-B作用下可形成维生素D_2（麦角钙化醇）和D_3（胆钙化醇），经肝脏羟化酶作用而生成25-羟基胆钙醇［25-（OH）-D_3］，后者在甲状旁腺素辅助下经肾脏由羟化酶转化为活性1，25-二羟胆钙醇［1，25-$(OH)_2$-D_3］，可促进体内钙吸收并调节钙磷代谢，以维持骨骼的正常生长发育。④杀菌作用：波长260nm左右的C段紫外线具有杀菌作用。紫外线波长越短，杀菌效果越好。⑤免疫调节作用：长波紫外线可通过刺激体液及细胞免疫活性而增强机体的免疫反应，提高人体对感染的抵抗力；紫外线可提高组织的氧化过程，加速酶促反应，增加血红蛋白水平，使血液中红细胞和白细胞数目增多，加速创伤愈合；紫外线还可兴奋交感神经系统，亦可增强机体的抗病能力。

太阳紫外线辐射的适量暴露对人体有益，但过量暴露太阳紫外线辐射则可引起皮肤与眼睛损害，并可抑制免疫功能。如过量暴露太阳紫外线辐射引起的晒斑、日光角化病、白内障以及翼状胬肉等疾病，甚至诱发皮肤癌。此外，紫外线还可与大气中的某些二次污染物的形成有关，例如光化学烟雾等。因此，既要适量暴露于阳光，预防维生素D缺乏，还要预防过量暴露于阳光对机体的有害作用。

（2）可见光（visible light）：波长在400～760nm之间，可作用于视觉器官产生视觉。视觉分析器对不同波长可见光的色觉是不同的，因而呈现出紫、蓝、绿、橙、红等不同颜色。可见光作用于机体，能提高视觉功能和代谢功能，平衡兴奋与抑制作用，使机体的代谢、脉搏、体温、睡眠和觉醒等生理现象发生节律性变化，是生物体生存必不可少的条件之一。

（3）红外线（infrared ray）：波长在760～1mm之间，其中短波部分（760～1400nm）具有较强的生物学效应。红外线的生物学作用的基础是热效应，故又称热射线。人体吸收适当的红外线后，使照射部位或全身血管扩张、血流速度加快，引起体温升高，加速组织内各种物理和化学过程，促进新陈代谢及细胞增生，有消炎镇痛作用，临床上用于治疗慢性皮肤病、神经病以及冻伤等。过量红外线照射可引起皮肤烧伤；可使温度调节发生障碍，引起热射病和日射病；可引起眼晶状体混浊，发生白内障。

2. 空气离子化 空气中的气体分子在一般状况下呈中性。在某些外界因素的作用下，空气中的气体分子或原子的外层电子逸出，形成带正电的阳离子即空气正离子；一部分逸出的电子与中性分子结合成为阴离子即空气负离子。这种产生空气正、负离子的过程称为空气离子化（air ionization）或空气电离。空气负离子对健康有良好作用，具有调节中枢神经的兴奋和抑制功能，降低血压，改善肺的换气功能等生物学作用。吸入空气阴离子，可改善人们的睡眠状态、振奋精神、提高工作能力，同时还有一定的镇静、镇痛作用。临床上采用阴离子发生器来辅助治疗高血压、支气管炎、支气管哮喘等疾病。而阳离子则相反，对机体产生许多不良作用，如抑制气管纤毛运动、促进5-羟色胺的释放等。

空气离子的寿命很短，一部分阴、阳离子可重新成为中性气体分子；一部分阴、阳离子可与周围多个中性气体分子吸附在一起，形成质量较轻、直径较大的离子称轻离子（n^+/n^-）；其中一部分轻离子与空气中的灰尘、烟雾等结合，形成重离子（N^+/N^-）。因此，空气中离子浓度及重、轻离子的比例，可作为衡量空气清洁度的标志和评价环境空气质量的参考指标之一。目前，各国尚无统一的空气离子化卫生标准，我国提出清洁空气中负离子数要求在10^3个/cm^3以上，重、轻离子比值应小于50。

3. 气象因素 包括气温、气湿、气流及气压等。天气是指一定地区在一定时间内各种气象因素的综合表现，主要为气温、气湿、气压、风、云、雨及雪等大气状态在短时间内的变化。而气候是指某地区长期天气变化情况的概括，即最常见的具有代表性的天气特征。

气象因素可以对机体的冷热感觉、体温调节、免疫功能、心血管功能、神经系统功能和新陈代谢功能等起到调节作用。当气象变化过于激烈，超出人体的代偿能力，会引起心血管疾病、关节疾病和呼吸系统疾病等，并与居民的超额死亡有关，患者主要是心脑血管疾病的病人和65岁以上的老人。

二、大气污染对健康的危害

（一）大气污染及其来源

1. 大气污染（air pollution） 是指由于人为或自然原因，使一种或多种污染物混入大气中，并达到一定浓度，超过大气的自净能力，致使大气质量恶化，对居民健康和生活条件造成了危害，对动植物产生不良影响的空气状况。

2. 大气污染的主要来源

（1）工业企业：是大气污染的主要来源，也是大气卫生防护的重点。污染物主要来源于燃料的燃烧和工业生产过程。煤的主要杂质是硫化物，石油的主要杂质有硫化物和氮化物，还有极少量的金属化合物。燃料燃烧完全的产物主要有 CO_2、SO_2、二氧化氮（NO_2）、水汽和灰分；燃料不完全燃烧时常产生 CO、硫氧化物、NO_x、醛类、炭粒和多环芳烃等。工业生产中燃料的燃烧是大气污染最重要的来源，污染源数量多、排放量大、污染范围广，甚至可超越国界，成为全球普遍关注的环境问题之一。在工业生产过程中，由原料到产品的各个环节都可能有污染物排放。污染物的种类与生产的性质和工艺过程有关。例如，蓄电池厂排出的铅烟、铅尘，温度计厂排放出汞蒸气等。

（2）交通运输：主要指火车、轮船、汽车、飞机以及摩托车等机动交通运输工具。这些交通运输工具绝大多数使用汽油、柴油等石油制品作为燃料，燃烧后可排出大量的颗粒物、NO_x、CO、多环芳烃和醛类等有害物质。其污染特点是流动性大、污染范围广。随着交通运输事业的发展，尤其是私人机动车保有量的增加，机动车排放的废气已成为城市大气环境的一个重要污染来源。

（3）生活炉灶和采暖锅炉：生活用燃料有煤、煤气、液化石油气和天然气。燃烧后产生的主要污染物有烟尘、SO_2、CO_2和多环芳烃等。我国城市生活炉灶和采暖锅炉多集中在居民区内，如果燃烧设备效率低，燃烧不完全，烟囱高度低或无烟囱，可造成大量污染物低空排放，是采暖季节居民区大气污染的重要来源。

（4）其他：地面尘土飞扬、土壤及固体颗粒物被大风刮起等都可使有害化学物质（如铅、农药等）及生物性污染物（如结核杆菌、粪链球菌等）转入大气。水体和土壤中的挥发性化合物也易进入大气。意外事故如工厂爆炸、火灾、核泄漏等均能严重污染大气。另外，垃圾焚烧炉产生的废气也可以影响大气环境。

大气中的污染物有一次污染物和二次污染物。前者是直接来源于污染源的污染物，如 SO_2、硫化氢、CO、CO_2等；后者则是由一次污染物在大气中与其他物质发生化学反应或在太阳紫外线辐射作用下发生光化学反应而形成的新的污染物，如三氧化硫、硫酸、NO_2、硝酸、醛、酮、过氧酰基硝酸酯类（PANs）等。

（二）大气污染对人体健康的直接危害

1. 急性中毒　当大气污染物的浓度在短期内急剧增高，使周围人群吸入大量污染物可造成急性中毒。急性中毒主要由烟雾事件和生产事故引起。

（1）烟雾事件：是大气污染造成急性中毒的主要类型，根据烟雾形成的原因，又可分为煤烟型烟雾事件和光化学烟雾事件。

煤烟型烟雾（coal smog）是由于煤烟和工业废气大量排入大气且得不到充分扩散而引起的。主要污染物为 SO_2和烟尘。自 19 世纪末开始，世界各地曾发生过许多起大的烟雾事件，其中以 1952 年 12 月发生在英国伦敦的烟雾事件最为严重。因为伦敦住户采暖壁炉排出大量煤烟与浓雾混合，停滞于城市上空，使整个城市被浓烟吞没。几千市民感到呼吸困难，并有咳嗽、咽痛、呕吐等症状发生，老人和病患者死亡人数不断增加，最严重的一周内死亡人数达 4703 人，与 1947～1951 年同期相比超额死亡 2851 人。

光化学烟雾（photochemical smog）是汽车尾气中 NO_x和烃类污染物在强烈日光作用下经过一系列光化学反应产生的光化学氧化剂（如 O_3、醛类以及各种过氧乙酰硝酸酯），蓄积于空气中形成具有强烈刺激作用的一种浅蓝色烟雾。此种烟雾事件最早发生在美国洛杉矶市。自1943年以来曾发生过多起，其中以1955年发生的光化学烟雾事件最为严重。当时气温高达37.8℃，持续一周多时间，很多居民出现眼部和呼吸道刺激症状，65岁以上人群死亡率升高，每天死亡70~317人。

（2）生产事故：由生产事故引起的环境污染所致的急性中毒事件虽不经常发生，一旦发生，其危害往往比较严重。如1984年发生的印度博帕尔市联合农药厂异氰酸甲酯泄漏事件，大约30~40吨异氰酸甲酯及其水解产物泄漏而直接排入大气，毒气随风向下游扩散，共波及11个居民区，$62km^2$的市区，致使52万人口受到严重损害，受害者主诉咽喉痛、咳嗽并有窒息感，严重者出现呕吐、绞痛、意识模糊、惊厥。受害严重部位是肺部和双眼。此事件共造成20万多人中毒，其中5万多人失明，2500人死亡。1986年前苏联切尔诺贝利核电站爆炸是另一个典型的生产事故所致大气污染的事件。此次核事故造成周围环境中放射剂量达200R/h，为人体允许剂量的2万倍，使前苏联15万km^2的领土受到污染，13万居民急性暴露，31人死亡，233人受伤。3年后的调查发现，距核电站80km的地区，皮肤癌、舌癌、口腔癌以及其他癌症患者增多，儿童甲状腺癌患者剧增。

2. 慢性炎症　长期吸入大气污染物可引起眼和呼吸系统的慢性炎症，如结膜炎、咽喉炎及气管炎等，严重的引起COPD，包括慢性支气管炎和（或）肺气肿。

3. 变态反应　大气中某些污染物如甲醛、SO_2、某些洗涤剂等具有致敏作用，使机体发生变态反应。如铬可引起过敏性皮炎，轻者出现接触性皮炎、荨麻疹、过敏性鼻炎等，严重的出现支气管哮喘。日本四日市哮喘就是一起由大气污染引起的公害病。主要是由石油联合企业向大气中排放大量的SO_2和粉尘所致。

4. 致癌作用　大量调查资料已经显示，大气污染是肺癌发生的重要原因之一。有致癌危险性的空气污染物包括苯并（a）芘、苯、石棉、砷、镍、铬等重金属及颗粒物。上海、沈阳等大城市居民肺癌死亡率与大气中可吸入颗粒物和苯并（a）芘的浓度呈密切相关。

5. 非特异性疾病　大气污染严重地区，居民唾液溶菌酶和分泌型免疫球蛋白A（SIgA）的含量均明显下降，血清中免疫球蛋白含量不足，使机体抵抗力降低，易患非特异性疾病。

（三）大气污染对人体健康的间接危害

1. 温室效应　由于大量燃料的燃烧而产生大量CO_2并排入大气，又因大面积森林砍伐而缺乏足够的植物来吸收CO_2，使CO_2在大气中含量上升，CO_2能吸收地表发射的热辐射，使地球表面气温升高，这种现象称为温室效应（greenhouse effect）。除CO_2外，甲烷（CH_4）、O_3、氯氟烃（CFCs）等也有温室效应。

温室效应增强，能使全球气温上升。气候变暖可使两极冰川融化，海平面上升，沿海低地被淹没，陆地面积减少；陆地和海洋生态系统受到影响，植物群落、浮游生物发生改变。此外，气温增高有利于病原体的繁殖生长，可造成某些传染病、寄生虫病、食物中毒等发病率的明显上升。

2. 形成酸雨　酸雨（acid rain）指pH小于5.6的酸性降水，包括雨、雪、冰雹等所有降水。形成酸雨的主要原因是大气中SO_2、NO_x等污染物溶于水汽中，经过氧化、凝结而成。在世界范围内酸雨污染的面积越来越大。我国酸雨污染主要发生在长江以南地区，以重庆、贵阳等城市最为严重。

空气中的酸雾可直接进入呼吸道，引起呼吸道刺激并发生慢性炎症，特别对婴幼儿影响更大。酸雨能使水体酸化，影响水生生物的生长，并影响水体自净，影响水生态平衡。酸雨可使土壤 pH 值降低，使土壤中的矿物质如钾、钠、钙、镁溶出，导致土壤贫瘠，农作物减产；土壤酸化还可使重金属在土壤中溶解性增加，加速有毒金属进入农作物而使人体摄入增加。酸雨还能腐蚀建筑物、文化古迹；破坏输水管网，使水质恶化。

3. 破坏臭氧层　大气中如存在氯氟烃、溴氟烷烃、氮氧化物等物质时，可破坏臭氧层。人类大量使用氯氟烃类化合物是导致 O_3 损耗的重要原因，使臭氧层变薄，甚至形成空洞。臭氧层被破坏后，减少了对短波紫外线和其他宇宙射线的吸收和阻挡功能。臭氧层每减少 10%，可导致紫外线的接触量升高 15%～20%。据估计，平流层 O_3 浓度减少 1%，UV-B 辐射量将增加 2%，人群皮肤癌的发病率将增加 3%，白内障的发病率将增加 0.2%～1.6%。近 30 年来，臭氧层破坏是世界上最受关注的环境问题之一。

（四）几种常见大气污染物对健康的影响

1. 颗粒物　是我国大多数城市的首要污染物，是影响城市空气质量的主要因素。大气中的颗粒物可来源于自然界的风沙尘土、火山爆发、森林火灾和海水喷溅等；人类的生产和生活活动中使用的各种燃料如煤炭、液化石油气、煤气、天然气和石油的燃烧也构成了大气颗粒物的重要来源。

不同直径的颗粒物滞留在呼吸道的部位不同。直径大于 5μm 的颗粒物多沉积在上呼吸道，通过纤毛运动被推至咽部，或被吞咽至胃，或随咳嗽和打喷嚏而排出体外；直径小于 5μm 的颗粒物多滞留在细支气管和肺泡；2.5μm 以下的颗粒物 75% 在肺泡内沉积，但小于 0.4μm 的颗粒物则可以较自由地出入肺泡并随呼吸排出体外，因此，在呼吸道内的沉积较少。

颗粒物对健康的影响主要包括：①呼吸系统：大量的颗粒物进入肺部对局部组织有堵塞作用，可使局部支气管的通气功能下降，细支气管和肺泡的换气功能丧失。吸附着有害气体的颗粒物可以刺激或腐蚀肺泡壁，长期作用可使其防御功能受到损害，发生支气管炎、肺气肿和支气管哮喘等。②心血管系统：调查发现，大气中可吸入颗粒物和细颗粒物浓度增高，心血管系统疾病发病率与死亡率增高。其原因可能有，颗粒物干扰了中枢神经系统功能；直接进入循环系统诱发血栓的形成；刺激呼吸道产生炎症并释放细胞因子，后者通过引起血管损伤，导致血栓形成等机制对心血管系统产生影响。③致癌作用：国内外的大量研究表明，颗粒物的有机提取物有致突变性，可引起细胞的染色体畸变、姊妹染色单体交换以及微核率增高，诱发程序外 DNA 合成；颗粒物还含有多种致癌物和促癌物。颗粒物的致癌活性与其多环芳烃含量有关。流行病学调查表明，城市大气颗粒物中多环芳烃与居民肺癌的发病率和死亡率呈明显相关。④人群死亡率：大气颗粒物对死亡率有短期和长期影响。美国的研究表明，大气中可吸入颗粒物（PM_{10}）浓度每增加 10μg/m^3，总死亡率上升 0.5%。然而，迄今的研究未能发现颗粒物对健康影响的阈值。

我国国家标准《环境空气质量标准》（GB3095—2012）中规定环境空气中可吸入颗粒物（PM_{10}）日平均浓度为 150μg/m^3（二级标准），细颗粒物（$PM_{2.5}$）日平均浓度为 75μg/m^3（二级标准）。

2. SO_2　是一种刺激性气体，易溶于水。大气中的 SO_2 主要来自煤、石油、天然气等含硫燃料的燃烧，有色金属冶炼、钢铁、化工、炼油、硫酸制造等工业生产过程也是 SO_2 的主要来源。SO_2 在大气中可被氧化成 SO_3，溶于水蒸气形成硫酸雾，或先溶于水生成亚硫酸，再氧化成硫酸雾。

SO_2易被上呼吸道黏膜的湿润表面所吸收而生成亚硫酸和硫酸，故SO_2对眼和上呼吸道有强烈刺激作用。当SO_2被呼吸道吸收后，约有40%进入血液。气管、肺、肺门淋巴结和食管中含量最高，其次是肝脏、肾脏、脾脏等。SO_2刺激上呼吸道平滑肌内的外周神经感受器而产生反射性收缩，使呼吸道管腔变窄，同时阻力增加，分泌物增多，甚至形成局部炎症或腐蚀性坏死。长期或高浓度接触则抑制纤毛运动，黏液变稠，上皮细胞损伤坏死，呼吸道抵抗力减弱，引起慢性支气管炎和慢性鼻炎。

SO_2与烟尘共存时，可产生联合作用，其毒作用比SO_2单独存在时的危害作用大，吸附在含有三氧化铁的金属氧化物颗粒物上的SO_2，可被催化形成硫酸雾，其刺激作用比SO_2大10倍。SO_2与苯并（a）芘联合作用时可增加苯并（a）芘的致癌作用。吸附SO_2的颗粒物被认为是一种变态反应原，能引起支气管哮喘，如日本的四日市哮喘。

我国国家标准《环境空气质量标准》（GB3095—2012）中规定环境空气中SO_2一小时平均浓度为500μg/m^3（二级标准），日平均浓度为150μg/m^3（二级标准）。

3. NO_x　是NO、NO_2、N_2O、NO_3、N_2O_3等含氮气体化合物的总称。煤油、重油燃烧时产生NO，NO在空气中易被氧化为NO_2，大气中的NO_x多以NO_2的形式存在。NO不具有刺激性，被氧化为NO_2后才产生刺激作用。NO_2是光化学烟雾形成的重要前体物质，有刺激性，与烃类共存时，在强烈的日光照射下可发生光化学反应，形成光化学烟雾。

NO_2的生物活性大，毒性为NO的4～5倍。NO_2主要作用于呼吸道深部的细支气管及肺泡。因其在水中溶解度小，故对上呼吸道和眼睛黏膜的刺激作用较小。进入深部呼吸道的氮氧化物能缓慢地溶解于肺泡表面的液体中，逐渐形成亚硝酸及硝酸，对肺组织产生剧烈的刺激与腐蚀作用，使肺毛细血管通透性增加，导致肺水肿。进入血液中的亚硝酸和硝酸可与碱结合，生成亚硝酸盐和硝酸盐。亚硝酸盐可与血红蛋白结合生成高铁血红蛋白，导致组织缺氧。NO_2与大气中的SO_2和O_3分别具有相加或协同作用，造成呼吸道阻力增加以及对感染的抵抗力降低。

我国国家标准《环境空气质量标准》（GB3095—2012）中规定环境空气中NO_2一小时平均浓度为200μg/m^3（二级标准），日平均浓度为80μg/m^3（二级标准）。

4. 铅　大气中的铅主要来源于含铅汽油的使用和铅锌矿开采冶炼、铅冶炼厂、蓄电池厂等含铅废气的排放。铅对神经、消化、造血、泌尿、免疫和内分泌系统均有不良影响。环境铅污染对儿童健康的危害很大，因为儿童的胃肠道对铅的吸收率高。1～3岁幼儿的胃肠道对铅的吸收率为50%左右，而成人的吸收率仅为5%～10%。此外，儿童的血-脑屏障和多种功能发育尚不完全。因此，儿童对铅的毒性，尤其是神经毒性比成人更为敏感。儿童铅中毒主要表现为注意力不集中、记忆力降低、缺乏自信、抑郁、淡漠或多动、强迫行为、学习能力和成绩低于同龄儿童等。环境铅暴露还可引起儿童视觉运动反应时间延长、视觉辨别力下降、听力下降、听觉传导速度降低等。

我国国家标准《环境空气质量标准》（GB3095—2012）中规定铅的季平均限值是1μg/m^3，年平均限值是0.5μg/m^3。

5. 多环芳烃　大气中的多环芳烃化合物（polycyclic aromatic hydrocarbon，PAH）主要来源于各种含碳有机物的热解和不完全燃烧，如煤、木柴、烟叶和石油产品的燃烧，烹调油烟以及各种有机废物的焚烧等。大气中的大多数PAH吸附在颗粒物表面，尤其是<5μm的颗

粒物上。PAH 中有强致癌性的多为四到七环的稠环化合物。由于苯并（a）芘是第一个被发现的环境化学致癌物，而且致癌性很强，故常作为 PAH 的代表。苯并（a）芘占大气中致癌性 PAH 的 1%~20%，流行病学研究显示，肺癌的死亡率与空气中苯并（a）芘水平呈显著的正相关。

我国国家标准《环境空气质量标准》（GB3095—2012）中规定苯并（a）芘的日平均限值是 0.0025$\mu g/m^3$。

6. 二噁英　二噁英（dioxins）是一类有机氯化合物，共 210 种。大气中二噁英主要来源于城市和工业垃圾焚烧。含铅汽油、煤、防腐处理过的木材以及石油产品、各种废弃物特别是医用废弃物在燃烧温度低于 300～400℃时容易产生二噁英。某些农药的合成、聚氯乙烯塑料的生产、造纸厂漂白过程、氯气生产、钢铁冶炼、催化剂高温氯气活化都可向环境中释放二噁英。二噁英类的毒性因氯原子的取代位置不同而存在差异，其中以 2，3，7，8-四氯二苯-对-二噁英（2，3，7，8-TCDD）的毒性最强。二噁英暴露对人群健康的不良影响广泛。研究发现，在生产中接触 2，3，7，8-TCDD 的男性工人血清睾酮水平减低，而促卵泡素和黄体激素增加，提示二噁英类可能有抗雄激素和促男性雌性化的作用。还有研究表明，人群接触 2，3，7，8-TCDD 及其同系物与所有癌症的总体危险性增加有关。1997 年国际癌症研究机构（IARC）将 2，3，7，8-TCDD 确认为人类致癌物。目前，我国尚未制定二噁英类的浓度限值。

三、室内空气污染与健康

人的一生中有 2/3 以上的时间是在室内度过的，尤其是婴幼儿、少年儿童和老弱病残者在室内度过的时间更长。近年来的一些调查研究资料表明室内空气污染与健康的关系更为直接和密切。

（一）室内空气污染的主要来源

1. 燃料燃烧和烹饪　是指各种燃料的燃烧及烹调时食油和食物加热后的产物，是室内空气污染的一个重要来源。燃烧的条件不同其产物的成分也不同，常见的污染物主要有 NO_x、CO、SO_2、CO_2、烃类等。

2. 室内活动　人呼出气体中主要含有 CO_2、水蒸气以及一些氨类化合物等内源性气态物质，使空气中氧含量减少。人们谈话、咳嗽、打喷嚏时，随着飞沫可排出呼吸道黏膜表面的病原微生物，污染室内空气。如呼吸道传染病患者和带菌者都可将流感病毒、结核杆菌以及链球菌等病原体随飞沫喷出污染室内空气。吸烟更是一项重要的有害物质来源，烟草烟雾中至少含有 3800 种成分，其中致癌物不少于 44 种。另外，家养的宠物活动同样是室内有害物质和致病微生物的重要来源。

3. 建筑和装饰材料　建筑材料和装饰物品中含有大量有机污染物及放射性污染物，对人体危害极大。建筑材料如各种石材等释放出来的氡（radon）是室内污染物之一；装饰材料如油漆、涂料、胶合板、刨花板、塑料贴面等均含有甲醛、苯、甲苯及三氯甲烷等挥发性有机物。住宅装修后，室内总挥发性有机物的超标率高达 40.79%，在装修完成半年以内的最高超标率达到 67.74%，即使在装修完成 1 年以上其超标率也达到 20.97%，已成为人们对室内空气污染危害关注的焦点问题之一。

4. 家用化学品　主要指居室昆虫杀灭剂、空气清新剂、除臭剂、各种清洁剂及美容化妆品。由于这些家用化学品中含有挥发性和非挥发性的有机和无机的有毒物质，当用户贮存、使用、管理不当时，或者由于居室温度变化等诸多因素，均可造成家用化学品对居室空气的污染，如苯类、酚类及醛类等。

5. 室内生物性污染物　由于居室密闭性好，室内小气候稳定，温度适宜，湿度大，通风差，为真菌和尘螨等生物性变态反应原提供了良好的孳生环境，真菌孢子和尘螨能够使易感者发生过敏反应。家庭花卉释放的花粉等也可成为生物性变应原。此外，广泛存在于土壤、水体中的军团菌，也可出现于贮水槽、输水管道、冷却塔、加湿器水槽等处，人一旦吸入即可感染该菌。

6. 室外大气污染　室外各种大气污染源排放的废气可通过门窗、孔隙或其他各种管道缝隙进入室内，特别是在工业污染区的住宅，其室内空气质量受大气污染的影响很大。夏季开窗季节，室外大气中的 SO_2、NO_x、颗粒物及其他有毒污染物均可到达室内，有时室内浓度可高于室外。

（二）室内空气中主要污染物对健康的影响

1. CO_2　正常空气中 CO_2 的含量为 0.03%～0.04%。室内 CO_2 主要来源于人体呼吸、燃料燃烧和动植物新陈代谢。当 CO_2 浓度 <0.07% 时，人体感觉良好；当 CO_2 浓度为 0.1% 时，个别敏感者有不舒适感；CO_2 浓度为 0.15% 时，不舒适感明显；达到 3% 时，使人呼吸程度加深；达 4% 时，使人产生头晕、头痛、耳鸣、眼花、血压上升；达 8%～10% 时，呼吸困难，脉搏加快，全身无力，肌肉抽搐甚至痉挛，神志由兴奋至丧失；达 30% 时可致死亡。CO_2 升高时，往往同时伴有缺氧，是引起死亡的一个原因。

2. 燃烧产物　烟草及各种生活燃料燃烧后会产生多种多样的污染物，对人体产生危害的主要有：①燃料所含杂质的污染，如氟、砷含量高的煤燃烧，造成室内空气和食品的氟、砷污染，引起氟中毒、砷中毒。②燃烧产物 SO_2、NO_x 可对机体皮肤、黏膜产生刺激作用；进入肺组织的颗粒物可引起肺通气功能下降，肺泡换气功能障碍。③烟草燃烧产物对机体呼吸、神经、循环、内分泌、生殖系统以及免疫功能均有明显的损伤作用。大量研究证明，吸烟是引起肺癌的主要原因，还可引起喉癌、咽癌、口腔癌、食道癌、肾癌、胰腺癌、膀胱癌以及子宫颈癌等。

3. 甲醛及其他挥发性有机化合物　室内装饰材料和装修过程中使用的大量有机溶剂是室内挥发性有机化合物的重要来源。甲醛是一种挥发性有机化合物，有强烈的刺激性，浓度达 $0.15mg/m^3$ 时可引起眼睛红肿、畏光流泪、咽干发痒、喷嚏、咳嗽、气喘、胸闷及皮肤干燥发痒等；还可引起变态反应，主要是过敏性哮喘，大量接触时可引起过敏性紫癜；长期接触 $1.34mg/m^3$ 浓度的甲醛，能出现神经衰弱症状；有的还可引起肝细胞损伤，肝功能异常，出现肝脏中毒性病变；也可出现呼气性肺功能障碍；遗传毒性研究发现，甲醛能引起基因突变和染色体损伤。除甲醛外，常见的挥发性有机化合物还有苯、甲苯等，这些物质有臭味和一定的刺激性，主要损害中枢神经系统和消化系统，严重时甚至可损伤肝脏和造血系统，并可诱发变态反应等。常出现的症状有头晕、头痛、嗜睡、乏力、胸闷、食欲减退及恶心等；其中苯不仅损害神经系统和造血系统，而且还可引起癌症的发生。

4. 烹调油烟　食用油加热时生成的一组混合性污染物，约有 200 余种成分。烹调油烟是肺癌的危险因素。研究表明，中国妇女肺癌发病率高，排除吸烟因素外，烹调油烟是其主要危险因素之一。油烟中致突变物来源于油脂中不饱和脂肪酸的高温氧化和聚合反应。油烟毒性与油的品种、加工技术等因素有关。

5. 氡及其子体　居室的氡污染具有普遍性。一般来说，室内的氡若来自地基土壤，则氡的浓度随住房的层数升高而降低；若氡来自建筑材料，则室内氡浓度与层高无相关关系，而与建筑材料的距离有关，在靠近建筑材料处氡的浓度较高。氡是一种放射性气体，进入机体后，衰变过程产生 α、β、γ 辐射，可对呼吸系统造成辐射损伤，诱发肺癌。

6. 病原微生物和尘螨　病原微生物对呼吸道传染病的传播有重要意义，如流行性感冒、麻疹、肺结核等，均可经空气传播。1976 年 7 月在美国宾夕法尼亚州费城召开的宾州地区美国军团年会上，与会者中暴发了一种主要症状为发热、咳嗽及肺部炎症的疾病，从病变组织中检出一种革兰氏阴性杆菌。由于发病者多为退伍军人，故将该菌命名为军团菌，该病称为军团菌病（legionnaires' disease）。这种细菌孳生于空调冷却塔或冷却器内，通过水雾而进入室内。机体感染后，轻者一般无明显临床症状，重者可引发疾病。

尘螨（dust mites）属于节肢动物，普遍存在于人类居住和工作环境中。尘螨及其分泌物和排泄物均为室内重要的生物性变态反应原，可通过空气传播进入人体，引起哮喘、荨麻疹、过敏性皮炎以及过敏性鼻炎等。

根据上述知识，分析以下案例并回答相关问题：2001 年 8 月，为美化居室环境，刘女士一家决定进行简单装修，于是购买了某公司生产的一种建筑装饰用醇酸树脂漆 8 桶，用于粉刷门窗。装修以后，一家人在室内居住，开始出现头晕、胸闷、恶心、呕吐、脱发、耳朵肿等症状。2001 年 11 月，刘女士一家先后发病，正在上学的儿子更是突发白血病，刘女士自己也感觉浑身无力，经检查血小板下降、红细胞升高。你认为该事件是如何发生的？为查明病因，应如何开展进一步的调查工作？

（三）室内空气污染的卫生评价

室内空气中污染物的种类很多，因此评价室内空气质量的指标也很多。可根据评价的目的选定指标，或根据几种指标来综合判断空气质量。常用的室内空气质量评价指标可分为四类：①反映空气清洁程度的指标：CO_2、菌落总数及新风量；②反映化学物污染的指标：SO_2、CO、NO_2、甲醛、苯、苯并（a）芘、PM_{10}等；③反映致病微生物污染的指标：溶血性链球菌；④反映放射性核素污染的指标：氡。表 2-1 中数据摘自我国国家标准《室内空气质量标准》（GB/T18883—2002）和《室内空气中溶血性链球菌卫生标准》（GB/T18203—2000）。

表 2-1　室内空气污染的卫生标准

项目	标准值	备注
空气清洁程度指标		
二氧化碳（CO_2）	0.10%	日均值
菌落总数	2500cfu/m^3	撞击法限值
新风量	30m^3/（h·人）	不小于该值
化学物污染指标		
二氧化硫（SO_2）	0.50mg/m^3	1 小时均值
一氧化碳（CO）	10mg/m^3	1 小时均值

续表

项目	标准值	备注
二氧化氮（NO_2）	0.24mg/m^3	1小时均值
甲醛（HCHO）	0.10mg/m^3	1小时均值
苯（C_6H_6）	0.11mg/m^3	1小时均值
苯并（a）芘［B（a）P］	1.0mg/m^3	日均值
可吸入颗粒物（PM_{10}）	0.15mg/m^3	日均值
总挥发性有机物（TVOCs）	0.60mg/m^3	8小时均值
致病微生物污染指标		
溶血性链球菌	36cfu/m^3	撞击法限值
放射性核素污染指标		
氡（^{222}Rn）	400Bq/m^3	年均值

四、大气污染的预防与控制

（一）全面规划，合理布局

结合城乡规划卫生，合理进行城镇功能分区和全面设计布局是防止空气污染的根本措施。工厂是社区大气污染物的主要来源，工厂建设原则上项目不宜过多，应远离居民区，其位置应在社区主导风向的下风侧，保证生产性废气易于扩散。还应设置一定的卫生防护距离。

（二）改革工艺过程

用无毒或低毒原料代替毒性大的原料。生产过程尽量采用密闭化、自动化和管道化，减少污染物的排出。采用消烟除尘设备、气体净化装置，加强综合利用，变废为宝。控制燃煤污染，逐步以无烟燃料取代有烟燃料，以液体或气体燃料取代固体燃料，以减少煤烟和SO_2的排放。改造锅炉和炉灶，提高燃烧技术和效率，减少不完全燃烧产物的排出量。

（三）建立绿化带

建立绿化带是行之有效的生物学防治措施。绿色植物除美化环境外，还具有调节气候，滤除和吸附灰尘，吸收大气中有害气体等功能。增加城市绿化面积（包括种树、栽花及植草）可减轻城市的空气污染。

（四）加强卫生监督监测，严格执行大气卫生标准

大气卫生标准是大气中有害物质的法定最高限值，是防止大气污染、保护居民健康、评价大气污染程度、制订大气防护措施的法定依据。卫生监督部门要严格执行大气卫生标准，以保护人类健康。

第二节　水

水是自然界一切生命过程必需的基本物质，在人类生活和生产活动中具有极其重要的作用。成年人体内水分含量占体重的65%左右，儿童则可达80%左右。成人平均一日需水量为2~3L。水中常含有多种矿物质，是供给机体所需盐类的重要来源之一。

由于环境的污染和饮用水资源的日益破坏，饮水资源的短缺和污染已成为全球的重要问题。我国人均水资源为世界人均水资源的1/4，已被联合国列为13个贫水国家之一。水资源的紧缺，不仅阻碍了社会的发展，而且也严重威胁着人类的生存。为此，保护好水资源是十分必要的。

一、水污染来源及主要污染物

水体污染（water pollution）是指人类活动排放的污染物进入水体后，超过了水体的自净能力，使水质和水体底质的理化特性和水环境中的生物特性、种群及组成等发生改变，从而影响水的使用价值，造成水质恶化，甚至危害人体健康或破坏生态环境的现象。造成水体污染的原因是多方面的，但主要来自人类的生产和生活活动。

（一）水体污染的主要来源

1. 工业废水　是指工业生产过程中产生的废水和废液，其中含有随水流失的工业生产用料、中间产物、副产品以及生产过程中产生的污染物。其特点是水质和水量因生产工艺和生产方式的不同而差别很大，如电力、矿山等部门的废水主要含无机污染物，而造纸和食品等工业部门的废水，有机物含量很高。即使同一生产工序，生产过程中水质也会有很大变化，如氧气顶吹转炉炼钢，同一炉钢的不同冶炼阶段，废水的pH可在4~13之间，悬浮物可在250~25000mg/L之间变化。另一特点是大多都含有多种同原材料有关的物质（除间接冷却水外），而且在废水中的存在形态往往各不相同。如氟在玻璃工业废水和电镀废水中一般呈氟化氢（HF）或氟离子（F^-）态，而在磷肥厂废水中是以四氟化硅（SiF_4）的形式存在；镍在废水中可呈离子态或络合态。这些特点增加了废水净化的困难。

2. 农业废水　是指农作物栽培、牲畜饲养、农产品加工等过程中排出的、影响人体健康和环境质量的污水或液态物质。农业废水主要含有化肥（氮、磷、钾等）、农药、粪尿等有机物及人、畜肠道病原体等。其特点是污水数量大、影响面广。随着化肥、农药的大量使用，导致残存的农药和化肥通过农田的径流进入地表水，形成了以化肥、农药及分解产物为主要污染物的水体污染。农药、病原体和其他有毒物质能污染饮用水源，危害人体健康；农业废水还可造成大范围的土壤污染，破坏生态系统平衡。

3. 生活污水　是指人类生活过程中产生的污水，是水体的主要污染源之一。主要是粪便和洗涤污水。城市每人每日排出的生活污水量为150~400L，其量与生活水平有密切关系。生活污水中含有大量的有机物，如纤维素、碳水化合物、脂肪、蛋白质等；也常含有病原菌、病毒和寄生虫卵等。近年来，由于大量使用合成洗涤剂及人、畜粪和尿的排放，使污水中磷、氮含量显著增加，为水生植物提供充足的营养物质，导致湖泊、水库水质富营养化。

受降水冲洗，城市大气污染物和冲洗建筑物、地表、废渣、垃圾而形成的城市地表径流也是生活污水的组成部分。来自医疗单位的污水，包括病人的生活污水和医疗废水，含有大量的病原体及各种医疗、诊断用物质，是一类特殊的生活污水，受医院污水污染的水对健康的主要危害是引起肠道传染病。由于城市的范围不断扩大，人口不断增加，生活污水的排放量已超过工业废水的排放量，成为水污染的重要来源。

（二）水体中主要污染物

进入水体的污染物种类繁多、性质各异，按其性质一般可分为生物性污染物、化学性污染物和物理性污染物。

生物性污染物主要来自于生活污水、医院污水、畜牧和屠宰场废水及食品加工企业废水等。此外，生活垃圾浸出液和地表径流都可能带有大量病原体和其他微生物而对水体造成生物性污染。

化学性污染物是当今水污染中最重要的环境污染物，包括无机污染物和有机污染物两大类。无机污染物主要有重金属（汞、镉、砷、铬、铅等）、氮、磷、氰化物和氟化物；有机污染物主要有酚类化合物、苯类化合物、卤烃类化合物、苯并（a）芘、农药和油类等。

物理性污染物最常见的是热污染和放射性污染物。热污染是工业企业向水体排放高温废水（主要为冷却水）所致。放射性污染物主要来自核动力工厂排放的冷却水、向海洋投弃的放射性废物、核爆炸的散落物、核动力船舶事故泄漏的核燃料等。

二、水污染对健康的危害

人类活动改变了水质，不仅会破坏水生态环境，而且还会影响水的饮用，甚至对人体健康产生危害。

（一）生物性污染的危害

1. 介水传染病　水中微生物绝大多数是天然的，对人体一般无致病作用。但有一些病原微生物可随垃圾、人畜粪便、屠宰场和制革厂的废水及食品加工企业的废水进入水体，如这种被污染的水体作为饮用水水源，且未经消毒或消毒不彻底，则可导致介水传染病的发生。

介水传染病（water-borne communicable disease）是指通过饮用或接触受病原体污染的水，或食用被这种水污染的食物而传播的疾病，又称水性传染病。其流行的特点是：①水源一次大量污染后可出现暴发流行，绝大多数病例的发病日期集中在该病最短和最长潜伏期之间，如水源经常被污染，则病例可终年不断；②病例的分布与供水范围一致，绝大多数患者都有饮用同一水源水的历史；③一旦对污染源采取治理措施，加强饮用水的净化和消毒，疾病的流行能迅速得到控制。

介水传染病是生物性污染最常见的危害，至今仍然是严重影响民众健康的一类疾病。联合国发展计划署在《2006 年人类发展报告》中指出，全球目前有 11 亿人用水困难，每年有 180 万儿童死于不洁净用水引发的腹泻。我国介水传染病的暴发流行也较严重。1988 年上海市和江苏、浙江、山东三省发生甲型病毒性肝炎大流行，患者达 40 余万人，仅上海市 1～4 月间甲型病毒性肝炎发病达 31 万人之多。近年来，介水传染病在我国虽然得到一定控制，但其流行仍较普遍，有时还相当严重。

2. 藻类及其毒素污染　若污水中含有大量氮、磷等营养物质，当其进入湖泊、河流、海湾等缓流水体后，可引起藻类及其他浮游生物迅速繁殖，导致水体富营养化。这不仅影响水生态环境，还能加快和促使有毒藻类产生毒素。蓝藻是主要的产毒藻类，其中铜绿微囊藻产生的微囊藻毒素（microcystin，MC）是富营养化水体中含量最多、对人体危害最大的藻毒素。藻类毒素污染水源后，一般供水净化处理和家庭煮沸并不能使其全部消失，这一显著特点使藻类毒素对水体的污染成为一个全球性的环境问题。

藻类毒素对健康的危害已受到人们的高度重视。直接接触含有微囊藻毒素的水（如游泳）会出现皮肤炎、眼睛过敏、急性胃肠炎等症状。微囊藻毒素有肝毒性，大量摄入或长期饮用被其污染的水，可引起肝功能的改变，并且是乙肝病毒致肝癌的促癌剂。微囊藻毒素与黄曲霉毒素具有协同促癌作用。我国生活饮用水水质新标准中，其限值为0.001mg/L，将微囊藻毒素-LR增补为非常规指标。

（二）化学性污染的危害

水体受到工农业废水和生活污水污染，使水体含有各种有害化学物。这些化学物可通过饮水或食物使人群发生急性或慢性中毒；有些污染物虽然对人体不产生直接危害，但可以改变水的感官性状，使水质恶化，妨碍水体的正常利用。其造成的危害程度与污染物在水中的浓度以及持续污染的时间等因素有关。常见水体化学污染物的危害主要有汞、铬、氰化物、酚以及多氯联苯等。

1. 汞　是构成地球的元素之一，在自然界中主要以硫化汞的形式存在于岩石中。岩石中的汞可被氧化为金属汞或二价汞离子而进入环境。天然水中含汞量甚微，一般不超过0.1μg/L。水体受汞污染时，水中汞含量会明显升高。常见的汞污染源主要为工业企业，如化工、仪表、冶炼、灯泡、氯碱等；此外，医院口腔科废水及含汞农药的使用也是常见的污染源。污染水体的汞、特别是在底泥中的汞，在微生物的作用下可被甲基化形成甲基汞，后者毒性较无机汞增大许多倍，更易被生物体吸收，并可通过食物链在生物体内富集，致使某些水生物体内汞含量达到使人中毒的水平。

甲基汞主要通过消化道进入机体，吸收率为95%~100%。进入人体后，甲基汞分布很广，除在肾脏、肝脏等脏器蓄积外，尚可通过血-脑屏障在脑组织内蓄积，也可随血流透过胎盘组织，侵入胎儿的脑组织，从而发挥胚胎神经毒性。甲基汞自体内排出很慢，生物半减期较长，全身平均约为70天，脑组织则为180~245天。甲基汞对神经系统的损害是不可逆的，可产生严重的中枢神经系统中毒症状。

长期摄入小剂量甲基汞会引起慢性甲基汞中毒。毒作用的主要靶器官是中枢神经系统。常见的症状有感觉障碍、共济失调、听力障碍、语言障碍、智力减退、眼球运动异常以及肌肉震颤无力等。症状往往从感觉障碍开始，然后依次出现共济失调、语言障碍、视野缩小和听力障碍等，严重可致全身瘫痪、精神错乱，甚至死亡。发生在日本熊本县水俣湾地区的水俣病（Minamata disease）就是由汞污染水源导致人群发生甲基汞中毒事件的典型代表。Hunter-Russel症候群是水俣病最典型的特异性体征，包括神经末梢感觉减退、视野向心性缩小、共济运动失调、听力和语言障碍。我国《生活饮用水卫生标准》（GB5749—2006）中规定，汞的限值为0.001mg/L。

2. 铬　为铜灰色耐腐蚀的硬金属，是构成地球的元素之一，有多种化合物，广泛存在于自然环境中。地面水中铬含量平均为0.05~0.5μg/L。由于铬在工业生产中应用较为广泛，含铬的工业废水（如电镀废水）和废渣（如铬盐生产性废渣）是污染水体的主要来源。铬化合物的毒性以六价铬为最大，它可干扰多种重要酶的活性，影响物质氧化、还原和水解过程，并能与核酸、核蛋白结合，可诱发癌症。饮用水中铬含量较高时，可对消化道产生刺激和腐蚀作用，出现恶心、呕吐、腹痛、腹泻、血便以致脱水，同时可伴有头痛、头晕、烦躁不安、呼吸急促、肌肉痉挛、口唇指甲青紫、脉速、甚至少尿或无尿等严重中毒现象。我国《生活饮用水卫生标准》（GB5749—2006）中规定，铬（六价）的限值为0.05mg/L。

3. 氰化物　天然水不含氰化物，水源中的氰化物主要来自炼焦、电镀、选矿、染料、化工、医药和塑料等工业的废水。氰化物经口进入人体后，在胃酸的作用下形成氰氢酸。其毒作用机制主要是游离的氰离子与细胞色素氧化酶中的Fe^{3+}结合，形成氰化高铁细胞色素氧化酶，使Fe^{3+}失去传递电子的能力，中断呼吸链，阻断细胞内氧化代谢过程，造成细胞窒息死亡。由于中枢神经系统对缺氧特别敏感，氰化物中毒主要表现为中枢神经系统症状。氰化物急性中毒主要表现为中枢神经系统的缺氧症状和体征，严重者可突然昏迷死亡；慢性中毒主要表现为神经衰弱综合征、运动肌酸痛和活动障碍等，长期饮用含氰化物的水，还可出现头痛、头昏、心悸等神经细胞退行性变的症状。摄入体内的氰化物还可与硫代硫酸盐在酶促下生成硫氰化物，后者能抑制甲状腺聚碘功能，妨碍甲状腺激素的合成，使甲状腺增生和肿大。我国《生活饮用水卫生标准》（GB5749—2006）中规定，氰化物的限值为0.05mg/L。

4. 酚　酚类化合物是指芳香烃中苯环上的氢原子被羟基取代所生成的化合物。天然水中不含酚，水中的酚均来自炼焦、炼油、制取煤气、化工、制药等工业企业排放的废水。此外，粪便和含氮的有机物在分解过程中也可能产生少量酚类化合物，因此，在大量的城市粪便污水中也含有酚。酚是一种原浆毒，可使蛋白质凝固。酚可由消化道及皮肤吸收入血，在肝脏氧化成苯二酚、苯三酚，并与葡萄糖醛酸等结合而解毒，随尿液排出体外。因酚有特殊臭味，故极少发生饮用水引起的急性中毒事件。所发生的酚急性中毒事件多为事故性，临床表现主要为大量出汗、肺水肿、吞咽困难、肝及造血系统损害、黑尿等，甚至死亡。我国《生活饮用水卫生标准》（GB5749—2006）中规定，挥发性酚类（以苯酚计）的限值为0.002mg/L。

5. 多氯联苯　是一组由氯置换联苯分子中的氢原子而形成的化合物，为无色或淡黄色油状液体或树脂状。多氯联苯（polychlorinated biphenyls，PCBs）性质稳定，不易水解和氧化，工业上常用作增型剂、绝缘剂、橡胶软化剂等。如未经处理或处理不彻底任意排放，可造成水源污染。多氯联苯进入人体内可蓄积于脂肪组织及脏器中，是典型的内分泌干扰物，具有雌激素样作用。人类接触多氯联苯可使免疫功能受损，子代生长发育障碍，某些癌症的发生率增加。我国台湾和日本曾发生过多氯联苯中毒事件，但都是多氯联苯污染食物引起的。据报道，人摄入0.2~0.5g多氯联苯即出现中毒症状，表现为皮疹、色素沉着、水肿、无力及呕吐等。已证实多氯联苯可通过胎盘屏障进入胎儿体内。我国《地表水环境质量标准》（GB3838—2002）中规定，多氯联苯的限值为2×10^{-5}mg/L。

（三）物理性污染的危害

物理性污染有热污染和放射性污染。水体热污染是由工业企业向水体排放高温废水所致，如发电厂的冷却水等。大量含热废水持续排入水体可使水温升高，致使水中化学反应和生化反应速度加快，水中溶解氧减少，影响水生生物的生存和繁殖。

水体中的放射性污染分为天然和人为2类。天然的放射性物质主要来自地层中放射性元素及其衰变产物，部分来自于宇宙射线。人为放射性物质主要来源于各种核试验、核战争、核潜艇、核燃料再生及各种放射性核素在应用过程中产生的废水、废渣、废气。这些放射性污染物质可通过雨水冲刷、沉降、溶解等多种途径污染水体，继而通过饮水或受污染的食物进入机体。放射性物质对人体健康的影响，除核素本身毒性外，主要是其在衰变过程中所释放的α、β、γ射线或低能X线对组织器官产生的辐射损伤，可导致某些疾病的发生率增加，并可能诱发恶性肿瘤的发生。例如，^{235}U可对肝脏、骨髓和造血功能造成损害，^{90}Sr可引起骨肿瘤和白血病等。我国《生活饮用水卫生标准》（GB5749—2006）中规定，总α放射性的限值为0.5Bq/L，总β放射性的限值为1Bq/L。

三、生活饮用水水质的卫生防治

饮用水水质如未能达到国家规定的卫生标准时，应找出原因并采取相应的卫生对策，改良水质，使之达到水质卫生标准的要求。一般可采取改进或另选水源，加强其卫生防护以及采取必要的净化或消毒处理等措施。

（一）生活饮用水的卫生学要求

为了贯彻“预防为主”的方针，向居民提供安全卫生的生活饮用水，保证人民的身体健康，卫生部在1985年制定了《生活饮用水卫生标准》（GB5749—85），2001年颁布了《生活饮用水卫生规范》。随着经济的发展，人口的增加，不少地区水源短缺，有的城市饮用水水源污染严重，居民生活饮用水安全受到威胁。为此，卫生部和国家标准管理委员会对原有标准进行了修订，联合发布了新的强制性国家标准《生活饮用水卫生标准》（GB5749—2006）。修订后的标准中的指标数由1985年的35项增加至106项。根据新标准，饮用水的基本卫生要求可归纳为以下几个方面：

1. 水中不得含有病原体（病原微生物与寄生虫虫卵），以保证不发生和传播介水传染病。

2. 水的感官性状良好　清洁水应无色、透明、无臭、无异味。如水中有异味，则可能是水被污染。当水质受到某种污染时，可呈现出特定的颜色。

3. 水中所含化学物质及放射性物质不得危害人体健康，并保证终身饮用安全。

4. 水量充足，取水方便　生活饮用水水质除了应符合上述国家规定的卫生标准以外，水量也应满足城镇居民用水量的要求，而且取用要方便。

（二）水源选择与卫生防护

1. 水源选择基本卫生要求

（1）水质良好：即水源水质的感官性状和化学性指标、毒理学指标、细菌学指标以及放射性指标经净化处理后，均能达到生活饮用水水质标准。

（2）水量充足：水源的水量应能满足城镇或居民点的总用水量，并考虑到近期和远期的发展。

（3）便于卫生防护：目的在于保证水源水质不致因污染而恶化。为此，有条件的地区宜优先考虑选用地下水作为饮用水水源。采用地表水作水源时，应结合城市发展规划，将取水点设在城镇和工矿企业的上游，以防止水源污染。

（4）技术经济合理：选择水源时，在分析比较各个水源的水量、水质后，可进一步结合取水、净化、输水等具体条件，考虑基本建设投资费用最小的方案。

2. 水源水的卫生防护　采用地表水作饮用水水源时应设置卫生防护带，即在取水点周围不小于100m半径的水域内，设明显标志，不得从事一切可能污染水源的活动，河流取水点上游1000m至下游100m水域内，不得排入工业废水和生活污水，其沿岸不得堆放各种废渣、垃圾及有毒物品等。采用地下水作饮用水水源时，水井周围应有一定距离的卫生防护带，周围不得有各种污染源如厕所、粪坑、污水沟、畜圈等存在；水井结构要有井台、井栏、井壁、井底与排水沟，井壁的结构应当严密不漏水。

（三）水质净化

各种天然水源水质一般不能满足生活用水水质卫生标准的要求，为此需要净化和消毒处理后才能饮用。水质净化过程包括混凝沉淀和过滤处理，目的是除去水中的悬浮物质、胶体物质和部分病原体，改善水的感官性状。如果水中有异味或含有过量的铁、铜及氟等，则可采取特殊处理。

1. 混凝沉淀　天然水中常含有各种悬浮物和胶体物质，由于重力作用某些悬浮物可以下沉，使水浑浊程度降低，称为自然沉淀。但天然水中的细小悬浮物，特别是胶体颗粒，难以用自然沉淀的方法加以去除，需加入适当的混凝剂才能将细微颗粒凝聚成较大颗粒而沉降，此过程称混凝沉淀（coagulation and precipitation）。常用的混凝剂有硫酸铝、明矾、聚合氯化铝及碱式氯化铝等。

2. 过滤　浑水通过石英砂等滤料层，以截留水中悬浮杂质和微生物等的净水过程称为过滤（filtration）。集中式供水系统中使用的过滤装置是砂滤池；分散式供水的过滤装置可因地制宜、就地取材，有砂滤井、砂滤池和砂滤缸等。

（四）水的消毒

水经过净化处理后，尚不能保证去除全部病原微生物。为了使水质符合饮用水各项细菌学指标的要求，确保防止介水传染病的发生和传播，必须进行水消毒。消毒方法可分为物理消毒法和化学消毒法，前者如用煮沸、紫外线、超声波等进行消毒；后者如用氯化消毒剂、O_3、碘和高锰酸钾等进行消毒。目前应用最广的是氯化消毒（chlorination）。供饮用水消毒的氯制剂主要有液氯、漂白粉、漂白粉精、有机氯制剂等。含氯化合物中具有杀菌作用的有效成分称为有效氯，分子团中价数大于-1的氯均为有效氯。漂白粉的有效氯含量为28%~33%，而漂白粉精的有效氯含量则可达60%~70%。

1. 氯化消毒的原理　氯气或其他氯化消毒剂溶于水后，在常温下很快水解成次氯酸（HOCl）。次氯酸体积小，电荷中性，易于穿过微生物的细胞壁。同时，HOCl又是一种强氧化剂，能损害细胞膜，使蛋白质、RNA、DNA等物质释出，并影响细菌的多种酶系统（主要是磷酸葡萄糖脱氢酶的巯基被氧化破坏），而导致细菌死亡。次氯酸对病毒的作用在于对核酸的致死性破坏。

2. 常用的氯化消毒方法

（1）普通氯化消毒法：适用于水源水质变动小、污染轻、不含酚的水。此时产生的主要是游离氯，所需时间短，效果可靠。对经混凝沉淀及砂滤后的水进行加氯消毒，加氯量约为0.5~2.0mg/L，加氯接触时间为30~60分钟。对污染较重的水，加氯量可达3~5mg/L。加氯量的多少要以游离性余氯为标准。游离性余氯是指加氯氧化杀菌后水中测得的余氯量。水质标准要求加氯接触30分钟后出厂水中游离性余氯（HOCl和OCl^-）应不低于0.3mg/L，管网末梢水中游离性余氯不低于0.05mg/L。

（2）过量加氯消毒法：用于严重污染的水源水，加氯量可达普通加氯量的10倍以上，使余氯量达到1～5mg/L。此种消毒后的水需用亚硫酸钠、亚硫酸氢钠、硫代硫酸钠或活性炭脱除过高的余氯。

（3）持续加氯消毒法：由于在井水或缸水一次加氯消毒后，余氯仅可维持数小时，消毒持续的时间较短。如反复进行消毒，则又较繁琐。所以一些地区在实际工作中采用各种持续消毒法，例如可用竹筒、塑料袋、广口瓶或青霉素玻璃瓶等，容器上面打多个孔，里面放入一次消毒用量20～30倍的漂白粉或漂白粉精，将其以绳悬吊于水中，容器内的消毒剂借水的振荡由小孔中漏出，可持续消毒10～20天。持续消毒器上孔的大小和数目多少可根据余氯测定结果确定。

3. 影响氯化消毒效果的因素

（1）加氯量和接触时间：氯化消毒饮用水时，因杀菌、氧化有机物及某些氯化反应等所消耗的氯的总量为需氯量。为保证氯化消毒的效果，必须向水中加入足够量的氯，并有充分的接触时间。加氯量除满足需氯量外，为了抑制水中残存细菌的繁殖，管网中尚需维持少量余氯。

（2）水的pH：次氯酸是弱电解质，在水中按下式解离：$HOCl \leftrightarrow H^+ + OCl^-$。其解离程度取决于水温和pH值。当pH＜5.0时，水中HOCl接近100%；随着pH的增高，HOCl逐渐减少，而OCl^-逐渐增多；当pH＝7.5时，HOCl和OCl^-大致相等；当pH＞9.0时，OCl^-接近100%。但HOCl的杀菌效果比OCl^-高约80倍。因此，消毒时应注意控制水的pH值不宜太高。

（3）水的温度：水温高，杀菌效果好。水温每提高10℃，病菌杀灭率约提高2～3倍。

（4）水的浑浊度：用氯消毒时，必须使HOCl和OCl^-直接与水中细菌接触，方能达到杀菌效果。如水的浑浊度很高，悬浮物质较多，细菌多附着在这些悬浮颗粒上，凝集成团，则氯的作用达不到细菌本身，使杀菌效果降低。因此，消毒前应先进行净化处理，尽量降低水的浑浊度。

（5）微生物的种类和数量：不同微生物对氯的耐受性不同，一般来说，大肠埃希菌抵抗力较低，病毒次之，原虫包囊抵抗力最强。如果水中微生物过多，则消毒后水质就不易达到卫生标准要求。

（五）水质的特殊除藻处理

近年来，水体富营养化的危害已引起人们的广泛关注。在富营养化水体中藻类大量繁殖，使水质出现异味，而且传统饮用水处理工艺对胞外溶解性微囊藻毒素去除效果较差，因此，需要对水质进行特殊的除藻处理。常用的方法有：①物理方法：主要包括机械除藻法、物理吸附法、膜过滤法等。气浮技术除藻效果较好，去除率可达70%～80%。活性炭可应用于饮用水中微囊藻毒素的去除，但吸附效能受活性炭孔径、营养底物竞争性吸附和pH值的影响。目前还有许多国家采用膜过滤法来处理饮用水，研究发现这种方法对某些微囊藻毒素的截留率大于95%。物理方法不需考虑副产物的生成，但对后续的藻毒素处置应高度重视，必须采取安全严密的监控措施。②化学方法：利用次氯酸钠、硫酸铜等化学物可抑制藻类繁殖的作用，向水体中加入这些物质，可以除去大部分藻类。在饮用水净化处理过程中可采用氯氧化、臭氧氧化、高锰酸钾氧化等氧化法以及光催化降解法等除去饮用水中微囊藻毒素。化学法对水中藻毒素的去除率一般可达到90%以上，但大多化学法都存在一定的局限性。

③生物方法：利用在反应池中垂直放置蜂窝管，使原水在通过蜂窝管时渐渐生成生物膜，从而吸附水中的杂质，使水中的藻类去除；此外，傍河取水技术越来越受到重视，就是在河流岸边的滩地打井取水，变直接从河道取水为开采河滩地下水，河水中的微囊藻毒素经土壤过滤、微生物降解、吸附以及与地下水混合稀释等作用而减少或去除。该取水技术无须特殊设备，对微囊藻毒素去除率高，可作为去除饮用水中微囊藻毒素优先考虑的方法。

（孙 炜）

第三节 土 壤

土壤是地壳表层的岩石经过长期的风化和生物学作用形成的。由于各地的岩石风化物不同，地形地貌和气候条件不同，在土壤形成过程中，各种化学成分的蓄积、迁移和转化规律也不同。从而使各地区土壤的化学成分有很大差异，造成地质环境中微量元素的过多或过少。同时土壤又是联系无机界和有机界的重要环节，是许多有害废弃物处理和容纳的场所。虽然土壤作为自然体和环境介质，能承载大量的污染物，但污染物一旦超出土壤的最大容纳量就会造成土壤污染。地质环境中微量元素的过多或过少以及土壤污染都会对健康产生不良反应，甚至引起生物地球化学性疾病、公害病等，给人类健康造成极大的威胁。

一、土壤污染及其来源

土壤污染（soil pollution）是指在人类生产和生活活动中排出的有害物质进入土壤中，直接或间接危害人畜健康的现象。土壤污染的来源很多，大致可以分为：①工业污染，是工业企业排放的废水、废气和废渣等，是土壤污染的重要来源之一。该污染源对土壤的污染可以是直接的，也可以是间接的。②农业污染，主要是农药和化肥污染土壤，相对于工业污染源，农业污染具有低剂量、面积大的特点。现代农业越来越依赖化肥和农药的使用，导致农业生产排放的污染物种类和数量日益增多，必须引起高度重视。③生活污染，包括生活垃圾、人畜粪便等，这些污染物含有致病的各种病菌和寄生虫，是土壤生物性污染的重要来源。④交通污染，汽车尾气排放的各种有毒有害的物质通过大气沉降造成环境污染。除此之外，自然灾害有时也会造成土壤污染，如强烈的火山爆发造成某些重金属和放射性物质污染。各种污染物污染土壤的方式主要有以下 3 种：

1. 气型污染　由于大气中的污染物沉降至地面而对土壤造成的污染，主要污染物有铅、镉、砷及氟等。其污染范围通常在排放源周围 5～10km，甚至更远。以表层土壤污染最严重，大气污染物中的二氧化硫，氮氧化物形成的酸雨落入土壤中，使土壤酸化，破坏土壤生态平衡，其污染距离会更远。但气型污染分布的特点和范围受排放源性质的影响，同时也受当地气象因素的影响。金属冶炼、熔融过程排放的废气中氟、镉、铅等对周围土壤的污染十分严重。

2. 水型污染　主要是工业废水和生活污水通过污水灌溉农田而污染土壤。工业废水中的污染物很复杂，可含有各种有毒化学物，如铅、汞、镉、铜、锌、氟、砷、有机磷农药、石油、洗涤剂、放射性物质以及病原菌和寄生虫卵等，是土壤污染主要的来源。污水灌溉农田使农作物大量吸收富集某些有害物质，达到很高的浓度，引起食用者中毒。如用镉污染的水灌溉稻田，镉富集在稻米中，食用后引起镉中毒。生活污水中常含有大量微生物，特别是粪尿污水和医院污水中还会含有肠道致病微生物和寄生虫虫卵，是土壤生物性污染的主要来源。在渗水性强、地下水位高的地区水型污染还容易对地下水造成污染。

3. 固体废弃物型污染　主要是指工业废渣、生活垃圾、粪便、农药和化肥等对土壤的污染。工业废弃物对土壤的污染范围较为局限和固定，但也可通过风吹雨淋使污染范围扩大。对土壤污染最严重的是化学工业、金属冶炼加工业产生的固体废弃物，这类工业固体废弃物每年全国的总排放量约1.5亿吨，占主要工业固体废弃物总排放量的25.5%。化学工业固体废弃物的排放量（万吨/年）约为：铬渣12，氰渣2，汞渣0.8，氯乙烯渣0.7，砷渣0.5，镉渣0.05。可见，化学固体废弃物的排放量虽然不大，但其中污染物多为有毒有害物质。有些有毒重金属废渣和放射性废渣污染土壤，持续时间可长达数十年以上，不易自净。排放的固体废弃物还可成为蚊蝇孳生地、污染水源、恶化空气、破坏农田和植被。

土壤常被当作粪便处理的场所，经常受到致病微生物和寄生虫虫卵的污染。肠道传染病患者和病原携带者的粪便中常含有大量病原体如伤寒杆菌、痢疾杆菌、霍乱弧菌等。某些寄生虫病流行区，40%的人排出钩虫卵，30%~60%的人排出蛔虫卵和鞭虫卵。在土壤中痢疾杆菌可存活25~100天，伤寒杆菌100~400天，肠道病毒100~170天，芽胞杆菌（破伤风、气性坏疽、肉毒及炭疽）存活一年以上，蛔虫卵在土壤中可存活7年之久。

二、土壤污染对健康的危害

土壤污染的危害主要通过农作物等间接途径对健康产生危害，其危害具有不易发现，一旦污染又难以清除的特点，所以必须给予高度重视。

（一）生物性污染的危害

1. 肠道传染病和寄生虫病　许多肠道传染病病菌在土壤中能存活相当长时间，抵抗力最小的霍乱弧菌可存活8~10天，痢疾杆菌可存活25~100天，伤寒杆菌可存活100~400天，肠道病毒可存活100~170天，破伤风、气性坏疽、肉毒、炭疽的致病菌可存活1年以上，蛔虫卵在土壤中可存活数年。带有病原菌和寄生虫虫卵的粪便污染土壤，通过人类生吃蔬菜、瓜果等途径进入机体而引起传染病。

2. 钩端螺旋体和炭疽病　含有病原体的动物粪便污染土壤后，其钩端螺旋体和炭疽杆菌等病原体通过皮肤或黏膜进入人体而引起感染。家畜一旦感染了炭疽病并污染土壤后会在该地区相当长一段时间内传播炭疽病。

3. 破伤风和肉毒中毒　天然土壤中常存在破伤风杆菌和肉毒杆菌，人接触土壤而感染。

（二）化学性污染的危害

土壤化学性污染物对人体健康的危害一般来说是间接的，主要通过农作物或饮用水进入人体产生危害。进入土壤中的重金属一般不易随水流动，也不能被微生物分解，几乎可长期以不同形式存在于土壤中，甚至有的可转化为毒性更强的化合物，并通食物链而进行生物富集。农药虽能降解，但有些农药半衰期较长，因而可造成土壤和农作物的农药残留。

1. 农药污染对健康的危害 我国生产的农药有 250 多个品种，常用的有 60 多个品种，其中有机磷杀虫剂占大部分。有机磷农药的半衰期为 2 周至数周，有机氯农药为 2～4 年；含铅、砷、铜、汞等农药的半衰期更长，为 10～30 年。农药对健康的危害主要有：①慢性中毒：农药进入人体内，可影响多种酶的活性，酶活性的变化必然引起体内生理、生化功能紊乱，甚至出现病理改变。如有机磷农药慢性中毒主要表现为血液胆碱酯酶活性降低，自主神经系统功能紊乱。有机氯农药慢性中毒主要表现对中枢神经系统和肝脏、肾脏等实质性脏器的损害。动物实验结果表明，农药能引起动物生殖功能异常、胚胎发育不良等影响免疫和生殖功能。②致癌作用、致突变作用和致畸作用。如：DDT 有致突变和致畸作用；六六六有致肝癌作用；氨基甲酸酯类农药西维因可引起大、小鼠恶性肿瘤。有的农药半衰期较长，对人类还具有慢性和潜在的危害。

2. 重金属污染对健康的危害 常见的土壤重金属污染物有铅、汞、镉、砷、铬等。其污染土壤后都可对机体产生各种危害，其中以镉污染引起的痛痛病（itai-itai disease）最为典型。

1955 年，在日本神通川流域河岸出现了一种怪病，患者各关节针刺样疼痛，随后遍及全身，几年后骨骼畸形，骨脆易折，甚至轻微活动或咳嗽，都能引起多发性病理骨折，最后衰弱疼痛而死。

经调查分析，痛痛病是河岸的锌、铅冶炼厂等排放的含镉废水污染了水体，污水灌溉农田，使稻米含镉严重超标。而当地居民长期饮用受镉污染的河水，以及食用含镉稻米，引起病人骨质疏松、骨骼萎缩、关节疼痛。此病以其主要症状而得名。痛痛病在当地流行 20 多年，造成 200 多人死亡。

案例：2006 年农历正月，某村 66 岁的村民罗某在长期浑身无力以及疼痛之后，终因不明原因的疾病去世。接着，村里又有数十名村民出现呕吐、晕厥等症状。后来村民的检查结果令人震惊：1100 多名村民被诊断为镉超标，其中 200 多人被认定为严重超标。这起震动全国的镉污染事件，有 2 人死亡，150 名村民经过体检被判定为慢性轻度镉中毒。

此案件说明了什么问题？怎样才能早期发现这样的事件？你作为一名医生有什么责任？如何预防这类事件的发生？

三、土壤污染的预防与控制

土壤污染的卫生防制是预防土壤污染和对已污染的土壤进行改良、治理。防制的重点应放在对各种污染物排放的浓度和总量的控制，对工业废渣、粪便、垃圾等各种污染物进行合理的收集并进行无害化处理，综合利用。

（一）工业废渣的处理

工业废渣的特点是产量大、种类繁多、化学成分复杂多样，特别是含有难以降解的重金属毒物等很难治理。目前对工业废渣的处理主要是综合利用，对有经济价值的废渣，如热电厂、烧煤锅炉的煤灰渣，冶金工业的洗选厂的煤灰或矿渣，可用其作为制砖、混凝土、水泥等建筑材料。对含有有害金属等化学毒物的废渣，可做安全填埋固化法处理。

（二）粪便、垃圾的处理

对人畜粪便及生活垃圾无害化处理既可以控制肠道传染病，也可以为农业增加肥料，更是改良土壤最有效的办法。所以，人畜粪便和生活垃圾必须要经过有效的无害化处理，才可排放或再利用。目前，通常采用密封、堆肥、发酵及沼气等方法处理。这些方法经济、简便易行，且能有效杀灭致病的微生物、寄生虫虫卵，减少或消除传染病的危害。

（三）污水的处理

含有有害物质的工业废水、农业用水以及生活污水必须进行无害化处理。必须执行"谁污染谁治理"的原则，经常监测、监督，使之符合农田灌溉水质标准。医院污水应经专门的消毒处理，达到排放要求后可用于农田灌溉。但是无论哪类污水用于农田灌溉，必须符合我国的《农田灌溉水质标准》。

（四）合理使用农药和化肥

提倡开发和使用高效、低毒、低残留的新型农药。尽量使用有机肥和利用生物农药，以减少有害农药和化肥的使用。对某些高毒、高残留的农药，应限制使用，其用法、用量、使用范围必须符合要求，杜绝盲目滥用的现象。

（五）改良土壤

合理利用污染土地，采取深翻土地或使用生石灰、磷酸盐、氧化铁等化学改良剂，可减轻土壤中的重金属毒物的危害。对污染较严重的土地，可改种非食用的经济作物或改种绿化花卉和树木，以减少对人类食品的污染。

第四节　地质环境与健康

一、概　　述

地质环境是人类赖以生存的基础，岩石和土壤圈中含量较多的元素有：氧、硅、铝、铁、钙、钠、钾、镁 8 种，分别占岩石和土壤圈元素总量的 99.64% 和 96.89%。其余的各种元素含量甚微，一般不超过千分之几。目前，对地球表层的研究发现了 92 种元素，从人体组织中检测到了 81 种。根据环境中的化学元素在人体内的含量多少也可分为宏量元素和微量元素两类，在维持生物体正常功能所必需的元素中，宏量元素一般不会缺乏，而微量元素存在地区差别，当其分布在局部地区过多或过少时，会对健康产生不良影响。

（一）地质环境的特点

地质环境处于大气圈、水圈和生物圈之间的过渡地带，是陆地生态系统的核心。与人类健康密切相关的地质环境主要是指土壤环境。

1. 地质环境中的矿物质　矿物质是岩石经过物理风化和化学风化形成的。按其成因类型可将矿物质分为两类。一类是原生矿物，是各种岩石受到程度不同的物理风化而未经化学风化的碎屑物，其原来的化学组成和结晶构造没有改变；另一类是次生矿物，大多数是由原生矿物经化学风化后形成的新矿物，其化学组成和晶体结构都有所改变。地质环境中各种元素的本底值是评价水土化学环境对居民健康影响的重要依据，也是土地资源开发利用和地方病防制工作的科学依据。

2. 地质环境中的有机质 地质环境中的有机质主要来源于动物、植物和微生物残体。可以分为两类，一类是组成有机体的各种有机化合物，称为非腐殖质，如蛋白质、碳水化合物、脂质及有机酸等；另一类是被称为腐殖质的特殊有机化合物，如腐殖酸、富里酸、腐黑物等，是动植物残体经微生物作用而形成的一类特殊的、复杂的、性质稳定的有机化合物。腐殖质约占土壤总有机质的85%~90%。土壤腐殖质化程度越高，表明土壤中病原体的死亡程度也越高，土壤的卫生安全程度越高。此外，土壤腐殖质对减少土壤中污染物的危害也起到很大的作用。

3. 地质环境中的微生物 地质环境中存在着大量的微生物，主要有细菌、真菌、原生动物和藻类等。其中，细菌是地质环境中种类最多、数量最大、分布最广的一类。地质环境中的微生物主要集聚在表层土壤中，参与土壤中多种化学元素的物质循环，对环境自净功能起重要作用；微生物还直接参与土壤中有机物和无机物的氧化、还原、分解及腐殖质形成等各种反应过程。土壤中除固有的微生物外，还有一部分外来的病原微生物，如未经处理的人畜粪便，未经处理的生活污水和医院污水，以及农业灌溉等造成的土壤生物性污染，可对人体健康产生不利的影响。

（二）地质环境与健康的关系

人和地质环境之间不断地进行着物质、能量和信息交换，保持着动态平衡而成为不可分割的对立统一体。人体内的细胞、原生质、酶、骨骼、肌肉和皮肤等的成分都是由自然环境中水、氧、氢、蛋白质、脂肪、碳水化合物以及矿物质构成。人体内含有的60多种化学元素丰度与地质环境中元素呈现一致性。

由于地壳表层化学元素分布不均衡，使某些地区的水和（或）土壤中某种元素过多或过少，当地居民通过饮水、食物等途径摄入这些元素过多或过少而引起某些特异性疾病，称为生物地球化学性疾病（biogeochemical disease），也称为地方病（endemic disease）。确定生物地球化学性疾病必须具备：①具有明显的地区性；②疾病的发生与地质环境中的某种元素有剂量-反应关系且可以用现代医学理论加以解释。

引起生物地球化学性疾病的矿物质有十几种，如碘、氟、砷、锡、铅、铜等。我国常见的地方病有碘缺乏病、地方性氟中毒和地方性砷中毒等。地方病的流行特征：①有明显的地区性，即病区人群的发病率和患病率显著高于非病区人群；②外来的健康人进入病区一定时间后也可发病，其发病率与当地居民相似；③迁出病区的健康者不再患该病，迁出的患者如果病理改变是可逆的，病情会缓慢减轻或痊愈；④减少或消除环境中的致病因子，该病的发生会减少或消失。

二、碘缺乏病

碘缺乏病（iodine deficiency disorders，IDD）是由于自然环境碘缺乏，导致碘摄入不足（或过量碘）而造成机体碘营养不良所表现出一组疾病的总称。包括在缺碘地区出现的地方性甲状腺肿（endemic goiter）、地方性克汀病（endemic cretinism）、智力障碍及生殖功能障碍等。碘缺乏对人类的最大危害是造成下一代不同程度的脑发育障碍。IDD 已不单纯是一种疾病的问题，而是影响社会发展的公共卫生问题。

（一）碘在自然界中的分布

碘（iodine，I）广泛分布在自然界中，但分布不均。岩石、土壤、水、空气中都含有微量的碘，并以碘化物形式存在。水土流失严重的地区，如山区、丘陵地带很难蓄积碘，致使这些地区容易成为缺碘地区；而一些低洼地带，水流淤滞，碘可随水体蓄积下来，成为富含碘的地区。这就形成了碘在自然环境中的分布不均的特征：深山区低于半山区，半山区低于平原，平原低于沿海；生物体内的含碘量一般高于无机物，海洋生物的含碘量高于陆地生物，动物体内的含碘量高于植物。

（二）碘在人体内的代谢

人体需要的碘 80%~90% 来自食物，10%~20% 来自饮水，5% 左右来自空气。食物是人体摄入碘的主要来源。碘以消化道吸收为主，主要是在胃和小肠迅速被吸收。食物中的碘化物首先被还原成离子碘后，才能被机体吸收。当空腹时，进入胃肠道的碘 1 ~ 2 小时可完全被吸收。

甲状腺是富集碘能力最强的内分泌腺体，在 24 小时内可富集摄入碘的 15%~45%。血液中的碘被甲状腺摄取，在甲状腺滤泡上皮细胞内经促甲状腺激素和过氧化物酶氧化形成活性碘，活化的碘再与甲状腺蛋白分子上的酪氨酸结合，形成一碘酪氨酸和二碘酪氨酸，偶合后生成甲状腺激素贮存在甲状腺滤泡胶质中，在蛋白水解酶的作用下释放入血，分布于各个组织中。在完成激素样作用后，甲状腺激素中的碘再重新被甲状腺摄取，作为合成甲状腺激素的原料。

体内的碘主要经肾脏以碘化物的形式随尿排出，少量随汗液、乳汁和粪便排出。通过乳汁分泌方式排出的碘，约为血浆的 20 ~ 30 倍。正常情况下，每日由尿排出的碘约为 50 ~ 100μg，占碘总排出量的 40%~80%。通常用尿碘排出量来估计碘的摄入量。

（三）碘缺乏病的流行特征

碘缺乏病是世界上分布最广、危害人数最多的一种地方病，曾在除冰岛以外的地区有不同程度的流行。在全球碘缺乏病流行的国家有 110 个，受碘缺乏病威胁的人口约 16 亿人。占全世界总人口的 28.9%。目前，碘缺乏病病区主要分布在亚洲、非洲、南美和大洋洲的大部分发展中国家。我国是碘缺乏病较为严重的国家之一，除上海外全国各地均有不同程度的流行。

1. 地区分布　我国碘缺乏病流行病区主要分布在东北的大小兴安岭、长白山山脉；华北的燕山山脉、太行山、吕梁山、五台山、大青山一带；西北的秦岭、六盘山、祁连山和天山南北；西南的云贵高原、大小凉山、喜马拉雅山山脉；中南的伏牛山、大别山、武当山、大巴山、桐柏山区等。这些地带的共同特点是地形倾斜、洪水冲刷严重，有的降雨量集中，水土流失大，碘元素含量少。除上述山区外，一些丘陵、平原地带也有不同程度的流行。由于地理和地形地貌的不同，其地方性甲状腺肿和地方性克汀病的患病率也不同，一般的规律是山区多于丘陵，而丘陵多于平原。

2. 人群分布　碘缺乏病可发生在任何年龄，一般在儿童期开始出现，青春发育期急剧升高，40 岁以后逐渐下降。在儿童和青少年中，女性患病率较高的人群是 12 ~ 18 岁的青少年，男性患病率较高的人群在 9 ~ 15 岁之间。以后随着年龄的增长，男性到成年后甲状腺肿患病率逐渐下降，而女性由于月经周期、妊娠、哺乳等生理因素，其甲状腺肿患病率仍保持在一个较高水平。从男女性别来看，女性患病率高于男性，但愈是严重的病区，男女患病率愈接近。

（四）碘缺乏病的主要病因及发病机制

环境及食物中缺碘是碘缺乏病发病的根本原因。此外，碘缺乏病的发生和发展还存在着其他的影响因素，例如①致甲状腺肿的化学物质硫氰化物、异硫氰化物、硫葡萄糖甙、生物类黄酮等不仅可抑制甲状腺过氧化物酶的活性，而且可通过对甲状腺原氨酸脱碘酶的作用，抑制甲状腺的代谢；②蛋白质与能量不足以及维生素缺乏都可加重碘缺乏，并可促进致甲状腺肿物质的效应；③环境污染物重金属，包括铅、汞、铬、锑、锰、铀等。这些物质进入机体后，在甲状腺内蓄积，使甲状腺增大，继而影响甲状腺的功能；多氯联苯可干扰甲状腺的功能，引起甲状腺肿大。

碘是合成甲状腺激素的主要原料。当机体摄碘不足时，甲状腺激素的合成就会不足，反馈性地引起促甲状腺激素分泌增加。促甲状腺激素的长期过多分泌，可使甲状腺组织增生，造成甲状腺肿大。初期为弥漫性甲状腺肿，属代偿性的生理肿大，不伴有甲状腺功能异常，如果及时补充碘，肿大的甲状腺可完全恢复正常。如初期阶段不及时补碘，甲状腺代偿性弥漫性增生可随时间的延长而进入退缩阶段。退缩的甲状腺组织可能再度发生增生性变化，而组织增生又可加快退缩状态，甲状腺组织如此循环地变化，最终形成大小不等、新旧不一的结节，即为结节性甲状腺肿，成为不可逆的器质性病变。

在胚胎期，由于外环境缺碘，胎儿的甲状腺激素供应不足，胎儿的生长发育就受到不同成都的影响。首先是中枢神经系统的发育障碍，可引起耳聋、语言障碍、智力障碍等。其次是对躯体发育的影响，特别是骨骼的发育受胚胎期和出生后甲状腺激素供应不足的影响，胎儿机体的生长发育迟缓，躯体矮小。

（五）碘缺乏病的临床表现及诊断

1. 地方性甲状腺肿（cndemic goiter） 是由于地区性环境缺碘而引起的地方病，是碘缺乏病的主要表现形式之一，其主要症状是甲状腺肿大。

诊断标准：我国现行的地方性甲状腺肿诊断标准包括：①居住在地方性甲状腺肿病区；②甲状腺肿大超过受检者拇指末节，或小于拇指末节并有结节；③排除甲状腺功能亢进、甲状腺炎和甲状腺癌等疾病；④尿碘低于50μg/g 肌酐，甲状腺吸^{131}I 率呈“饥饿曲线”可作为参考指标。

临床分度：国内统一的分度标准为①正常：没有任何可触及的或可见的甲状腺肿大（看不见，摸不着）；②Ⅰ度：当头部处于正常位置时，甲状腺容易看到。由超过受检者拇指末节大小到相当于1/3 拳头大小，特点是看得见。当甲状腺没有超过受检者拇指末节大小，但可摸到结节时也算Ⅰ度；③Ⅱ度：由于甲状腺肿大，脖根明显变粗，大于本人1/3 拳头到相当于2/3 拳头，特点是“脖根粗”；④Ⅲ度：颈部失去正常形状，甲状腺大于受检者2/3 个拳头，特点是颈部变形；⑤Ⅳ度：甲状腺大于受试者一个拳头，多带有结节。

临床分型：根据甲状腺肿的病理改变分为①弥漫型：甲状腺均匀增大，质地较软，触诊摸不到结节；②结节型：在甲状腺上可摸到一个或几个结节。多件老年人及妇女；③混合型：在弥漫肿大的甲状腺上可摸到一个或几个结节。

2. 地方性克汀病（endemic cretinism） 地方性克汀病是碘缺乏地区出现的一种比较严

重碘缺乏病的表现形式。以智力障碍为主要特征的神经-精神综合征。克汀病是胚胎时期和出生后早期碘缺乏与甲状腺功能低下所造成的大脑与中枢神经系统发育分化障碍的结果。患者出生后就有不同程度智力低下，体格矮小，听力障碍，神经运动障碍和甲状腺功能低下，并伴有甲状腺肿。根据患者的临床表现可概括为：呆、小、聋、哑、瘫。当该地区碘缺乏被充分纠正后，地方性克汀病可被控制。

诊断原则：凡具备下述必备条件，再具有辅助条件中一项或一项以上者，在排除由碘缺乏以外原因所造成的疾病后，即可诊断为地方性克汀病。

诊断标准：必备条件是：①患者必须出生和居住在碘缺乏病病区；②有不同程度的精神发育迟滞，主要表现为不同程度的智力障碍（低下），地方性克汀病的智商（IQ）为小于或等于54。

辅助条件是①神经系统症状：运动神经障碍（锥体系和锥体外系），包括不同程度的痉挛性瘫痪、步态和姿态的异常；不同程度的听力障碍；言语障碍（哑巴或说话障碍）。②甲状腺功能低下症状：患者具有不同程度的克汀病形象（精神发育迟滞外貌），如，眼距宽、鼻梁塌、耳软、腹膨隆以及脐疝等；皮肤干燥、毛发干枯、黏液性水肿；X线骨龄落后，可出现程度不同的骨龄发育落后以及骨骺愈合不良。③血清 T_4降低，THS升高。

临床分型：①神经型：以明显的智力低下和神经综合征（听力、言语和运动神经障碍）为主要表现；②黏液性水肿型：以黏液性水肿为特点的甲状腺功能低下为主要表现（包括体格矮小或侏儒、性发育障碍和克汀病形象）；③混合型：兼具上述两类主要表现者。

临床分度：根据测定的智力商数将地方性克汀病分为①轻度：IQ为40~54；②中度：IQ为25~39；③重度：IQ<25三种。

（六）碘缺乏病的防制措施

防制原则：①全民补碘：生活在缺碘地区的所有人，包括没有发病的“正常人”；②长期补碘：外环境缺碘是人类无法改变的，因此补碘措施不是短期行为，应当长期不断地进行补碘；③每日微量补碘：人体内储存碘的能力有限，因此，每天都需补充微量的碘。但长期过高剂量的补碘（1000μg/d），有可能导致高碘性损害。

1. 碘盐　许多国家经历近一个世纪的防治经验证明，食盐加碘是最好的防治方法。1994年国务院第163号令发布了《食盐加碘消除碘缺乏危害管理条例》，对消除碘缺乏病，防止儿童智力的潜在性损伤提供了法律保障。实践证明全民食盐加碘防止碘缺乏病上取得了巨大成就。但在实际工作中，也发现一些问题，例如长期慢性缺碘的病人若短期快速增加碘的摄入量，会产生一些副作用，表现为甲状腺功能亢进或自身免疫性甲状腺疾病发病率增高。为此，卫生部2011年9月15日发布，2012年3月15日实施的食品安全国家标准《食用碘盐含量》（GB 26878—2011）。该标准规定在食用盐中加入碘强化剂后，食用盐产品（碘盐）中碘含量的平均水平（以碘元素计）为20~30mg/kg，允许波动范围为平均水平加减30%。各省、自治区、直辖市人民政府卫生行政部门可以在规定的范围内，根据当地人群实际碘营养水平，选择适合本地情况的食用盐碘含量平均水平。

使用碘盐的注意事项：①在烹调时不宜过早放盐，以提高碘的利用率；②由于碘遇酸容易被破坏和分解，烹调时应尽量避免加醋；③烹饪时最好使用植物油，尽量不用动物油，因为动物油容易与碘发生化学反应，加速碘挥发，降低碘的利用率，而植物油性质稳定，不易与碘发生化学反应；④忌敞口长期保存，不宜存放时间过久，以免碘挥发；⑤高碘地区的居民以及患有甲状腺疾病的人不宜使用碘盐。

2. 碘油　碘油是植物油与碘化合而成的有机化合物，是预防碘缺乏病的有效措施。碘油分为肌肉注射碘油和口服碘油。我国生产的肌肉注射碘油是以核桃油为原料制成的碘化油；口服碘油主要是碘化豆油和碘化核桃油。尽管碘油是防治碘缺乏病的长效制剂，但不能替代碘盐。碘油补碘是强化补碘，是一种暂时性的补救措施，不能在病区全民推行，只适用于下列条件：①严重缺碘地区，碘缺乏病病情严重，需要迅速控制；②碘盐供应或碘盐质量没有保障的碘缺乏病流行地区；③盐资源丰富的地区，人们往往不愿意购买碘盐；④补碘不足。

（七）碘预防的不良反应

1. 碘性甲状腺功能亢进（iodine-induced hyperthyroidism），又称碘性甲状腺毒症，多见于40岁以上患有结节型甲状腺肿或腺瘤样变化的人。临床表现为典型的甲亢症状，但很少有突眼症。碘性甲亢的发病率很低，而且多属一过性的，一般症状较轻，停止补碘后可自愈，一般不需治疗。

2. 碘性甲状腺肿（iodine-induced goiter）是由于长期碘的摄入量超过人体碘的生理需要量的情况下出现的。碘性甲状腺肿多为弥漫型，腺肿的硬度高于缺碘性甲状腺肿，发病女性多于男性。一般无需治疗，停止补碘后可自愈。

3. 碘过敏　应用碘制剂可以引起某些人出现过敏反应，主要症状包括荨麻疹、血管神经性水肿、支气管痉挛以及休克等。碘过敏（iodine hypersensitivity）轻者表现为鼻炎、结膜炎及皮肤痤疮。严重过敏症时，可出现发热、关节痛、淋巴结肿大、血小板减少及嗜酸性粒细胞增多。一旦发生碘过敏应立即停止使用碘制剂，并及时采取抗过敏措施。一般使用碘盐导致的碘过敏较为少见。

4. 碘中毒　长期使用碘制剂或一次性使用大剂量碘制剂后可引起碘中毒（iodism）。急性碘中毒可发生在接受碘制剂的当时或几小时后。经口摄入碘所引起的中毒主要表现为恶心、呕吐、流涎、腹泻等口腔和胃肠黏膜刺激症状；注射碘制剂引起的中毒，可表现为局部疼痛、晕厥、血管神经性水肿。慢性碘中毒主要发生在接受较多的碘或多次接受较多的碘的情况下，临床表现为口腔有黄铜味或碘味，口腔及咽喉烧灼感，唾液腺肿胀，分泌物增加，粉刺样损害或疱状皮疹和胃肠道刺激症状。使用碘盐一般不会发生碘中毒。一旦发生碘中毒，应立即停用碘制剂，进行对症治疗。

（八）治疗原则

1. 地方性甲状腺肿　一般情况下，碘缺乏地区Ⅰ度、Ⅱ度甲状腺肿患者只要坚持补碘，病情可逐渐好转且不需要治疗。地方性甲状腺肿治疗的方法有以下两种：①甲状腺激素疗法，对于补碘后治疗效果不好的患者并怀疑有致甲状腺肿物质或高碘甲状腺肿患者可采用甲状腺激素疗法。常用的药物有甲状腺干制剂、碘塞罗宁（L-T_3）、左旋甲状腺素钠（L-T_4）等。②外科治疗，对于Ⅲ度以上有结节的甲状腺肿患者，特别是有压迫症状或怀疑有癌变的患者可采用外科手术治疗。

2. 地方性克汀病　黏液水肿型克汀病治疗越早效果越好，早期治疗可控制病情发展，减轻或避免日后的神经和智力损害。只要适当的补充甲状腺激素，及时采用“替代疗法”就可迅速收到较好的治疗效果。还可用维生素A、D、B_1、B_2、B_6和维生素C等多种维生素，以及钙、锌、铁、镁及磷等多种元素。同时应加强营养，加强智力训练、生活训练。

（九）碘缺乏病监测

监测目的在于了解和掌握碘缺乏病的病情和干预措施落实情况，评估人群碘营养状况及防治措施效果，以确保干预措施能够得到长期有效地落实，并为决策提供依据。监测的病情指标用甲状腺肿大率；人群碘营养状况用尿碘来评价。干预措施包括碘盐、碘油及健康教育等。我国已建立人群碘营养水平监测体系，即监测-反馈-策略调整的运行机制，通过科学补碘来消除碘缺乏病，既能给人群提供足够的碘，又能把副作用的危险性降到最低限度。

三、地方性氟中毒

地方性氟中毒（endemic fluorosis）又称地方性氟病，是由于长期生活在高氟地区的居民，通过饮水、摄食或空气等媒介摄入过量氟而引起的一种以氟斑牙和氟骨症为主要临床表现的全身性慢性疾病。

（一）氟在自然界中的分布

氟在自然界分布广泛，在构成地壳的各种元素中居第十三位，占地壳总量的0.077%。氟为淡黄色的气体，具有强烈的刺激性臭味，是自然界中最活泼的非金属元素。常温下，氟可与许多化学物质发生反应；高温下，几乎能与所有的元素相互作用。因此，在自然情况下，一般不存在氟的游离状态，而是以氟的化合物形式存在。土壤中的氟化物可溶于水，容易被动物和植物吸收。氟的天然化合物有萤石（CaF_2）、氟磷灰石［$3Ca_3(PO_4)2CaF$］、云母和电石等。植物和动物组织内也含有氟化物。高氟地区的农作物和饮水中氟化物的含量更高。

（二）氟在人体内的代谢

含氟的气体、蒸气和粉尘从呼吸道吸收迅速而完全；通过饮水及食物经口摄入的含氟颗粒物可经消化道吸收；含氟化物的蒸气和液体与皮肤接触时，也可经皮肤吸收。可溶性氟化物的吸收率在90%左右。氟化物被吸收后，迅速进入血液循环，大约有75%的氟与血浆蛋白结合而转运，少部分氟离子可穿透毛细血管壁到达组织和器官，主要蓄积在牙齿和骨骼，也可分布于心脏、肺脏、脾脏、肾脏、主动脉、膀胱、消化道、肌肉和皮肤等组织，氟还可透过胎盘屏障影响胎儿。血浆和细胞中氟的分布受pH和钙离子浓度的影响，当pH增高和钙离子浓度增高时，氟与血浆蛋白的结合量增多。高脂食物会促进氟在体内的贮留。氟的排泄途径：约有50%~80%的氟从尿液排出；12.6%~19.5%从粪便排泄；7%~10%从汗液排出，只有极微量的氟是通过毛发、指甲、乳汁和泪液排泄的。

氟对人的生理作用，目前还不完全清楚。许多实验研究及流行病学调查表明，氟具有多方面生理作用，如氟参与人体的正常代谢，适量的氟能维持机体正常的钙磷代谢，促进牙齿和骨骼钙化，从而保证牙齿、骨骼的正常生长和发育。氟的防龋作用已被临床、流行病学调查及动物实验所证实。

（三）地方性氟中毒的流行特征

地方性氟中毒是地球上分布广泛、危害严重的地方病之一，世界上五大洲的50多个国家都有本病的存在。在亚洲，印度地方性氟中毒病区的病情极为严重，有的地区氟骨症发病率超过50%；日本、朝鲜等十几个国家均有此病的发生；除上海外，我国各省、自治区、直辖市均有不同程度的地方性氟中毒流行，病区人口约有1.1亿，是我国对健康危害最严重的地方病之一。

1. 地方性氟中毒的流行地区 ①浅层高氟地下水病区，位于我国的长白山以西，长江以北广大区域，包括黑龙江的肇源、肇东、肇州，吉林的白城、辽宁的朝阳、内蒙古赤峰、河北怀来、山西大同、山西榆林等地区。②深层高氟地下水病区，主要分布在渤海湾滨海平原，如辽宁盘锦、天津塘沽、河北沧州等地。③高氟泉水病区，分布广泛而散在的黑龙江海林、北京小汤山、广东丰顺、福建尤溪和辽宁汤岗子、兴城等地。④富氟岩矿病区，例如：河南方城、江西宁都、昆明、贵阳、新疆温宿等地区。⑤生活燃煤型病区，分布在四川、重庆、广西、河南及湖北等12个省的150个县中的病区。

2. 地方性氟中毒病区类型 根据环境介质的不同，将病区分为3种类型。

（1）饮水型：以饮水为介质所引起的地方性氟病称为饮水型地方性氟病。其分布最广，流行史最长。根据水源不同，又可分为以下4种类型。

浅层地下水病区：这类病区气候干旱，降雨量小，蒸发量大，使地面水和浅层地下水浓缩；或局部地势低洼及地下水径流不畅，氟离子无法迁移；又由于此类地区地下水以碳酸氢根及钠离子为主，使土壤中与钙结合的氟活化而释放入水，导致浅层地下水中氟含量增高。

深层地下水病区：当深层地下水流经高氟矿床或高氟岩基时，使地下水含氟量增高。

泉水和地热水病区：泉水和地热水中氟含量过高，居民直接饮用泉水或受其影响的浅井水即可引起氟中毒的流行。

富氟岩矿高氟水病区：含氟岩石风化淋溶及含氟矿石受地下水作用溶解，使氟解离形成与矿脉地理分布相吻合的病区。

（2）燃煤型：由于居民采用含氟较高劣质煤，敞灶燃煤、无烟囱，用煤火烘烤粮食、辣椒等，造成室内空气和粮食严重污染，使居民通过空气、粮食介质摄入大量氟而引起的地方性氟病即为生活燃煤型氟中毒。病区多为高寒山区，气候寒冷潮湿，烤火期长达6个月之久。当地居民使用没有炉盖和烟囱的各种炉灶，甚至将煤直接在室内燃烧，使室内空气受到严重污染，在室内熏烤、贮存的粮食和蔬菜也被严重污染。

（3）饮茶型：这类病区近几年才发现的。病区居民习惯饮用砖茶或用砖茶泡奶茶和酥油茶，由于砖茶含氟量很高，故长期饮用而引起慢性氟中毒。主要分布在四川、青海、西藏、内蒙古、甘肃等316个县有少数民族居住的地区，有饮用砖茶习惯的人口3100多万。

3. 流行病学特征 氟斑牙发病与病区的地理、地质和气候条件关系密切，我国绝大多数饮水型病区的地质背景为富氟的岩石层，少数病区则邻近富氟矿区，有的地处深断裂脉状地带，地下水的氟含量高，一般为2～5mg/L，高者可达19.2mg/L。气候多为干旱少雨多风地区。

有些病区，女性患者的病情较重，可能与妇女妊娠、哺乳等有关。氟斑牙的发病年龄主要与摄入氟的起始年限有关，一般乳齿患病较少，恒齿多见，以7～15岁发病率最高。氟骨症一般在10岁或15岁以后发病，患病率和病情均随年龄增加而升高和加重。成年后迁入病区而患氟骨症者，一般没有氟斑牙。氟斑牙患病率与饮水氟含量有密切关系，在一定范围内，饮水氟含量越高，氟斑牙患病率也越高。

（四）地方性氟中毒的主要病因及发病机制

1. 氟的毒理作用 小剂量氟的生理作用和过量氟的毒性作用，是氟的生物学作用的相互对立的两个方面。氟的毒理作用机制主要表现在以下几个方面：

（1）干扰钙磷的正常代谢：过量的氟化物进入机体后，在血液中与钙结合成难溶的氟化钙，其中大部分沉积在骨组织中，小部分沉积在骨周及软组织中。大量的血钙与氟结合后，使体内钙的正常代谢受到影响。由于氟化钙的沉积，使骨质硬化，骨密度增加，结果可使骨皮质增厚，骨髓腔变小，严重的可使椎间管、变窄而压迫神经，引起一系列临床症状和体征。钙代谢的紊乱又可引起磷代谢的紊乱，阻碍正常的骨质代谢。血钙的减少又可以引起甲状旁腺功能升高，使甲状旁腺分泌增多，破骨细胞增多，促进溶骨，加速骨的吸收。

（2）影响骨组织的功能：氟能影响骨组织的正常矿化过程，破坏正常骨质的晶体结构，使骨盐的羟基磷灰石结晶变为氟磷灰石，刺激骨细胞和破骨细胞的活动，从而促进骨膜及骨内膜增生。氟能破坏骨组织各种细胞的生理功能，引起骨细胞的代谢障碍，导致骨组织变性或坏死。

（3）抑制某些酶的活性：氟能抑制无氧酵解或有氧氧化过程中的某些酶的活性，如烯醇化酶、乌头酸酶、琥珀酸脱氢酶等，使糖酵解过程或三羧酸循环中断，影响糖的正常代谢。氟能抑制骨磷酸化酶，影响骨中钙盐的吸收、蓄积和骨盐的形成。氟也能破坏胆碱酯酶，使胆碱滞留，导致肌肉紧张、僵直。

（4）氟的其他毒理作用：氟易通过各种组织的细胞壁与原生质结合，破坏原生质的结构与功能，使蛋白质合成受阻，进而阻碍 DNA 的合成，使多种组织器官出现病理改变。氟可引起神经细胞变性、坏死或功能异常。氟对肌肉有直接的毒害作用，表现为广泛的肌原纤维变性和胞浆渗透性增加，使血清内肌酸磷酸激酶的水平升高。氟可以引起脂质过氧化作用增强，但短期摄入较低剂量氟可增强抗氧化作用。

2. 地方性氟中毒的发病机制

（1）氟对牙齿的损害：地方性氟病的牙齿损害表现为氟斑牙，氟斑牙的病原学已明确，但其发生机制尚在探讨中。一般认为在各种体细胞中，形成牙釉的成釉细胞对氟化物最为敏感，因此氟可使成釉质细胞中毒变性，釉柱形成和釉柱间质的分泌、沉积发生障碍，釉质矿化不良，严重时成釉质细胞坏死，造釉停止，出现釉质缺损。牙本质也可发生矿化不全，牙齿变脆，易磨损，甚至恒牙形成后迁移到病区的成年人也会出现这种现象。氟斑牙是氟对牙齿的各种细胞、神经及物质代谢综合作用的结果，其中神经营养障碍是最主要的原因。

（2）氟对骨及骨旁组织的损害：是地方性氟中毒临床表现最重要的组成部分，也是使中毒者表现出明显疾病状态的最主要原因，可使机体产生严重而广泛的结构、形态改变和功能障碍。

氟对骨及骨旁组织的损害及由此而引起的一系列继发性改变是十分复杂的。主要表现为：①氟破坏骨骼代谢及生长的动态平衡，功能亢进的成骨细胞可超越其正常的活动范围，延伸到骨旁软组织进行造骨，导致骨及骨旁软组织形态、结构及功能异常；②氟对骨的矿化过程产生影响，导致骨基质形成和骨矿化过程紊乱，并引起继发性甲状旁腺功能亢进；③氟引起骨代谢障碍，产生相应的骨生化改变；④氟影响软骨发育，加速、加重关节软骨退行性变，造成关节损害。由于氟对骨、关节及骨旁组织的损害，引起肌肉、神经、血管等的继发性改变。

（五）地方性氟中毒的临床表现及诊断

1. 氟斑牙　是指在牙齿发育形成期间，由于机体摄入过多的氟而引起的牙齿釉质矿化不全或松网样改变，临床上肉眼可见牙釉质表面失去正常光泽，出现白垩、着色、缺损样表现。

（1）诊断标准：2011 年 11 月 8 日卫生部发布氟斑牙诊断标准（WS/T208—2011），2012 年 4 月 1 日实施。标准规定，有明确的牙发育期间摄氟过量病史，结合临床检查，按照氟牙症诊断要求，具有以下 1 项即可诊断氟斑牙：①白垩样变：牙面部分或全部失去光泽，出现不透明的云雾状或粗糙似粉笔样的条纹、斑点、斑块，或整个牙面呈白色粉笔样改变。②釉面着色：牙表面出现点、片状浅黄褐色、黄褐色及深褐色病变，重者呈黑褐色，着色不能被刮除。③釉面缺损：牙釉质破坏、脱落，牙面出现点状甚至地图样凹坑，缺损呈浅蜂窝状，深度仅限于釉质层，严重者釉质大片缺失。

（2）鉴别诊断：氟斑牙需要和牙釉质发育不全、龋齿、釉质浑浊、四环素牙等疾病进行鉴别。

2. 氟骨症　是指氟中毒引起骨改变者。氟骨症发病缓慢，患者很难说出具体发病的时间，症状也没有特异性。

（1）临床表现：①疼痛：主要是腰背和四肢大关节持续性疼痛，且多为酸痛。一般晨起常不能立刻活动，活动后症状减轻。不伴体温升高和关节肿胀，受气候变化的影响不明显。重症患者，终日卧床，不敢活动，惧怕他人触动。②肢体变形：轻症者一般无明显体征，随着病情的发展，可出现脊柱和四肢大关节活动受限，肢体变形。③神经症状：部分患者除疼痛外，还可因锥孔缩小变窄压迫神经根而引起一系列的神经系统症状，如肢体麻木、蚁走感、紧束感、知觉减退等感觉异常。④ 其他症状：有的患者可出现头痛、头昏、心悸、食欲不振，腹胀、腹泻等症状。

案例：某男 57 岁，面色苍白、憔悴，佝偻背、蹒跚行走。因腰腿及全身关节麻木、疼痛，骨关节变形前来就医。患者主诉：在 10 多年前他的牙齿就变黄、变黑开始脱落。随着时间的推移，腰腿及全身关节麻木、疼痛越来越重，直到现在骨关节变形，现已完全失去劳动能力。他的孩子虽然才 13 岁，但牙齿也变黑、变黄。结合案例请回答以下几个问题：①你接到这样的患者应如何考虑，患者可能患的是哪一类疾病，为什么？②要进一步诊断需要再做哪些工作？③要查明事件的根源，需要做哪些调查？请设计一个调查方案。

（2）鉴别诊断：临床上氟骨症需要和类风湿、风湿性关节炎、强直性脊椎炎、退行性骨关节病以及神经根痛等疾病相鉴别。

（六）防治措施

1. 治疗原则　地方性氟中毒尚无特殊治疗方法。目前的治疗主要采用减少氟的摄入量和吸收量，促进氟排出和增强机体抗病能力等办法。

（1）合理调整饮食：加强和改善患者的营养膳食，提倡蛋白质、维生素、钙及镁等丰富的饮食，提高机体的抵抗力，缓解病情。

（2）药物治疗：口服钙剂和维生素是目前国内外常用的方法。给予钙剂和维生素 D 的同时，合用维生素 C 可减少氟经胃肠道吸收，促进氟的排出，提高机体对钙磷的吸收和利用率。神经损伤者可给予 B 族维生素、辅酶 A、三磷腺苷等，以改善神经细胞的代谢、减轻氟的毒性。氟骨症的对症治疗重在止痛，对于手足麻木、抽搐者可给予镇静剂。

（3）手术治疗：对椎间管狭窄压迫脊髓或马尾神经的患者应进行椎板切除术，对严重畸形者可进行矫正术。

（4）氟斑牙的治疗可采用涂膜覆盖、药物脱色、使用防氟牙膏和修复等方法治疗。

2. 预防措施　控制地方性氟中毒的关键在于控制氟的来源和减少摄氟量。①饮水型病区：通常采用改换水源和饮水除氟两种方法。如在浅层高氟地下水病区打低氟深井水，引入低氟地面水或收集雨雪水等。饮水除氟又分混凝沉淀法、活性氧化铝法和骨炭吸附法。常用的混凝剂有硫酸铝、氯化铝等。② 燃煤污染型病区：改良炉灶，加强排烟措施，改变燃煤烘烤玉米和辣椒等保存粮食和食物的办法，不用或少用高氟劣质煤。③饮茶型病区：应降低砖茶中氟含量，研制低氟砖茶并在饮砖茶习惯的地区增加其他低氟茶种代替砖茶。

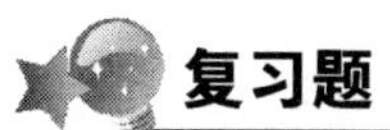

本章小结

生活环境与人类健康关系密切。大气污染不仅直接危害人体健康，而且还可通过温室效应、酸雨、臭氧层破坏等对人体健康产生间接危害；人在室内度过的时间多于室外，因此室内空气污染与人体健康的关系更为直接和密切；水的生物性污染可导致介水传染病；严重的环境污染可引发公害事件。由于地壳表层化学元素分布不均衡，使某些地区的水和（或）土壤中某种元素过多或过少而引起的特异性疾病称为地方病。地方病不仅危害健康，同时给社会和家庭造成很大的经济负担，因此临床医生掌握地方病诊断及预防的技能是十分重要的。通过学习本章，使学生能够建立预防医学和临床相结合的思维模式，为诊断、治疗、预防疾病拓宽思路。

（孙　炜　高晓华）

复习题

1. 简述大气污染对人体健康的直接危害和间接危害。
2. 简述介水传染病的流行特点。
3. 影响水体氯化消毒效果的因素有哪些？
4. 简述生物地球化学性疾病的概念、诊断及预防。

第三章

职业环境与健康

学习目标

掌握：职业病的概念、特点和诊断原则；常见的毒物、粉尘和物理因素所致职业病的毒作用机制、临床表现以及处理原则。

熟悉：职业性有害因素的致病模式；常见的毒物、粉尘和物理因素所致职业病的诊断标准；工作有关疾病以及职业性肿瘤的特点。

了解：职业性损害的防制；针对常见的毒物、粉尘和物理因素所采取的防护措施；工作有关疾病和职业性肿瘤的预防措施。

第一节 职业性有害因素与职业性损害

一、职业性有害因素

职业性有害因素（occupational hazards）是指与职业有关的、作业人员因从事某些职业而引起健康损害的因素，包括生产过程中产生的有害因素、劳动过程中产生的有害因素和生产环境中的有害因素等。

（一）生产过程中产生的有害因素

生产过程中产生的有害因素与生产工艺过程有关，它随生产技术、机器设备、使用材料和工艺流程变化而改变。按其性质可分为三类：

1. 物理因素　包括异常气象条件（高温、高湿、低温、高气压和低气压等）、噪声及振动；非电离辐射（可见光、紫外辐射、红外辐射及激光等）和电离辐射（X 射线、γ 射线等）等；不同物理因素造成的健康损害不同，如潜水员在快速减压后血管内空气栓塞所致的减压病，紫外线过度照射所致的雪盲等。

2. 化学因素　化学因素是指生产中接触的原料、中间产品、成品以及生产过程中排放的工业三废（废气、废水、废渣），以粉尘、烟尘、雾、蒸气或气体的形态散布于车间空气中，主要经呼吸道和皮肤进入体内，生产性毒物经消化道进入人体而引起中毒者较为少见，常由于毒物污染食品或吸烟等所致。对健康的危害程度与毒物的挥发性、溶解性和固态物的颗粒大小等有关。主要分为：①有毒物质：如铅、汞、苯、氯、一氧化碳和有机磷农药等；②生产性粉尘：如矽尘、煤尘、石棉尘以及有机粉尘等。

3. 生物因素　生物因素是指生产原料和作业环境中存在的致病微生物或寄生虫，如炭疽杆菌、真菌孢子（吸入霉变草粉尘所致的外源性过敏性肺泡炎）、森林脑炎病毒以及生物病原物等，可能对作业人员产生职业性传染。

（二）劳动过程中的有害因素

劳动过程中产生的有害因素与劳动过程有关，可涉及针对生产工艺流程的劳动组织、生产设备布局、作业者操作体位和劳动方式，以及智力和体力劳动比例等。

1. 职业紧张因素　职业紧张是在某种职业条件下，工作需求超过个体应对能力而产生的生理和心理压力。随着经济的发展和现代技术的应用，工作节奏加快、竞争激烈，职业紧张已成为职业人群重要的健康问题之一。常见的职业紧张因素有：

（1）劳动组织不合理：如劳动作息制度不合理（轮班、加班加点）、工作任务（数量和质量）超重、任务冲突（同时接受多个任务）、工作进度不合理（如流水作业）、工作重复、安排的作业与生理状况不相适应、工作属性与劳动者的能力不适应（知识和技术不足或者大材小用）等。

（2）人际关系和组织关系：如员工之间的关系、上下级的关系、领导作风、员工适时培训、工作变动（如失业、解雇）、福利待遇等。

（3）不良的工作条件：照明不足、工作空间拥挤、卫生状况差、噪声、空气污染等有害因素的存在。

职业紧张因素长期过度作用于人体可引起紧张反应。紧张反应包括心理反应（如抑郁、焦虑）、生理反应（如血压升高）及行为表现（如过激行为、自杀）等。职业紧张因素是导致常见疾病发病率增高、工伤事故及“过劳死”发生率增高的主要原因。

2. 工效学因素　工效学是以人为中心，研究人、机器设备和环境之间的相互关系，目的是实现人在生产劳动及其他活动中的健康、安全、舒适，同时提高工作效率。工效学涉及劳动者、机器设备和工作环境三者之间彼此协调的关系。如果劳动工具与机器设备不科学、工作中不能合理用力、活动范围受限或长时间处于某种不良体位等，均可导致个别器官或系统过度紧张，对机体造成损伤。

（三）生产环境中的有害因素

1. 厂房建筑布局不合理　如将有害工序、工种和无害工序、工种等安排在同一车间内，工作场所缺乏卫生防护设施，如产生尘、毒的车间或岗位无除尘、排毒设施等。

2. 自然环境中的有害因素　如炎热季节的太阳辐射、冬季的低温等。

在实际劳动生产过程和职业环境中，上述几方面职业性有害因素不是单一存在，往往是多种职业性有害因素同时存在，且相互作用和影响，改变了其单独作用时的效应强度和作用性质，增加了对劳动者健康影响的复杂性。因此，对劳动者健康的影响往往是多因素作用的结果。对职业性有害因素应全面综合治理，以保障劳动者的健康。

二、职业性损害

职业性有害因素对健康的影响是环境与遗传因素交互作用的结果。遗传因素对职业人群影响，必须通过生育健康和早期预防加以控制。环境因素对人体的危害程度，还受个体的特征决定；因此在同一职业环境中，个人所受的影响有所不同。由于职业人群多处于青壮年阶段，有些还经过就业体检加以筛选，故较一般人群健康状况好，其发病率与死亡率低于总体人群，这种现象称为“健康工人效应”（healthy worker effect），在职业医学中应予以考虑。由于预防工作的疏忽及技术局限性，使从业人员健康受到损害而引起的职业性病损，包括职业病、工作有关疾病与工伤，可以由轻微的健康影响到严重的损害，甚至导致伤残或死亡。

职业性有害因素能否对接触者造成健康危害，主要与接触方式、接触浓度和作用时间有关。一般情况下，作用于机体的有害因素累积达到一定量时，才引起健康的危害。在同一接触水平下，个体受损害的程度取决于遗传因素、年龄与性别、健康状况、免疫功能、生活方式和个人习惯等。

（一）职业病

职业性有害因素作用于人体的强度与时间超过机体的代偿功能，导致机体功能性或器质性损害，出现相应的临床症状，影响劳动能力等所致的疾病称为职业病（occupational disease）。《中华人民共和国职业病防治法》（2012 年最新修订）将职业病定义为：本法所称职业病，是指企业、事业单位和个体经济组织等用人单位的劳动者在职业活动中，因接触粉尘、放射性物质和其他有毒、有害因素而引起的疾病。也就是说，职业性有害因素与职业病之间的关系是因果关系。

1. 职业病的范围　广义的职业病是泛指职业性有害因素引起的特定疾病；法定职业病有一定的范围。职业病的分类和目录由国务院卫生行政部门会同国务院安全生产监督管理部门、劳动保障行政部门制定、调整并公布。2002 年 4 月，2002 卫法监发 108 号《职业病名单》中涉及 30 个行业的十大类 115 种。包括：①尘肺 13 种；②职业性放射性疾病 11 种；③职业中毒 56 种；④物理因素职业病 5 种；⑤职业性传染病 3 种；⑥职业性皮肤病 8 种；⑦职业性眼病 3 种；⑧职业性耳鼻喉疾病 3 种；⑨职业性肿瘤 8 种；⑩其他职业病 5 种，其中包括化学灼伤等工伤事故。为正确诊断，已对部分职业病制订了国家《职业病诊断标准》并公布实施。

法定职业病名单，既具有医学意义（使受害职工早日恢复健康），还具有立法意义（使患有法定职业病的人，按有关规定获得一定的经济补偿）。同时对企业领导应采取相应的防护措施也提出了要求。

2. 职业病的致病条件　职业病是影响工人健康、威胁工人生命的主要疾病之一。职业病发病取决于 3 个主要条件：

（1）有害因素的理化性质和作用部位与职业病的发生密切相关。

（2）物理和化学因素作用于人体的量（作用浓度或强度）。一般作用剂量（dose，D）是接触浓度（concentration，C）或强度与接触时间（time，t）的乘积，可表达为 $D = Ct$。

（3）人体的健康状况与遗传因素。机体对毒物的解毒、排毒、消除其毒作用的能力，主要通过体内的酶转化（经过水解、氧化、还原和结合等方式）成为低毒或无毒物而排泄；有些毒物则先经过肝脏转化为毒性更强的中间产物，再经过解毒排出的，由于机体某些代谢酶先天性缺乏或者代谢酶的多态性变异对某些毒物的代谢与排泄不同（称为易感者或高危人群），同一毒物对不同人群的致病能力也不同；此外，肝脏功能受损时，则影响毒物的解毒；肾功能不全影响毒物的排泄。

3. 职业病的特点 从构成职业病的 3 个主要条件来看，这类疾病具有下列 5 个特点：

（1）病因明确，在控制接触后可以控制或消除职业病的发生。

（2）病因大多可以检测，一般有接触水平的剂量-反应（效应）关系。

（3）在接触同一因素的人群中常有一定的发病率，很少只出现个别病例。

（4）如能早期诊断、合理处理，预后较好。治疗病人，难以控制职业病在接触人群的高发。

（5）大多数职业病缺乏特效治疗，研究保护人群健康的预防措施意义更大。如矽肺患者的肺组织纤维化是不可逆的；因此，只能用防尘措施、依法实施卫生监督管理、采取个人防护和健康教育，才能有效地控制矽肺的发生。

4. 职业病预防原则与防治措施 大部分职业病属于无法根治的疾病，治疗费用高，给个人、家庭、单位带来机体、精神、经济上的巨大损失；严重影响劳动者的健康，甚至丧失生命，制约企业的生产经营和经济发展。职业病是可以预防的疾病，针对职业病危害因素采取积极有效的预防和控制措施，杜绝职业病的发生。

职业病的综合预防工作，首先是医疗卫生服务和卫生行政监督管理，其次是支持性科学研究、人力资源开发和健康教育，工作过程应该遵循医学的三级预防原则。

（1）职业病的一级预防：即病因预防或源头预防。从根本上消除或最大限度减少对职业性有害因素的接触，是职业病预防至关重要的环节。主要包括：

1）降低职业性有害因素的浓度或强度：是职业病预防最理想的措施。如改进工艺，以低毒、无毒的物质代替高毒物质；采用先进技术和工艺，使用远距离操作或自动化操作；加强对设备的检修，防止跑、冒、滴、漏；加强通风、除尘、排毒措施，减少工人接触职业性有害因素的机会。

2）加强个体防护：如防护头盔、防护服（防热服、防化学污染物服、防微波屏蔽服及防尘服）、防护眼镜和防护面罩、呼吸防护器（过滤式呼吸防护器、隔离式呼吸防护器、防尘防毒口罩）、防噪声用具（防噪声用具又分耳塞、耳罩、防噪声帽盔）、皮肤防护用品（手套、防护油膏）、个人卫生设施（水冲淋和洗眼设施、盥洗设备、更衣室）。

3）作业场所卫生监测和职工健康检查：新工人入厂时要进行预防性体检。一方面，及早发现职业禁忌证（患有哮喘的病人不宜从事接触刺激性气体的操作）；另一方面，建立基础健康档案，便于今后开展观察、保健工作。操作岗位作定期、定点地测定，观察并分析职业有害因素的危害程度和分布，评价防护设备效果，一旦发现超标，及时查明原因，并采取防治对策。

4）加强职业卫生管理与健康教育：如建立、健全职业病防治责任制和职业卫生管理制度、职业卫生档案；设置公告栏、警示标识和警示说明，公布有关职业病防治的规章制度、操作规程等；将职业病危害及其后果、职业病防护措施和待遇等如实告知劳动者。

（2）职业病的二级预防：又称临床前期预防，是指当一级预防没有完全达到要求时，针对职业人群采取的早期检查、早期诊断、早期治疗等补救预防措施，如根据不同情况每隔一定时间（半年、一年或两年）对职业人群进行定期健康检查，以早期发现及早期治疗，防止健康损害进一步发展。

（3）职业病的三级预防：又称临床（期）预防或康复性预防，是指对职业病患者作出正确诊断（多学科综合诊断，MDD），实施及时处理（脱离接触、实施治疗、正确选择合理甚至最佳诊疗方案预防并发症和癌症的发生、尽力恢复功能），防止职业病病情恶化、防止残疾、促进康复、延年益寿，提高生活质量，甚至重返社会等所采取的措施。

5. 职业病的诊断

（1）职业病诊断依据：职业病诊断是专业性与政策性很强的一项工作，其诊断与鉴定工作应当遵循科学、公正、公开、公平、及时、便民的原则，依据《职业病防治法》的规定和国家职业病诊断标准、符合职业病诊断与鉴定的程序。

《职业病防治法》第四十七条规定，职业病诊断，应当综合分析下列因素即病人的职业史、职业病危害接触史和工作场所职业病危害因素情况、临床表现以及辅助检查结果等；没有证据否定职业病危害因素与病人临床表现之间的必然联系的，应当诊断为职业病；主要依据下列因素并综合分析。

1）职业史：即病人从事职业的种类以及从事每种职业的时间，职业史包括现职工种、工龄、接触职业性有害因素的种类、生产工艺、操作方法、防护措施；既往工作经历，包括部队服役史、再就业史、务工史及兼职史等，以便判断患者接触职业性有害因素的机会和程度。

2）职业病危害接触史和工作场所职业病危害因素情况：是诊断职业病的重要参考依据。职业病危害接触史包括接触职业性有害因素的种类、浓度（剂量）以及接触时间，工作场所职业病危害因素情况指患者所在岗位的生产工艺过程、劳动过程、职业性有害因素的强度、职业病防护设施运转状态及个人防护用品佩戴情况、同一接触条件下的其他作业人员是否受到伤害或有类似表现，以及工作场所毒物检测与分析结果。

3）临床表现以及辅助检查结果：临床表现包括患者的症状和体征，结合临床表现及以上两点，有针对性地进行实验室检查并做出相应的分析，如职业病危害因素的作用与病人的临床表现是否相符，接触危害因素的浓度（强度）与疾病严重程度是否一致，接触危害因素的时间、方式与职业病发病规律是否相符，病人发病过程和（或）病情进展或出现的临床表现与拟诊疾病的规律是否相符等，这些是职业病诊断的基本要素，任何职业病诊断都不得排除上述因素。

（2）职业病诊断原则：基于职业危害因素种类的多样性、职业危害因素对每一个体产生损害程度的差异性，以及职业病临床表现的复杂性等，职业病诊断必须遵循以下原则：

1）职业病诊断必须由取得省级以上人民政府卫生行政部门资质认定的医疗卫生机构承担。承担职业病诊断的医疗卫生机构在进行职业病诊断时，应当组织 3 名以上取得职业病诊断资格的执业医师集体诊断。

2）职业病诊断机构必须遵守批准的职业病项目范围，如尘肺诊断、职业中毒诊断、职业性物理因素损伤疾病的诊断、职业性皮肤病的诊断、职业性耳鼻喉口腔疾病的诊断及职业性放射病的诊断等，不得超出规定的项目范围进行诊断。

3）职业病诊断机构对上述因素依法进行综合分析后，没有证据否定职业病危害因素与病人临床表现之间的必然联系的，应当诊断为职业病。

（二）工作有关疾病

工作有关疾病与职业病有所区别。职业病是指某一特异职业危害因素所致的疾病，具有立法意义；而工作有关疾病则指多因素相关的疾病，与工作有联系，但也见于非职业人群中，因而不是每一病种和每一病例都必须具备该项职业史或接触史。一旦劳动者出现这一类疾病，随着职业接触，会使原有的疾病加剧、加速或复发，或者劳动能力明显减退。

具体来讲，工作有关疾病有三层含义：①职业因素是该病发生和发展的诸多因素之一，但不是唯一的病因，一般也不是直接病因。如慢性非特异性呼吸系统疾病（CNRD）的病因是复杂多因素的，吸烟、个体敏感性、反复呼吸道感染与环境污染在该病的发生上都起着重要的作用，尽管车间空气中有害物质浓度低于允许量，仍能导致 CNRD，故一旦发病仍属于工作有关疾病。②职业因素影响了健康，促使潜在的疾病显露或加重已有疾病的病情。如患有病毒性肝炎而未完全康复者，接触四氯化碳等有机溶剂，可能会出现持续的非特异性症状或肝功能异常。③通过改善工作条件，可使所患疾病得到控制或缓解。

工作有关疾病的范围比职业病更为广泛，故在基层卫生机构中，应将该类疾病列为控制和防范的重要内容，以保护和促进工人健康。

（三）工伤

工伤是工人在从事生产劳动过程中，由于外部因素直接作用而引起机体组织的突发性意外损伤。工伤可以造成缺勤及残疾，严重的甚至导致死亡。工伤性质的确定及伤残程度评定由国家指定机构做出。导致工伤的主要原因有生产设备本身有缺陷、防护设备缺乏或不全、劳动组织不合理或生产管理不善等。此外，还有个人因素、操作环境因素等。

工伤和职业病有紧密的联系，所以不少国家逐步把职业病纳入到了“工伤”的范畴。例如，美国国家标准 ANSIZ16. 1 中，将“工作伤害”定义为“任何由工作引起并在工作过程中发生的（人受到的）伤害或职业病，即由工作活动或工作环境导致的伤害或职业病。”我国国家标准 GB6441—86《企业职工伤亡事故分类标准》中将“伤亡事故”定义为“企业职工在生产劳动过程中，发生的人身伤害、急性中毒”。

三、职业性损害的预防与控制

（一）职业性有害因素的识别和评价

主要是通过作业环境监测、生物监测、职业健康监护、职业流行病学调查研究和实验研究等方法，充分识别和评价职业性有害因素的性质、程度及作用条件，为有效地预防与控制或消除职业性有害因素、改善不良劳动条件提供依据。

（二）职业健康监护

健康监护是以预防为目的，对接触职业性有害因素人员的健康状况进行系统的检查和分析，从而早期发现健康损害的重要手段。其目的在于掌握就业者上岗前的健康状况及有关健康基础资料和发现职业禁忌证。健康监护的基本内容包括就业前健康检查、定期健康检查、建立健全健康档案、健康状况分析和劳动能力鉴定等。

（三）职业流行病学调查

以职业人群为研究对象，采用流行病学理论和方法研究职业性有害因素及对健康影响在人群、时间及空间的分布，分析接触与职业性损害的剂量-反应关系，评价有害因素的危险度及预防措施效果，以找出职业性损害发生和发展的规律，为制订和修订卫生标准、改善劳动条件提供依据。

（四）职业人群的健康促进

职业人群健康促进（health promotion for working population），又称为职业场所健康促进（work place health promotion），是指以教育、组织、政策和经济学手段干预职业场所对健康有害行为、生活方式和环境，以促进健康，是职业医学的重要组成部分。

国外健康促进开展工作较早，如改善卫生条件、预防慢性病。自 WHO 发表了“健康工作场所宣言”即雅加达宣言之后，健康促进得到了长足的发展，集中表现在 5 个方面：安全和健康、戒烟、控制体重、减轻工作压力、改善工作环境和提高职工技能。提出开展健康促进的五大原则：①实施对象是企业全体员工；②实施时要考虑不同参与者的需求、爱好和态度；③意识到生活方式、个人行为的影响及不同行为之间的互相影响；④不同的项目，其环境也不同；⑤应得到领导、员工的大力支持。并为员工创造较为健康的工作环境，保证员工的身心健康。

目前，我国是以公共卫生机构为主开展健康促进工作，将健康促进纳入自身发展规划的企业较少，如工作中结合企业经济状况加大宣传力度，使企业领导、职工充分认识职业健康促进的意义并使其积极参加职业健康促进工作的企业较少。

我国以公共卫生机构为主开展健康促进工作主要包括：

1. 加强职业卫生服务工作　根据 WHO“人人享有职业卫生”的全球策略，国家有关卫生机构（各级疾病预防控制中心、劳动卫生与职业病防治研究所）必须为企业提供良好的、合格的职业卫生服务，包括生产环境监测、健康监护、危害控制咨询等。

（1）作业环境监测：包括接触水平评定和职业接触生物监测，旨在及时发现和动态掌握作业环境中潜在的有害因素种类、存在形式、作用、强度、消长规律和某些特异的生物学指标。这些对提出劳动条件改善方法及危害因素的干预措施提供依据。

（2）健康监护：早期监测特定作业条件下群体健康状况及个体健康损害性质与程度，确定接触人群的健康危害率和接触水平-反应关系，健康监护一般通过就业前健康检查和职业人群的定期健康检查来实现，如及时发现就业禁忌证人群和及早发现不良健康效应或亚临床患者，并予以妥善处理、防止其继续接触有害因素产生不可逆的疾病。对于已经发展成职业病的患者，根据《职业病诊断标准》明确诊断，并按照《职业病范围和职业病患者处理办法的规定》予以积极治疗，促进康复，对劳动能力受损者，应进行劳动能力的鉴定，并按劳保条例规定处理。

（3）危害控制咨询：职业性有害因素的控制一般必须通过依法监督、组织管理、卫生服务、工艺改革、技术革新、个体防护以及健康教育等综合措施方能奏效，但不同性质的有害因素、不同的作业环境、不同的管理水平使许多职业问题具有特殊性。因此，提供有针对性的治理咨询服务和技术对于“识别、评价、预测和控制”职业性有害因素，防止职业病发生具有十分重要的意义。危害控制咨询形式多样，可以是政府部门的网络宣传、热线电话或特定咨询机构。

2. 加强职业性有害因素与职业病的调查研究　职业卫生人员经常性地进行职业卫生现场调查，了解职业病的流行情况，发现职业性疾病的病因线索，排除职业性疾病发生的混杂因素（个体危险因素、有害因素的联合作用），明确疾病与有害因素间的联系是否为因果关系，为病因预防提供依据。此外，还需要加强接触职业有害因素群体的生物标志物及实验室检测方法研究，为生产环境监测、生物监测和健康监护提供敏感而特异的检测指标。

3. 加强职业卫生立法和依法管理工作　职业卫生相关专业人员通过职业卫生服务、职业流行病学调查、职业毒理学研究等工作积累资料，为制定和修订相应的职业卫生标准、诊断标准、防治法规提供依据；并在各级卫生主管部门统一领导下，与劳动人事、企业和工会等有关部门配合，贯彻相应的法律、法规和标准等，做好职业性有害因素的依法管理工作。

4. 加强卫生监督工作　包括对工业生产场所设计、作业场所管理、职业卫生档案建立、企业破产后卫生责任归属多阶段的卫生监督，包括预防性卫生监督和经常性卫生监督。

（1）预防性卫生监督：是指预测和控制职业性危害的前瞻性监督，涉及所有生产设施的新建、扩建、改建、技术改造及技术引进等项目（“三资”企业和民营企业的投资与引进项目不得例外），要求职业卫生设施与主体工程同时设计、同时施工、同时验收，且都应符合国家卫生标准，不得违反有关法规。

（2）经常性卫生监督：包括对作业场所有害因素和职业人群接触水平的监测、监督。对健康监护制度、安全操作规程、个人防护用品使用及安全设施维护、检修情况的常规监督。

5. 加强职业卫生人员培训和健康教育工作

（1）加强职业卫生专业人员的业务培训：随着科学与技术的发展，新职业产生熟悉的职业性有害因素以及控制职业性有害因素的新方法、新技术、新观念、新知识及新管理等研究成果不断涌现，从事职业卫生与职业病防治工作的专业人员的观念、知识、技能及管理水平必须不断提高以适应时代的变化；因此，首先必须加以培训，达到更新观念和知识，提高业务能力和管理水平。

（2）强化领导层的职业健康促进意识：开展职业健康促进时，要重视开发领导层的健康促进意识，引起领导对职工健康的重视，使领导意识到改善作业环境、降低职业危害因素的接触时间、提高职工的健康水平，既能避免发生职业病、降低成本、提高生产效率、使企业避免经济损失，又能提高工作满意度，树立良好的企业形象，增强企业的竞争力。因此，必须让企业领导树立“企业经济效益与职工安全同步发展”的观念，严格按照有关卫生法规、条例和标准组织生产，自觉履行控制职业危害的承诺和义务，营造创造健康的环境，提高职工参与率，保障职工“人人享有职业安全与卫生”的合法权益。

（3）普及职业健康教育：针对不同的职业人群以多种形式实施职业健康促进教育，让其了解职业性有害因素对健康的影响及防护方法，增强自我保护意识，积极配合职业卫生专业技术人员和企业开展预防与控制危害。健康知识普及可以有多种形式，包括宣传栏的健康教育知识介绍、便于携带的健康教育知识手册、工间休息时专业知识讲解、电视网络相关的知识介绍以及专业知识咨询、健康知识问卷调查等。项目应尽量积极宣传健康知识，营造健康氛围，积极创造健康的环境，使所有职业人员积极参与，促进个人行为的改变。不得忽略农民工的健康教育普及工作，对于贫困人员和农民工还应有相应免费健康教育的政策保障。健康促进项目可以联合社区、家庭的力量来减少高危行为。另外，可积极实施同伴教育，即在职工中选择愿意改变自己不良生活习惯的积极分子，重点培养进行健康知识教育，再由他们去说服、影响周围更多的职工。

（4）关注职业人群的心理健康问题：由于时代急剧变革、生活节奏加快、技术发展日新月异、社会竞争日趋激烈，职业人群面临技术和知识更新与职业技能新要求，加之编制紧缩、职工下岗和企业兼并等就业不确定因素，持续革新与不断适应的挑战等导致工作压力日益加大。心理健康问题成为威胁职工健康、影响作业能力及职工生命质量的新职业性有害因素。有的出现了工作倦怠等不良情绪。因此，职业健康促进还应包括心理健康促进。

（何丽华）

第二节　生产性毒物与职业中毒

一、概　　述

生产过程中存在的对人体产生有害影响的化学物，称为生产性或职业性毒物（occupational toxicant），包括原料、辅助材料和新形成的半成品、成品、副产品或废弃物等。毒物是最重要的一种职业性有害因素，接触机会很广泛。由职业性毒物引起的职业病，称为职业中毒（occupational poisoning），是目前最常见的一类职业病。

（一）生产性毒物的来源

生产性毒物的来源有多种，主要来源有：原料、中间产品（中间体）、辅助原料、成品、夹杂物、副产品或废物、热分解产物及反应产物、夹杂物或废弃物等。特别是在化工行业的生产过程中，化工原料的运输、包装、储存过程中的泄漏、使用过程中的散失及三废的排放等都是生产性毒物的主要来源。

（二）生产性毒物的存在状态

生产性毒物可以固态（solid state）、液态（liquid state）、气态（gaseity）或气溶胶（aerosal）的状态存在。毒物的存在状态与生产环境中的气象条件和生产加工工艺有关，同一种毒物可有不同的存在状态，如铅烟、铅尘、铅蒸气。

1. 气态　①气体：指常温、常压下没有一定形状和体积，可以流动的物质，如氯气，氨气、一氧化碳、二氧化碳及硫化氢；②蒸气：指固体的升华（如碘蒸气）或液体的蒸发（如苯蒸气）而形成的气体。沸点低、蒸汽压大的液体都易产生蒸气（如汞蒸气），对液体加温、搅拌、通气、超声处理、喷雾或增大其体表面积均可促进蒸发或挥发。

2. 液态　①液体：在常温、常压下有一定的体积、没有一定的形状、可以流动的物质，如酸、碱、有机溶剂、大多数农药等；②雾：悬浮于空气中的液体微粒，称为雾。蒸气冷凝或液体喷洒可形成雾，如镀铬作业时可产生铬酸雾，喷洒农药或喷漆作业时可产生雾。

3. 固态　①烟：悬浮于空气中直径小于 0.1μm 的固体颗粒，称为烟；②粉尘：能较长时间悬浮在空气中，其粒子直径为 0.1～10μm 的固体微粒称为粉尘。固体物料在机械粉碎、加工时，粉末状物质在混合、筛分、包装时均可引起粉尘飞扬。

4. 气溶胶　由烟、雾、尘悬浮于空气中所形成的分散体系，称为气溶胶。了解生产性毒物的来源及存在状态，对于了解毒物进入人体的途径、评价毒物的毒作用、选择空气样品的采集、分析方法及制订相应防护策略等均有重要意义。

（三）生产性毒物的接触机会

生产性毒物主要存在于如下生产过程：原料的开采与提炼，加料与出料，材料的加工、搬运、储藏以及成品的处理、包装等。在生产环节中，有许多因素也可导致作业人员接触毒物，如化学管道的渗漏、化学物的包装或储存气态化学物钢瓶的泄漏，作业人员进入反应釜出料和清釜，无料输送管道或出料口发生堵塞，废料的处理和回收，化学物的采样和分析，设备的保养、检修等。

另外，有些作业虽未应用有毒物质，但在一定的条件下亦可接触到毒物，甚至引起中毒。例如在有机物堆积且通风不良的狭小场所（地窖、阴沟、下水道、矿井下废巷、化粪池等）作业，可发生硫化氢中毒；塑料加热可接触到有毒的热裂解产物等。

（四）生产性毒物进入人体的途径

生产性毒物进入人体的途径与毒物的形态、污染环境的方式以及生产者的操作方式有关。由于毒物以气态、烟雾、粉尘等污染空气较多见，故进入人体的途径以呼吸道最为重要，皮肤次之，消化道极少见。

1. 经呼吸道吸收　毒物随呼吸道进入机体的过程。呈气体、蒸气和气溶胶形式的毒物都经呼吸道进入人体。不经过肝脏的转化、解毒过程，直接由肺循环进入全身血液循环。吸收速度与机体吸收部位、颗粒大小、溶解度、存在形态、气体分压大小以及脂溶性有关。如全部呼吸道黏膜都能吸收毒物，肺泡的总表面积很大（$50\sim100m^2$）、肺泡壁很薄（$1\sim4\mu m$）、肺泡间有丰富的毛细血管有利于毒物经肺泡迅速吸收进入血流。固体微粒的颗粒愈小、溶解度愈大、吸收愈快。气体及蒸气状态毒物多以扩散方式进入血流，毒气在空气中的浓度愈高、吸气中的分压力也愈大，则吸收也愈多。脂溶性毒气或能与血液成分结合后更迅速地进入血液及组织，故吸收更快。

2. 经皮肤吸收　毒物经皮吸收进入人体的过程，这种吸收方式不经肝解毒或活化可直接进入大循环。吸收的速度与接触毒物浓度、接触面积和时间、毒物的脂溶性等因素有关。有些毒物（如有机磷、苯胺、硝基苯等脂溶性液体）通过无损伤的皮肤经血液进入人体，如又有较大水溶性，则能更快地经皮吸收和血液转运。有些毒物（汞、砷等无机盐类）与皮肤脂肪组织中脂肪酸结合，能经毛囊、皮脂腺和汗腺吸收。有些气态毒物如氰化氢（HCN）等经皮肤吸收，破损或患有皮肤病的皮肤因完整性被破坏更利于毒物经皮吸收。高温、高湿的气象条件，因促使皮肤血管扩张，汗腺分泌活泼，毒物经皮吸收速度加快。

3. 经消化道吸收　是指毒物因为不良卫生习惯经消化道吞食进入机体的过程。吸入并粘着在鼻咽部、口腔中的粉尘状态的毒物，可被吞入消化道；不遵守卫生制度及不注意个人卫生（如在车间内进食、穿工作服回家进餐、饭前不洗手等），可因污染食物、饮水而进入消化道。这些毒物大部分经肝脏转化后再进入血液循环。

（五）毒物在体内的转化过程

1. 毒物的分布和转运　转运吸收进入血液的毒物一部分呈游离状态溶于体液中，一部分则与体液中不同分子量的物质如血浆白蛋白、球蛋白或某些低分子物质结合；游离状态与结合状态物质呈动态平衡，二者的比值影响毒物的转运、蓄积。外来化学物和体内生物大分子的结合力大小是不同的，具有竞争性或已结合的毒物可被结合力更大的毒物取代，有重要生理活性的结合物被某些毒物所取代而影响其固有生理功能。血液中的毒物经被动扩散或滤过、主动转运或细胞吞饮作用等方式通过细胞膜进入组织器官。

2. 毒物在体内的生物转化　进入体内的毒物参与机体固有的复杂生化过程，使其化学结构发生一系列变化，称之为生物转化。毒物在体内的生物转化可概括为氧化、还原、水解和结合4类反应。生物转化将亲脂毒物最终变成水溶性物质，使之能更快排出体外；同时也使毒物透过生物膜进入细胞的能力以及与组织成分的亲和力减弱，从而消除或降低其生物效应。但是也有不少毒物在生物转化过程中毒性反而增强，或者由原来无毒成为有毒，如芳香胺、苯并（a）芘等。

3. 毒物的蓄积　外来化学物在体内各器官的分布是不均衡的，常常表现出某种毒物对某些组织和器官具有选择性的亲和力。例如，铅进入机体后早期主要分布在肝脏、肾脏，最后主要集中在骨骼。汞早期多分布在肝脏，后期多分布在肾脏。苯等脂溶性毒物多分布于骨髓等富有脂肪、类脂质的组织，并通过血-脑屏障作用于中枢神经系统。

有些毒物（如铅、汞）长期接触时可在体内蓄积，包括物质蓄积与功能蓄积。物质蓄积是指贮存在体内某些器官和组织内的毒物量逐渐积累达到一定水平，在过劳、患病、饮酒等诱因下可重新进入血液循环，引起中毒的急性发作。功能蓄积是指长期接触某种毒物后体内不一定能检出该毒物蓄积，由该毒物引起的机能改变逐步积累，表现出中毒的病理征象。化学物的蓄积作用是慢性中毒的基础。有效地排除体内的毒物，防止或减少毒物的蓄积作用，是预防和减少职业性慢性中毒的重要措施。

4. 毒物的排泄　毒物的排泄途径主要是肾脏、呼吸道和肠道。不易分解的气体或易挥发性毒物（如一氧化碳、苯等）主要经肺随呼气排出，排出的速度与吸收速度成反比。经肺排出过程主要是简单扩散，尚未发现特殊转运系统。血液中溶解度低、肺泡中毒气分压力小、肺通气量加大等因素均可加速排出。将急性吸入气态毒物中毒的患者转移到新鲜空气环境、吸入氧气可促进经肺排出。

金属和类金属、卤代烃、芳香烃等许多毒物，经肾脏随尿排出。尿中毒物浓度与血液中的浓度密切相关，测定尿中毒物（或其代谢产物）能间接衡量一定时期内接触和吸收该毒物的情况。重金属（如铅、汞、锰等）的排出很缓慢，铅、汞、砷等毒物还可经毛发、唾液、乳汁和月经排出。苯的氨基和硝基化合物、汞、砷化物、卤代烃等可有少量从皮脂腺和汗腺排出。毒物在排出过程中可引起排出器官的损害。例如随唾液排出引起口腔炎，经肠道排出引起肠炎，经汗腺排出时引起皮肤炎等。

（六）毒性

毒性（toxicity）是化学物所具有的进入机体并引起损害效应的能力。毒性大小常以引起某种毒效应所需要的剂量表达。引起某种毒效应所需毒物的剂量愈小，表明该毒物的毒性愈大。最常用的毒性参数如下：

1. 致死剂量或浓度　使动物死亡所需的剂量（或浓度）。包括：

（1）绝对致死剂量（或浓度）：使全部实验动物死亡的最低剂量（或浓度），简称 LD_{100}（或 LC_{100}）；

（2）半数致死剂量（或浓度）：使半数实验动物死亡所需的剂量，以 LD_{50}（或 LC_{50}）表示；

（3）最低致死剂量（或浓度）：使个别实验动物死亡的剂量，以 MLD（或 MLC）表示；

（4）最大耐受剂量（或浓度）：为使全部实验动物不发生死亡的最大剂量，以 LD_0（或 LC_0）表示。

这些毒性参数，是在急性毒性实验（实验动物一次染毒之后连续观察两周）所得的结果，LD_{50}（LC_{50}）是最常用的一种急性毒性指标。

2. 阈剂量与毒作用带 引起机体发生某种功能改变的最小剂量，称为阈剂量。一次染毒所得的阈剂量，称为急性阈剂量；多次反复长时期染毒所得的阈剂量，称为慢性阈剂量。半数致死剂量与急性阈剂量的比值为急性毒作用带；急性阈剂量与慢性阈剂量的比值为慢性毒作用带。急性毒作用带越窄（比值越小），则毒物引起致死性中毒的危险性越大；慢性毒作用带越大，则慢性中毒越不易察觉，引起慢性中毒的危险性也越大。

（七）影响毒作用的主要因素

1. 毒物的理化性质

（1）化学结构：化学结构决定化学物的理化性质和生理、生化过程，对化学物的毒性大小和毒作用性质有决定性影响。同一类有机化合物的饱和性影响毒性的大小，越不饱和毒性越大；饱和烃化合物，氯、硝基或氨基取代氢原子越多，其毒性则越大。认识化学基团、特殊结构与生物活性之间关系规律对研制毒性小、疗效高的药物和高效、低毒、低残留的农药新品种具有指导意义。

（2）物理特性：物理特性（微粒大小、溶解度、挥发度等）对化学物毒性有极大影响，颗粒大小直接影响其环境稳定性、进入呼吸道深度、吸收速度及毒作用性质，如锌、锡等金属氧化物烟的颗粒极小、表面活性很大，常常引起金属烟热（或称铸造热）；毒物在体液中的溶解度和在空气中的挥发度影响危险性。

2. 毒物浓度和接触时间 毒物进入人体要达到一定剂量才会出现毒效应。生产环境中毒物的浓度和接触时间是决定进入人体剂量的主要因素。降低环境中毒物的浓度是控制毒物危害的主要手段。国家规定了生产场所空气中有害物质最高容许浓度标准，生产单位必须采取有效措施，保证达到国家标准的要求。接触时间影响进入机体的剂量和毒物作用的性质，如长时间地反复接触是产生慢性中毒的前提，并改变机体的个体敏感性。有些化学物在多次接触后能产生耐受性。

3. 毒物的联合作用 生产环境中存在的多种毒物同时作用于人体表现出不同于每种毒物分别作用的总和，这种现象称为毒物的联合作用（combined effect）。联合作用主要表现为4种类型：

（1）相加作用（additive joint action）：多种毒物同时存在时的毒作用为各毒物分别作用时产生的毒作用总和。化学结构近似或属同系化合物，或对机体毒作用机制相似的毒物，往往表现为相加作用。例如大多数碳氢化合物（汽油、乙醇、乙醚等）的麻醉作用和大部分刺激性气体（氯、二氧化硫等）的刺激作用是相加作用。

（2）相乘作用（potentiation joint action）：或称增毒作用，多种毒物同时存在时的毒作用超过各毒物分别作用时产生的毒作用总和。例如一氧化碳与氰化氢或氮氧化物共同存在时，表现为增毒作用。毒物的相加作用和相乘作用，统称为协同作用（synergistic joint action）。

（3）拮抗作用（antagonistic joint action）：多种毒物同时存在时的毒作用小于各毒物分别作用时产生的毒作用总和。拮抗作用的实际意义较小。

（4）独立作用（independent action）：不同性质毒物有不同的作用部位不同靶子，这些部位与靶子之间在功能关系上不密切，各自的毒效应不同。

通过测定各毒物和多种毒物混合物的 LD_{50}，可初步判断毒物联合作用的类型。一般根据多种毒物混合物的实测 LD_{50}（OLD_{50}）与预计 LD_{50}（PLD_{50}）的比值来评价。有些学者提出 PLD_{50}/OLD_{50} 比值在 0.4～2.7 范围内属相加作用，大于 2.7 属相乘作用，小于 0.4 属拮抗作用。

4. 个体状态　即人体的健康状况、年龄、性别以及其他个体因素等影响毒物的毒作用。肝病与肾病患者因其解毒、排泄功能已受损害，易发生中毒；支气管炎和肺气肿患者，对刺激性气体敏感；营养不良的人对某些毒物的抵抗力减弱。为了预防职业中毒，需要进行就业前健康检查、及时发现就业禁忌证。各器官、系统的发育尚未成熟和功能尚不完备的未成年人和生理功能发生改变（在月经期、怀孕期、哺乳期内）的妇女对某些毒物的敏感性增高。例如月经期对苯、苯胺、硝基苯、有机磷等毒物的敏感性增高；在怀孕期，铅、汞等毒物可通过母体进入胎儿组织，影响胎儿的正常发育、流产、早产；在哺乳期，铅、汞、砷、三硝基甲苯等毒物能随乳汁排出，可能引起婴儿中毒。此外各器官、系统的解剖和生理功能特点（呼吸道对粉尘的过滤功能、皮肤的屏障作用、个体的代谢特点等）、遗传素质、生活习惯等影响人体对毒物的敏感性。

5. 气象条件　生产场所的气温、气湿、气流等气象条件直接影响毒物的挥发和分布，毒物经皮肤、呼吸道进入人体。例如高温环境可增强氯酚的毒作用，也可增加机体皮肤对硫磷的吸收。

（八）职业中毒的预防

职业中毒的预防与厂矿、车间的建筑和布局、生产工艺过程的设备和管理、安全技术和卫生保健措施等均有密切的关系。因此，领导、工人、工程技术人员和医务人员必须相互结合，充分发动群众，采取综合措施，才能收到良好的效果。其基本原则是：

1. 消除或控制生产环境中的毒物

（1）用无毒或低毒的物质代替有毒原料。

（2）改革工艺过程：如电镀作业镀锌时采用无氰电镀工艺，制造水银温度计采用真空灌汞法等。

（3）生产过程的控制：例如有毒物质的加料、搅拌、搬运以及包装等过程应尽可能机械化、自动化和密闭化，防止毒物的跑、冒、滴、漏，减少作业工人接触毒物的机会。

（4）厂房建筑和生产过程的合理安排：产生有毒物质的车间、工段或设备，尽量与其他车间、工段隔开，合理地配置以减少影响范围。存在有毒物质的厂房墙壁、地面以不吸收该毒物和不易被腐蚀的材料制成，表面力求平滑和易于清刷，以便保持清洁。

（5）加强通风排毒：厂房内产生有毒气体、蒸气和气溶胶的地点，采用局部抽出式机械通风系统排除毒物，以降低作业场所空气中的毒物浓度。排毒效果主要决定于排气罩的正确选择和控制风速。排气口控制风速，以便使有害气体、蒸气或粉尘不致向外逸散的最小风速。一般来讲，对粉尘需 2～3m/s，对蒸气、气体等需 0.5～1.5m/s。

2. 合理使用个体防护用具　在生产设备的防护和通风措施不够完善，特别是在事故抢修或进入设备内检修时，个体防护用具发挥重要的作用。主要包括防毒面具、防护服装及防护油膏等。

（1）防毒面具：包括过滤式和隔离式两大类：过滤式防毒面具由面罩、滤毒药罐和连接两者的蛇形管三部分组成。含有毒气的空气经滤毒药罐中的试剂反应滤除空气中的毒气。要求根据毒物的性质选用适合该毒物用的滤毒药物；隔离式防毒面具使呼吸道与含有毒物质的空气环境完全隔离，由专门渠道供应新鲜空气或氧气。适用于空气中毒物浓度很高或氧含量在16%以下的作业场所。防毒面具必须有专人管理，定期和经常性检查维修。

（2）防护服装：主要用于防止酸、碱等对皮肤的刺激或腐蚀作用以及毒物经皮肤吸收。包括工作服、手套、围裙及长筒靴等。

（3）防护油膏：主要用于露出皮肤的防护。防护油膏应对皮肤无刺激作用和致敏作用，防护效果要好，易于清除。

3. 做好卫生保健工作

（1）加强卫生宣传教育，普及职业中毒的防治知识，制订和遵守安全操作规程和卫生制度，养成良好的卫生习惯；建立健全车间卫生制度，培训不脱产的卫生员，开展群防群治及现场抢救等。

（2）定期和经常进行生产环境的卫生检查和空气中有毒物质浓度的监测，及时发现和查明有毒物质造成污染的原因、程度和变化规律，为有效降低车间空气中有毒物质的浓度，使之符合国家规定的最高容许浓度标准提供依据。

（3）作好健康监护，要根据国家规定项目和时间认真做好就业前和定期健康检查，搞好工人健康监护档案。

（4）合理供应保健食品，对接触某些生产性毒物的作业工人应根据所接触毒物的毒作用特点，在保证平衡膳食的基础上补充保健食品（如维生素、维生素以及蛋白质等）。

二、常见的金属毒物

全世界已发现的109种元素中，金属和类金属共有93种，约占85%。绝大多数金属和类金属有重要的经济价值，成为工农业生产、国防建设、科学技术发展以及人民生活必不可少的材料。除冶金业从事开采和冶炼的工人接触金属和类金属外，在建筑业、汽车、电子和其他制造工业以及在油漆、涂料和催化剂生产上都有不同程度的接触。因此，从矿物的开采、运输、冶炼到加工以及化合物的使用，都会对车间和工作场所造成污染，给工人的健康造成潜在的危害。了解金属的理化性质、接触机会、毒理作用、可能引起的中毒及防治措施，在职业医学中具有特殊的重要性。

作业场所中金属通常以气溶胶形式存在为主，如蓄电池厂接触铅，冶炼厂和钢铁厂接触的铁。在生产环境中，人体呼吸道是最主要的金属毒物接触途径，但经口摄入也是很重要的接触途径。金属对人体的作用，可以涉及不同水平，如在器官或组织、细胞、分子水平上，造成毒作用且累及面也比较广泛。金属致毒作用，可以仅有局部作用，也可以有全身反应，有的也可能是过敏原、致畸物、致突变物和致癌物。金属在体内不易被破坏，易在体内蓄积，导致慢性毒作用。急性金属中毒多由食入金属化合物、吸入高浓度金属烟雾或金属气化物所致，在现代工业生产过程中，这种形式的接触已很少见。

金属一般主要通过和体内巯基及其他配基形成稳定化合物而发挥生物学作用，正是这种特性构成了应用络合剂治疗金属中毒的基础。治疗金属中毒常用的络合剂有两种，即氨羧络合剂和巯基络合剂。氨羧络合剂中的氨基多羧酸如依地酸二钠钙、促排灵可与多种金属离子形成不易分解的可溶性金属螯合物，排出体外。巯基络合剂其分子结构中的巯基，可与进入体内的金属结合，形成稳定的络合物，并能夺取已经和体内巯基酶结合的金属，排出体外。

同时可解救已被抑制的巯基酶，使其活性恢复，如二巯基丙磺酸钠、二巯基丁二酸钠以及二巯丁二酸等。

（一）铅

1. 理化特性　铅（lead，Pb）属金属毒物。原子量207.20，比重11.3，熔点327℃，沸点1620℃。加热至400～500℃时，有大量铅蒸气逸出，在空气中氧化成氧化亚铅（Pb_2O）后凝集为铅烟。随着熔铅温度升高，还可逐步生成氧化铅（又称密陀僧，PbO）、三氧化二铅（又称黄丹，Pb_2O_3）、四氧化三铅（又称红丹，Pb_3O_4）并以粉末状态存在于生产环境中。

2. 接触机会

（1）铅矿开采及冶炼：工业开采铅矿经过呼吸道和消化道进入人体。铅、锌、锡及锑等金属冶炼和铅合金制造亦存在铅危害。

（2）熔铅作业：制造铅丝、铅皮、铅箔、铅管以及铅丸等，旧印刷业的铸版、铸字，制造电缆、焊锡，废铅回收等接触铅烟、铅尘或铅蒸气。

（3）铅化合物接触作业：铅氧化物常用于制造蓄电池、玻璃、搪瓷、景泰蓝、铅丹、铅白、油漆、颜料、釉料、防锈剂、橡胶硫化促进剂等。铅的其他化合物如醋酸铅用于制药、化工，铬酸铅用于油漆、颜料以及搪瓷等工业，碱式硫酸铅、碱式亚磷酸铅、硬脂酸铅等用作塑料稳定剂，砷酸沿用作杀虫剂、除草剂等。

3. 毒理　铅化合物通过呼吸道和消化道吸收进入人体。前者是生产性铅吸收的主要途径（40%吸收入血循环），消化道吸收次之（5%～10%）。四乙基铅还可经皮肤和黏膜吸收。铅经呼吸道吸收较为迅速，铅尘的吸收取决于颗粒大小和溶解度。缺铁、缺钙及高脂饮食可增加胃肠道对铅的吸收。

血铅大部分与血浆蛋白结合，少量形成磷酸氢铅。早期主要分布于肝脏、肾脏、脑、皮肤和骨骼肌，数周后转移至骨以难溶的磷酸铅逐渐分布于骨皮质。人体90%～95%的铅储存于骨内，较稳定。缺钙、感染、饮酒、外伤、服用酸性药物改变体内酸碱度以及骨疾病（如骨质疏松、骨折）等，可诱导骨内储存的磷酸铅转化为溶解度增大100倍的磷酸氢铅，进入血液，而引起铅中毒症状发生。体内的铅主要通过肾脏缓慢排出，半减期为5～10年。少部分铅可随粪便、唾液、汗液、脱落的皮屑等途径排出。铅还可通过胎盘进入胎儿，乳汁影响婴儿发育。

铅主要累及血液及造血系统、神经系统、消化系统、血管及肾脏。铅对红细胞（特别是骨髓中幼稚红细胞）具有较强的毒作用，致点彩红细胞增加，骨髓幼稚红细胞可发生超微结构的改变（核膜变薄、胞浆异常、高尔基体及线粒体肿胀、细胞成熟障碍等）。线粒体中存在大量含铁胶粒，散在于胞浆，是铁失利用的结果。铅在细胞内与蛋白质的巯基结合，干扰多种细胞酶类活性，例如铅可抑制细胞膜三磷腺苷酶，导致细胞内大量钾离子丧失，使红细胞表面物理特性发生改变，寿命缩短，脆性增加，导致溶血。铅还可导致大脑皮层兴奋与抑制的功能紊乱、皮层-内脏调节障碍、外周神经传导速度降低以及血管痉挛和肾脏受损。

铅致卟啉代谢紊乱和影响血红素合成是铅中毒重要和较早的变化之一。目前认为，铅抑制了δ-氨基-γ-酮戊酸脱水酶（ALAD）和血红素合成酶。ALAD受抑制后，阻断δ-氨基-γ-酮戊酸（ALA）形成胆色素原，血ALA增加并随尿排出。血红素合成酶受抑制后，阻断了二价铁离子和原卟啉的结合，血红素合成障碍，红细胞游离原卟啉（FEP）增加，体内的锌离子被络合于原卟啉Ⅸ，形成锌原卟啉（ZPP）。由于ALA合成酶受血红素反馈调节，铅对血红素合成酶的抑制又间接促进ALA合成酶的生成。

4. 临床表现　经口摄入大量铅化合物可致急性铅中毒。表现为胃肠道症状（如恶心、呕吐、腹绞痛），少数出现中毒性脑病。职业性铅中毒多为慢性中毒，早期表现为乏力、关节肌肉酸痛、胃肠道症状等。病情进展随职业接触时间不同表现为以下几方面：

（1）神经系统：主要为类神经症、外周神经炎，严重者出现中毒性脑病。铅对外周神经的损害有运动型、感觉型或混合型。表现为四肢伸肌瘫痪、腕下垂或肢端感觉障碍；铅中毒性脑病（lead encephalopathy），这些在职业性中毒中已极少见。

（2）消化系统：表现为食欲减退、恶心、隐性腹痛、腹胀、腹泻或便秘。重者可出现腹绞痛，多位于脐周，突然发作，发作时患者面色苍白、烦躁、冷汗、体位卷曲；一般止痛药不易缓解，持续数分钟以上。检查腹部常平坦柔软，轻度压痛但无固定点、肠鸣音减弱。

（3）血液及造血系统：可有轻度贫血，多呈低色素正常细胞型贫血；卟啉代谢障碍，点彩红细胞、网织红细胞、碱粒红细胞增多等。

（4）其他：口腔卫生不好者，在齿龈与牙齿交界边缘上可出现由硫化铅颗粒沉淀形成的暗蓝色金属线，即铅线（lead line，blue line）。部分患者肾脏受损，表现为近曲小管损伤引起的Fanconi综合征，伴有氨基酸尿、糖尿和磷酸盐尿。长期接触铅引起慢性间质性肾炎，出现蛋白尿、红细胞及管型尿，肾功能减退。此外，女性患者有出现月经不调、流产及早产等。哺乳期妇女可通过乳汁影响婴儿，甚至引起母源性铅中毒。

5. 诊断　非职业性铅中毒因接触史不明确，很易误诊为急性胃炎、肝炎、溃疡病穿孔、急性阑尾炎和胰腺炎等，应加以鉴别诊断。

职业性慢性铅中毒诊断必须依据确切的职业史，神经、消化、造血系统为主的临床症状及实验室检查结果，参考职业卫生现场调查资料，排除其他原因引起的类似疾病进行综合分析方可诊断。我国现行诊断分级标准及处理原则（GBZ37-2002）如下：

（1）观察对象：有铅的密切接触史，无铅中毒的临床表现，具有下列表现之一者：

1）尿铅≥0.34μmol/L（0.07mg/L，70μg/L）或0.48μmol/24h（0.1mg/24h、100μg/24h）；

2）血铅≥1.9μmol/L（0.4mg/L，400μg/L）；

3）诊断性驱铅试验后，尿铅≥1.45μmol/L（0.3mg/L，300μg/L）而<3.86μmol/L（0.8mg/L）者。

（2）轻度中毒：血铅≥2.9μmol/L（0.6mg/L，600μg/L）或尿铅≥0.58μmol/L（0.12mg/L，120μg/L）；且具有下列一项表现者，可诊断为轻度中毒：

1）尿δ-氨基-γ-酮戊酸（ALA）≥61.0μmol/L（8mg/L，8000μg/L）者；

2）血红细胞游离原卟啉（FEP）≥3.56μmol/L（2mg/L，2000μg/L）；

3）红细胞锌原卟啉（ZPP）≥2.91μmol/L（13.0μg/gHb）；

4）有腹部隐痛、腹胀、便秘等症状；

5）诊断性驱铅试验，尿铅≥3.86μmol/L（0.8mg/L，800μg/L）或4.82μmol/24h（1mg/24h，1000μg/24h）者。

（3）中度中毒：在轻度中毒的基础上，具有腹绞痛、贫血、轻度中毒性外周神经病。

（4）重度中毒：在中度中毒的基础上，具有铅麻痹和中毒性脑病。

6. 处理原则

（1）观察对象：可继续原工作，3～6个月复查一次或进行驱铅试验，明确是否为轻度铅中毒。

（2）轻度、中度中毒：治愈后可恢复原工作，不必调离铅作业。

（3）重度中毒：必须调离铅作业，并根据病情给予治疗和休息。如需劳动能力鉴定者按GB/T16180处理。

治疗中毒患者应根据具体情况，使用金属络合剂驱铅治疗，如依地酸二钠钙、二巯丁二酸钠等注射，或二巯丁二酸口服，辅以对症治疗。观察对象也可酌情进行驱铅治疗。治疗方法包括：

（1）驱铅治疗：①依地酸二钠钙（$CaNa_2$-EDTA），0.5～1g静脉注射或加入10%葡萄糖液250～500ml静脉滴注，每日一次，3～4天为一疗程，间隔3～4天重复用药，根据驱铅情况决定疗程。$CaNa_2$-EDTA与体内的钙、锌等形成稳定的络合物而排出，可能导致血钙降低及其他元素排出过多，故长期用药可出现“过多综合征”，患者自觉疲劳、乏力、食欲减退等；②二巯基丁二酸钠（Na-DMS）每日1.0g，用生理盐水或5%葡萄糖液配制成5%～10%浓度静脉注射；③二巯基丁二酸（DMSA）胶囊，可口服驱铅，副作用小，剂量为0.5g，一日3次，连用3～4天，间隔3～4天，再进行下一疗程的治疗。

（2）对症治疗：铅绞痛发作时，可静脉注射葡萄糖酸钙或皮下注射阿托品，以缓解疼痛。

（3）一般治疗：适当休息、合理营养、补充维生素等。

7. 预防　降低生产环境中空气铅浓度，使之达到卫生标准是预防的关键，同时应加强个人防护。

（1）降低铅浓度措施包括：①加强工艺改革；②加强通风：设置吸尘排气罩，抽出烟尘需净化后再排出；③控制熔铅温度，减少铅蒸气逸出；④以无毒物或低毒物代替铅：如用激光或电脑排版代替铅字排版等。车间空气中铅的最高容许浓度为：铅烟0.03mg/m^3，铅尘0.05mg/m^3。

（2）加强个人防护和卫生操作制度：铅作业工人应穿工作服，戴滤过式防尘、防烟口罩，严禁在车间内吸烟、进食；饭前洗手，下班后淋浴。坚持车间内湿式清扫制度，定期监测车间空气中铅浓度和设备检修。定期对工人进行体检，有铅吸收的工人应早期进行驱铅治疗。妊娠及哺乳期的女工应暂时调离铅作业。

（3）职业禁忌证：贫血、神经系统器质性疾患、肝肾疾患、心血管器质性疾患。

（二）汞

1. 理化特性　汞（mercury，Hg），又称水银，银白色液态金属，熔点－38.7℃，沸点357℃。不溶于水和有机溶剂，易溶于硝酸，能溶于类脂质。可与金、银等贵重金属生成汞合金（又称汞齐），可与碘生成不易挥发的碘化汞。在常温下可蒸发，20℃时汞蒸气饱和浓度达15mg/m^3。汞蒸气较空气重6倍，易沉积在空气的下方。金属汞表面张力大，溅洒到地面或桌面后立即形成小汞珠，增加蒸发表面积。汞蒸气易被粗糙的墙壁和地面、天花板、工作台、工具及衣服所吸附，成为持续污染空气的来源。

2. 接触机会　汞矿开采及冶炼；含汞仪器、仪表和电气器材的制造或维修，如水银温度计、气压计等；化学工业用汞作阴极，如电解食盐生产烧碱和氯气；冶金工业用汞齐法提炼金、银等；口腔医学用银汞合金充填龋齿；军工生产，雷汞为重要发爆剂；此外汞化合物还用于照相和药物的制造等。除上述因素外，生活中常用含汞偏方熏蒸空气或用其涂抹皮肤，引起中毒等。

3. 毒理　金属汞主要以蒸气形式经呼吸道进入人体（占吸入量的75%以上）。汞蒸气具有高度弥散性和脂溶性，易透过肺泡壁。消化道吸收极少（约为0.01%）。汞盐和有机汞为消化道吸收。有机汞经肠道吸收可达90%。

汞蒸气易透过血-脑屏障及胎盘，对中枢神经系统及胎儿的毒性远较无机汞化合物强，进入脑组织的汞不易排出，生物半减期较长。

血液汞大部分与血浆蛋白结合，初期均匀分布于全身各器官组织中，肾脏含汞量最高，其次是肝脏、心脏和中枢神经系统。肾脏汞与多种蛋白结合，特别是与金属硫蛋白结合成汞硫蛋白，随汞含量而增高。待金属硫蛋白耗尽时，汞即对肾脏产生毒害，尿排泄降低。

汞主要经肾由尿排出，约占总排出量的70%。少量汞随唾液、汗腺、乳汁、粪便以及月经等排出。汞在体内的半减期约60天。

汞中毒的机制尚不完全清楚。金属汞氧化成二价汞离子（Hg^{2+}），后者具有高度亲电子性，对体内含有氧、氮等电子供体的基团如羰基、羧基、羟基、氨基等具有很强的结合力，使之失去活性。

4. 临床表现　汞中毒是指在职业活动中，接触金属汞引起的以中枢神经系统、口腔病变为主，并累及呼吸道、胃肠道、肾脏等的全身性疾病。

（1）急性中毒

1）短时间内吸入高浓度的汞蒸气（$>1mg/m^3$），数小时即可发病。起病急骤，开始有头痛、头昏、乏力、失眠、多梦、发热等神经系统及全身症状；明显表现的口腔-牙龈炎，如流涎、口内金属味、牙龈红肿、酸痛、糜烂、出血、牙根松动等；急性胃肠炎，表现为恶心、腹痛、腹泻、水样便或大便带血等；部分病人可于发病1～3天后出现汞毒性皮炎，多为红色斑丘疹，四肢及头面部较多，可有融合倾向；少数严重病人可出现间质性肺炎，X线胸片检查可见广泛性不规则阴影；尿汞含量增高，尿中可出现蛋白、红细胞、管型，严重者则进展为急性肾衰竭。

2）口服汞盐中毒，主要表现为急性腐蚀性胃肠炎、汞毒性肾炎和急性口腔、牙龈炎，可出现少尿或无尿，因急性肾衰竭而死亡。

（2）慢性中毒：慢性中毒是在生产环境中长期接触汞蒸气所致，其主要临床表现如下：

1）神经衰弱综合征：主要表现为大脑皮层抑制减弱，皮层兴奋性相对增高，出现睡眠障碍（如入睡困难、早醒、多梦、噩梦）和烦躁易怒、情绪不稳、头胀痛、全身不适等。大脑皮层功能进一步衰退后，出现精神不振、嗜睡、周身无力、易于疲劳、注意力不集中、记忆力减退、工作效率降低。有的患者既兴奋，又易疲劳，并伴有轻度焦虑、抑郁等情绪障碍，易兴奋症状突出。

2）震颤：主要为神经性肌肉震颤，早期见于眼睑、舌、手指，随后发展至腕、上肢甚至下肢。一般为细微震颤，逐渐发展成为粗大的意向性震颤，即在集中注意力做精细动作时震颤明显，而在安静或睡眠时震颤消失；可伴头部震颤和运动失调，严重者出现动作迟缓、全身性震颤、步态不稳等症候群，类似帕金森病，后期出现幻觉和痴呆。

3）口腔-牙龈炎：表现为流涎、牙龈酸痛、红肿、压痛、溢脓、易出血、牙齿松动或脱落，口腔黏膜、舌肿胀及溃疡。口腔卫生不良者，沿牙龈可见暗蓝色色素沉着。

此外，汞中毒患者可出现胃肠功能紊乱及脱发，肾功能损害而出现低分子蛋白尿、氨基酸尿、尿中管型、红细胞等。

5. 诊断　根据接触汞的职业史、相应的临床症状和体征及实验室检查结果，参考职业卫生现场调查资料，并排除其他病因后方可诊断。我国职业性汞中毒诊断根据国家职业卫生标准（GBZ89-2007）进行。

（1）观察对象：长期接触汞后，尿汞增高无慢性汞中毒临床表现者。

（2）急性中毒

1）轻度中毒：短期内接触大量汞蒸气，尿汞增高，出现发热、头晕、头痛、震颤等全身症状，有下列一项者，可诊断为急性轻度中毒：①口腔－牙龈炎和/或胃肠炎；②急性支气管炎。

2）中度中毒：在轻度中毒基础上，具有下列一项者：①间质性肺炎；②明显蛋白尿。

3）重度中毒：在中度中毒基础上，具有下列一项者：①急性肾功能衰竭；②急性中度或重度中毒性脑病。

（3）慢性中毒

1）轻度中毒：长期密切接触汞后，具有下列任何三项者，可诊断为慢性轻度中毒：①神经衰弱综合征；②口腔－牙龈炎；③手指震颤，可伴有舌、眼睑震颤；④近端肾小管功能障碍，如尿低分子蛋白含量增高；⑤尿汞增高。

2）中度中毒：在轻度中毒基础上，具有下列一项者，可诊断为慢性中度中毒：①性格情绪改变；②上肢粗大震颤；③明显肾脏损伤。

3）重度中毒；患有慢性中毒性脑病。

慢性汞中毒者尿汞含量波动较大，宜根据多次测定结果判断。尿汞反映近期接触水平，正常参考值为0.01mg/L（0.05μmol/L）（冷原子吸收光谱法）。怀疑有慢性中毒但尿汞不高者，可进行驱汞试验以帮助诊断：肌肉注射二巯基丙磺酸钠250g或静脉注射二巯基丁二酸钠1g，注射后收集24小时尿样，进行汞含量测定，超过正常值一倍，即有辅助诊断价值。

根据职业史及临床表现，怀疑有慢性中毒但尿汞不高者，可进行驱汞试验以帮助诊断。方法是肌肉注射二巯基丙磺酸钠250g或静脉注射二巯基丁二酸钠1g，注射后收集24小时尿样，进行汞含量测定，如果尿汞排出量超过正常值一倍，即有辅助诊断价值。

6. 处理原则

（1）急性中毒治疗原则

1）迅速脱离现场：脱去污染衣服、静卧、保暖；

2）驱汞治疗：二巯基丙磺酸钠125～250mg，肌内注射，每4～6小时一次，2天后125mg，每日一次，疗程视病情而定；

3）对症处理与内科相同。

（2）慢性中毒治疗原则

1）驱汞治疗：驱汞治疗的药物主要为巯基络合剂，既可保护人体含巯基酶不受汞的毒害，又可竞争性争夺与巯基酶结合的汞离子，使其恢复活性，巯基络合剂与汞结合后由肾脏排出。①首选药物二巯基丙磺酸钠0.125～0.25g，每日1次，肌内注射，连用3天，间歇4天为一疗程，一般3～4个疗程。对汞中毒性肾损害患者，尿量在400ml/d以上时，方可使用。②二巯基丁二酸钠0.5～1.0g，每日1～2次，静脉滴注，疗程同上。该药需要现用现配以防在空气中改变药理作用。③2，3-二巯基-1-丙磺酸0.1g，每日3次，口服，可连服数周。

该药驱汞副作用小。④二巯基丁二酸0.5g，2次/d，口服，连服3天，隔4天再重复用药。

2）对症处理：按照内科常规处理。

3）其他处理：观察对象根据具体情况可进行驱汞治疗，轻度中毒治愈后仍可从事原工作，中度及重度中毒治愈后，不宜再从事该作业。如需劳动能力鉴定，按GB/T16180处理。

口服汞盐患者不应洗胃，需尽快灌服鸡蛋清、牛奶或豆浆，汞与蛋白质结合，以保护被腐蚀的胃壁，也可用0.2%~0.5%的活性炭吸附汞。

7. 预防　主要采取积极措施，综合治理三废；改革工艺流程，少用或不用含汞制剂；必要时采用防护、净化、回收和综合利用措施；对已经造成的污染结合污染规律可采取下列针对性措施。

（1）加强通风排毒设施：改良生产设备，改革工艺流程，达到生产密闭化、自动化（采用通风厨、排气罩等装置）。由于汞蒸气较重，宜采用下方排气法，排出的废气经过氯化或碘化活性炭处理，以免污染环境。

（2）从根本上杜绝汞的危害：用无毒或低毒物质代替汞，在一些汞危害较严重的生产部门，尽可能少用汞及不用汞，如温度计、流量计的制造用真空冷灌法代替热灌法；氯碱工业中用隔膜电极代替汞电极。用酒精温度计代替汞温度计。电力工业中可用硅整流器代替汞整流器，用电子仪表、气动仪表代替汞仪表等。

（3）降低车间汞蒸气浓度：加强车间通风排气，操作台设置孔下吸风或旁侧吸风。防止汞的污染和沉积；对污染的车间，要采取降低浓度措施，如用1g/m^3碘加酒精点燃熏蒸，使生成不易挥发的碘化汞，然后用水冲洗；对排出的含汞废气，应用碘化或氯化活性炭吸附净化后排放。

（4）防止汞的二次污染：车间、地面、墙壁、天花板、工作台面，宜用光滑、不吸汞材料，建筑物表面可涂过氯乙烯漆，以减少汞蒸气渗透和吸附，而且便于清洗。车间地面、墙壁及天花板宜采用光滑材料；操作台和地面应有一定的倾斜度，以便清扫与冲洗。

（5）落实卫生保健措施，加强个人卫生防护：提倡戴防毒口罩或活性炭口罩；建立必要的卫生制度，汞浓度较高的车间，可戴用2.5%~10%碘处理过的活性炭口罩，工作后用0.02%高锰酸钾洗手。

（6）做好就业体检：患有明显口腔疾病，胃肠道和肝脏、肾脏器质性疾患，精神神经性疾病者，均不宜从事汞作业。妊娠和哺乳期女工应暂时脱离汞接触。

（7）增加营养素的摄入：汞作业者应注意增加维生素E、硒以及蛋白质等营养物质的摄入。

三、苯及其同系物

（一）苯

1. 理化特性　苯（benzene，C_6H_6），常温下为无色透明、具芳香气味的易燃液体，分子量78，沸点80.1℃，极易挥发，蒸气比重为2.77。易沉积在车间空气的下方。燃点为562.22℃，爆炸极限为1.4%~8%，易着火。微溶于水，易溶于酒精、乙醚、氯仿、汽油、丙酮和二硫化碳等有机溶剂。

2. 接触机会　苯的应用非常广泛：①作为有机化学合成的原料，如制造苯乙烯、苯酚、药物、农药、合成橡胶等；②作为溶剂、萃取剂和稀释剂，如生药的浸渍、提取、重结晶以及油墨、树脂、人造革、粘胶和油漆等；③苯的制造，如焦炉气、煤焦油的分馏、石油的裂化重整与乙炔合成苯；④作为燃料，如工业汽油中苯的含量可高达10%以上。

3. 毒理

（1）吸收、分布和代谢：苯主要以蒸气状态通过呼吸道进入人体。在体内主要分布在骨髓、脑及神经系统等富含类脂质的组织，尤以骨髓中含量最多，约为血液中的20倍。吸入高浓度的苯以大脑、肾上腺与血液中的含量最高；长期吸入中等量或少量的苯以骨髓、脂肪和脑组织中含量较多。约50%以原形从呼吸道排出，约10%以原形存于各组织，40%在肝脏经肝微粒体细胞色素P450（CYP）代谢。尿酚含量反映苯吸收的情况，应在工作时或下班后立即收集尿样检测。含量超过10mg/L时，提示苯吸收。

（2）毒作用机制：急性毒作用主要表现为对中枢神经系统的麻醉作用，慢性毒作用主要表现为造血系统受损，但其毒作用机制尚不清楚。目前认为，苯及其代谢产物被转运到骨髓或其他器官而表现为骨髓毒性，引起白血病。其作用机制有以下几种观点：①干扰细胞因子对骨髓造血干细胞的生长和分化的调节作用。降低造血正调控细胞因子（IL-1和IL-2）水平，活化骨髓成熟白细胞，产生高水平的造血负调控因子（TNF-α）；②抑制细胞增殖；③DNA损伤，引起DNA氧化性损伤，诱发突变或染色体的损伤，引起再生障碍性贫血，最终导致急性髓性白血病；④激活癌基因，与激活ras、c-fos、c-myc等癌基因有关。

4. 临床表现

（1）急性中毒：短时间吸入大量苯蒸气致急性苯中毒。主要表现为中枢神经系统的麻醉作用。轻者出现兴奋、欣快感、步态不稳、头晕、头痛、恶心、呕吐、轻度意识模糊等；重者神志模糊加重，由浅昏迷进入深昏迷状态或出现抽搐；严重者导致呼吸、心跳停止。实验室检查可见尿酚和血苯含量增高。

（2）慢性中毒：长期接触低浓度苯可引起慢性中毒，主要临床表现如下：

1）神经系统：多数表现为头痛、头昏、失眠、记忆力减退等类神经症；有的伴有自主神经系统功能紊乱，如心动过速或过缓，皮肤划痕反应阳性；个别病例出现肢端麻木和痛觉减退。

2）造血系统：慢性苯中毒主要损害造血系统。①轻度中毒者无自觉症状，但血象检查异常。最早和最常见的血象异常表现是持续性白细胞计数减少，主要是中性粒细胞减少，白细胞分类中淋巴细胞相对值可增加到40%左右。血液涂片见白细胞有较多的毒性颗粒、空泡、破碎细胞等。电镜检查见血小板形态异常。②中度中毒者可见红细胞计数偏低或减少；③重度中毒者常因感染发热，齿龈、鼻腔、黏膜与皮下常见出血，眼底视网膜出血。红细胞计数、血红蛋白、白细胞（主要是中性粒细胞）、血小板、网织细胞都明显减少，淋巴细胞百分比相对增高。

慢性苯中毒的骨髓象主要表现为：①不同程度的生成降低，前期细胞明显减少；轻者限于粒细胞系列，较重者累及巨核细胞，重者三个系列都减低，骨髓有核细胞计数明显减少，呈再生障碍性贫血表现。②形态异常，粒细胞见到毒性颗粒、空泡、核质疏松、核浆发育不平衡，中性粒细胞分叶过多、破碎细胞较多等；红细胞有嗜碱性颗粒、嗜碱红细胞、核浆疏松、核浆发育不平衡等；巨核细胞减少或消失，成堆血小板稀少。③分叶中性粒细胞由正常的10%增加到20%~30%，结合外周血液中性粒细胞减少，表明骨的释放功能障碍。此外，约有15%的中毒患者，一次骨髓检查呈不同程度的局灶性增生活跃。

苯可引起各种类型的白血病，国际癌症研究中心（IARC）已确认苯为人类致癌物。

3）其他：经常接触苯可使皮肤脱脂、干燥、脱屑以致皲裂，出现过敏性湿疹、脱脂性皮炎。苯可损害生殖系统，接触苯的女工月经血量增多、经期延长，自然流产胎儿畸形率增高；苯可影响免疫系统，苯接触工人血 IgG、IgA 明显降低，IgM 增高。此外，职业性苯接触工人染色体畸变率可明显增高。

5. 诊断　我国职业性苯中毒诊断根据国家职业卫生标准（GBZ68－2008）进行。

急性苯中毒需根据短期内吸入大量苯蒸气，以意识障碍为主的临床表现，结合现场职业卫生学调查，参考实验室检测指标，综合分析，排除其他疾病引起的中枢神经系统损伤，方可诊断。

慢性苯中毒需根据较长时期密切接触苯的职业史，以造血系统损害为主的临床表现，结合实验室检测指标和现场职业卫生学调查，综合分析，排除其他原因引起的血象、骨髓象改变，方可诊断。

（1）观察对象：苯作业人员的血液检验发现有以下改变之一，在 3 个月内每 2 周复查一次仍无好转，且不能找到其他原因者：①白细胞计数波动于 $4.0\times10^9/L\sim4.5\times10^9/L$；②血小板计数波动于 $60\times10^9/L\sim80\times10^9/L$；③周围白细胞计数增高或细胞形态异常。

（2）急性苯中毒

1）轻度中毒：短期内吸入大量苯蒸气后出现头晕、头痛、恶心、呕吐、黏膜刺激症状，伴有轻度意识障碍。

2）重度中毒：吸入大量苯蒸气后出现中、重度意识障碍或呼吸循环衰竭、猝死。

（3）慢性苯中毒

1）轻度中毒：有头晕、头痛、乏力、失眠、记忆力减退、易感染和（或）出血倾向等。3 个月内每 2 周复查一次血常规，有下列之一者：①白细胞计数大多低于 $4\times10^9/L$ 或中性粒细胞低于 $2\times10^9/L$；②血细胞计数大多低于 $60\times10^9/L$。

2）中度中毒：在轻度中毒基础上，具有下列情况之一者，可诊断为慢性中度中毒：①白细胞计数低于 $4\times10^9/L$ 或中性粒细胞低于 $2\times10^9/L$，伴血小板计数低于 $60\times10^9/L$；②血细胞计数大多低于 $3\times10^9/L$ 或中性粒细胞低于 $1.5\times10^9/L$；③血细胞计数低于 $40\times10^9/L$。

3）重度中毒：经血象及骨髓象检查，符合下列之一者，可诊断为慢性重度中毒：①全血细胞减少症；②再生障碍性贫血；③骨髓增生异常综合征；④白血病。

6. 处理原则

（1）急性中毒：迅速将患者移至新鲜空气处，立即脱去被污染的衣服，用肥皂水清洗皮肤、保温，急性期注意卧床休息。急救原则与内科相同，可用葡萄糖醛酸，忌用肾上腺素。病情恢复后，轻度中毒者一般休息 3～7 天即可工作。重度中毒者的休息时间，应按病情恢复程度而定。

（2）慢性中毒：调离工作、积极治疗、注意休息等处理。一经确定诊断，应调离接触苯及其他有毒物质的工作。无特效解毒药，根据造血系统损害所致血液疾病对症处理。用造血功能恢复的药物，并给予对症治疗。再生障碍性贫血或白血病的治疗原则同内科。在患病期间应按病情分别安排工作或休息。轻度中毒者一般可以从事轻工作，或半日工作；中度中毒者根据病情，适当安排休息；重度中毒者全休。

7. 预防　苯是确定人类致癌物，应高度重视其危害，苯的应用需严格管理和原始级预防。制造苯和苯用作化学合成原料均控制在大型企业，避免苯外流到中小企业，以限制苯作为溶剂和稀释剂的使用。

（1）生产工艺改革和通风排毒：生产过程密闭化、自动化和程序化；安装有良好效果的局部抽风排毒设备，定期维修，使空气中苯的浓度保持低于国家卫生标准（$6mg/m^3$，TWA；$10ng/m^3$，PC-STEL）。

（2）以无毒或低毒的物质取代苯：如在油漆及制鞋工业中，以汽油、二乙醇缩甲醛、甲苯、二甲苯等作为稀薄剂或粘胶剂；以乙醇等作为有机溶剂或萃取剂。

（3）卫生保健措施：对现场进行定期职业卫生调查，监测空气苯浓度。加强个人防护，如佩戴防毒口罩或使用送风式面罩。就业前和定期体检；怀孕期及哺乳期必须调离苯作业，以免对胎儿产生不良影响。

（4）职业禁忌证：①就业前体检时，血象指标低于或接近正常值下限者；②各种血液病；③严重的全身性皮肤病；④月经过多或功能性子宫出血。

（5）观察对象：根据职业禁忌证，应调离苯作业岗位。

（二）甲苯和二甲苯

1. 理化特性　甲苯（toluene）、二甲苯（xylene）均为无色透明、带芳香气味、易挥发的液体。甲苯沸点 110.4℃，蒸气比重 3.90。二甲苯有邻、间和对位三种异构体，理化特性相近；沸点 138.4～144.4℃，蒸气比重 3.66，均不溶于水，可溶于乙醇、丙酮和三氯甲烷等有机溶剂。

2. 接触机会　甲苯、二甲苯用作化工生产的中间体，作溶剂或稀释剂用于油漆、喷漆、橡胶以及皮革等工业，也可作为汽车和航空汽油中的添加成分。

3. 毒理　甲苯、二甲苯可经呼吸道、皮肤和消化道吸收。主要分布在含脂丰富的组织，以脂肪组织、肾上腺最多，其次为骨髓、脑和肝脏。

80%～90% 的甲苯氧化成苯甲酸，与甘氨酸结合生成马尿酸，少量（10%～20%）为苯甲酸，与葡萄糖醛酸结合，随尿排出。60%～80% 的二甲苯在肝内氧化，主要产物为甲基苯甲酸、二甲基苯酚和羟基苯甲酸等；其中甲基苯甲酸与甘氨酸结合为甲基马尿酸，随尿排出。3.8%～24.8% 的吸入甲苯以原形经呼吸道呼出，二甲苯经呼吸道呼出的比例较甲苯小。

高浓度甲苯、二甲苯主要对中枢神经系统产生麻醉作用；对皮肤黏膜的刺激作用较苯强，引起皮肤红斑、干燥、脱脂及皲裂等，或出现结膜炎和角膜炎症状；纯甲苯、二甲苯对血液系统影响不明显。

4. 临床表现

（1）急性中毒：主要表现中枢神经系统功能障碍和皮肤黏膜刺激症状。轻者表现头痛、头晕、步态蹒跚、兴奋，呼吸道和眼结膜的刺激症状。重者出现恶心、呕吐、意识模糊、躁动、抽搐，以至于昏迷，呼吸道和眼结膜出现明显刺激症状。

（2）慢性中毒：表现不同程度的头晕、头痛、乏力、睡眠障碍和记忆力减退等症状。轻度、暂时性外周血象改变，脱离接触可恢复正常。可致慢性皮炎、皮肤皲裂等。

5. 诊断　根据甲苯或二甲苯职业接触史，神经系统损害为主的临床表现及劳动卫生学调查综合分析，排除其他类似疾病方可诊断（参见国家诊断标准 GBZl6—2002）。

（1）接触反应：有头晕、头痛、乏力、颜面潮红以及结膜充血等症状，脱离接触后短期内可完全恢复。

（2）轻度中毒：头晕、头痛、乏力等症状加重，并有恶心、呕吐、胸闷以及呛咳等且具有下列情况之一者：①嗜睡状态；②意识模糊；③朦胧状态。

（3）重度中毒：在轻度中毒基础上，还有下列情况之一者：①昏迷；②重度中毒性肝病；③重度中毒性肾病；④重度中毒性心脏病。

6. 处理原则

（1）急性中毒：迅速将中毒患者移至新鲜空气处，按内科处理原则急救。给葡萄糖醛酸或硫代硫酸钠以促进甲苯的排泄。病情恢复后，一般休息 3～7 天可恢复工作，较重者可适当延长休息时间，痊愈后可恢复原工作。

（2）慢性中毒：主要是对症治疗。轻度中毒患者治愈后可恢复原工作；重度中毒患者应调离原工作岗位，并根据病情恢复情况安排休息或工作。

7. 预防

（1）降低空气中的浓度：通过工艺改革和密闭通风措施，将空气中甲苯、二甲苯浓度控制在国家卫生标准以下，二者均为 $50mg/m^3$（TWA）；$100mg/m^3$（PC-STEL）。

（2）加强对作业工人的健康检查：做好就业前和 2 年一次的定期健康检查。

（3）卫生保健措施：与苯相同。

（4）职业禁忌证：神经系统器质性疾病、明显的神经衰弱综合征、肝疾病。

四、苯的氨基和硝基化合物

苯及其同系物苯环上的氢原子被一个或几个氨基（$—NH_2$）或硝基（$—NO_2$）取代后，即形成苯的氨基和硝基化合物，又称为芳香族氨基和硝基化合物。氨基或硝基可单独，也可和卤族元素（最主要的是氯）或烃基（甲基、乙基）一起将苯环不同位置上的氢原子取代，形成种类繁多的衍生物。常见的有苯胺、苯二胺、联苯胺、二硝基苯、三硝基甲苯以及硝基氯苯等。苯胺和硝基苯为上述化合物的主要代表。

（一）理化性质

该类化合物大多属沸点高（联苯胺的沸点高达 410.3℃）、挥发性低的固体或液体，难溶或不溶于水，易溶于脂肪和有机溶剂（如醚类、醇类、氯仿等）。

（二）接触机会

苯的氨基和硝基化合物广泛应用于油漆、油墨、香料、染料、涂料、农药、炸药、塑料、橡胶、合成树脂、合成纤维等工业中。例如联苯胺是染料工业的重要中间体，主要用于制造偶氮染料和橡胶硬化剂；苯胺除应用于染料工业外，还广泛应用于橡胶促进剂、抗氧化剂、光学白涂剂、照相显影剂等。

（三）毒理

苯的氨基和硝基化合物的毒性与其结构密切相关，不但与苯环本身结构有关，而且与苯环上取代的基团也有关。

1. 苯环　在芳香族苯环上，不同异构体的毒性也有差异。一般认为 3 种异构体的毒性大小的次序为：对位 > 间位 > 邻位，如硝基酚、氯酚、甲苯胺、硝基甲苯以及硝基苯胺等异构体都具有此规律。但也有例外，如邻硝基苯醛、邻羟基苯醛（水杨醛）的毒性分别大于其对位异构体。有些异构体的毒作用也表现了若干特点，如对甲酚及邻甲酚主要作用于心脏，而间甲酚则主要作用于血管舒缩神经。

2. 基团　一般取代的氨基或硝基的数目越多，则毒性越大。氨基的毒性大于硝基，带卤族元素基团的毒性大，由于此类衍生物结构不同，其毒性也不尽相同。例如苯胺可使体内的血红蛋白迅速氧化，形成高铁血红蛋白；邻甲苯胺可引起血尿；硝基苯对神经系统毒作用明显；三硝基甲苯可导致晶状体浑浊；联苯胺和 β-萘胺致癌等。但因为有相同或相似的结构，最终代谢产物也相似，所以这类化合物的毒作用又有许多共同的特点，了解这些特点，有助于对毒性作用的识别和预测。

（四）临床表现

1. 血液损害

（1）形成高铁血红蛋白：大多数苯类化合物急性中毒时，高铁血红蛋白为最重要和最常见的表现之一，以苯胺和硝基苯最为典型。正常人血红蛋白（Hb）分子含 2 价铁离子（Fe^{2+}），与氧结合为氧合血红蛋白（O_2Hb），故有携氧和运输氧的能力。高铁血红蛋白（简称 MetHb）含 3 价铁（Fe^{3+}），此时与氧结合的铁离子部位都失去了电子，与羟基或氯化物牢固地结合，从而使血红蛋白失去了携带和可逆性地释放氧的能力，出现化学性发绀。正常生理情况下，体内只有少量高铁血红蛋白，约占血红蛋白总量的 0.5%～2.0%。红细胞内有可使高铁血红蛋白还原的酶还原系统和非酶还原系统，使其恢复正常携氧功能。苯的氨基和硝基化合物中毒时，高铁血红蛋白大量产生，机体平衡机制被破坏，即形成高铁血红蛋白血症（methemoglobinemia）。

这类化合物形成高铁血红蛋白的能力差别较大，如硝基苯胺 > 苯胺 > 硝基氯胺 > 二硝基苯 > 三硝基甲苯 > 二硝基甲苯。二硝基酚、联苯胺例外，不能形成高铁血红蛋白。

（2）溶血作用：属间接毒性作用。溶血（hemolysis）的原因有两个，一个是苯的氨基和硝基化合物破坏了红细胞膜的稳定性，二是因为红细胞内形成了一种变性珠蛋白小体——赫恩小体（Heinz body）。

溶血作用与高铁血红蛋白形成也有一定的关系，但程度上并不平行。很多高铁血红蛋白形成剂能同时产生赫恩小体而导致溶血。但也有不少物质，可产生赫恩小体，却不能形成高铁血红蛋白，或仅产生高铁血红蛋白，而不能形成赫恩小体。另外，高铁血红蛋白形成和消失的速度，与赫恩小体的形成和消失也不相平行。

2. 肝脏损害　①直接损害：部分苯的氨基和硝基化合物可直接损害肝细胞，引起中毒性肝炎及肝脂肪变性，其中以三硝基甲苯、硝基苯、二硝基苯、硝基苯胺等硝基化合物较为常见；②间接损害：有些苯的氨基和硝基化合物，如间苯二胺、硝基苯胺、对氯硝基苯等则常由于溶血作用，使胆红素、血红蛋白、含铁血黄素等红细胞破坏分解产物沉积于肝脏，引起继发性肝细胞损害。另外研究表明，长期暴露低浓度的二硝基氯苯、硝基氯苯、二硝基甲苯、二氨基甲苯可见肝微粒体细胞色素 P450 同工酶的活性被抑制，这类物质经代谢生成活性中间产物，引起脂质过氧化作用增强，可能与其肝脏损伤的氧化应激机制有关。

3. 眼晶体损害　三硝基甲苯（TNT）、二硝基酚、二硝基邻甲酚、环三次甲基三硝基胺（黑索金）可致眼晶状体混浊，引起中毒性白内障。特点为低浓度暴露也可发病，发病缓慢，病变随接触工龄增长而增多，首先出现晶状体周边部点状混浊，后发展到中央点状混浊，当中央部的混浊环近似于瞳孔直径时，视力可减退。有关白内障形成的机制不清楚，晶状体损害一旦形成，停止毒物暴露后，仍可继续加重。

4. 泌尿系统损害

（1）直接作用：某些苯的氨基和硝基化合物以原型或代谢物直接作用于肾脏，引起肾脏实质性损害，出现肾小管上皮细胞变性、坏死。

（2）间接作用：由于大量溶血，溶血产物血红蛋白及胆红素沉积于肾脏，间接引起肾损害。部分病人早期出现化学性膀胱炎，邻位及对位甲苯胺可出现一时性肉眼血尿；急性苯胺中毒后，有些人可出现尿频、尿急、排尿后烧灼感、尿痛等刺激症状；对苯胺和5-氯邻甲苯胺可引起严重的出血性膀胱炎。

5. 神经系统损害　由于这类化合物脂溶性强，极易侵害富含类脂质的神经系统。重症中毒者可能出现神经细胞脂肪变性，视神经区受损，可出现视神经炎、视神经炎等。

6. 皮肤损害和致敏作用　某些苯胺类化合物可引起接触性皮炎及过敏性皮炎，表现为丘疹、疱疹、色素沉着、黑变、角化。个别过敏体质者，接触对苯二胺可产生支气管哮喘。

7. 致癌作用　联苯胺（用以制造偶氮染料、有机合成、临床试剂）、β-萘胺（乙萘胺）（用以制造染料、橡胶硫化促进剂）可引起职业性膀胱癌。

（五）处理原则

1. 急性中毒的处理和治疗

（1）现场处理：迅速组织患者撤离现场，脱去污染的衣服、鞋、袜。为防止毒物继续吸收，先用5%醋酸溶液反复擦洗污染皮肤，再用大量肥皂水或清水彻底冲洗，应特别注意清洗污染的指甲、耳廓、鼻孔以及毛发等部位，眼被污染时可用大量生理盐水冲洗。

（2）维持呼吸、循环功能：呼吸困难、循环功能差者，应吸氧，必要时注射呼吸中枢兴奋剂及强心、升压药物。呼吸停止者施行人工呼吸。

（3）高铁血红蛋白血症的处理：①中毒病人，以5%～10%葡萄糖溶液500ml加维生素C 5.0g静脉滴注，或50%葡萄糖溶液80～100ml加维生素C 2.0g静脉注射；②高铁血红蛋白浓度高于30%时，应使用治疗高铁血红蛋白血症的特殊解毒剂——亚甲蓝。亚甲蓝又称美蓝，其本身也是高铁血红蛋白形成剂，但亚甲蓝及其还原产物可构成一个可逆的氧化-还原系统。小剂量（1～2mg/kg）时，可治疗高铁血红蛋白血症，其机制是在葡萄糖脱氢过程中，还原型辅酶Ⅱ（NADPH）的氢被传递给亚甲蓝，使其变成白色亚甲蓝，后者使高铁血红蛋白还原成为血红蛋白，达到解毒目的；而白色亚甲蓝又被氧化成亚甲蓝，故在此过程中，亚甲蓝起了氢传递体的作用。与此相反，大剂量亚甲蓝（10mg/kg）则促进高铁血红蛋白血症的形成。

（4）溶血性贫血的治疗：可根据病情严重程度采取综合治疗措施。糖皮质激素治疗为首选方法，一般用大剂量静脉快速给药。地塞米松10～20mg或氢化可的松200～500mg静脉滴注，至少用3～5天。主要是稳定溶酶体，避免红细胞破坏。对于急性溶血危象及严重贫血者，可适量输血200～400ml。

（5）中毒性肝损害的处理：除给予高糖、高蛋白、低脂肪、富含维生素饮食外，应积极采取“护肝”治疗。可用护肝乐、葡萄糖醛酸钠（肝泰乐）、联苯双酯等。

（6）对症和支持治疗：如有高热可用物理降温法或用人工冬眠药物并加强护理，包括心理护理。保护肝功能与肾功能，碱化尿液，应用适量肾上腺糖皮质激素，防治继发感染。

2. 慢性中毒的处理和治疗　主要是对症处理，如对类神经症可给予谷维素、安神补脑液、地西泮等。慢性肝病的治疗根据病情可选用葡萄糖醛酸钠 0.1g，3 次/日；联苯双酯 25mg，3 次/日，口服。维生素 C 2.5g 加 10% 葡萄糖 500ml，静脉滴注，1 次/日。禁止饮酒、禁止或慎用可能引起肝脏损害的药物。

白内障的治疗目前无特效药物，可用氨肽碘、砒诺辛钠等眼药水滴眼。适当休息、增加营养等。观察对象一般为 3～6 个月复查 1 次，肝功能异常者应及时复查并做其他检查，尽早明确诊断。眼晶状体有可疑损害者可 1 年复查 1 次。一旦诊断为职业性三硝基甲苯白内障，按白内障常规治疗处理。如晶状体完全混浊者可实行白内障摘除术，术后酌情戴矫正眼镜，有条件者可行人工晶状体移植术。凡对视力发生确切影响者，应脱离三硝基甲苯接触。已有晶状体混浊，而无明显功能损害者，也应酌情调换其他工作。对晶状体混浊、视力或视野明显受损者，应适当安排休息或从事轻工作。

（六）预防

1. 根除和控制毒物　改革生产工艺和设备，尽量用低毒、无毒新技术、新工艺代替有毒的旧工艺，并使生产装置密闭化、机械化、自动化，如用硝基苯加氢法代替铁粉还原法生产苯胺，可预防工人因进入反应釜内去除铁泥而引起的急性中毒；对毒物发生源设备应密闭化，操作自动化或隔离操作；严格遵守操作规程，加强设备检修，防治生产中的跑、冒、滴、漏现象产生；对有毒作业场所加强通风，用三硝基甲苯作炸药的爆炸现场先通风或喷淋后再进入；储存仓库要有通风良好，照明、通风设施采用防爆型，开关设在仓外。包装容器坚固，不易破损。装有物料的包装桶盖子一定盖紧，即便包装桶倒下，毒物也不能流出。夏季运输，要防止日光暴晒；定期监测作业环境中空气的毒物浓度，力争使车间空气毒物浓度控制在职业接触限值之下。

2. 加强个人卫生防护　对新上岗作业工人进行三级安全卫生教育，让工人了解这类毒物的危害、中毒表现、防护、如何维护和使用各种防护设施方法等，一旦发生污染应如何应对。车间备有必要的防护用品，并教会工人正确使用。例如三硝基甲苯易通过皮肤吸收而引起中毒，作业工人要穿“三紧”工作服（袖口、领口和袜口三紧），戴防护手套。工作后彻底淋浴，以阻止毒物的皮肤侵入；用 10% 亚硫酸钾肥皂洗浴、洗手，该品遇三硝基甲苯变为红色，将红色全部洗净，表示皮肤污染已去除；也可用浸过 9∶1 的乙醇、氢氧化钠溶液的棉球擦手，如不出现黄色，则表示三硝基甲苯污染已清除。

3. 加强健康监护　坚持就业前体检和定期体检。苯的氨基、硝基化合物作业工人都应做就业前体检，在岗工人每年体检 1 次。凡有肝脏、肾脏疾病，各种原因的晶状体混浊或白内障，葡萄糖-6-磷酸脱氢酶缺陷者，以及慢性皮肤病损如慢性湿疹者，不宜从事接触苯的氨基、硝基化合物的作业。

五、刺激性气体

（一）理化性质

刺激性气体（irritant gases）是化学工业生产中最常见一类对眼、呼吸道黏膜和皮肤具有刺激作用的有害气体，包括酸（硫酸和甲酸）、氮氧化物（一氧化氮和二氧化氮等）、氯及其他化合物、硫化合物（二氧化硫和硫化氢等）、成碱性氢化物（氨）、强氧化剂（臭氧）、酯类、金属化合物、醛类、氟代烃类、军用毒气（氮芥气和路易氏气等）等物质，此外，还有成酸氧化物、成酸性氢化物、卤族元素、卤烃类、有机氟化合物、酮类、脂肪胺类等也属刺激性气体。这些化合物的刺激作用多与酸类有关。常见的有氯、氨、光气、氮氧化物、氟化氢、二氧化硫和三氧化硫等。在常态下非气体，通过蒸发、升华及挥发后形成的蒸汽和气体作用于机体。

（二）接触机会

刺激性气体接触途径依化合物制造方法、生产工艺环境与使用途径不同而不同，如电解食盐生产氯气，制造各种含氯化合物、消毒饮用水时使用氯气时均可能接触氯气（一种刺激性气体）。刺激性气体多具有腐蚀性，常因不遵守操作规程或容器、管道等设备被腐蚀后发生跑、冒、滴、漏而污染作业环境。

（三）毒理

刺激性气体以眼、呼吸道黏膜及皮肤局部损害为主。病变程度主要取决于吸入的浓度、速率和作用时间，病变的部位与毒物水溶性有关。水溶性高的毒物接触到湿润的眼和上呼吸道黏膜时，易在局部产生刺激作用，高浓度可侵犯整个呼吸道，低水溶性的毒物易进入呼吸道深部引起化学性肺炎或肺水肿。

肺水肿的主要机制：①直接损伤肺泡壁导致通透性增加；②肺泡间隔毛细血管通透性增强；③肺淋巴循环受阻；④产生氧化物从而损伤肺组织，导致通透功能障碍等。

（四）临床表现

1. 急性刺激作用　吸入较高浓度刺激性气体引起眼和急性呼吸道刺激性炎症，如中毒性咽喉炎、气管炎、支气管炎和肺炎；吸入高浓度的刺激性气体可引起喉痉挛或水肿，喉痉挛严重者导致窒息死亡。

2. 中毒性肺水肿（toxic pulmonary edema）　是指吸入高浓度刺激性气体后引起的肺间质及肺泡腔液体过多积聚为特征的疾病，最终导致急性呼吸功能衰竭，是刺激性气体最严重的危害和职业病常见的急症之一。中毒性肺水肿的发生主要决定于刺激性毒物的毒性、水溶性、浓度、作用时间及机体的应激能力。易引起肺水肿较常见的刺激性气体有光气、二氧化氮、氨、氯、臭氧以及甲醛等。

刺激性气体引起的肺水肿，临床过程分为四期：

（1）刺激期：吸入刺激性气体后表现为上呼吸道炎或合并支气管肺炎。主要在短时间内出现呛咳、气急、流涕、咽干、咽痛、胸闷、呼吸困难及全身症状，如头痛、头晕、乏力、恶心、呕吐等症状。

（2）潜伏期（诱导期）：刺激期后，自觉症状减轻或消失，进入病情相对稳定而肺部病变再发展“假象期”。潜伏期长短（一般为2～6小时，最长可达36小时），主要取决于刺激性气体的溶解度、浓度和个体敏感性，浓度越高，潜伏期越短。本期末出现轻度的气短、胸闷，肺部出现少许干性啰音，胸部X线片可见肺纹理增多、模糊不清等。此期临床表现虽不突出，但对病情转归具有重要作用，须抓紧防止或减轻肺水肿发生。

（3）肺水肿期：潜伏期之后，症状突然加重，出现剧烈咳嗽、胸闷气憋、烦躁不安、大汗淋漓、咳大量粉红色泡沫样痰。可见口唇、指端明显发绀，两肺满布湿性啰音、血压下降、血浓缩、白细胞增加。心率剧增，可见低氧血症。胸部X线检查，早期为间质性肺水肿期，肺透光度降低、肺纹理增粗、紊乱和外延。随着肺水肿的形成和加重，两肺散在1～

10mm 大小不等的片絮状阴影，边缘不清，有时出现由肺门向两侧肺野呈放射状的蝴蝶形阴影。可并发混合性酸中毒、自发气胸、纵隔气肿，肝脏、肾脏、心脏等脏器损伤及继发肺部感染等。一般肺水肿发生后 24 小时内变化最剧烈，若肺水肿控制不力，有可能进入成人呼吸窘迫综合征（ARDS）期，应高度重视。

（4）恢复期：如无严重并发症，经正确治疗，肺水肿可在 2～3 天内得到控制，一般 3～4 天症状和体征减轻并逐步消失，X 线变化约在 1 周内消失，7～11 天基本恢复，多无后遗症。

3. 成人呼吸窘迫综合征　是指肺水肿的一种类型，是刺激性气体中毒、创伤、休克、烧伤、感染等严重疾病过程中继发的以进行性呼吸窘迫、低氧血症为特征的急性呼吸衰竭。死亡率高达 50%。刺激性气体中毒是其重要病因之一，主要作用机制与刺激性气体直接损伤毛细血管内皮细胞及肺泡上皮细胞、破坏肺泡表面活性物质的活性和通过血液途径所致的细胞破坏。

ARDS 临床可分为 4 个阶段：①原发疾病症状；②原发病后 24～48 小时，出现呼吸急促发绀；③出现呼吸窘迫，肺部水泡音，X 线胸片有散在浸润阴影；④呼吸窘迫加重，出现神志障碍，胸部 X 线有广泛毛玻璃样融合浸润阴影。有明显的呼吸窘迫、低氧血症，用一般氧疗难奏效，预后较差。

4. 慢性影响　长期接触低浓度刺激性气体，可引起慢性结膜炎、鼻炎、咽炎、支气管炎及牙齿酸蚀症，同时常伴有神经衰弱综合征和消化道等全身症状。急性氯气中毒后可遗留慢性喘息性支气管炎。有的刺激性气体具有致敏作用，如甲苯二异氰酸酯等。

（五）处理原则

刺激性气体中毒多发生于意外事故，往往导致多人中毒，其主要危害是化学性肺水肿。积极防治肺水肿是抢救中毒的关键。

1. 现场处理　立即脱离接触，脱去污染衣服，保持安静、保暖，迅速用大量清水或中和剂彻底清洗污染部位，眼部和皮肤受化学物污染，必须现场立即彻底冲洗再送医院。出现刺激反应者应严密观察，对可能引起呼吸道迟发型病变者应避免活动、延长观察期，卧床休息及对症治疗，必要时予以预防性治疗药物（如喷雾剂、吸氧、注射肾上腺糖皮质激素等）和心理治疗。

2. 保持呼吸道通畅　给予雾化疗法、支气管解痉剂、去泡沫剂如二甲硅油，必要时施行气管切开术。吸入去泡沫剂二甲硅酮以降低肺内泡沫的表面张力，清除呼吸道中水泡，增加氧的吸入量和肺泡间隔的接触面积，改善换气功能；选择适当的方法给氧，增加呼吸运动，改善淋巴回流，促进液体吸收；根据毒物的种类不同，尽早雾化吸入弱碱（4% 碳酸氢钠）或弱酸（2% 硼酸或醋酸），中和毒物，还可适当加入抗生素、糖皮质激素、支气管解痉药（氢溴酸东莨菪碱 0.01～0.1mg/kg，静脉给药，每次间隔 15～30 分钟，一般用 1～4 次）；必要时切开气管吸痰。

3. 改善和维持通气功能　降低肺毛细血管通透性、改善微循环，应尽早、足量、短期使用肾上腺皮质激素，以改善血管壁的通透性，减少或阻止胶体、电解质及细胞液等向细胞外渗出；增加机体应激能力。合理限制静脉补液量，使用脱水剂或利尿剂（如低分子右旋糖酐，减少红细胞凝聚及微血栓形成，促进利尿等作用，每次不超过 1000ml 为宜）以减少肺循环血容量，促进渗出的液体吸收等。

4. 合理氧疗　重视合理氧疗，维持水及电解质平衡，支持治疗及预防并发症。经鼻导管或鼻塞给氧，氧浓度为50%，仅适用于轻度症状。肺水肿时因肺泡不张，功能残气量少，肺顺应性低，故必要时应加压、给氧。间歇正压呼吸（IPPB）往往效果欠佳，目前大多主张使用呼气末正压呼吸（PEEP），该方法因呼气时肺泡仍能维持正压，防止肺泡萎陷，使部分已关闭的肺泡又重新充气，增加功能残气，减少毛细血管渗出，促进水肿吸收，从而减少病死率。

5. 对症治疗，积极预防并发症　根据病情采取镇静、解痉、止咳以及定喘等治疗方法。预防发生继发性感染、酸中毒、气胸及内脏损伤等。

6. 其他处理　轻、中度中毒治愈后，可恢复原工作。重度中毒治愈后，原则上应调离刺激性气体作业环境。急性中毒后如有后遗症，可参照GB/T16180，结合实际情况，妥善处理。

（六）预防

刺激性气体中毒大部分因意外事故所致。因此，严格执行安全操作规程，防止工艺流程的跑、冒、滴、漏，杜绝意外事故发生应是预防工作的重点。一般可采用下列综合措施：

1. 卫生技术措施　例如采用耐腐蚀材料制造的管道，生产和使用刺激性气体的设备应加强密闭抽风，生产流程自动化，贮运过程应符合防爆、防火、防漏气的要求，作好废气的回收利用等。

2. 个人防护措施　应选用有针对性的耐腐蚀防护用品（工作服、手套、眼镜、胶鞋以及口罩等）。如防二氧化硫、氯化氢以及酸雾可用碳酸钠饱和溶液及10%甘油浸渍的纱布夹层口罩；防氟化氢用碳酸钙或乳酸钙溶液浸过的纱布夹层口罩；防氯气、光气用碱石灰、活性炭作吸附剂的防毒口罩；防氨用硫酸铜或硫酸锌防毒口罩。防毒口罩应定期进行性能检查，以防失效。防护皮肤污染时，可选用适宜的防护油膏，如防酸用3%氧化锌油膏，防碱可用5%硼酸油膏；防止牙齿酸蚀症可用1%小苏打或白陶土溶液漱口。

3. 保健措施　做好工人就业前和定期体格检查，发现各种就业禁忌证以及早期不良影响，采取相应措施。易发生事故的场所，应配备必要的急救设备，如防毒面具、冲洗器及冲洗液等。

4. 环境监测措施　定期进行环境监测，及时发现超过卫生标准的原因，采取相应维修或改革措施。

六、窒息性气体

窒息性气体（asphyxiating gases）指吸入后直接引起组织窒息的一类气体。根据作用机制不同可分为单纯性窒息性气体（氮气和二氧化碳等）和化学性窒息性气体（一氧化碳、硫化氢、氰化氢等）。前者系毒性很低的气体或惰性气体，常因空气中浓度增高，导致空气、肺内、动脉血氧分压降低和组织缺氧；后者在工业生产中较多见，以障碍血液运氧能力和组织利用氧能力方式致组织缺氧即“细胞内窒息”。

（一）一氧化碳

1. 理化特性及接触机会　一氧化碳（CO）为一种无色、无味、无刺激性的气体，比重为0.967，微溶于水，易溶于氨水。空气中含量达12.5%时可发生爆炸。冶金工业的炼焦、炼钢、炼铁；机械工业的锻造、铸造；各种锅炉、加热窑炉以及焙烧等含碳燃料物质的不完全燃烧产生 CO，化学工业原料的 CO 泄漏；家庭用煤炉、燃气热水器和汽车发动机尾气产生 CO 等，在通风不良或气体泄漏时发生急性 CO 中毒。

2. 毒理　进入机体的 CO 大部分以原形随呼气道排出；少部分 CO 通过呼吸道吸收并迅速弥散穿透肺泡、毛细血管或胎盘，80%~90% 的吸入 CO 与 Hb 可逆性的结合成碳氧血红蛋白（HbCO），血液中 HbCO 饱和度随空气中 CO 浓度增高而增加；10%~15% 的吸入 CO 与含铁的肌红蛋白结合。CO 还可弥散通过胎盘进入胎儿体内。

CO 中毒机制主要是 CO 与 Hb 结合形成 HbCO 影响 Hb 的运氧能力。CO 与 Hb 的亲和力比氧与 Hb 的亲和力大 240 ~ 300 倍，HbCO 的解离速度比 HbO 慢 3600 倍，HbCO 的存在还影响 HbO 的解离，阻碍氧的释放和传递，导致低氧血症和组织缺氧。中枢神经对缺氧最敏感，最先受损形成脑水肿，导致颅内压增高、脑血液循环障碍和脑功能衰竭等急性中毒性脑病。

CO 还与细胞色素 P450、氧化酶、催化酶、鸟苷酸环化酶以及一氧化氮合酶（NOS）等发生可逆性的结合直接引起细胞缺氧。CO 与细胞色素氧化酶结合后解离慢，影响氧从毛细血管弥散到细胞内的线粒体，损害线粒体功能。抑制作用以含铁多的脑组织（如苍白球、黑质网状带中）细胞色素氧化酶最明显。

3. 临床表现和诊断

（1）急性 CO 中毒：临床以急性脑缺氧的症状与体征为主要表现；少数有迟发型的神经症状；部分亦有其他脏器的缺氧性改变。中毒程度主要取决于空气中 CO 浓度、接触时间。诊断原则主要根据吸入较高浓度 CO 接触史和发生急性中枢神经损害的症状和体征，结合血中碳氧血红蛋白测定的结果，现场卫生调查资料，排除其他病因后，并参照国家有关 CO 中毒的诊断标准及处理原则（GBZ23—2002）进行诊断。

（2）慢性中毒：长期反复接触低浓度的 CO 可引起类神经症和对心血管系统有不利的影响，但仍有争议。

4. 急救与治疗　迅速将中毒患者运至新鲜空气处，松开领口裤带，保持呼吸通畅，注意保暖，密切观察意识状态，轻度中毒不必特殊治疗可较快好转。立即拨打急救电话，及时送医院进行吸氧、保护心脑等重要器官、纠正低血压、抗休克等治疗。如中度中毒者应对症治疗或吸氧；重度中毒者（如呼吸停止）则立即进行口对口人工呼吸，有自主呼吸者应给予常压口罩吸氧，重度昏迷者应尽快送医院进行高压氧舱治疗，呼吸衰竭者应立即人工呼吸、吸入氧，用含 5% 的二氧化碳的氧气较好。积极防治脑水肿，促进脑血液循环，维持呼吸循环功能和对症治疗；加强护理，积极防治各种并发症，预防迟发型脑病。出现迟发型脑病时，可给予高压氧、糖皮质激素、血管扩张剂或抗震颤麻痹药物以及其他对症与支持治疗。

5. 预防　CO 中毒应采取如下的有效预防办法：

（1）正确使用热水器和燃料：煤气热水器或煤气、燃煤、燃油设备等严禁安装在浴室内、家人居住的房间或通风不良处。随时注意检查连接煤气具的橡皮管是否松脱、老化、破裂、虫咬；开关是否有异常。要定期清理和检查烟道，保持烟道结构严密、通风良好。

（2）注意室内空气流通：容易产生 CO 的场所应加强自然通风和局部排风，有条件的生产单位可安装 CO 自动警报器；如冶金工业的炼焦、炼钢、矿井放炮、化学工业的合成氨和光气、汽车尾气、家用燃气热水器、煤球炉等均可产生 CO 气体。对取暖用的煤炉要装好烟囱，并保持烟囱结构严密和通风良好，防止漏烟、倒烟。家用燃气热水器、煤气灶及煤球炉地点必须有良好的自然通风和排风设施。不要躺在门窗紧闭、开着空调的汽车内睡觉，避免大量 CO 的废气侵入车内引起中毒。

（3）加强卫生宣传：对工人要加强 CO 预防和急救培训教育。认真执行安全生产制度和操作规程。

（4）加强个人防护：进入 CO 浓度较高的环境内进行检修时，应采取个人防护（防毒口罩或供气或防毒面具），有 2 人以上轮换操作，以便监护、互助和互救。

（二）氰化氢（氢氰酸）

氰化物种类繁多，包括无机氰化物（氢氰酸、氰酸盐类等）和有机氰化物（异氰酸酯、硫氰酸酯等）2 类。其中氰化氢的毒性最大、毒作用最快，能在体内外释放出氰离子（CN^-）的氰化物都具有与氰化氢（HCN）相似的毒作用，故以氰化氢为例介绍如下。

1. 理化特性及接触机会　氰化氢（hydrogencyanide，HCN）为无色、具有苦杏仁味的气体，比重 0.93，易扩散，易溶于水，也可溶于脂肪及有机溶剂，其水溶液为氢氰酸。常见的接触机会有电镀、钢铁热处理、贵重金属的提炼、制药、合成纤维、灭鼠剂以及杀虫剂的生产等。

2. 毒理　生产环境下主要以 HCN 气体或氰化物盐类的粉尘经呼吸道吸入，HCN 也可经皮吸收。体内可通过多种途径进行代谢、转化及排泄：①部分以原形随呼气排出；②大部分在肝脏硫氰酸酶的作用下，与胱氨酸、半胱氨酸、谷胱甘肽等巯基化合物结合转化为无毒的硫氰酸盐随尿排出，此过程可被硫氰酸氧化酶缓慢逆转，偶尔在解毒早期出现中毒症状复现；③小部分与葡萄糖醛酸结合形成无毒腈类从尿排出；④少量 HCN 尚可分解为二氧化碳和氨从呼气道排出；⑤氰化物与体内羟钴胺反应转化为氰钴胺，从尿中排出；⑥在体内转化为甲酸从尿排出。CN- 在体内代谢过程见图 3-1。

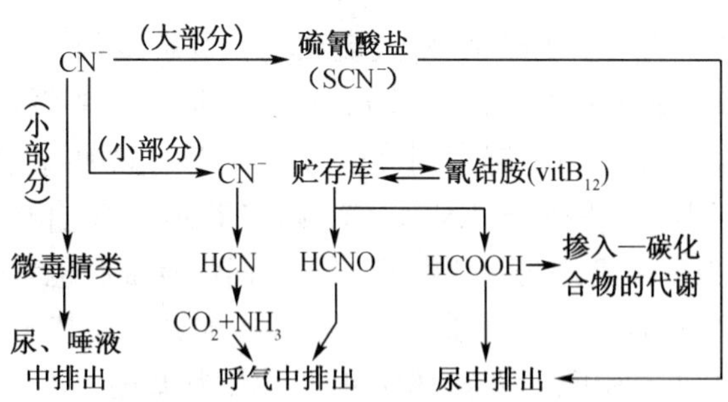

图 3-1　CN^-在体内代谢过程示意图

氰化物进入机体后释放的氰离子（CN^-）与细胞色素氧化酶三价铁结合，阻断生物氧化过程中的电子传递，使组织细胞不能摄取和利用氧，引起细胞内窒息。血氧不能为组织细胞所利用，故静脉血呈鲜红色，动静脉血氧差由正常的 4%～6% 降至 1%～1.5%，所以氰化物中毒时，皮肤、黏膜呈鲜红色。中枢神经系统对缺氧最敏感，首先受累及并出现昏迷、抽搐及呼吸困难。

3. 临床表现

（1）急性中毒：生产中多因意外事故吸入高浓度 HCN 致“电击样”骤死，即在 10～60

秒内可无预兆地突然昏倒，2～3 分钟内呼吸停止而死亡。如接触浓度相对较低，未瞬间死亡者，其临床经过可分四期：

1）前驱期：主要表现为眼、咽喉及上呼吸道黏膜刺激症状，口中有苦杏仁味，继之恶心呕吐、震颤，伴随逐渐加重的全身症状。此时如停止接触，吸入新鲜空气，症状很快消失。如继续接触，病情则继续向以下几期发展。

2）呼吸困难期：表现为极度呼吸困难和节律失调，患者有恐怖感，伴有听力、视力减退，皮肤黏膜呈鲜红色。

3）痉挛期：出现强直性和阵发性抽搐、角弓反张、大小便失禁、大汗、血压骤降、呼吸表浅、意识丧失、体温逐渐降低、各种反射均消失，但皮肤黏膜保持鲜红色。

4）麻痹期：全身肌肉松弛、反射消失、呼吸停止。随后心脏停搏而死亡。由于 HCN 毒作用快、毒性大；因此，诊断要迅速准确。一般根据接触史及临床表现即可诊断，呼出气有苦杏仁味、皮肤黏膜呈鲜红色以及尿硫氰酸盐大量增加等有助于诊断。

（2）慢性作用：氰化物无蓄积作用，对其是否引起慢性中毒尚有争议。但低浓度的长期接触，可出现类神经征，运动肌酸痛和活动障碍，并伴有眼和上呼吸道刺激症状，皮肤出现斑疹，丘疹或疱疹。有的表现为容易昏厥、尿频及排尿灼痛等。

4. 急救与治疗

急性中毒：急性氰化物中毒病情危急，进展快，治疗上要争分夺秒。

1）患者立即脱离现场，移至空气新鲜处进行抢救。

2）脱去污染的衣服，用肥皂水或清水洗净污染的皮肤，静卧保暖。如经消化道摄入，应迅速彻底洗胃，在可能的情况下，用 5% 的硫代硫酸钠或 0.2% 的高锰酸钾溶液洗胃效果更好。

3）纠正缺氧：应尽早给氧，重度中毒者宜早用高压氧治疗，但吸入高浓度的氧（>60%）持续时间不应超过 24 小时，以免发生氧中毒。

4）解毒治疗：应及早使用亚硝酸钠-硫代硫酸钠特效解毒剂：①亚硝酸钠-硫代硫酸钠疗法。静脉缓慢注射 3% 亚硝酸钠 10ml（1～2ml/min），同一针头缓慢注入 20% 硫代硫酸钠 75～100ml（10ml/min）。及早使用此解毒剂疗效显著。亚硝酸钠-硫代硫酸钠疗法的作用机制主要是亚硝酸钠能使 $HbFe^{2+}$ 形成 $HbFe^{3+}$，CN-则与 $HbFe^{3+}$ 结合形成氰化高铁血红蛋白，$HbFe^{3+}$ 还可夺取已与细胞色素氧化酶结合的 CN^-，从而恢复细胞色素氧化酶的活性。但由于氰化高铁血红蛋白可再离解出 CN^-，故需立即用硫代硫酸钠，使其与 CN-结合形成稳定的硫氰酸盐从尿中排出；②近年来用肌内注射 10% 4-二甲氨基苯酚（4-DMAP）2ml 代替亚硝酸钠，形成高铁血红蛋白的速度比亚硝酸钠快，使用方便，可避免亚硝酸钠的降压作用。此外，谷胱甘肽、硫代乙醇胺、胱氨酸等也有一定的解毒作用。

5）对症治疗：可用维生素 C、辅酶 A、复合维生素 B、细胞色素 C 等药物辅助治疗。

5. 预防

（1）生产性氰化物中毒的预防：应改进生产工艺，加强接头部位及阀门的密封，杜绝跑、冒、滴、漏，确保反应釜处于负压状态。加料时须两人同行，建立定期巡回检查制度，便于监护。加强个人防护，上岗时佩戴防护用具。

（2）食源性氰化物中毒的预防：应将含有氰甙的食物经过消毒处理（如浸泡、去皮），完全煮熟后再食用。食用时最好不要过量。

七、农 药

(一) 概述

农药是用于消灭、控制危害农作物害虫、病菌、鼠类、杂草及其他有害动、植物和调节植物生长的化学物质和化合物。农药是一类特别的化学品，人类在生产农药后，会有目的地将之投放到环境中去，以达到需要的目的。人们对农药的接触非常广泛，既有大量的从事生产、运输、保存、使用的职业接触人群，也有通过污染的产品、水体、土壤等环境接触的整个社会人群。由于容易获得，农药已经是农村自杀性中毒的主要工具。在职业接触人群中，与其他工业品明显不同，有广泛的使用者是其一个主要特征。因此，针对农药的管理也有特别的要求。

《中华人民共和国农药管理条例》(1997 年 5 月 8 日国务院令 216 号发布，2001 年 11 月 29 日国务院令第 326 号修订）明确规定了农药管理办法：国家实行农药登记制度，国家实行农药生产许可制度，国家实行农药经营管理制度，国家实行农药使用范围的限制。

根据国家规定，未经批准登记的农药，不得在我国生产、销售和使用。目前，禁止使用的农药又有两种情况，一种是由于没有生产厂家生产，因而没有申请登记，不一定是农药本身有什么问题。另一种是由于试验或使用中有安全方面的问题，而不能被批准登记。下列农药因其安全性或其他问题，国家已经明确不予登记。①敌枯双，对动物有致畸作用，接触敌枯双的生产工人和施药农民大多数引起皮炎，有些还伴有其他症状；②二溴氯丙烷（DBCP)，对动物有致突变和致癌作用。并可使生产车间男性工人精子减少，引起男性不育。残留试验证明在花生中有残留检出；③普特丹，对动物有致畸作用；④培福朗，急性吸入毒性高并有慢性毒性问题；⑤18% 蝇毒磷乳粉，属高毒农药，不得用于蔬菜，没有申请在其他作物上登记；⑥六六六和滴滴涕，属高残留农药，分解慢，容易在环境和食品中残留；⑦二溴乙烷（EDB)，对人、畜致癌，而且还能使精（卵）子遗传失常，使胎儿致畸、致突变和肝、肾受损等；⑧杀虫脒，对动物有致癌作用，对人有潜在的致癌危险性，世界上绝大多数国家已停止使用；⑨氟乙酰胺，对人畜剧毒，有二次中毒危险，国家规定严禁在农药上使用，严禁作为杀鼠剂销售和使用；⑩艾氏剂和狄氏剂，属有机氯农药，已多年不生产，不使用，无生产厂家申请登记；⑪汞制剂，对哺乳动物毒性高，在人体中容易蓄积而产生汞中毒。我国虽无明令禁止但实际上已不再生产、使用，也没有厂家申请办理登记；⑫毒鼠强，属高毒急性类毒鼠药，国家明令禁止使用、现没有正规厂家生产与登记，市场上销售的毒鼠强多属于假冒厂名、滥设商品名出售的劣品，危害很大；⑬甘氟，有机剧毒品，95% 的鼠甘伏原液，无色或微黄色透明液体，高毒杀鼠剂；⑭甲胺磷、对硫磷、甲苯对硫磷、久效磷和磷胺 5 种有机磷农药，因急性毒性大，被取消登记和严禁使用。

农药中毒的预防措施与其他化工产品的原则基本相同。但农药有广泛应用的特征，除《中华人民共和国农药管理条例》外，国家或有关主管部门颁发了《农药安全使用规定》和《农药合理使用准则》(GB8321.1—87，GB8321.2—87 和 GB8321.3—87）以及农村农药中毒卫生管理办法（试行）等法规。预防农药中毒的关键是加强领导和普及安全用药知识。

1. 严格执行农药管理的有关规定，生产农药，必须进行产品登记和申请生产许可，农药经营必须实行专营制度，避免农药的扩散和随意购买。限制或禁止使用对人、畜危害性大的农药，鼓励发展高效低毒的农药，逐步淘汰高毒类的农药。农药容器的标签必须符合国家规定，有明确的成分标识、毒性分级和意外时的急救措施等。

2. 积极向有关人员宣传、落实预防农药中毒管理办法等，严格执行农药登记的使用范围的限制，剧毒农药绝不可用于蔬菜和收获前的粮食作物和果树等。开展安全使用农药的教育，提高防毒知识与个人卫生防护能力。

3. 改进农药生产工艺及施药器械，防止跑、冒、滴、漏；加强通风排毒措施，用机械化包装代替手工包装。

4. 遵守安全操作规程

（1）农药运输应专人、专车，不与粮食、日用品等混装、混堆。装卸时如发现破损，要立即妥善改装，被污染的地面、包装材料、运输工具要正确清洗，可用1%碱水、5%石灰乳或10%草木灰水处理。

（2）营销部门要做好农药保管及销售管理的工作，剧毒农药要有专门仓库或专柜放置，不与粮食、蔬菜等混放。空瓶和包装要妥善处理，不要随意出售剧毒农药。

（3）配药、拌种应有专门的容器和工具，正确掌握配制的浓度要求。容器、工具用毕后，要在指定的地点清洗，防止污染水源等。

（4）喷药时遵守操作规程、防止农药污染皮肤和吸入中毒。一些行之有效的经验，如站在上风向，倒退行走喷洒值得推广。在中午等非常炎热或大风时，要停止作业。

（5）施药工具要注意保管、维修，防止发生泄漏。严禁用嘴吹吸喷头和滤网等。

（6）注意个人防护。施药员要穿长衣长裤，使用塑料薄膜围裙、裤套或鞋套。如皮肤受污染要及时清洗。不在工作时吸烟或吃食物。污染的工作服及时、恰当地清洗，不要带回家。

（7）使用过农药的区域要竖立标志，在一定时间内避免进入，以防中毒发生。

5. 医疗保健、预防措施

（1）生产工人要进行就业前和定期体检，通常一年一次，除常规项目外，可针对接触相应的农药增加有关指标，如有机磷农药接触工人的全血胆碱酯酶活性。患有神经系统疾病、明显肝脏、肾脏疾病以及其他不适宜从事这类作业的疾病者，要调离接触农药的岗位。妊娠期和哺乳期的妇女也不宜继续从事这类作业。

（2）施药人员要给予健康指导。多数的施药人员来自农村，不能享受有关的定期体检待遇，因此健康指导非常重要。要告知每天施药时间不要过长，不超过6小时，连续施药3～5天后要休息1～2天，不在炎热的时间喷洒等等。

6. 其他措施　鼓励组成专业队伍开展施药工作，减少接触农药的人数，避免农药的流失。积极研究低毒或无毒类农药。在高毒类农药中加入警告色或恶臭剂等，避免出现误用。

（二）有机磷酸酯类农药

有机磷酸酯类农药（organophosphorous pesticides）是我国目前生产、使用最多的一类农药，包括单剂和多元混剂，绝大多数是杀虫剂。有机磷农药品种较多，除杀虫剂外，少数品种还用于杀菌剂、杀鼠剂、除草剂和植物生长调节剂。

1. 理化特性　有机磷农药的基本化学结构可分为磷酸酯类（含 P ═O 结构）和硫代磷酸酯类（含 P ═S 结构）化合物。根据基团 X 的结构特征，有机磷化合物主要由以下 4 类构成：①X 含有一个四价 N；②X 为 F；③X 为 CNOCN 或 SCN；④X 为其他组分。我们把有机磷农药分为磷酸酯类、硫代磷酸酯类、磷酰胺及硫代磷酰胺、焦磷酸酯、硫代焦磷酸酯和焦磷酰胺类等。①磷酸酯类：磷酸是三元酸，有三个可被有机基团置换而形成磷酸酯的氢原子，如敌敌畏、敌百虫、磷胺、百治磷等。②硫代磷酸酯类：磷酸分子中的氧原子被硫原子置换形成硫代磷酸酯，如对硫磷、甲基对硫磷、内吸磷、辛硫磷、二嗪农等硫代磷酸酯类和马拉硫磷、甲拌磷等二硫代磷酸酯类。③磷酰胺及硫代磷酰胺类：磷酸分子中一个羟基被氨基取代形成磷酰胺，剩下的氧原子若被硫原子取代形成硫代磷酰胺，如甲胺磷及乙酰甲胺磷等少数品种。④焦磷酸酯、硫代焦磷酸酯和焦磷酰胺：两个磷酸分子脱去一分子水即形成焦磷酸，焦磷酸中的氢、氧和羟基分别由有机基、硫原子和氨基取代，如治螟磷、双硫磷等。

有机磷农药纯品为白色结晶，工业品为淡黄色或棕色油状液体，大多有类似大蒜或韭菜的特殊臭味（敌敌畏等少数品种除外）。有机磷农药的沸点很高（少数例外）。比重多大于1（稍重于水）。有较高的折光率，常温下蒸气压力很低，在任何温度下，液体或固体易蒸发。难溶于水，易溶于芳烃、乙醇、丙酮以及三氯甲烷等有机溶剂（石油醚和脂肪烃类则较难溶）。

大部分有机磷农药是磷酸酯或酰胺，易水解为无毒化合物，磷酸胺类有机磷难于水解，敌百虫在碱性条件下可变成敌敌畏。很多有机磷农药在氧化剂或生物酶催化作用下易被氧化。有机磷农药不耐热，化学结构不稳定，加热到200℃以下即发生分解，甚至爆炸。

2. 接触机会　农药生产（出料、分装及检修）时，车间空气中农药的浓度较高，皮肤污染与接触机会多，易引起中毒。施用农药（配料、喷洒及检修施药工具）时，衣服、皮肤被农药沾染，特别是田间下风侧喷药、拌种及在仓库内熏蒸，可吸入农药雾滴、蒸气及粉尘；在装卸、运输、供销、保管过程中，如管理和防护不足等均可引起中毒。

3. 毒理　有机磷农药经胃肠道、呼吸道、完好皮肤与黏膜吸收，吸收迅速而完全。皮肤吸收是职业性中毒的主要吸收途径。随血液及淋巴循环分布到全身各器官组织，肝脏含量最高，肾、肺、脾次之，可通过血-脑屏障，具有氟、氰等基团的有机磷，穿透血-脑屏障能力较强。可通过胎盘屏障到达胎儿体内。

经氧化及水解代谢，氧化产物毒性增强（又称活化作用）；水解产物毒性降低（解毒作用）。例如，对硫磷经肝细胞微粒体氧化酶氧化为毒性较大的对氧磷，马拉硫磷可被氧化为毒性较大的马拉氧磷。参与体内有机磷代谢的酶主要有P450系统和机体酯酶。最终代谢物大部分随尿排出，一般排泄很快，数日内可排完；少部分随粪便排出。

有机磷农药主要毒作用机制是抑制胆碱酯酶（cholinesterase，ChE）的活性，ChE是一类能在体内迅速水解乙酰胆碱（acetylcholinc，Ach）的酶。在正常生理条件下，突触间隙的ChE分解Ach迅速，冲动解除，恢复原状，保证神经生理功能正常活动。有机磷化合物进入体内迅速与体内ChE结合形成磷酰化ChE，失去分解Ach的能力，致体内Ach不能迅速被ChE水解而蓄积，产生与胆碱能神经过度兴奋相似的症状（强烈的毒蕈碱样症状、烟碱样症状和中枢神经系统症状），导致功能紊乱。有机磷化合物抑制ChE的速度与其化学结构有关。磷酰化ChE因中毒时间延长失去重活化的能力成为“老化酶”。老化是指中毒酶从可以重活化状态到不能重活化状态，使用复能剂难以恢复其活性。

其次是直接作用于胆碱能受体，抑制其他的酯酶，或直接作用于心肌细胞造成心肌损伤。可引起迟发型神经病变（organophosphate induced delayed polyneuropath，OPIDN）。

4. 临床表现　有机磷农药中毒是接触有机磷农药引起的，以ChE活性下降，出现毒蕈碱样、烟碱样和中枢神经系统症状为主的全身性疾病。

（1）急性中毒 潜伏期长短与接触有机磷农药的品种、剂量、侵入途径及人体健康状况等因素有关。经皮吸收中毒者潜伏期较长，可在12小时内发病，但多在2~6小时开始出现症状。呼吸道吸收中毒时潜伏期短，通常发病越快，病情越重。

1）毒蕈碱样症状：早期出现：①腺体分泌亢进，口腔、鼻、气管、支气管以及消化道等处腺体及汗腺分泌亢进，多汗、流涎、口鼻分泌物增多及肺水肿等；②平滑肌痉挛，气管、支气管、消化道及膀胱逼尿肌痉挛，呼吸困难、恶心、呕吐、腹痛、腹泻及大小便失禁等；③瞳孔缩小，因动眼神经末梢Ach堆积引起虹膜括约肌收缩使瞳孔缩小，重者瞳孔小如针尖；④心血管抑制，心动过缓、血压偏低及心律失常。

2）烟碱样作用：血压升高及心动过速，常掩盖毒蕈碱样作用下的血压偏低及心动过缓。运动神经兴奋时，表现肌束震颤、肌肉痉挛，进而由兴奋转为抑制，出现肌无力、肌肉麻痹等。

3）中枢神经系统症状：早期出现头晕、头痛、倦怠、乏力等，随后出现烦躁不安、言语不清及不同程度的意识障碍。严重者发生脑水肿，出现癫痫样抽搐、瞳孔不等大等。甚至呼吸中枢麻痹死亡。

4）其他症状；严重者出现许多并发症状（如中毒性肝病、急性坏死性胰腺炎、脑水肿等），一些重症患者出现中毒性心肌损害（第一心音低钝，心律失常或呈奔马律，心电图可显示ST-T改变，QT间期延长，异位节律，甚至出现扭转性室速或室颤）。少数患者在胆碱能危象症状消失后，出现中间肌无力综合征，主要在中毒后第2~7天。部分患者在急性中毒恢复后出现OPIDN。

（2）慢性中毒 多见于农药厂工人，症状较轻，主要有类神经症，部分出现毒蕈碱样症状，偶有肌束颤动、瞳孔变化、神经肌电图和脑电图变化。长期接触可能对免疫系统功能、生殖功能有不良作用。

（3）致敏作用和皮肤损害 有些有机磷农药具有致敏作用，可引起支气管哮喘、过敏性皮炎等。

5. 诊断 正确诊断是有机磷农药中毒抢救成功与否的关键，由于病情变化迅速，必须随时观察病情变化，及时调整用药。职业性急性有机磷杀虫剂中毒诊断标准（GBZ8—2002）明确规定了有关诊断原则和分级标准。

（1）诊断依据：根据职业史，自主神经、中枢神经和外周神经系统症状等临床表现，全血ChE活性改变，作业环境的职业卫生调查资料等综合分析，排除其他类似疾病可诊断。

（2）接触反应：具有下列表现之一：①全血或红细胞ChE活性在70%以下，尚无明显中毒临床表现；②有轻度的毒蕈碱样自主神经症状和（或）中枢神经系统症状，而全血ChE活性在70%以上。

（3）急性中毒

1）急性轻度中毒：农药接触史，24小时内出现头晕、头痛、恶心、呕吐、多汗、胸闷、视力模糊以及无力等症状，瞳孔可能缩小。实验室检查全血ChE活性一般在50%~70%。

2）急性中度中毒：除较重的上述症状外，还有肌束震颤、瞳孔缩小、轻度呼吸困难、流涎、腹痛、腹泻、步态蹒跚以及意识清楚或模糊。实验室检查全血ChE活性一般在30%~50%。

3）急性重度中毒：除上述症状外，并出现下列情况之一者，可诊断为重度中毒：①肺水肿；②昏迷；③呼吸麻痹；④脑水肿。实验室检查全血 ChE 活性一般在 30% 以下。

4）肌无力综合征：在急性中毒后 1～4 天，胆碱能危象基本消失且意识清晰，出现肌无力为主的临床表现。高频重复刺激外周神经的肌电图检查，可引出诱发电位波幅呈进行性递减。依据呼吸肌是否受累，分为轻型和重型两类。

5）迟发型神经病：在急性重度中毒症状消失后 2～3 周，有的可出现感觉、运动型外周神经病，神经-肌电图检查显示神经元性损害。

（4）慢性中毒　长时间接触有机磷农药后出现下列情况之一，可诊断为慢性中毒：①有神经症状、轻度毒蕈碱样症状和烟碱样症状中 2 项，ChE 活性在 50% 以下，并在脱离接触后一周内连续 3 次检查仍在 50% 以下；②出现上述症状一项，ChE 活性在 30% 以下，并在脱离接触后一周内连续 3 次检查仍在 50% 以下。

6. 处理原则

（1）急性中毒处理原则

1）清除毒物：立即让患者脱离中毒现场，脱去污染衣服，用肥皂水（忌用热水）彻底清洗污染的皮肤、头发、指甲；眼部如受污染，应迅速用清水或 2% 碳酸氢钠溶液冲洗。

2）特效解毒药：迅速给予解毒药物。轻度中毒者单用阿托品；中度或重度中毒者阿托品及 ChE 复能剂（如氯磷定、解磷定）联合使用，因有协同作用，剂量宜适当减少。ChE 复能剂对敌敌畏、乐果等中毒治疗效果较差，应以阿托品为主。注意阿托品化，但也要防止阿托品过量，甚至中毒。

3）对症治疗：按内科处理原则治疗。特别注意要保持呼吸道通畅，有呼吸衰竭或呼吸麻痹者，立即给予机械通气，必要时做气管插管或切开。呼吸暂停时，不轻易放弃治疗。急性中毒患者临床症状消失后仍需观察 2～3 天；乐果、马拉硫磷中毒者，应延长治疗观察时间，重度中毒患者避免过早活动，防止病情突变。

（2）慢性中毒处理原则　应脱离接触，积极治疗，主要采取对症和支持疗法。

7. 预防　在农业生产和使用农药时，应认真贯彻执行《农药安全使用规定》和《农药合理使用准则》等国家与地方相关法规。加强领导与普及安全用药知识，强化操作规程、控制用药范围、加强就业前及作业期间的健康检查等预防农药中毒。如就业前注意检查全血 ChE 活性；定期体检应将全血 ChE 活性检查列入常规，必要时进行神经-肌电图检查。

职业禁忌证：①神经系统器质性疾病；②明显的肝、肾疾病；③明显的呼吸系统疾病；④全身性皮肤病；⑤全血 ChE 活性明显低于正常者。

（何丽华）

第三节　生产性粉尘与职业性尘肺病

一、概　　述

生产性粉尘（productive dusts）是指在生产过程中形成的并能较长时间飘浮在空气中的

固体微粒。生产性粉尘是污染作业环境、损害劳动者健康的重要职业性有害因素之一，可引起尘肺病等多种职业性肺部疾患。

（一）生产性粉尘的来源

许多工农业生产过程中均可产生粉尘，如矿山开采、筑路、隧道开凿、矿石粉碎及生产中的固体物质的破碎和加工；水泥、玻璃、陶瓷、机械制造及化学工业等生产中的粉末状物质的配料、混合、过筛、包装及运转等；皮毛、纺织业的原料处理；金属熔炼、焊接、切割以及可燃物的不完全燃烧等。此外，生产环境中沉积的降尘因机械振动、气流变化等产生的二次扬尘，其可成为生产性粉尘的另一来源。

（二）生产性粉尘的分类

按粉尘化学性质可分为三类：

1. 无机粉尘（inorganic dust） 包括矿物性粉尘，如石英、石棉、滑石及煤等；金属性粉尘，如铝、铅、锰、铁、铍及锡等及其化合物；人工无机粉尘，如水泥、玻璃纤维及金刚砂等。

2. 有机粉尘（organic dust） 包括动物性粉尘，如皮毛、丝、骨及角质等；植物性粉尘，如棉、麻、谷物、甘蔗、烟草、木及茶等；人工有机粉尘，如合成染料、合成树脂、合成橡胶、合成纤维及有机农药等。

3. 混合性粉尘（mixed dust） 在生产环境中常以两种或两种以上的粉尘混合存在，称之为混合性粉尘。

（三）生产性粉尘的特性及其卫生学意义

生产性粉尘的理化性质、浓度和机体接触时间是决定粉尘对机体健康危害的主要因素。

1. 粉尘的化学成分 粉尘的化学成分是决定其对机体危害作用性质的最主要因素。粉尘的化学成分不同，其对机体作用性质也不同，可致纤维化、中毒、过敏或刺激等。如游离型二氧化硅粉尘致硅沉着病（矽肺），含结合型二氧化硅的石棉尘致石棉沉着病（石棉肺），铅尘致铅中毒等。

2. 粉尘的分散度 分散度是指物质被粉碎的程度，以粉尘粒径大小（μm）的数量或质量组成百分比表示。前者称为粒子分散度，粒径较小的颗粒所占百分比越高，粒子分散度越高；后者称为质量分散度，粒径较小的颗粒占总质量百分比越大，质量分散度越高。粉尘分散度越高，其在空气中沉降的速度越慢，悬浮的时间越长，吸入的机会愈大；粉尘分散度越高，比表面积越大，生物活性越高，对人体危害就越大。此外，分散度还可影响粉尘在呼吸道中的阻留部位和阻留率，直径小于15μm的尘粒可进入呼吸道，称为可吸入性粉尘（inhalable dust）；粒径在10～15μm的粉尘主要沉积于上呼吸道；粒径小于5μm的尘粒可达呼吸道深部和肺泡，称之为呼吸性粉尘（respirable dust）。

3. 粉尘浓度与接尘时间 生产环境中粉尘浓度、机体接尘时间以及粉尘分散度等是影响接尘工人肺内粉尘蓄积量的主要因素，而肺内粉尘蓄积量是影响尘肺病发病的决定因素。同一种粉尘，浓度越高，接尘时间越长，进入机体的粉尘量就越多，对机体危害就越严重。

4. 其他 粉尘的密度、硬度、形状、溶解度、荷电性及爆炸性等均具有一定卫生学意义。粉尘密度和形状影响尘粒的沉降速度，当粉尘大小相同时，密度越大的尘粒沉降越快，当粉尘质量相同时，其形状越接近球型，沉降速度越快；坚硬的尘粒容易引起呼吸道黏膜的机械性损伤；某些有毒粉尘如铅、砷等可在呼吸道溶解，其溶解度越大，对人体毒作用越大；尘粒的荷电性影响其在空气中的沉降和在机体呼吸道中阻留以及被巨噬细胞吞噬速度，带同种电荷粒子相斥，可增加其在空气中的稳定程度，异种电荷相吸，使粉尘易聚集并沉降；一般来说荷电尘粒在呼吸道内易被阻留；可氧化的粉尘在适宜浓度下（煤尘 $35g/m^3$，面粉、铝及硫磺 $7g/m^3$，糖 $10.3g/m^3$），遇明火或放电火花，可发生爆炸。

（四）生产性粉尘对人体健康的影响

1. 生产性粉尘在呼吸道的阻留和清除　粉尘粒子随气流进入呼吸道之后，主要通过撞击、截留、重力、布朗运动以及静电作用而沉降。粒径较大的尘粒在大气道分岔处可发生撞击沉降；纤维状粉尘主要沉积方式是截留；直径大于 1μm 的尘粒主要沉降方式为重力沉积；直径小于 0.5μm 尘粒主要通过布朗运动沉降；带电荷较多的尘粒在呼吸道表面可发生静电沉积。

人体呼吸道对粉尘的防御和清除有三道防线：①鼻腔、喉、气管支气管树的阻留作用。大量粉尘粒子随气流吸入时，通过撞击、截留、重力及静电沉积等作用使其阻留于呼吸道表面，减少进入呼吸性细支气管、肺泡管、肺泡的粉尘量。②呼吸道上皮黏液纤毛系统的排出作用。呼吸道表面的黏液纤毛系统是由黏膜上皮细胞表面的纤毛和覆盖其上的黏液组成。正常情况下，气道表面的黏液层可阻留进入气道内的粉尘，将其黏附，再通过纤毛向咽喉方向有规律地摆动，将含粉尘黏液移出。这种方式很有效地清除粉尘及外来异物，但如果长期吸入大量粉尘，黏液纤毛系统的功能和结构会遭到损害，大大降低粉尘清除能力，导致粉尘在呼吸道滞留。③肺泡巨噬细胞的吞噬作用。进入肺泡的粉尘黏附在肺泡腔表面，被肺泡巨噬细胞吞噬，形成尘细胞（dust-laden phagocyte）。绝大部分尘细胞通过阿米巴样运动和肺泡的缩张运动移至具有纤毛上皮结构的支气管，再通过纤毛摆动移出呼吸道，小部分粉尘和尘细胞可进入肺淋巴系统，沉积于肺门及支气管淋巴结。呼吸系统通过上述作用可使进入呼吸道的粉尘绝大部分在 24 小时内被清除。通常情况下，人体通过各种清除功能，可排除进入呼吸道的 97%~99% 的粉尘，只有 1%~3% 的尘粒沉积在体内。若长期吸入粉尘可削弱上述各项清除功能，导致粉尘过量沉积，酿成肺组织病变，引起疾病。

2. 生产性粉尘对人体的致病作用　生产性粉尘根据其理化特性和毒作用特点不同，可引起不同的病理损害。

（1）局部作用：粉尘可对呼吸道黏膜产生局部刺激作用，引起鼻炎、咽炎及气管炎等。刺激性较强的粉尘（如铬酸盐尘等）还可引起鼻腔黏膜充血、水肿、糜烂及溃疡，甚至鼻中隔穿孔；金属磨料粉尘可引起角膜损伤；粉尘堵塞皮肤的毛囊、汗腺开口可引起粉刺、毛囊炎等；沥青粉尘可引起光感性皮炎。

（2）呼吸系统疾患

1）肺尘埃沉着病：亦称尘肺病（pneumoconiosis），因长期吸入生产性粉尘在肺内阻留导致的、以肺组织弥漫性纤维化为主的全身性疾病。其特征是肺内有粉尘阻留并伴有胶原型纤维增生性肺组织反应，肺泡结构永久性破坏。尘肺病是生产性粉尘引起的最常见、危害程度最重的肺部疾患。尘肺病按所接触粉尘的性质可分为五类（表 3-1）。

表 3-1　不同性质粉尘及其引起的尘肺病

粉尘	尘肺病
游离二氧化硅	矽肺（silicosis）
结合型二氧化硅	硅酸盐肺（silicatosis）
煤、炭黑、活性炭等粉尘	炭尘肺（carbon pneumoconiosis）
混合型粉尘（游离二氧化硅和其他粉尘）	煤矽肺等
其他粉尘	
铝及其氧化物粉尘	铝尘肺（aluminosis）
电焊烟尘	电焊工尘肺（Welder's pneumoconiosis）

我国 2002 年公布的《职业病目录》中共列入 12 种尘肺病，即矽肺、煤工尘肺、石墨尘肺、炭黑尘肺、石棉肺、滑石尘肺、水泥尘肺、云母尘肺、陶工尘肺、铝尘肺、电焊工尘肺和铸工尘肺，以及根据《尘肺病诊断标准》和《尘肺病理诊断标准》可诊断的其他尘肺病。其中矽肺和煤工尘肺约占我国尘肺病总例数约 80%。

2）粉尘沉着症：某些生产性粉尘（如锡、钡、铁、锑尘）沉积于肺部后，可致一般性异物反应，并继发轻度肺间质非胶原型纤维增生，但保留肺泡结构，脱离接尘作业后，病变并不进展甚至会逐渐减轻，X 线阴影消失。

3）有机粉尘所致呼吸系统疾患：吸入棉、大麻或亚麻等粉尘可引起棉尘病；吸入被细菌、真菌或含异体血清蛋白等污染的有机粉尘可引起以肺泡变态反应为主的职业性变态反应性肺泡炎，如农民肺、蔗渣尘肺、禽类饲养工肺等；吸入聚氯乙烯、人造纤维粉尘可导致非特异性慢性阻塞性肺病（chronic obstructive pulmonary disease，COPD）。

（3）急、慢性中毒：吸入铅、锰、砷等有毒粉尘，可致中毒。

（4）粉尘性支气管炎、肺炎、支气管哮喘等：如长期吸入较高浓度的煤尘、电焊烟尘等可导致支气管上皮损伤，出现粉尘性支气管炎。

（5）呼吸系统肿瘤：二氧化硅（结晶型，石英或方石英）、石棉、放射性矿物质、镍、铬酸盐等粉尘可致肺部肿瘤或呼吸系统其他部位肿瘤。

（五）生产性粉尘危害控制

目前，尘肺病仍是我国最严重的职业病，至 2010 年，全国累计报告尘肺病已达 67.6 万例，死亡 14.9 万例，现患 52.7 万例，且每年新发病例万余人。控制尘肺病的关键在于预防。我国把防尘工作一直视为职业卫生重点工作之一，并总结出尘肺病综合性预防的"八字方针"（革、水、密、风、护、管、教、查）。

尘肺病综合性控制措施包括法律措施、组织措施、技术措施和卫生保健措施。

1. 法律措施　主要包括制定控制粉尘危害的各项卫生标准和相关法律法规和加强职业卫生监督。1956 年国务院颁布《关于防止厂、矿企业中矽尘危害的决定》，国务院、卫生部、劳动部等部门颁发了多部有关尘肺病防制的法律法规以及卫生行政规章；1987 年 2 月国务院颁布的《中华人民共和国尘肺防治条例》和 2002 年 5 月 1 日开始实施，2011 年底修订的《中华人民共和国职业病防治法》及其配套的卫生行政法规，使我国在尘肺病防制中调整企业法人和劳动者在尘肺病防治中的权利和义务以及明确卫生行政部门在尘肺病防制中的监督、检查、指导地位等方面有了法律保证。我国现行的《工业企业设计卫生标准》（GBZ1—2002）和《工作场所有害因素职业接触限值》（CBZ2. 1—2007）对有生产性粉尘危害工作场所卫生要求等做出了规定，并提出了47种生产性粉尘总粉尘时间加权平均容许浓度（permissible concentration-time weighted average，PC-TWA），还对其中的15种粉尘的呼吸性粉尘制定出容许浓度。

2. 组织措施 组织措施主要体现在加强领导及宣传教育（“教”），使用人单位和劳动者都能正确认识粉尘危害，以保证防尘设备的维护管理和防尘管理制度的落实（“管”）。

3. 技术措施 用工程技术措施减低或消除粉尘危害，是控制粉尘危害的最根本措施（一级预防）。

（1）改革工艺和革新生产设备（“革”）：如在铸造工艺中用石灰石代替石英砂；使生产过程实现自动化、机械化、连续化以减少尘源或避免接触粉尘等。

（2）湿式作业（“水”）：湿式作业是既经济又简单实用的防尘措施。如矿山的掘进采用水风钻，石英粉厂的水磨、水筛，铸造厂的水爆清砂，玻璃和陶瓷厂采用湿式拌料等。

（3）密闭尘源（“密”）、抽风除尘（“风”）：对不宜采用湿式作业的场所，尽可能密闭尘源。在密闭尘源基础上，用抽风方法使密闭系统内保持一定负压，避免粉尘逸散，使含尘空气通过除尘设备排出。

4. 卫生保健措施 主要包括粉尘作业场所粉尘危害的监测与监督、职业人群健康监护（“查”）以及个体防护（“护”）等。

（1）作业环境监测与职业卫生监督：用人单位应遵照《职业病防治法》及其配套卫生规章，定期对生产场所中粉尘浓度进行测定，并接受政府相关行政部门的职业卫生监督。

（2）健康检查：是职业健康监护的主要内容，根据《粉尘作业工人医疗预防措施方法》，对接尘工人必须进行上岗前和在岗期间定期健康检查，脱离接尘岗位也应做离岗的健康检查。岗前健康检查主要是发现职业禁忌证，在岗期间定期健康检查主要是及时发现尘肺病患者并观察其病情变化。

（3）个体防护：是为了保护接尘工人的健康，在技术措施难以使粉尘浓度降低到国家卫生标准以下水平时，所采用的补充防尘技术措施（佩戴防尘用具）。常用的防尘护具包括防尘口罩、防尘安全帽、送风头盔、送风口罩等。粉尘浓度较低的作业场所主要用防尘口罩，粉尘浓度高的工作岗位则用其他防尘护具。

二、几种常见的职业性尘肺病

（一）矽肺

矽肺（silicosis）是指由于生产过程中长期吸入游离二氧化硅含量较高的粉尘而引起的以肺组织弥漫性纤维化为主的全身性疾病。在我国，矽肺约占尘肺病总病例数近50%，是危害最严重的一种职业性尘肺病，也是全球职业卫生的重要问题之一。

1. 矽尘和矽尘作业 在自然界中游离二氧化硅分布广泛，在95%以上的矿石中均含有游离二氧化硅。含游离二氧化硅的粉尘，俗称为矽尘。石英中游离二氧化硅含量达99%，故常以石英尘作为矽尘的代表。一般将接触含游离二氧化硅10%以上的粉尘作业称为矽尘作业。常见的矽尘作业有：各种矿山采掘作业中的凿岩、爆破、运输以及筑路、水利工程等；

玻璃厂、陶瓷厂、石粉厂以及耐火材料等工厂生产过程中的原料破碎、研磨、筛分及配料等；机械制造业中铸造车间的砂型调制、清砂、喷砂等作业。

2. 影响矽肺发病的主要因素　矽肺发病一般比较缓慢，多数在接触矽尘5~10年后发病，有的长达15~20年。由于持续吸入高浓度、高游离二氧化硅含量粉尘，经过1~2年即发病，称为速发型矽肺（acute silicosis）。有些接尘者在较短时间内接触高浓度矽尘后，当脱离矽尘作业时X线胸片未显示矽肺改变，若干年后发生矽肺，称为晚发型矽肺（delayed silicosis）。

矽肺的发病与粉尘中游离二氧化硅含量和类型、粉尘浓度、分散度、接尘时间、防护措施以及接尘者个体差异等因素有关。粉尘中游离二氧化硅含量愈高，发病时间愈短，病情也愈严重；游离二氧化硅按晶体结构可分为结晶型、隐晶型和无定型三种，其中结晶型游离二氧化硅粉尘（如石英）致病作用大于隐晶型（如玛瑙）和无定型（如硅藻土）；不同石英变体致纤维化能力也有差异，依次为鳞石英、方石英、石英、柯石英及超石英。肺内粉尘蓄积量是诱发矽肺发病的决定因素，肺内粉尘蓄积量主要取决于生产环境中粉尘浓度、分散度、接尘时间、防护措施以及劳动强度等。个体因素如年龄、营养状况、个人卫生习惯以及呼吸道疾患，特别是肺结核均影响矽肺发病。此外，有研究表明粉尘中氟、砷、铬等均可增强游离二氧化硅的致病作用，而煤、黏土、氧化铝等可使游离二氧化硅致病能力减弱。

3. 发病机制　通常情况下，进入呼吸道的粉尘97%~99%在24小时内可被机体排出，但若生产环境中粉尘浓度过高，工人接尘时间过长，进入呼吸道粉尘超过机体清除能力时，粉尘会在肺内蓄积。其蓄积量愈多，对机体健康危害愈大。

进入肺泡的矽尘可引起肺泡内的巨噬细胞发生聚集，巨噬细胞吞噬尘粒后成为尘细胞。绝大多数尘细胞随呼吸道黏液排出。部分尘粒可侵入肺间质，在肺间质或被肺间质的巨噬细胞吞噬，或以游离方式向肺门淋巴结引流，并逐渐在淋巴结和淋巴管中堆积，并扩散到全肺和胸膜，产生致纤维化作用。

矽肺发病机制十分复杂，石英致肺组织纤维化涉及多种细胞和多种生物活性物质参与的炎症、免疫反应、异物反应、细胞毒作用、组织修复等。国内外学者提出了多种假说，如机械刺激、化学中毒以及硅酸聚合等多种学说，近年又提出表面活性学说和免疫学说，但都难以圆满解释矽肺发病全过程。目前，在探讨石英致肺巨噬细胞的功能改变、崩解、死亡和造成肺泡结构破坏，最终导致肺组织发生弥漫性纤维化病变等方面，取得了一些进展。

（1）尘细胞的损伤和死亡：巨噬细胞吞噬石英尘粒后崩解死亡，所释放的尘粒可再被其他巨噬细胞吞噬崩解死亡，如此反复发生过程是矽肺发病的主要因素。巨噬细胞崩解死亡的可能机制为：

1）石英颗粒表面羟基活性基团（即硅烷醇基团）与肺泡巨噬细胞膜构成氢键，产生氢的交换和电子传递，使细胞膜流动性降低，通透性增高，最终导致细胞破裂。

2）石英直接损害巨噬细胞膜，改变细胞膜通透性，促使细胞外钙离子内流，当内流超过Ca^{2+}/Mg^{2+}-ATP酶及其他途径排钙能力时，形成“钙超载”，导致巨噬细胞损伤或死亡。

3）石英在粉碎过程中，硅氧键断裂产生硅载自由基，与空气中的O_2、CO_2、水或液体中水反应生成活性氧自由基，参与生物膜过氧化反应，引起细胞膜的损伤。

（2）胶原纤维增生和矽结节形成

1）肺泡Ⅰ型上皮细胞在石英的作用下，变性肿胀，崩解脱落，当肺泡Ⅱ型上皮细胞不能及时修复损伤时，肺间质暴露，肺泡间隔内成纤维细胞向外移动，与石英直接接触，经生物活性物质的刺激产生大量胶原纤维，其生成为矽结节的形成提供了物质条件。

2）石英进入肺内损伤或激活淋巴细胞、上皮细胞、巨噬细胞及成纤维细胞等效应细胞，分泌多种细胞因子等活性分子，尘粒、效应细胞、活性分子等之间相互作用，构成复杂的细胞因子网络，通过多种信号传导途径，激活胞内转录因子，调控肺纤维化进程。如巨噬细胞受石英损伤后，释放出白细胞介素Ⅰ（IL-1）、肿瘤坏死因子（TNF）、纤维粘连蛋白（FN）等多种因子，这些生物活性物质参与刺激成纤维细胞增生，或网织纤维及胶原纤维的合成。

3）受损的巨噬细胞发生改变功能，释放的IL-1激活T淋巴细胞增生，诱导产生其他白细胞介素（如IL-2、IL-4、IL-6等），诱发B淋巴细胞、浆细胞及肥大细胞的增生和激活，产生大量IgA、IgG、IgM等。免疫系统被启动后，形成抗原抗体复合物沉积于胶原纤维上发生透明性变。

4. 病理改变　矽肺病例尸解可见：肺体积增大，含气量减少，肺呈灰白或黑灰，晚期病例的肺脏可呈花岗岩状，肺重量增加，入水下沉。肺脏表面可触及砂粒状结节，并失去弹性，融合团块处质地硬似橡皮。

矽肺的基本病理改变是矽结节（silicotic nodule）形成和弥漫性间质纤维化。矽结节是矽肺特征性病理改变。矽肺病理形态有四种类型：结节型、弥漫性间质纤维化型、矽性蛋白沉积型和团块型。其中以结节型和弥漫性间质纤维化型为常见，晚期矽肺可为进行性大块纤维化型（团块型），而有的病例则表现为矽性蛋白沉积型。结节型多见于长期吸入含游离二氧化硅含量较高的粉尘所致的矽肺，其典型病变为矽结节。早期矽结节胶原纤维细且排列疏松，其间有大量尘细胞和成纤维细胞，结节愈成熟，细胞成分愈少，胶原纤维愈粗大密集，最终胶原纤维发生透明样变。典型矽结节横断面由多层同心圆状排列的胶原纤维构成，其中央或偏侧有一闭塞的小血管或小支气管，似葱头状。长期吸入游离二氧化硅含量较低或虽游离二氧化硅含量较高，但累计接尘量相对较少的矽肺病例，则多表现为弥漫性间质纤维化型。长期吸入混合性粉尘的矽肺病例，可兼有结节型和弥漫性间质纤维化型病变。矽性蛋白沉积型病理特征为肺泡腔内有大量蛋白分泌物（矽性蛋白），可伴有纤维增生和矽结节。病变严重者可表现为团块型病变。

5. 临床表现

（1）症状和体征：肺具有很强的代偿功能，即使X线胸片上已呈现典型矽肺影像，患者也可能无明显自觉症状。随着病情进展，特别是有并发症时，会出现胸痛、胸闷、气短及咳嗽及咳痰等症状，并逐渐加重，但症状的轻重与X线胸片表现的严重程度可能并不一定平行。

（2）X线胸片表现：矽肺X线胸片影像是矽肺病理改变在X线胸片上的反映，是“形”和“影”的关系。其主要表现为小阴影（small opacity）和大阴影（large opacity）。X线胸片上出现的圆形、不规则形小阴影和大阴影与肺组织内粉尘的蓄积量、肺组织纤维化的病变程度存在一定的相关关系。小阴影和大阴影是矽肺X线诊断依据。X线胸片的肺门改变、肺纹理和胸膜改变以及肺气肿等影像对矽肺的诊断也有重要参考价值。X线胸片是矽肺诊断依据，也是判断矽肺进展和评价矽肺治疗效果的依据。

小阴影按其形态，可分为圆形和不规则形两类。圆形小阴影呈圆形或近似圆形，边缘整齐或不整齐，其直径小于10mm。按其直径大小可分为p（<1.5mm）、q（1.5~3.0mm）和

r（3.0～10mm）三种类型。圆形小阴影多为若干个矽结节重叠的影像，其早期多分布在两肺中、下肺区，密集度较低。随病情进展，小阴影直径增大，数目增多，密集度增加，并可波及上肺区。不规则形小阴影是指X线胸片上出现的粗细、长短、形态不一的致密阴影，可互不相连，也可呈网状或蜂窝状。按其横径大小可分为s（<1.5mm）、t（1.5～3.0mm）和u（3.0～10mm）三类，其病理基础主要为肺间质弥漫性纤维化。

大阴影是指长径达10mm以上的阴影。大阴影是晚期矽肺主要X线表现，其病理基础为团块型纤维化。

（3）肺功能改变：矽肺早期即有肺功能损害，但由于肺组织的代偿功能很强，临床上肺功能检查多属正常。随着病变进展，肺组织纤维化逐渐加重，肺弹性下降，则可出现肺活量及肺总量降低；伴肺气肿和慢性炎症时，时间肺活量降低，最大通气量减少，所以矽肺患者的肺功能以混合性通气功能障碍多见。当肺泡大量损害、毛细血管壁增厚时，可出现弥散功能障碍。

（4）并发症：矽肺主要并发症有肺结核、肺部感染、肺源性心脏病以及自发性气胸，其中最为常见和危害最大的是肺结核。矽肺一旦合并结核，可加速矽肺病情恶化，且结核难以控制，矽肺合并结核是患者死亡的最常见原因。

（二）煤工尘肺

煤工尘肺（coal worker's pneumoconiosis，CWP）是煤矿粉尘作业工人所患尘肺病的总称。在煤矿开采过程中，工人因从事工种不同，可分别接触煤尘、矽尘和煤矽尘，长期高浓度接触上述粉尘均可致肺组织弥漫性纤维化。我国煤工尘肺患者约占尘肺病总例数的40%，仅次于矽肺。煤工尘肺包括三种类型：①矽肺：掘进工种，包括凿岩工及其辅助工、装渣工、放炮工等接触岩石粉尘，粉尘中游离二氧化硅含量在10%以上，其所患尘肺病在病理上有典型的矽结节改变，发病工龄为10～15年，进展快，危害严重。约占煤矿尘肺患者总数10%～30%。②煤肺：采煤工种，包括电钻打眼工、采煤机手、回采工及煤仓装卸工等，主要接触单纯性煤尘，煤尘中游离二氧化硅含量在5%以下，其所患尘肺病的病理学上有典型的煤尘灶或煤尘纤维灶以及灶周肺气肿，发病工龄多在20年以上，病情进展缓慢，危害较轻。③煤矽肺：既在掘进工种也在采煤工种工作过的工人，既接触过煤尘，也接触过矽尘或长期接触煤矽尘，其所患尘肺病在病理学兼有矽肺和煤肺的特征，是我国煤工尘肺最常见的类型，发病工龄多在15～20年。

1. 主要接触机会　煤矿生产有露天和井下开采两种方式，露天开采主要有表土剥离和采煤两道工序，井下开采的主要工序是掘进和采煤。此外在选煤、煤炭装卸等工种也可接触到煤尘或煤矽混合尘。煤工尘肺的发病情况，因开采方式不同有很大差异。井下开采工作面的粉尘浓度和粉尘分散度均高于露天煤矿，尘肺病发病率也高于露天煤矿。不同煤种的致病能力不同，无烟煤最强，烟煤次之，褐煤较弱。

2. 病理改变　煤工尘肺的病理改变因吸入的矽尘与煤尘的比例不同而有所差异，除掘进工种所患矽肺外，多兼有肺间质性弥漫纤维化型和结节型两者特征。主要病理改变有：

（1）煤斑：又称煤尘灶，是煤工尘肺最常见的原发性特征性病变，也是病理诊断的基础指标。煤斑肉眼观察呈灶状，色黑，质软，直径2～5mm，圆形或不规则形，境界不清，多在肺小叶间隔和胸膜交角处，呈网状或条索状分布。显微镜下可见煤斑是由很多煤尘细胞灶和煤尘纤维灶组成。

（2）灶周肺气肿：是煤工尘肺病理学的又一特征。灶周肺气肿有两种：一种是局限性肺气肿，为散在分布于煤斑旁的扩大气腔，与煤斑共存；另一种是小叶中心性肺气肿，在煤斑的中心或煤尘灶的周边，有扩张的气腔，居小叶中心，称为小叶中心性肺气肿。

（3）煤矽结节：肉眼观察呈圆形或不规则形，大小为2～5mm或稍大，色黑，质坚实。显微镜下可见典型煤矽结节其中心部由旋涡样排列的胶原纤维构成，可发生透明性变，胶原纤维之间有明显煤尘沉着，周边则有大量煤尘细胞、成纤维细胞、网状纤维和少量的胶原纤维。非典型煤矽结节无胶原纤维核心，胶原纤维束排列不规则并较为松散，尘细胞分散于纤维束之间。

（4）弥漫性纤维化：在肺泡间隔、小叶间隔、小血管和细支气管周围以及胸膜下，出现程度不同的间质细胞和纤维增生，并有煤尘和尘细胞沉着，间质增宽增厚，晚期形成粗细不等的条索和弥漫性纤维网架，肺间质纤维增生明显。

（5）大块纤维化：是晚期煤工尘肺表现之一。呈致密的黑色块状病变，多分布在两肺上部和后部。镜下可见：在大块纤维组织中和大块病灶周围有很多煤尘和煤尘细胞，部分病例可见煤矽结节。煤工尘肺的大块纤维化与矽肺融合团块不同，后者融合团块中结节较多，间质纤维化相对较少。

3. 临床表现

（1）症状、体征和肺功能改变：煤工尘肺早期一般无症状，当病变进展，特别是发展为大块纤维化或合并感染时，才会出现呼吸系统症状和体征，如气短、胸痛、胸闷、咳嗽及咳痰等。在合并肺部感染、支气管炎时，才可检查到相应体征。煤工尘肺患者肺部的广泛纤维化、呼吸道狭窄，特别是由于肺气肿导致肺泡大量破坏，肺功能检查显示通气功能、弥散功能和毛细血管气体交换功能都有减退或障碍。

（2）X线胸片影像：煤工尘肺不论是煤矽肺还是煤肺，X线上主要表现为圆形小阴影、不规则形小阴影和大阴影。

1）圆形小阴影：煤工尘肺X线表现以圆形小阴影为主者较为常见，多为p类和q类圆形小阴影。圆形小阴影的病理基础是矽结节、煤矽结节和煤尘纤维灶。圆形小阴影的形态、数量和大小往往与患者长期从事的工种有关。掘进工种患者以典型的圆形小阴影居多；以采煤作业为主的工人，圆形小阴影多不典型，边缘不整齐，呈星芒状，密集度较低。随着尘肺病变的进展，圆形小阴影的直径增大、增多、密集度增加，分布范围扩展，可布满全肺。

2）不规则形小阴影：多呈网状，有的密集呈蜂窝状，其病理基础为煤尘灶、弥漫性间质纤维化、细支气管扩张、肺小叶中心性肺气肿。其小阴影密集度常低于矽肺。

3）大阴影：晚期煤工尘肺患者胸片上可见到大阴影，其多是由小阴影增大、密集、融合而成；也可由少量斑片、条索状阴影逐渐相连并融合呈条带状。大阴影周边肺气肿多较明显。大阴影多在两肺上、中区出现，多见左右对称。煤肺患者罕见大阴影。

此外，煤工尘肺的肺气肿明显，多为弥漫性、局限性和泡性肺气肿。泡性肺气肿表现为成堆小泡状阴影，直径为1～5mm，即所谓“白圈黑点”影像，晚期可见到肺大泡。

（三）硅酸盐肺

硅酸盐（silicate）是由二氧化硅、金属氧化物和结晶水组成的矿物，按其来源可分天然和人造两种。天然硅酸盐广泛存在于自然界中，如石棉、滑石、云母等。人造硅酸盐由石英和碱类物质焙烧而成，如玻璃纤维、水泥等。硅酸盐有纤维状（如石棉）和非纤维状（如水泥、云母、高岭土、桎石等）之分。一般认为，纤维是指纵横径之比 >3:1 的粉尘。直径 <3μm，长度≥5μm 的纤维称为可吸入性纤维（respirable fibers）；直径≥3μm，长度≥5μm 的纤维为非可吸入性纤维（non-respirable fibers）。

长期吸入硅酸盐尘所致的尘肺病统称为硅酸盐肺。我国现行法定职业病名单中列有石棉肺、滑石尘肺、云母尘肺和水泥尘肺。

硅酸盐肺具有以下共同特点：①肺组织病理改变主要表现为弥漫性肺间质纤维化。组织切片中可见含铁小体，如石棉小体、滑石小体、云母小体等，但其数量多少与肺组织纤维化程度不一定呈平行关系，仅可作为吸入硅酸盐尘指标。②X 线胸片表现以不规则小阴影为主。③患者自觉症状和体征一般较明显。肺功能损害出现较早，早期以气道阻塞和进行性肺容量降低为主要表现，晚期可出现“限制性综合征”及气体交换功能障碍。④并发症以气管炎、肺部感染、胸膜炎为多见。肺结核合并率较矽肺低。在各种硅酸盐肺中，以石棉肺最为常见，危害最严重。

石棉肺　石棉是蛇纹石类和闪石类硅酸盐矿物的总称。蛇纹石类主要为温石棉。温石棉其纤维质地柔软，具可织性，工业用途大。闪石类石棉纤维质硬而脆，包括青石棉、铁石棉、直闪石、透闪石、阳起石和角闪石。石棉纤维的直径大小依次为直闪石 > 铁石棉 > 温石棉 > 青石棉。其中青石棉致病作用最强。石棉不仅可致肺组织纤维化，引起石棉肺，还是第 1 组致癌物，可引起恶性间皮瘤和肺癌。

石棉具有抗拉强度大，不易断裂、隔热、耐火、耐酸碱和绝缘等良好的物理性能和工艺性能，工业用途达 3000 种以上。

石棉肺（asbestosis）是指在生产过程中长期吸入石棉粉尘所引起的以肺组织纤维化为主的疾病。

（1）主要接触作业和影响发病因素：石棉矿的开采、选矿和运输；石棉加工厂的开包、扎棉、梳棉；石棉布、绳以及石棉瓦等石棉制品的制作；造船、建筑等行业的保温、耐火材料的制造、维修及旧建筑拆除以及其他石棉制品的检修等均可产生大量石棉粉尘，其中以石棉加工厂开包、扎棉、梳棉为甚。石棉矿体中的石棉多成束状，职业危害相对较小。

石棉肺的发病工龄一般为 5~15 年，不足 5 年发病者较少见。少数工人脱离接触石棉尘作业后可发生晚发性石棉肺。石棉种类、纤维直径和长度、纤维浓度、接尘时间（工龄）、个体差异、防护措施以及工作场所是否混有其他粉尘等均是影响石棉肺发病的主要因素。此外，接触者生活习性如吸烟等也与石棉肺发病有关。

石棉纤维随气流经气道进入肺泡的过程中，较长的纤维在支气管分叉处易被截留，直径 <3μm 的纤维才易进入肺泡。闪石类纤维在肺泡沉积量大于温石棉，温石棉多在呼吸细支气管以上部位被截留沉积。柔软的温石棉纤维也易被清除，不易穿透肺组织，闪石类纤维由于直而硬的，可穿透肺组织，并可达到胸膜，易导致胸膜疾患，如青石棉和铁石棉纤维。进入肺泡的石棉纤维大多被巨噬细胞吞噬。进入呼吸道的石棉纤维大部分由黏液纤毛系统排出，部分可滞留于肺内，部分可穿过肺组织到达胸膜。

（2）发病机制：石棉肺的发病机制目前尚不清楚。主要有纤维机械刺激学说和细胞毒性学说等。纤维机械刺激学说认为，由于石棉具有纤维性、坚韧性和多丝结构等物理特性，石棉不仅可机械损伤和穿透呼吸细支气管及肺泡壁，侵入肺间质引起纤维化病变，同时可穿透肺组织，进入胸腔引起胸膜病变，即胸膜斑、胸膜渗出以及间皮瘤。长纤维石棉致纤维化能力强。过去认为只有长的石棉纤维（>20μm）才有致纤维化作用，现已证实纤维长度<5μm 的石棉纤维不仅能致弥漫性纤维化病变，并具有更强的穿透力，易进入肺深部，甚至远及胸膜，引起严重的胸膜病变——胸膜斑、胸膜积液、或间皮瘤。细胞毒性学说认为，石棉纤维具有细胞毒性，温石棉细胞毒性大于闪石类。当温石棉纤维与细胞膜接触后，纤维表面的镁离子及其正电荷与巨噬细胞膜性结构相互作用，形成离子通道，使钾钠泵失调，细胞膜通透性增高和溶酶体酶释放，造成巨噬细胞崩解，引起肺组织纤维化。巨噬细胞崩解过程中产生的氧自由基等（如 O^{-2} 和 · H_2O_2 等）在细胞膜的脂质过氧化损伤中，也起重要作用。

（3）病理改变：石棉肺的病理特点包括肺间质弥漫性纤维化、胸膜增厚和胸膜斑形成。

由于进入呼吸道的石棉纤维易随支气管长轴进入肺下叶，故石棉肺的纤维化病变由上而下逐渐加重，双侧下叶尤甚。肺间质纤维化在血管和支气管周围尤为明显。随着病变进展，两肺切面上出现粗细不等灰白色弥漫性纤维化条索和网架，此改变为石棉肺病理典型特征。晚期病例，两肺明显缩小、变硬，表面因瘢痕下陷与结节样隆起而凹凸不平，切面为典型的弥漫性纤维化伴蜂房样变，此病变是其最突出的特征。

石棉肺组织切片中可见长 10~300μm，粗 1~5μm 的石棉小体（asbestos body）。其呈黄色或黄褐色，形似哑铃、串球或火柴状，铁反应呈阳性。石棉小体是石棉纤维被巨噬细胞吞噬后，由一层含铁蛋白颗粒和酸性黏多糖包裹沉积于石棉纤维之上所形成。石棉小体数量多少与纤维化程度不呈平行关系。石棉小体仅仅是吸入石棉的接触标志，并不能反映疾病的病变程度。石棉纤维一旦被铁蛋白所包裹，则丧失致纤维化的能力。

胸膜对石棉纤维的反应包括：胸膜斑、胸膜渗出和弥漫性胸膜增厚。胸膜斑是指厚度>5mm 的局限性胸膜增厚，其由玻璃样变的粗大胶原纤维束在胸膜壁层和（或）脏层局部所形成的纤维斑片，以壁层多见。胸壁下后方的外侧面和脊柱旁以及膈肌的中心腱为常发部位，可为单侧或双侧。胸膜斑呈乳白色或象牙色，表面光滑，境界清楚，形似胼胝体或软骨，有的可伴钙化。胸膜斑是石棉所致肺部病变的病理学和影像学重要标志之一，也可以是接触石棉者唯一病变。

（4）临床表现

1）症状和体征：患者自觉症状出现较矽肺早，主要表现为咳嗽和呼吸困难。咳嗽一般为阵发性干咳或伴小量黏液性痰，难以咳出。呼吸困难早期出现于体力活动时，晚期患者在静息时也可出现气急。有的患者可有一时性局限性胸痛。如并发肺癌或恶性胸膜间皮瘤者，可出现持续性胸痛。

石棉肺特征性体征是双侧下肺区在吸气时可闻及捻发音，随病情加重，捻发音可扩展至中、上肺区，其声音也由细小变粗糙。晚期患者可出现杵状指（趾）等体征，伴肺源性心脏病者，可有心肺功能不全症状和体征。

2）肺功能改变：患者肺功能改变出现较早，在 X 线胸片尚未显示石棉肺影像之前，肺活量即开始降低。肺活量进行性降低是石棉肺肺功能损害的特征；动态观察肺活量（VC）、用力肺活量（FVC）和第一秒用力呼气容积/用力肺活量（FEV_1/FVC）的变化，有助于预测肺纤维化的病变进展。

弥散量下降也是早期石棉肺肺功能损害表现之一。随着病情进展，VC、FVC 和肺总量（TLC）下降，而 FEV_1/FVC 变化不明显，呈现限制性肺通气功能损害特征，此特征为石棉肺典型肺功能改变。

3）X线胸片表现：主要表现为不规则小阴影和胸膜改变。不规则小阴影不仅是石棉肺X线胸片主要表现，也是石棉肺诊断主要依据。石棉肺早期多在两侧肺下区近肋膈角出现密集度较低的不规则小阴影，随着病情进展，小阴影增多增粗，呈网状并向中、上肺区扩展。有的石棉肺患者X线胸片上也可出现圆形小阴影，多见于石棉矿开采工，此表现与所接触的石棉尘中混有游离二氧化硅有关。

胸膜改变包括胸膜增厚、胸膜斑和胸膜钙化。胸膜斑是我国石棉肺诊断分期的指标之一。胸膜斑分布多在双下肺侧胸壁6~10肋间，也可发生于膈胸膜和心包膜。弥漫性胸膜增厚的X线影像呈不规则形阴影，以中、下肺区明显，有时可有点片或条状钙化影。晚期石棉肺可因纵隔胸膜增厚并与心包膜及肺组织纤维化交错重叠，致使心缘轮廓不清，甚至可形成“蓬发状心影（shaggy heart）”，此影像是石棉肺Ⅲ期主要诊断依据之一。

（5）并发症

1）肺感染：肺内非特异性感染是石棉肺的主要并发症，尤其中、晚期患者肺内感染往往促使纤维化过程加重、加快。石棉肺并发结核较矽肺少。

2）肺心病：石棉肺晚期容易患肺心病。肺部反复继发感染，加重肺心病，引起心肺功能衰竭是晚期石棉肺常见死因。

3）肺气肿：多为灶周性、代偿性和小叶性肺气肿。

4）癌症：石棉纤维可致肺癌和恶性间皮瘤。

三、尘肺病的诊断

诊断尘肺病必须根据可靠的生产性粉尘接触史，以X线后前位胸片表现为主要依据，根据国家《尘肺病诊断标准》（GBZ 70—2009），结合现场职业卫生学、尘肺病流行病学调查资料及该单位尘肺病发病情况，方可做出尘肺病的诊断。

我国国家尘肺病诊断标准，适用于国家现行职业病名单中规定的各种尘肺病的诊断，诊断分期标准为：

（一）观察对象 粉尘作业人员检查发现X射线胸片有不能肯定的尘肺病样影像学改变，其性质和程度需要在一定期限内进行观察者。

（二）壹期尘肺 有总体密集度1级的小阴影，分布范围至少达到2个肺区。

（三）贰期尘肺 有总体密集度2级的小阴影，分布范围超过4个肺区；或有总体密集度3级的小阴影，分布范围达到4个肺区。

（四）叁期尘肺 有下列三种表现之一者：

1. 有大阴影出现，其长径不小于20mm，短径不小于10mm。
2. 有总体密集度3级的小阴影，分布范围超过4个肺区并有小阴影聚集。
3. 有总体密集度3级的小阴影，分布范围超过4个肺区并有大阴影。

四、尘肺病的治疗与处理

尘肺病一经确诊，不论期别都应及时调离接尘岗位。应依据期别、肺功能损伤程度和呼吸困难程度进行职业病致残程度鉴定，并给予治疗。目前尚无根治尘肺病办法，其治疗原则主要是采取药物、营养、适当体育锻炼等综合医疗保健措施，以提高患者抗病能力、防治并发症、消除或改善症状、保护呼吸功能、延长寿命、提高生活质量。目前临床上试用的药物有克矽平（P204）、柠檬酸铝、汉防己甲素及磷酸哌喹等，这些药物疗效有待进一步观察和评估。

（路小婷）

第四节 职业性致癌因素与职业性肿瘤

一、职业性致癌因素

职业性致癌因素（occupational carcinogen）是指与职业较长时间接触有关，在一定条件下能使正常细胞转化为肿瘤细胞，且经过较长时间的潜伏期能发展为可检出肿瘤的致病因素。

1775 年，英国外科医生 Percival Pott 首次报告扫烟囱工人阴囊癌，以后人们又陆续发现许多职业性致癌物质和致癌生产过程，其中较常见的化学物质，如苯、煤焦油以及芳香胺燃料等。因为肿瘤的临床预后不佳，患者几乎丧失全部劳动能力，所以认为职业性肿瘤是一种最严重的职业性疾患，约占全部肿瘤人数的4%。国际癌症研究机构（International Agency for Research on Cancer，IARC）每年都发表一些全球性的肿瘤病因研究进展与结果评审，现已确定约 50 种对人类致癌肯定的因素，其中约一半与职业有关。

职业性致癌因素最常见的有化学致癌物和某些工业过程。因为在某些工业过程中劳动者特定的肿瘤高发，但又未完全明了特定的致癌物，所以把整个工业过程视为危险因素，如焦炭炼制、铬酸盐制造、家具制造、橡胶制造等工业过程。职业性致癌因素包括物理、化学和生物因素。

（一）物理因素

与人类癌症有关的物理因素如电离辐射（包括 X 射线和 γ 射线）、氡及其衰变物、紫外线等能引起不同的肿瘤。体外长期接触放射线可导致白血病、皮肤癌、肉瘤或骨肉瘤的发生。长期吸入放射性粉尘可诱发肺癌。阳光中的紫外线易致白种人患皮肤癌。

（二）化学因素

化学致癌物是最常见的职业性致癌因素。在一些工业生产过程中，工人长期接触这些化学致癌物，就可能引起职业性肿瘤。我国在新修订的职业病名单中列入的职业性肿瘤有 8 种，即联苯胺所致膀胱癌，石棉所致肺癌、间皮瘤，苯所致白血病，氯甲醚所致肺癌，砷所致肺癌、皮肤癌，氯乙烯所致肝血管肉瘤，焦炉逸散物所致肺癌，以及铬酸盐制造业所致肺癌。除了这 8 种职业性致癌因素外，还有一些确定的职业性致癌物，如苯并（a）芘、沥青、页岩油、矿物油、石蜡、炭黑、木榴油、镍及其盐类、芥子气、异丙基油、氯丁二烯等需进一步研究立法。

迄今为止，国际癌症研究机构认为与工农业生产有关的人类化学致癌物或工业过程有40种。

（三）生物因素

生物致癌因素常常被忽视，IARC在1999年公布的对人致癌性总评价中，已将EB病毒、非洲淋巴细胞瘤病毒、幽门螺旋菌（感染）、乙型肝炎病毒（慢性感染）、丙型肝炎病毒（慢性感染）、人免疫缺陷病毒I型（感染）、人乳头瘤16型、人乳头瘤18型、人T-细胞淋巴病毒I型、麝猫后睾吸虫（感染）、埃吸血吸虫（感染）等列为1组——对人是致癌的物质。在一些职业活动中，人与这些生物因素常有接触；因此应引起高度重视。

2004年7月，IARC颁布了化学物质对人致癌性的总评价表，对900种（类）化学物质进行了致癌性评价。根据致癌危险性，将900种（类）化学物质分为五组：1组是确认致癌物，指流行病学资料已证明对人致癌物质，如砷、石棉、苯、二氯甲醚、铬、焦油、沥青、氯乙烯、联苯胺、对-氯-邻-甲苯胺等95种；2A组是很可能对人致癌物，指流行病学资料有限，但是动物实验证据充分，如丙烯腈、铍、镉、环氧丙烷、环氯乙烷、甲醛、多氯联苯等66种；2B组是可能对人致癌物，指流行病学资料不足，但是动物实验证据充分，或流行病学资料有限，但是动物实验证据不足的物质，如丁二烯、四氯化碳、三氯甲烷、苯乙烷等241种；3组是对人致癌性尚未定论的物质，指目前资料不足难以判定其致癌性的物质，如吡啶、5-氯-邻-甲苯胺、三乙醇胺等；4组是非致癌物，指目前资料可认定为无致癌性的物质，有1种。

二、职业性肿瘤

在工作环境中长期接触致癌因素，经过较长的潜伏期而发生的特定肿瘤，称职业性肿瘤（occupational tumors）。2002年，我国的《职业病目录》中有8种职业性肿瘤：①石棉所致肺癌、间皮瘤；②联苯胺所致膀胱癌；③苯所致白血病；④氯甲醚所致肺癌；⑤砷所致肺癌、皮肤癌；⑥氯乙烯所致肝血管肉瘤；⑦焦炉工人肺癌；⑧铬酸盐制造业工人肺癌。

（一）职业性肿瘤的特点

明确病因采取有效的干预、预防肿瘤的成功事例大都是职业性肿瘤，而且有新发现和控制成效的报道。职业性肿瘤的特点：①病因明确；②职业性肿瘤发病率较其他职业病低，但很少有自愈性；③与特定的接触毒物方式有关，如吸入不溶性的镍化物有致癌性，而可溶性的镍盐则无；④有固定的癌变部位；⑤通常在接触职业有害因素15～20年发病；最短者要2～5年，长者可达30～40年；⑥肿瘤的细胞类型和临床经过有相对的规律。职业性肿瘤一旦发生，便按其自身规律演进，少有自愈，故应及早治疗。职业性肿瘤的6个特点，进一步说明三级预防的重要性，而且对于了解、检出与识别职业性肿瘤意义重大。

动物实验和对人类已知致癌物的研究表明，从首次接触致癌物到肿瘤发生有一个明显的间隔期，称为潜伏期。例如石棉所致肺癌、间皮瘤，平均发病工龄为20年。化学致癌作用是一个多因素、多基因参与的多阶段过程，从基因突变、染色体畸变、癌细胞启动、克隆到最终是否发展以及何时发展成肿瘤，受一系列因素的影响，如机体对损伤的修复能力、肿瘤发生促进因子以及免疫系统的有效性等。由于职业性接触致癌物的剂量和强度均比日常生活接触高，因此职业性肿瘤的发病年龄往往比非职业性同类肿瘤提前。如芳香胺引起的泌尿系统肿瘤，发病年龄以40~50岁多见，较非职业性的早10~15年；我国湖南某砷矿职工中肺癌发病年龄比全省居民小10~20岁。

（二）职业性肿瘤的好发部位

职业性肿瘤常有比较固定的好发部位，多发生在致癌因素最强烈、最经常的部位。由于肺和皮肤是职业性致癌物进入机体的主要途径和直接作用器官，所以职业性肿瘤也多见于肺（包括气管、咽喉、鼻腔等）和皮肤。如吸入电离辐射尘粒者患肺癌，但该电离辐射物沉积于骨则发生骨肉瘤或白血病。有些职业性致癌因素并非导致接触部位肿瘤，如皮肤接触芳香胺引起膀胱癌，这与致癌物排泄过程滞留和从共价结合状况下再分解、析出活性致癌物有关。

（三）职业性肿瘤的细胞类型

职业性肿瘤往往由于致癌物不同而各具一定的细胞类型。如铀矿工和二氯甲醚工人的肺癌主要为未分化小细胞癌，青石棉引起的为弥漫性间皮瘤。英国家具木工到老年时所患鼻窦癌都是腺癌。一般认为，接触强致癌物或高浓度接触所致肺癌多为未分化小细胞癌，反之则多为腺癌。但这种细胞类型特点不是绝对的，仅供与非职业性肿瘤作鉴别诊断时参考。

（四）职业性肿瘤的诊断原则

职业性肿瘤的临床诊断与一般肿瘤相同，经临床诊断确定后，进一步寻找病因以确定其与职业的关系，符合有关国家法规规定的可作为法定职业病处置。职业性肿瘤诊断的关键是通过以下三方面研究来识别和判定职业性致癌因素。

1. 临床观察　通过临床发现的肿瘤，分析和探索其致病因素，是进行职业致癌因素识别和判定的重要方法之一。1964年英国耳鼻喉科医生Hadfield观察到老年家具制作工鼻窦癌高发，怀疑与职业有关。同样陆续出现的接触煤焦油工人易患皮肤癌，接触放射性物质人员多发肺癌、白血病，生产品红染料的工人好发膀胱癌以及氯乙烯致接触工人肝血管肉瘤等都是来源于临床观察。所以，临床病例分析可以为识别和判定职业致癌因素提供重要线索。

2. 实验研究　用可疑致癌物进行体外试验、动物诱癌试验，观察其是否具有致突变性或诱导染色体损伤的能力，是否能诱发与人类相似的肿瘤，从而在肿瘤学上推断其致癌性。

（1）体外试验：主要用于化学致癌物的筛检，体外试验结果为阳性的化学物是否真正具有致癌性，还需要进一步用整体动物试验加以证实。因为体外试验用于判断或识别致癌物的依据是，肿瘤的发生是由于化学物导致基因突变、DNA损伤或染色体畸变引起的，对于损伤非遗传物质而致癌的化学物则不能检测，所以体外试验有其局限性。但快速、节省是其一大优点。较常用的体外试验有：鼠伤寒沙门菌回复突变试验（Ames试验），可检测化学物质诱导DNA基因突变；DNA修复试验，可用来证明DNA暴露于一种化合物时发生的损伤；哺乳细胞恶性转化试验，用于判定加入培养液中的化学物质是否具有使培养的细胞向恶性转化的能力。

（2）整体动物试验：是鉴定致癌物质是否具有致癌性的重要条件，设计良好的动物实验可获得可靠的实验结果。目前，已有标准化的动物诱癌实验程序，IARC对动物诱癌实验的要求：①选用两种动物，每组雌雄各半；②每个实验组和对照组要求有足够动物数，每种性别至少50只；③给药及观察时间必须超过该种动物期望寿命的大部分；④实验组至少应设高、低两个剂量组，其中高剂量应接近最大耐受量（MTD）；⑤结果的确定要有足够的病理学资料；⑥用合适的方法对资料进行统计学分析。

3. 人群流行病学调查 在人群中通过流行病学调查取得证据，这是识别和判定某种物质对人的致癌性最确切的证据。

（1）从群体的角度去探索肿瘤发生的职业原因：存在以下情况时，则提示可能具有某种致癌因素存在的危险，可依据提供的线索进行深入的研究。

1）出现异常集群肿瘤病例：即在一定范围内的人群中总肿瘤或某种肿瘤的发病率（或死亡率）增加，出现较集中的发病人群。

2）癌症高发年龄提前：一般可提前10～15年，发病年龄多在40岁左右。

3）肿瘤发病性别比例异常：非职业性肿瘤，如肺脏、肾脏、肝脏、食管癌等发病率都是男性多于女性，但职业肿瘤的性别比例出现相近的趋势。

4）某种肿瘤的发生均与某一相同因素有关：均有某种相同的可疑物质或因素的接触史。

5）存在接触水平-反应关系：肿瘤发病率与人群接触可疑物及因素的水平呈正相关关系。

6）出现罕见肿瘤高发现象。

（2）作为职业性致癌因素的判断标准：从临床发现到确定某种致癌因素，必须遵循流行病学调查规律。

1）采用适宜的流行病学方法：要有足够大的样本量。

2）注意分子流行病学发展带来的影响：分子流行病学的许多研究已证明肿瘤的发生是多因素、多基因、多步骤复杂的生物过程，该研究方法已应用于致癌物的鉴定、定量和生物有效量的测定，为职业性致癌因素的判别和确认提供了更为敏感、更为有效的研究方法。

3）确定流行病学研究中阳性结果是否有因果关系需要遵守的判定标准：因果关系的强度、因果关系的一致性、接触水平-反应关系、生物学合理性和时间依存性。

对接触人群进行流行病学调查，可为判定致癌物与职业性肿瘤的因果关系提供强有力的证据。但是，流行病学研究也有其自身的局限性，如人群流动造成失访、环境条件改善后接触剂量的定量、接触人群的多因素暴露等问题，使其结果产生一定的偏差，有时甚至是错误结果，所以需要临床资料和动物实验结果加以佐证。

三、职业性肿瘤预防的策略与措施

控制职业性肿瘤的最有效对策是预防，其主要手段为识别、鉴定、严格控制和管理职业性致癌因素，对接触者作定期医学检查，筛检高危人群，通过制定法规保证其实施。

（一）加强对职业性致癌因素的控制和管理

对目前已知的职业性致癌因素采取有效的控制和管理措施是降低职业性肿瘤发病的重要手段，包括建立致癌物管理登记制度，对其使用做出限制并定出规程。如美国对含有4-氨基联苯、联苯、4-硝基联苯、β-萘胺、氯甲醚的固体和液体混合物，因其对人有致癌性，规定其含量不得超过0.1%；对另一些仅对动物有致癌性的化学物（如二甲亚硝胺等）规定含量为1%。改革工艺流程，加强卫生技术措施，包括加强原料选用，降低及规定产品中致癌物含量。如石棉生产中，英国限制主要引起间皮瘤的青石棉用量。在芳香胺生产过程中，为避免接触强致癌物质β-萘胺，进行了工艺改革，先将萘酚磺化再胺化，绕过了β-萘胺这一步，使工人基本上不接触致癌物。对于目前尚不能替代，亦不能改革工艺流程的致癌物，要定期监测生产环境中致癌物浓度，以便采取综合措施，最大限度地控制工人的接触水平。对于新的化学物，应作致癌性筛检，发现致癌性强者，要停止生产和使用。

（二）健全医学监护制度

定期体检、早期发现、及时诊断治疗等二级预防是行之有效的预防致癌措施。医学监护的主要内容有两方面，一是就业前体检，以便发现职业禁忌证和高危人群；二是对接触者进行定期健康检查。定期健康检查应针对不同工种、不同致癌因素，采取不同的时间间隔和检查指标。如接触煤焦油、石油产品等致癌物应作全身皮肤检查和肺部检查；接触苯的工人重点应检查外周血象；接触砷、石棉、铬酸盐、氯甲醚类及放射性物质等，首先要考虑肺癌问题。为做到早发现、早诊断，选用的指标应灵敏、特异、简便。如呼吸道肿瘤除 X 线、CT 检查外，还应进行痰液细胞学检查。用尿沉渣中脱落细胞涂片检查对早期诊断职业性膀胱癌有意义。

（三）加强健康教育提高自我防护能力

通过职业安全卫生知识的培训，提高劳动者的自我保护意识，养成良好的个人行为。在工作时，劳动者应当注意加强个人防护，严格执行安全卫生的操作规程；同时要注意生活规律，锻炼身体，做到心情愉快，劳逸结合，增加机体的防癌抗癌的能力。处理致癌物时，要防止污染厂外环境；集中清洗工作服，去除污染，不能带回家；鉴于许多致癌因素与吸烟有协同作用，在接触人群中应该开展戒烟教育。

（四）建立致癌危险性预测制度

致癌危险性预测对于预防为主十分重要，也可以为制订相应的卫生标准及法规提供科学依据。致癌危险性预测与流行病学调查、动物实验关系密切。Higginson 提出下列简图（图 3-2），概括了致癌危险性预测与流行病学监护、动物实验之间的关系，并以此作为制定有关法规的依据。

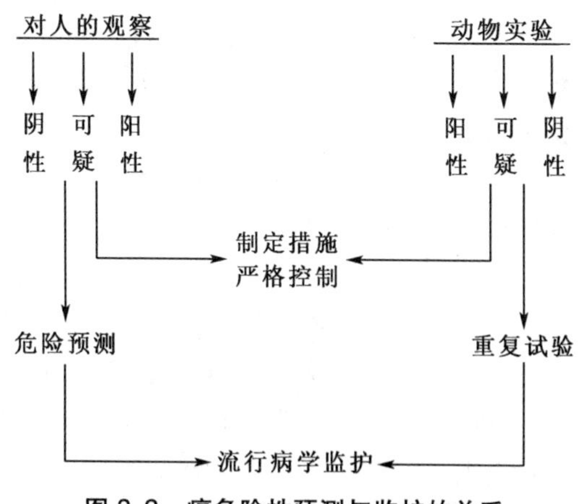

图 3-2　癌危险性预测与监护的关系

（五）化学预防

肿瘤化学预防是指用化学药物预防肿瘤发生，或诱导肿瘤细胞分化逆转、凋亡，从而达到预防恶性肿瘤的目的。目前公认的化学预防肿瘤的最好办法是抑制癌前病变演化成肿瘤或使其逆转为正常细胞。由于癌前病变演变是一个相当缓慢的过程，为癌前病变的化学预防提供了良好的机会。因此，未来人类肿瘤预防最有希望取得突破的领域是肿瘤化学预防、改善膳食与营养、控制职业致癌、停止吸烟，其中肿瘤化学预防是肿瘤防治中最有前途的崭新领域。目前已从600余种候选化合物中选出54种确切有效的化合物用于实际应用的观察研究，如维生素C、维生素A、维生素E，硒和钼类化合物；天然产物中的胡萝卜素、乙硫氰酸脂类。萜类化合物，酚类抗氧化剂等。癌症的化学预防还有许多问题悬而未决，需要继续创新、探索、研究。

四、常见的职业性肿瘤

职业性肿瘤的种类较多，如职业性呼吸道肿瘤、职业性皮肤癌、职业性膀胱癌、接触氯乙烯引起的肝血管肉瘤、苯引起的白血病等。各国法规中认定的职业性肿瘤各不相同，这是由于职业性肿瘤与非职业性肿瘤在发展过程和临床症状上没有差异，而且诊断职业性肿瘤具有职业病的法律补偿性质。所以，各国一般根据本国的实际情况来决定是否将某种致癌物所致肿瘤列入职业性肿瘤名单。我国十大类115种职业病中，第9类为职业性肿瘤，共有8种职业性肿瘤为法定职业病。另外，在第二类职业性放射性疾病中列入了放射性肿瘤。

（一）我国法定职业性肿瘤

1. 石棉所致肺癌、间皮瘤　石棉是一种具有隔热、隔音、绝缘和耐腐蚀等多种优良性能的物质，在机械、石油、化工、电器、交通运输、建筑等行业应用广泛。在石棉的开采、筛选、包装、运输、加工和石棉制品的使用、安装、拆毁、废料处理过程中，会产生大量的石棉粉尘。1934年首次报道石棉可引起肺癌，1955年被确认。我国14个石棉厂矿的调查结果表明，肺癌死亡的相对危险度，石棉厂为8.2，石棉矿接近14。石棉所致肺癌平均发病工龄为20年左右。吸烟同时接触石棉发生肺癌的危险更大，石棉致癌作用的强弱可能与其种类及纤维形态有关。石棉引起的弥漫性间皮瘤是恶性程度很高的肿瘤。

2. 联苯胺所致膀胱癌　联苯胺为白色或淡红色的粉状或片状结晶，主要用作燃料中间体，还用于有机化学合成和橡胶、塑料、印刷工业。此外，联苯胺还是一种实验室常用试剂。膀胱癌的发生与燃料化工业关系密切，接触联苯胺及联苯胺衍生燃料的工人膀胱癌高发。制造联苯胺的压滤工膀胱癌发病率为687.9/10万，使用联苯胺配料工中为303.8/10万。吸烟对联苯胺致膀胱癌有协同作用。联苯胺致膀胱癌的潜伏期平均为16~21年，这主要取决于接触强度，而且首次接触年龄越小发病越早。

3. 苯所致白血病　苯在工业中主要用作橡胶、树脂、漆、脂的溶剂或稀释剂，以及药物、燃料、洗涤剂、化肥、农药、苯酚、苯乙烯等的合成原料。甲苯、二甲苯、汽油中可混有微量苯。接触高浓度苯可引起白血病，多数出现在接触苯后数年至20年。我国苯所致白血病患者接触苯的浓度为10~1000mg/m^3，工龄为0.8~48.5年，苯所致急性苯白血病约占75%，其中以粒细胞性白血病为主。

4. 氯甲醚所致肺癌　氯甲醚是重要的工业化合物和实验试剂，主要用作甲基化的原料，包括离子交换树脂、防水剂以及纺织品处理剂的生产，也用作聚合反应的溶剂等。在有甲醛及氯离子同时存在的工业环境（如纺织、造纸、塑料和橡胶等工业）中，也有可能生成氯甲醚并逸出到空气中。氯甲醚是强烈的烷化剂和直接致癌剂，主要诱发小细胞肺癌。氯甲醚致肺癌是从常规的体检中发现得到启发的，在同一楼房工作的职工中一次查出3例肺癌，随后的5年内又相继发生4例。1975年，Figueroa报道了4例氯甲醚工人肺癌，其中13例的病理诊断为未分化的小细胞肺癌。

5. 砷所致肺癌、皮肤癌　人群调查表明，接触无机砷化合物可引起肺癌。无机砷可用于生产除锈剂、防腐剂、颜料、玻璃脱色剂、医药、半导体、合金硬化剂以及煤气触媒剂等。此外，砷的主要污染来源为有色金属冶炼和砷矿的开采。我国接触砷工人中肺癌粗发病率约为248/10万，平均发病年龄为55.4岁，平均潜伏期为22.5年。少数工人因接触含砷杀虫剂而患皮肤癌。

6. 氯乙烯所致肝血管肉瘤　氯乙烯主要用于制造聚氯乙烯塑料，也可与醋酸乙烯或丙烯腈制成共聚物，用作绝缘材料、黏合剂和涂料。1974年，某氯乙烯工厂发现3例肝血管肉瘤，并很快得到流行病学调查的证实，氯乙烯在广泛生产应用36年后才发现有致癌危害。接触氯乙烯引起的肝血管肉瘤，多见于清釜工，潜伏期10~35年不等。

7. 焦炉工人肺癌　烟煤在高温管道的焦炉炭化室干馏过程中产生的气体、蒸气和烟尘，在装煤、出焦、漏气和熄焦时弥散到焦炉的工作场所空气中，这些从焦炉逸出的气体、蒸气和烟尘统称为焦炉逸散物。煤焦油挥发物是焦炉逸散物的一组重要成分，含有各种多环芳烃，包括苯并（a）芘［B（a）P］、苯并（b）蒽等公认致癌物，焦炉逸散物是极其复杂的混合物，其中致癌作用的成分主要是煤焦油沥青挥发物。1973年以来，武汉某焦化厂检出36例焦炉工人肺癌，其中男性34例，女性2例。发病年龄37~73岁，平均59.2岁；发病工龄7~42年，平均18.1年。该资料显示焦炉工人肺癌与作业环境空气中B（a）P浓度明显增高有关。

8. 铬酸盐制造业工人肺癌　皮革、颜料、焦化剂、电镀以及木材保存等工业对铬化物需要量很大，铬酸盐对皮肤黏膜有较强的腐蚀作用，接触工人发生鼻中隔黏膜糜烂、穿孔和皮肤溃疡等。1935年，Pfeil首先报道铬酸盐制造业工人肺癌。我国铬酸盐制造工人肺癌高发。

除上述8种法定职业性肿瘤外，还有许多明确的职业因素而尚未被列入职业病名单内的职业性肿瘤。如放射性物质、芥子气、木屑尘、矽尘、煤尘、金属镍及铍等可致呼吸道肿瘤；蒽、木榴油、页岩油、杂酚油、石蜡、氯丁二烯、放射性物质、电离辐射以及紫外线等可致皮肤癌；芳香胺类引起职业性膀胱癌等，都应引起人们的重视。

（二）职业性放射性肿瘤

职业性放射性肿瘤（occupational radiogenic neoplasm）是指接受职业性电离辐射照射后所发生的与所受该照射具有一定程度病因学联系的恶性肿瘤。我国2002年将其列入职业病目录。辐射所致癌症中，白血病的发生率较高，潜伏期短（为8~13年，平均为10年），诱发剂量低，发病率与受照射剂量有明显的正相关关系。辐射诱发其他实体瘤发病率较高的有肺癌、甲状腺瘤、乳腺癌、胃癌以及多发性骨髓癌，潜伏期较白血病长。职业性照射源主要为核燃料循环（铀矿开采、浓缩、转化、反应堆运行、染料后处理等生产过程）、放射医学（放射诊断、放射治疗）、工业应用（工业照射、探伤、放射性同位素及荧光涂料生产、测井等）、放射性矿藏开采和加工、核科学研究等。

职业性放射性肿瘤的诊断：①起因于职业性照射的放射性肿瘤可以诊断为职业性放射性肿瘤；②职业性照射复合职业性化学致癌暴露，辐射致癌在危险增加中的相对贡献大于1/2，合计病因概率PC≥50%者也诊断为职业性放射性肿瘤。

（何丽华）

第五节　物理因素及其危害

一、概　　述

生产环境中与健康相关的物理性因素有气象条件、生产性噪声和振动、电离辐射和非电离辐射等。这些物理因素，除激光、生产性噪声和振动是由生产过程而产生之外，其他多为自然界存在的因素，具有特定的物理参数，且有明确的来源。物理因素对人体的危害程度与物理参数不呈直线相关关系，常表现为在某一范围内是无害的，高于或低于这一范围才对人体会产生不良影响。因此，对物理因素的预防和控制不是设法消除或替代，而是采取措施将其控制在“正常范围”，或是“适宜范围”内。物理因素对人体所造成的伤害或疾病的治疗，一般不采用“驱除”或“排出”的方法，主要是针对人体损害组织器官的病变特点和程度采取相应治疗措施。

二、高　　温

（一）生产环境的气象条件

生产环境的气象条件（小气候）主要包括气温、气湿、气流、热辐射等。

生产环境中气温主要取决于大气温度，同时也受生产性热源、太阳辐射和人体散热等因素影响。

生产环境中，气湿常以相对湿度表示。相对湿度小于30%称为低气湿，相对湿度高于80%称为高气湿。气湿主要来自水分的蒸发和蒸汽排放。纺织、缫丝、印染、造纸、制革、屠宰以及潮湿的矿井等作业场所为常见的高气湿环境。

生产环境中气流的大小和方向受外环境风力、车间内热源形成的对流气流、通风设备送风或吸入气流以及物体机械运动形成的气流的影响。

热辐射指物体因本身高于外环境而以电磁辐射的形式向外散发的能量。热辐射主要是红外线和部分可见光，它本身不直接加热空气，但可使周围物体加热。当周围物体表面温度超过人体体表温度时，周围物体向人体发射热辐射使人体受热，称为正辐射，反之，人体体表温度高于周围物体表面温度，人体则可向周围物体辐射散热，称为负辐射。生产环境中热辐射来源主要是生产性热源，露天作业时太阳也是热辐射来源。

生产环境中的气象条件除了受外环境气象条件改变影响外，还受生产场所的生产设备、热源多少与分布、生产场所建筑结构、通风设备等多因素影响。因此，生产环境气象条件具有多变性，即不同地区、不同季节生产环境气象条件变异很大。即使在同一生产场所同一工作日内在不同时段、不同地点，气象条件都可存在明显差异。

（二）高温作业及主要类型

高温作业是指在生产劳动过程中，其作业地点平均湿球黑球温度（Wet Bulb Globe Temperature，WBGT）指数等于或大于25℃的作业。WBGT指数是用来评价高温车间气象条件的，综合考虑了空气温度、湿度、气流和热辐射四个因素。高温作业通常分为三种类型：

1. 干热作业（高温、强热辐射作业）　其气象特点是气温高、热辐射强度大、相对湿度较低。如炼钢、轧钢、炼铁、铸造、玻璃及陶瓷等作业。

2. 湿热作业（高温、高湿作业）　其气象特点是高气温、高气湿，而热辐射强度不大。主要是由于生产过程中产生大量水蒸气或生产上要求车间内保持较高的相对湿度所致。见于纺织、造纸、通风不良的矿井。

3. 夏季露天作业　是指夏季从事农田劳动、建筑、搬运等。这类作业除受太阳辐射作用外，还受到加热的地面和周围物体二次辐射源的加热作用。

（三）高温作业对机体的影响

1. 机体生理功能的调节　高温作业时，机体出现一系列生理功能的调节变化，主要表现为体温调节、水盐代谢、循环系统、消化系统、神经系统和泌尿系统等方面的适应性改变。

（1）体温调节：人体下丘脑的视前区为体温调节中枢，下丘脑前部有对温热刺激敏感的热敏神经元。调节中枢会发出让机体散热的信号，而遇冷刺激后则发出相反信号，机体可通过神经反馈系统调节使机体的产热和散热处于动态平衡，从而使人体体温维持在37℃左右。

在高温作业时，人体的体温调节受生产环境的气象条件和劳动强度的共同影响。气象条件诸因素中气温和热辐射起主要作用，气温以对流形式加热于人体体表，通过血液循环使全身加热；热辐射以辐射热作用于体表，加热于深部组织。劳动强度越强，劳动时间越长，体内代谢产热也越多。在高温作业中，人体获得的对流热、辐射热和劳动代谢的产热量总和大于机体的散热量时，热平衡就会被破坏，机体就会出现蓄热。但机体可通过对流、热辐射和汗液蒸发途径散热，同时产热也会减少，维持机体的正常体温。此时如能降温，适当的安排工间休息及减轻劳动强度，就能有效地减少机体热负荷，防止机体出现蓄热过多或过热。否则，热负荷超过机体的体温调节能力，易导致机体热蓄积引起中暑。一般认为，中心体温（通常用直肠温度表示）38℃是高温作业工人生理应激范围的上限值。

（2）水盐代谢：出汗是处于高温环境中的机体重要散热途径。但大量出汗，可使体内水分、无机盐和水溶性维生素大量丧失，导致水和电解质平衡紊乱，进而引起酸碱平衡和渗透压失调，甚至引起热痉挛。出汗量是衡量高温作业者受热程度和劳动强度的综合指标。普遍认为，一个工作日工人出汗量的生理上限值是6L。高温作业者大量出汗后可造成盐分的大量丢失，一个工作日通过出汗排出的盐量可达20～25g，远远多于正常人每天的食盐摄取量，故易出现体内缺盐，所以尿盐含量可作为判断机体缺盐的指标，如尿盐含量减少到5g/24h以下，提示有可能缺盐。

（3）循环系统：高温作业时，机体为了增加散热，使皮肤血管扩张，末梢循环血量增加；机体大量出汗使有效血容量减少，血液浓缩。为适应劳动需求，工作肌群增加血液灌注。这些矛盾增加心脏负担，心率代偿性加快，每分心输出量加大，久之可引起心肌代偿性肥大。

（4）消化系统：高温作业时，机体血液重新分配，引起消化道供血不足缺血，胃肠活动受抑制，消化酶活性降低，唾液分泌减少，胃液酸度降低，胃肠道的蠕动和收缩减弱，造成机体消化功能障碍。同时机体大量饮水使胃液稀释，进一步加重消化道负担，引起高温作业工人食欲减退和消化不良，胃肠道疾患增多。

（5）神经系统：高温作业使中枢神经系统的体温调节中枢兴奋性增高，其负反馈抑制了中枢神经系统的运动区，使肌肉活动减弱而减少产热。此过程是机体的保护性反应，但其造成的肢体运动准确性、协调性和反应速度下降以及注意力不集中，易引发工伤事故。

（6）泌尿系统：高温作业时，机体大量水分由汗腺排出，造成肾血流量和肾小球滤过率下降，而抗利尿激素分泌增多，提高肾脏对水的重吸收能力，经肾脏排出的尿液明显减少，尿液浓缩，如不及时补充水分，会使肾脏负担加重，尿中出现蛋白、红细胞、管型等，甚至可出现肾功能不全。

2. 热适应　热适应（heat acclimatization）是指人体在高温环境工作一段时间后对热负荷产生适应的现象。一般在高温环境劳动数周后，机体便可产生热适应，具体表现为：体温调节能力增强，即从事同等强度体力劳动，机体产热减少，出汗增加，汗液蒸发散热增强；皮肤温度和中心温度先后下降，心率减低，血压稳定；水盐代谢明显改善，汗液中矿物质成分减少；机体受热以及热适应后，可合成热应激蛋白（heat shock protein，HSP），可保护机体免受高温的致死性损伤。

热适应可提高机体的热耐受能力，有效防止中暑的发生。但是，人体热适应具有一定限度，超出限度便可引起生理功能紊乱。停止接触高温一周左右，热适应会消退，即脱适应。

3. 中暑　中暑是在高温环境下机体由于热平衡和/或水盐代谢紊乱等而引起的一种以中枢神经系统和（或）心血管系统障碍为主要表现的急性热致疾病（acute heat illness）。高气温、高气湿、强辐射、风速小、劳动强度过大和劳动时间过长是中暑的主要致病原因。过度疲劳、未产生热适应、睡眠不足、年老、体弱及肥胖等因素是中暑的诱发因素。

（1）发病机制与临床表现：按发病机制，可将中暑分为三种类型：热射病（heat stroke）、热痉挛（heat cramp）和热衰竭（heat exhaustion），但临床上常难以严格区分，有时可表现为多种类型混合存在。

1）热射病：是由于人在热环境下，散热途径受阻，使体内大量蓄热，体温调节机制失调所致，多发生在强干热型或湿热型高温作业。其临床特点为发病急，体温升高可达40℃以上，开始时大量出汗，继而出现“无汗”、干热、意识障碍、嗜睡及昏迷等。如抢救不及时，患者可因循环、呼吸衰竭而死亡。即使及时抢救，其病死率仍可达20%。

2）热痉挛：是由于人体大量出汗，造成体内钠、钾过量丢失，导致水和电解质平衡紊乱，引起神经肌肉产生自发性冲动，出现肌痉挛，多发生在干热型高温作业。其临床特点为肌肉痉挛伴有收缩痛。好发部位多见于四肢肌肉、腹肌、膈肌，尤以腓肠肌为多见。痉挛常呈对称性，时而发作，时而缓解。患者神志清醒，体温多正常。

3）热衰竭：一般认为是在高温作业引起机体外周血管扩张和大量出汗导致循环血量减少，导致脑供血不足所致。多发生在高气温、强热辐射的生产环境。其主要临床表现为发病迅速，先有头昏、头痛，心悸、出汗、恶心、呕吐、皮肤湿冷和面色苍白，继而血压短暂下降，昏厥。患者体温正常或稍高，一般不出现循环衰竭。

（2）中暑的诊断与治疗：根据患者高温作业的职业史（主要指工作时的气象条件）及体温升高、肌痉挛或晕厥等主要临床表现，排除其他临床表现类似的疾病，方可进行诊断。根据《职业性中暑诊断标准》（GBZ41—2002）进行诊断和分型。

1）中暑先兆：在高温作业场所劳动一定时间后，出现头昏、头痛、口渴、多汗、全身疲乏、心悸、注意力不集中、动作不协调等症状，体温正常或略有升高。

2）轻症中暑：除中暑先兆的症状加重外，出现面色潮红、大量出汗、脉搏快速等表现，体温升高至38.5℃以上。

3）重症中暑：出现热射病、热痉挛和热衰竭之一者，也可出现混合型。

对于中暑先兆和轻症中暑，患者应迅速脱离高温环境，到通风良好的阴凉安静处休息，适当给予含盐饮料及对症处理。对于重症中暑，则要紧急抢救。治疗原则是中暑患者转移至阴凉处，迅速降低体温，纠正水、电解质紊乱和酸碱平衡失调，积极防治休克和脑水肿。

（四）防暑降温措施

1. 技术措施　合理设计工艺过程，采用隔热、自然和机械通风降温。

2. 保健措施　供给含盐饮料和补充营养，做好个人防护。应加强预防保健措施，对从事高温作业的工人进行就业前和入暑前健康体检。凡有心血管器质性疾病、高血压、溃疡病、活动性肺结核及肝肾疾病、内分泌疾病（如甲亢）、重病后恢复期及体弱者等，均不宜从事高温作业。

3. 组织措施　严格遵照国家有关防暑降温法和劳动卫生标准。合理调整夏季高温作业劳动和休息制度，保证高温作业工人的充分睡眠和休息时间。

三、噪　　声

噪声是影响范围广泛的一种生产性有害因素，在许多生产劳动过程都可接触到。噪声会影响人的情绪和健康，干扰工作、学习和正常生活，是社会公害之一。

（一）基本概念

物体振动后，振动能在弹性介质中以波的形式向外传播，引起人耳音响感觉称为声音。振动物体每秒钟振动次数为频率，单位为赫兹（Hz）。人耳能感受到的声音频率在20～20000Hz之间，低于20Hz的声波为次声波，高于20000Hz的声波为超声波。

无规则、非周期性振动所产生的声音为噪声（noise），从环境保护角度而论，凡使人感到厌烦或不需要的所有声音都为噪声。生产过程中产生的噪声称为生产性噪声。

（二）生产性噪声的分类及接触机会

生产性噪声按其来源可分为：

1. 机械性噪声　由机械的撞击、摩擦、转动所引起的噪声，如纺织机、电锯、粉碎机、搅拌机及打桩机等发出的声音。

2. 流体动力性噪声　由气体压力或体积的突然变化，以及液体流动所产生的声音，如通风机、空气压缩机、汽笛及燃气轮机等发出的声音。

3. 电磁性噪声　由电机中交变力相互作用而发生的声音，如发电机、变压器等发出的声音。

（三）噪声对机体的影响

噪声对人体的危害不仅是对听觉系统，还可危害包括心血管系统、神经系统等在内的其他全身组织器官，因此，噪声对人体的作用可分为特异性作用（听觉系统）和非特异性作用（听觉外系统）。

1. 听觉系统影响　听觉系统的损害是噪声危害评价以及噪声标准制定的主要依据，噪声对听觉系统影响一般经历从生理变化到病理改变的过程，即先出现暂时性听阈位移，后可发展为永久性听阈位移。

（1）暂时性听阈位移（temporary threshold shift，TTS）：暂时性听阈位移包括听觉适应和听觉疲劳两个阶段，属生理性疲劳，是可以恢复的功能性变化。听觉适应（auditory adaptation）：短时间暴露在强烈的噪声环境中，听觉器官敏感性下降，听阈可提高 10～15dB，脱离噪声环境后数分钟之内可以恢复正常，这种现象称为听觉适应。听觉适应是一种生理保护性现象。听觉疲劳（auditory fatigue）：较长时间暴露于强噪音，引起听力出现明显下降，听阈提高 15dB 甚至 30dB 以上，脱离噪声环境后，需几小时甚至十几小时听力才能恢复，这种现象称为听觉疲劳。

（2）永久性听阈位移（permanent threshold shift）：永久性听阈位移可分为听力损失（hearing loss）和噪声性耳聋（noise-induced deafness），属于不可逆的病理性改变。噪声所致的永久性听阈位移早期常表现为高频听力下降，而低频段听力没有影响，听力检查在 3000～6000Hz 出现听力下降，尤以 4000Hz 处最明显。随着接触噪声时间延长，螺旋器受损范围扩大，语言频段（500～2000Hz）的听力也逐渐受到影响，主观感觉听力障碍，正常谈话时表现耳聋，此时为噪声性耳聋。噪声聋是指在工作过程中，由于长期接触噪声而发生的一种进行性的感音性听觉损伤，其属于我国法定职业病。

2. 听觉外系统的影响　噪声的非特异性作用指噪声引起的听觉外系统损害，主要表现为头痛、头晕、疲劳、耳鸣、心悸、心情烦躁及睡眠障碍等神经衰弱综合征；噪声可引起自主神经调节功能紊乱，表现为心率加快或减慢，血压不稳，长期作用多为升高，外周循环阻力增加；噪声还可影响消化系统的功能，表现为胃肠功能紊乱、消化能力减弱、食欲减退及胃液分泌减少；此外长期接触噪声，可使交感神经活动增强，肾上腺皮质激素分泌增加，尿中儿茶酚胺排出量增多。妇女月经周期紊乱，流产率增高，胚胎发育受影响，全身免疫功能下降。

（四）噪声聋的诊断与处理

职业性噪声聋是劳动者在生产过程中，由于长期接触噪声而发生的听觉损害，是我国法定职业病，根据我国《职业性噪声聋诊断标准》（GBZ49-2007）进行诊断。诊断原则：根据明确的职业噪声接触史，有自觉的听力损失或耳鸣的症状，纯音测听为感音性聋，结合历年职业健康检查资料和现场卫生学调查，并排除其他原因所致听觉损害，方可诊断。连续噪声作业工龄 3 年以上，纯音测听为感音神经性聋，听力损失呈高频下降型，根据较好耳语频（500Hz、1000HZ、2000HZ）平均听阈作出诊断分级。轻度噪声聋：26～40dB（HL）；中度噪声聋：41～55dB（HL）；重度噪声聋：≥56dB（HL）；

噪声性耳聋目前尚无有效的治疗方法。观察对象不需要调离噪声工作场所，但同时患有耳鸣者例外。轻度、中度及重度噪声聋患者均应调离噪声作业场所，需要进行劳动能力鉴定者，按 GB/T16180 处理。重度噪声聋患者应戴助听器。对噪声敏感者，即上岗前体检听力正常，在噪声环境下作业 1 年，高频段 3000Hz、4000Hz、6000Hz 任一频率，任一耳听阈达 65dB（HL）应调离噪声工作场所。

（五）影响噪声危害的因素

1. 噪声强度和频谱特性　噪声强度愈大，对人体危害也愈大。通常情况下，80dB 以下噪声所致的听力损失检出率较低，90dB 以上则听力损失检出率逐渐升高，140dB 的强噪声短期内则可造成永久性听力丧失。高频噪声的危害大于较低频的。

2. 接触工龄和每天接触时间　噪声强度一定，接触工龄越长，噪声聋检出率越高。此外，缩短每天接触时间，则有利于听觉疲劳的恢复。

3. 噪声性质　经常发生变化的噪声比稳定噪声的危害大。

4. 个体敏感性与个体防护　对噪声敏感的个体，特别是患有耳病者会加重噪声的危害程度。佩戴防声耳塞等可减轻或延缓发生噪声性听力损伤。

（六）防止噪声危害的措施

1. 控制和消除噪声源　采用无声或低声设备代替发出强声的设备，如用无声液压代替高噪声的锻压。在进行厂房设计时，合理配置声源，将噪声强度不同的机器分开放置，有利于减少噪声危害。

2. 控制噪声传播　采用吸声、消声和隔声等技术，增加噪声源与接受者之间的距离，以及设立屏障，如建立绿化带等。

3. 加强个人防护和健康监护　当噪声强度得不到有效控制，合理佩戴耳塞、防声棉、耳罩及帽盔等个人防护用品是保护听觉器官的有效防护措施。在岗期间的定期体检，尤其是听力检查，可及时发现早期听力损伤，采取有效的防护措施。

4. 执行工业企业噪声卫生标准和管理规定　工作场所噪声职业接触限值参照《工作场所有害因素职业接触限值　第二部分：物理因素》（GBZ2. 2—2007）执行。该标准规定：每周工作 5 天，每天工作 8 小时，稳态噪声限值为 85dB（A）。

5. 合理安排劳动和休息　制定合理的作息时间，在休息时间内尽量减少或避免接触较强的噪声（包括音乐），使听觉疲劳得以恢复。

四、振　　动

振动是自然界中常见的一种运动形式，广泛存在于人们的生产和生活中，也是一种常见的职业有害因素，在一定条件下可以危害作业者身心健康，引起职业病。

（一）基本概念和参数

振动（vibration）是指物体或质点在外力作用下沿直线或弧线围绕于某一平衡位置的来回往复运动。振动物体离开平衡位置的最大距离称为振幅，其大小以 cm 表示。单位时间内完成的振动次数称为频率，单位为赫兹（Hz）。振动物体在单位时间内的运动速度变化值称为加速度，单位为 m/s^2。振动频率、加速度和振幅是决定振动对机体健康危害程度的基本参数。

（二）生产性振动分类和主要接触机会

生产性振动按其作用于人体的部位和传导方式，可分为局部振动和全身振动。

局部振动又称手传振动，是指手部直接接触振动源，振动由手、臂传导至全身。生产环境中常见的接触机会有：使用风动工具（如凿岩机、风铲、铆钉机及气锤及捣固机等）作业；使用电动工具（如电锯、电钻、电刨及砂轮机等）作业；使用高速转动工具（如砂轮机、抛光机及钻孔机）作业。

全身振动是由振动源通过身体的足部或臀部沿下肢或躯干直接对全身起作用。指人体足部或臀部接触工作地点或坐椅的振动，振动通过下肢或躯干传导到全身。如汽车、拖拉机、收割机等交通工具的驾驶以及钻井平台、混凝土搅拌台、振动筛操作台等操作。

（三）振动对人体的危害

局部振动和全身振动都可以由人体直接接触振动的部位向其他部位传导。振动对人体不同组织、不同部位传导程度是不同的。局部振动和全身振动对人体的危害及其临床表现是明显不同的。

1. 局部振动 长期接触局部振动，首先引起中枢和周围神经功能障碍，常以上肢手臂周围神经功能障碍为主要表现，如皮肤感觉和痛觉迟钝，神经传导速度减慢，反应潜伏期延长等；可致自主神经功能紊乱，表现为血压、心律不稳，手多汗等；可引起末梢循环功能改变，出现为皮肤温度降低；可引起骨关节肌肉运动系统障碍，出现手部肌肉萎缩（以鱼际肌和指间肌多见），指骨、掌骨、腕骨和肘关节出现脱钙、囊样变，骨皮质增生，骨岛形成，无菌性骨坏死以及骨关节变形等，严重时可引起手臂振动病。

手臂振动病（hand- arm vibration disease）又称局部振动病，是长期从事手传振动作业而引起的以手部末梢循环和（或）手臂神经功能障碍为主的疾病。该病还可引起手臂骨关节-肌肉的损伤，振动性白指（vibration- induced white finger，VWF）是其典型临床表现。手臂振动病属于我国法定职业病。

手麻、手痛、手涨及手凉等手部症状是本病早期和普遍的主诉，手部症状多在夜间发生，严重的出现振动性白指，其是诊断局部振动病的重要依据。其发作具有一过性和时相性特点，患者在遇冷刺激后，患指出现麻、胀、痛，并由灰白变苍白，由远端向近端发展，界限分明，可持续数分钟至数十分钟，再逐渐由苍白变潮红，恢复至常色。白指常见的部位是示指、中指和无名指的远端指节，严重者可累及近端指节，以至于全手指变白。

手臂振动病的诊断是根据我国《职业性手臂振动病诊断标准》（GBZ7—2002）进行的，依据长期从事手传振动作业的职业史和主要临床表现，结合末梢循环功能和周围神经功能检查，参考作业环境的劳动卫生学调查资料，进行综合分析，排除其他疾病所致类似疾病，方可诊断。

（1）观察对象：具有长期从事手传振动作业的职业史，出现手麻、手涨、手痛、手掌多汗、手掌无力和手指关节疼痛等局部症状，并具有下列情况之一者：①手部冷水复温实验，复温时间延长或复温率降低；②手部振动觉和手指痛觉减退。

（2）轻度手臂振动病：具有下列表现之一者：①白指发作累及手指的指尖部位，未超出远端指节的范围，遇冷时偶尔发作；②手部痛觉、振动觉明显减退或手指关节肿胀、变形，经神经-肌电图检查出现神经传导速度减慢或远端潜伏时延长。

（3）中度手臂振动病：具有下列表现之一者：①白指发作累及手指的远端指节和中间指节（偶见近端指节），常在冬季发作；②手部肌肉轻度萎缩，神经-肌电图检查出现神经源性损害。

（4）重度手臂振动病：具有下列表现之一者：①白指发作累及三个及三个以上手指的所有指节，甚至累及全手，经常发作，严重者可出现指端坏疽；②手部肌肉明显萎缩或出现“鹰爪样”手部畸形，严重影响手部功能。

手臂振动病目前尚无特效疗法，可应用扩张血管及营养神经的药物治疗，中西药治疗并结合采用物理疗法、运动治疗等综合治疗。

2. 全身振动 全身振动一般为低频率大振幅振动。适宜的全身振动对健康是有益的，但在生产过程中，工人接触的全身振动的强度大，时间长，可产生多器官、多系统的不良影响。

人体的各个器官都有各自的固有频率，当外来振动的频率与人体某器官的固有频率一致时，会引起共振，对该器官影响也最大。在全身振动的作用下，可使交感神经处于紧张状态，出现血压升高，心率加快，心输出量减少，心电图出现异常改变；可抑制机体胃肠蠕动和胃酸分泌，产生上腹饱满、胀痛等胃肠道症状。各种交通工具的驾驶员脊柱肌肉劳损和椎骨退行性变、椎间盘脱出症等高发。女性接触全身振动，可出现经期延长，经量过多和痛经以及子宫下垂、流产及异常分娩率上升。

低频率、大振幅的全身振动，如车、船、飞机等交通工具的振动，可引起运动病（motion sickness），亦称晕动病，该病系由不同方向的振动加速度反复过度刺激前庭器官所引起的一系列急性反应症状。患者出现脸色苍白、恶心、呕吐、头疼头晕、心率和血压降低等症状，甚至血压下降，视物模糊，频繁呕吐还可引起水、电解质紊乱，少数严重反应者可出现休克。

（四）影响振动危害的因素

1. 振动的频率与振幅　大振幅、低频率（20Hz 以下）的全身振动主要作用于前庭，并可引起内脏位移；低频率、大强度的局部振动，可引起手臂骨-关节系统的损坏；30～300Hz 的振动对外周血管、神经功能的损害明显；300Hz 以上的高频振动对神经功能的影响较大；而 100Hz 以上的振动，则难以被人体主观感受。同一频率振动，振幅越大，对机体危害也越大。

2. 加速度　振动的加速度越大危害越大。

3. 接触振动时间　每天接触振动时间和接触振动工龄均可影响振动的危害性。

4. 体位和操作方式　人体对振动的敏感程度与体位有关。立位时对垂直振动较为敏感，卧位则对水平振动较为敏感。此外，操作时的身体负荷、工作体位、熟练程度等均通过影响机体的负荷和精力紧张程度进而影响振动的危害性大小。

5. 环境条件　环境温度是影响振动危害的重要因素，寒冷可诱发手臂振动病的发生，全身和局部受冷可诱发振动性白指。

（五）振动危害的预防措施

1. 控制振动源　通过改革工艺过程，采取技术措施，控制、消除、隔离振动源或减轻振动是控制振动的最根本措施。

2. 加强个体防护　加强作业环境的防寒、保暖措施，工人佩戴防振保暖手套。作业点温度保持在 16℃以上对预防振动性白指发生有较好效果。

3. 加强健康监护和卫生监督　坚持就业前体检和定期健康体检。按《工作场所有害因素职业接触限值　第二部分：物理因素》（GBZ2. 2-2007）要求，手传振动 4 小时等能量频率计权振动加速度限值为 $5m/s^2$，在日接振时间不足或超过 4 小时时，将其换算为相当于接振 4 小时的频率计权振动加速度值。

五、非电离辐射

非电离辐射属于电磁辐射，包括射频辐射、紫外线、可见光、红外线、激光等。电磁辐射的生物效应与辐射能有关，一般波长越短，频率越高，辐射能量越大，生物学效应越强。

根据电磁辐射能否引起生物组织发生电离作用而将其划分为电离辐射和非电离辐射。

（一）射频辐射

射频辐射，亦称无线电波，是指频率在100kHz～300GHz的电磁辐射，其波长范围在1mm～3km，根据波长划分为高频电磁场和微波（见表3-2）。射频辐射是电磁辐射中量子能量较小、波长较长的频段。

表3-2 射频辐射波谱的划分

波段频谱	高频电磁场			微波			
	长波低频（LF）	中波低频（MF）	短波低频（HF）	超短波高频（VHF）	分米波特高频（UHF）	厘米波超高频（SHF）	毫米波极高频（EHF）
频率	100kHz～	300KHz～	3MHz～	30MHz～	300MHz～	3GHz～	30～300GHz
波长	3km～	1km～	100m～	10m～	1m～	10cm～	1cm～1mm

1. 接触机会 高频电磁场和微波已广泛应用于工业、国防、科研领域乃至家庭。例如工业加热的高频感应（如焊接、金属熔炼、金属淬火等）和高频介质加热（如木材、粮食、棉纱等绝缘体的烘干）；无线电通讯、雷达导航、探测、通讯和科学研究等。此外，在食品加工和烹饪，以及医学理疗等。

2. 对人体的影响 长期接触较强强度的射频辐射可造成神经、内分泌系统和心血管系统的不良影响，具体表现为头痛、头昏、疲劳、乏力及记忆力减退等类神经症症状，以及由于自主神经功能紊乱所引起的心动过缓、血压下降、心前区疼痛和压迫感。心电图检查可发现异常。

微波对人体健康的影响除引发上述危害外，还可引起眼睛和血液系统的改变。主要表现为晶状体混浊、视网膜改变，少数可发展成白内障；外周血白细胞和血小板计数下降。

3. 防护措施 高频电磁场可利用良好的接地的金属薄板或金属网、罩将场源屏蔽。微波可采用微波吸收或反射材料屏蔽辐射源。此外可加大辐射源与作业点的距离、使用个人防护用品。严格执行国家卫生标准《工作场所有害因素职业接触限值 第二部分：物理因素》（GBZ2.2—2007）规定中相应的职业接触限值。

（二）红外辐射

红外辐射是指波长范围在0.76μm～1mm的非电离辐射，其介于微波与可见光之间。物体温度凡在-237℃以上都可以产生红外辐射，因而自然界的所有物体可产生红外辐射源。物体的温度愈高，产生的红外辐射波长愈短，辐射强度愈大。

1. 接触机会 自然界的红外线辐射源以太阳为最强，农田、搬运和基建工地等露天作业，在夏季太阳辐射中含有大量红外线。生产中接触红外辐射源的机会很多，如金属加热、熔融玻璃、强发光体及烘烤等。

2. 对人体的影响 红外辐射对机体的危害主要是红外线的致热作用所引起的皮肤和眼睛的损伤。红外辐射大部分可被表层皮肤吸收引起皮肤烧灼感，短时间照射可引起照射部位皮肤温度升高、血管扩张，进而出现红斑，停止照射后红斑消失。反复照射后，局部可出现色素沉着。强的红外辐射引起不同程度的表面效应甚至严重的灼伤。

较大强度的红外辐射可伤及眼角膜、虹膜、晶状体及视网膜，长期暴露可导致红外线白内障。而波长小于1μm的红外线可引起红外线视网膜灼伤。

3. 防护措施　生产过程实现机械自动化，使工人远离红外线源作业，或采用密闭红外线源以及隔热等防护措施。此外接触红外线的作业工人可穿戴红外线防护服和防护镜。严格执行国家卫生标准《工作场所有害因素职业接触限值　第二部分：物理因素》（GBZ2. 2—2007）规定中相应的职业接触限值。

（三）紫外辐射

紫外辐射又称紫外线，是波长为100～400nm的电磁辐射。物体温度达到1200℃以上时，即可产生紫外辐射。随温度升高，紫外线的波长变短，强度增大。

1. 接触机会　太阳辐射是紫外线的最大天然源。工业电焊、气焊、电炉炼钢等工作场所均可接触紫外辐射。

2. 对人体的影响　紫外辐射主要危害皮肤和眼睛。皮肤对紫外线的吸收，随波长而异，强烈的紫外辐射，可引起皮肤红斑、水疱、水肿、色素沉着等，长期接触紫外辐射甚至可诱发皮肤癌。

波长为250～320nm的短波紫外线，可引起电光性眼炎。在阳光照射的冰雪环境下作业时，会受到大量反射的紫外线照射，引起急性角膜、结膜损伤，称为雪盲症。

3. 防护措施　屏蔽辐射源和增大与辐射源的距离，合理佩戴个人防护用品。严格执行国家卫生标准《工作场所有害因素职业接触限值　第二部分：物理因素》（GBZ2. 2—2007）规定中相应的职业接触限值。

（四）激光

激光是在物质的原子或分子体系内，因受激发辐射的光得到放大的一种人工制造特殊光源。不同类型激光器产生的激光，其损伤作用也不同。激光器发射的波长包括可见光、红外、紫外等波段。

1. 接触机会　激光在工业、农业、国防、医疗和科学研究中得到广泛应用。工业上用于金属盒塑料的切割、钻孔等；军事上用于高容量通讯技术、导弹制导等；医疗用于眼科、皮肤科等领域；科学研究主要用于微量元素分析、大气污染测定、地质测量等。

2. 对人体的影响　激光主要危害的靶器官是眼睛和皮肤。一般情况下，波长为295～1400nm的紫外、可见光和红外激光主要损伤角膜，主要表现为急性角膜炎和结膜炎；长波紫外和短波红外激光主要损伤晶状体，可导致白内障的发生；可见光与近红外波段激光主要伤害视网膜，主要表现为水肿、充血、出血，甚至视网膜移位、穿孔，最终导致中心盲点和瘢痕形成。

激光对皮肤损伤轻度表现为红斑反应和色素沉着，严重可出现皮肤退色、焦化、溃疡形成。

3. 防护措施　激光的防护应采取针对激光器、工作环境和个人的综合防护措施。激光器应设置防光密闭罩；激光工作室应采用吸光材料；工作人员应佩戴安全防护目镜，穿防燃工作服。严格执行国家卫生标准《工作场所有害因素职业接触限值　第二部分：物理因素》（GBZ2. 2—2007）规定中相应的职业接触限值。

六、电离辐射

电离辐射（ionizing radiation）是指能使受作用物质发生电离现象的辐射。电离辐射种类很多，包括X射线、γ射线、α射线、β射线以及中子等。电离辐射可来自自然界的宇宙射线及地壳中镭、铀、钍等，也可来自人工辐射源。

（一）接触机会

1. 核工业系统　放射性矿物（如铀矿）的勘探、开采、冶炼和加工部门，核燃料和反应堆的建设、维护和运转以及核事故，核燃料工厂的生产及废物排放。

2. 放射性核素的生产、加工和使用　如放射性发光涂料、核医学诊断用放射性试剂等的生产与使用。

3. 射线发生器的生产和使用　加速器、X射线和γ射线以及一些电子加速到5keV以上，伴生X射线的电工设备。

4. 天然放射性核素伴生或共生矿生产　如铅锌矿、稀土矿和钨矿等开采和加工。

5. 医用射线装置的使用　如X射线诊断、临床核医学、放射肿瘤学、放射治疗及介入放射学等。

（二）电离辐射对机体的影响及损伤机制

1. 对机体的影响　长时间、大剂量电离辐射照射人体可致人体发生放射性疾病，放射性疾病包括：①全身性放射性疾病，如急、慢性放射病；②局部放射性疾病，如急、慢性放射性皮炎、辐射性白内障；③远期危害，如电离辐射可诱发白血病、甲状腺癌、支气管肺癌等恶性肿瘤、贫血、寿命缩短及胚胎效应等。

2. 对人体损伤的机制　电离辐射对人体损伤的机制一般分为：①原发作用：电离辐射直接作用于DNA、RNA、核蛋白及酶类，使其发生电离、化学键断裂，造成分子变性和结构破坏，也可以使人体的水分子，发生电离或激发，产生大量的氧自由基（·OH、H_2O_2、H_2O^+等），产生脂质过氧化。②继发作用：是在原发作用基础上，染色体畸变、基因位移或缺失，导致细胞核分裂异常，产生病理性核分裂等。酶系统对电离辐射极为敏感，酶的活性异常也可产生一系列的异常生化反应。

（三）放射病

放射病（radiation sickness）是指一定剂量的电离辐射作用于人体所引起的全身性或局部性放射性损伤，放射性疾病属我国法定职业病。

1. 放射病临床表现

（1）外照射急性放射病：是指人体短时间内一次或多次受到大剂量照射，吸收剂量达到1Gy（戈瑞，吸收剂量的国际制单位）以上的外照射所引起的全身性疾病。多见于核爆炸和核事故。外照射急性放射病按临床表现特点分为：骨髓型、胃肠型和脑型，其中骨髓型（1~10Gy）最为多见，主要引起造血系统损伤，临床表现为白细胞减少、感染、出血；胃肠型为受照剂量达10~50Gy时，出现频繁呕吐、腹泻，并发肠麻痹、肠套叠及肠梗阻等以消化系统症状为主；受照剂量>50Gy时出现脑型急性放射病，表现为短时精神萎靡，很快转为意识障碍、抽搐和休克。

（2）外照射慢性放射病：是指较长时间内持续受到超剂量当量限值（0.05Sv）的照射引起的全身疾病称为慢性放射病。常见于长期从事放射工作人员或急性损伤的晚期病人。其临床主要表现为：类神经征、自主神经功能失调、血液造血系统改变以及消化功能障碍、生育功能损伤、白内障及放射性皮肤病等。

（3）内照射放射病：大量放射性核素进入体内，作为放射源对机体照射而引起的全身性疾病。这种病比较少见，临床工作中多见于放射性核素内污染所致。

2. 放射病的诊断原则　放射病的诊断是一项政策性很强的工作，应按照国家诊断标准进行正确的诊断。

（1）急性放射病：可根据明确的大剂量照射史，结合临床表现和实验室检查，依据《外照射急性放射病诊断标准》（GBZ104—2002）给予诊断。

（2）慢性放射病：需在查明接触史和个人受照射水平基础上，综合分析体格检查结果，排除其他疾患，依据《外照射慢性放射病诊断标准》（GBZ105—2002）进行诊断。

（3）内照射放射病：要依靠明确的职业接触史，相关临床表现，实验室检查结果，体内放射性核素检查及源器官功能检查，污染量和体内照射剂量推算结果等进行综合分析，依据《内照射放射病诊断标准》（GBZ96—2011）进行诊断。

3. 放射病的处理原则

（1）急性放射病：视病情损伤程度，采取对症处理、抗感染、抗出血以及全身支持性治疗。病情稳定后严密随访观察，酌情休息和工作。

（2）慢性放射病：立即脱离射线工作并积极治疗，定期随访，每两年全面复查一次。

（3）内照射放射病：除了一般治疗与外照射急性放射病相同外，主要通过减少放射性核素的吸收，加速放射性核素的排出，治疗“沉积器官”的损伤。常用的络合剂包括喷替酸钙钠、喹胺酸和二硫丙磺钠（DMPS）。

（四）电离辐射的防护措施

应根据放射性工作种类和可能的受照方式（内照射和外照射）等进行综合性防护。

1. 外照射防护　有选择和使用有效屏蔽设施，如 X、γ 射线用铅、铁、混凝土等高原子序数材料，防 β 射线用铝、有机玻璃或塑料等低原子序数物质；保持距辐射源的安全距离；应尽量缩短受照时间。

2. 内照射防护　防止放射性核素经消化道、呼吸道、皮肤等各种途径进入人体，如在开放型放射性工作场所内禁止饮水、吸烟以及进食等。应防止放射性核素向空气、水体和土壤的逸散。

3. 辐射监测与卫生保健　应按照《辐射工作人员健康管理规定》进行。辐射监测包括个人、场所和环境的监测。对放射性工作人员应进行就业前和定期体检。

（路小婷）

第六节　工作有关疾病

工作有关疾病（work-related disease）又称职业性多发病，是由于生产过程、劳动过程和生产环境中的职业性有害因素，导致机体抵抗力下降，使潜在的疾病显露或已患的疾病加重，造成职业人群某些常见病发病率增高或现患疾病的病情加重等，这类疾病称为工作有关疾病。

一、工作有关疾病的特点

1. 工作有关疾病往往是由多因素造成的，职业性有害因素是该病发生发展中的诸多因素之一。除职业性有害因素外，也与社会、心理、个人行为和生活方式有关。

2. 职业性有害因素影响了健康，促使潜在疾病暴露或病情加重。

3. 控制和消除职业性有害因素，改善工作环境，可减少工作有关疾病的发生，或使原有疾病缓解。

4. 工作有关疾病不属于我国法定的职业病范围，不享受职业病相关法律规定的劳保待遇，但工作有关疾病较职业病更为常见，所致病休缺勤较多，给职工的健康和经济造成损失。

二、工作有关疾病与职业病的区别

工作有关疾病和职业病都与职业性有害因素有关，二者同属于职业性疾患，但二者又有本质的区别，具体表现在以下几方面。

（一）致病因素

职业病的病因明确，即为相应的职业性有害因素，如职业性慢性铅中毒是由于职业性铅接触引起的，慢性苯中毒是由职业性苯接触引起的；而工作有关疾病是多种致病因素共同作用的结果，职业性有害因素只是其中之一，或作为诱因导致潜在的疾病发作或病情加重，如井下作业工人风湿病、胃溃疡。

（二）致病强度

职业病需要职业性有害因素作用于人体的强度和时间达到一定强度时，即达到“阈值”才致病，存在剂量-反应（效应）关系，低于此值则相对是安全的，因此，职业性有害因素都有相应的国家卫生标准；而工作有关疾病的发生与职业性有害因素之间不存在阈值，只要有职业有害因素存在，就有可能致病。

（三）防治方法

职业病病因明确，只要把职业性有害因素控制在相应的国家卫生标准限值以下，就可以有效的控制职业病的发生，而且大多数职业病无特殊治疗方法，病因预防非常重要。工作有关疾病病因复杂，工作条件改善后，可使所患疾病得到控制或缓解，但难以从根本上根除。

（四）管理办法

从法律角度出发，职业病具有特定的范围，即政府行政部门所规定的法定职业病，所以对于职业病的诊断和处理必须严格根据国家颁布的职业病诊断标准及有关规定进行，一经确诊并按规定向所在地区卫生行政部门报告，患者的诊疗、康复费用、伤残以及丧失劳动能力的社会保障，按照国家有关工伤社会保险的规定执行和《中华人民共和国职业病防治法》及有关规定办理。而工作有关疾病不属法定职业病范围，其诊断不需特定的医疗机构，工人患病后不享受相应的劳保待遇。

三、常见的工作有关疾病

（一）慢性呼吸系统疾病

工作有关疾病中的慢性呼吸系统疾病主要包括慢性支气管炎、肺气肿或支气管哮喘等疾病，其主要与生产环境中刺激性气体（如氯气、氮氧化物及二氧化硫等）及生产性粉尘等因素有关，而严寒、过度劳累和吸烟等因素为常见的诱因。临床表现为慢性咳嗽、咳痰、劳动或休息时气急等。

（二）肌肉骨骼系统疾病

工作有关肌肉骨骼疾患，也称职业性肌肉骨骼损伤，是一类常见的工作有关疾病，主要包括腰背痛、颈肩痛等，国际劳工组织（ILO）已将工作有关肌肉骨骼疾患列为职业病，美国、德国已将职业性腰背痛列为赔偿性疾病（相当于职业病）。其主要与重体力劳动，不良体位；个别器官或系统过度紧张，以及机械振动等因素有关。多见于建筑、煤矿、搬运工人，流水作业工，键盘操作者等。腰背痛常表现为：急性腰扭伤、慢性腰痛、腰肌劳损和腰椎间盘突出症。颈、肩、腕损伤可单独发生，也可两种或三种损伤共同出现，表现为颈、肩、腕疼痛、肌张力减弱、感觉过敏或麻木、活动受限等。

（三）心血管疾病

工作有关疾病常见的心血管疾病主要包括高血压和冠心病。主要与职业紧张、过度劳累、工作责任重大或危险作业等因素有关。此外，长期接触噪声、振动、高温等物理有害因素会导致高血压的发生。接触过量铅、镉等化学有害因素，也能使肾脏受损而引起继发性高血压。职业接触二硫化碳、CO、氯甲烷等化学物质，通过影响血脂代谢、血管舒缩功能及血液携氧等功能，导致冠心病发病率及病死率的增高。

（四）消化道疾病

胃及十二指肠溃疡是常见的工作有关疾病中的消化系统疾病。其主要与高温、工作紧张等职业有害因素有关。高温作业可引起工人大量出汗、造成盐分丧失，后大量饮水使胃液稀释，导致消化不良及溃疡发病率增高；工作紧张可影响神经内分泌系统，刺激胃酸分泌导致胃十二指肠溃疡。还有轮班制作业特别是夜班工人昼夜节律打乱，饮食不规律，易引起消化不良并发展为溃疡。

（五）生殖功能紊乱

工作有关疾病的生殖功能紊乱主要包括月经周期异常、不孕、早产及自发性流产等，其主要与经常接触铅、汞、锰、砷及二硫化碳等职业有害因素有关。

（六）行为（精神）和心身疾病

主要表现为精神焦虑、抑郁、神经衰弱综合征等，一般与职业紧张、工作繁重、夜班工作等因素有关。常见的心理精神障碍性疾病有紧张性头痛、神经衰弱症和反应性精神病等。

四、工作有关疾病的预防与控制

工作有关疾病病因复杂，职业性有害因素是诸多因素之一，但如果控制职业性有害因素，就可有效地减少工作有关疾病的发生，或使原有疾病缓解。所以对于职业有害因素的控制，对工作有关疾病的防治意义重大。

（一）控制或消除职业有害因素

1. 预防职业性有害因素的产生　改革生产工艺，用无毒或低毒物质代替有毒或高毒物质。

2. 控制职业性有害因素的扩散　对粉尘、有毒蒸气或气体的操作在密闭状态下进行，辅以局部抽风；有毒气体产生时，可采用局部排气罩；对高温、噪声及振动的产生进行严格控制。

3. 防止直接接触　采取远距离操作、自动化操作，辅以个人防护用品。

（二）控制职业性有害因素的作用条件

控制操作工人对有害因素的接触机会和强度（剂量），减少接触时间和接触量。改善作业环境，加强人体工效学研究，使工作环境更舒适。

（三）加强个人保健

1. 加强健康监护。

2. 加强个人防护　个人防护用具包括呼吸防护器（防尘防毒用的口罩、面罩）、面盾（防紫外线）、防护服（防酸、碱、高温）、手套（防振动）及鞋等。应根据职业危害接触情况而选用。

3. 保健膳食　为增强体质抵抗力，保护受职业危害作用的靶组织、靶器官，根据接触有害因素作用性质和特点，适当补充某些特殊需要的营养成分。

4. 加强健康教育　使人们正确认识职业有害因素，提高自我保健意识，自觉参与预防，并做好个人卫生和培养良好的卫生习惯，不在车间内进食，饮水和吸烟。

本章小结

职业性有害因素作用于机体可引起职业性损害。生产过程中产生的职业性有害因素可分为化学因素、物理因素和生物因素，其中化学因素包括毒物和粉尘，而常见的物理因素有高温、噪声、振动、非电离辐射和电离辐射。职业性损害可分为职业病、工作有关疾病和职业性外伤。

常见的毒物铅、汞、苯、苯的氨基和硝基化合物、刺激性气体、窒息性气体和农药作用于机体可引起相应的职业中毒，其各自的毒作用机制、临床表现和治疗措施是不同的。

生产性粉尘所引起的职业性肺部疾患尤以尘肺病最为严重，矽肺、煤工尘肺和石棉肺都属于尘肺病，但其病理特点和临床表现不同。

常见的物理因素高温、噪声、振动作用机体可引起相应职业病，其对机体健康的损害是不同的。

职业性致癌因素作用于机体可引起职业性肿瘤，虽然职业性肿瘤与一般的同类肿瘤难以区别，但职业性肿瘤还是有其明显特征。

（何丽华　路小婷）

复习题

1. 职业病的定义、特点及诊断原则。

2. 常见毒物铅、汞、苯、苯胺、刺激性气体、窒息性气体和农药对机体毒作用机制及临床表现。

3. 矽肺、石棉肺和煤工尘肺的病理改变和临床表现有何不同？

4. 高温、噪声和振动各自对机体健康的影响。

第四章

社会、心理因素与心身疾病

学习目标

掌握：心身疾病的概念与预防措施。

熟悉：心身疾病的分类与特点。

了解：经济发展、文化教育等社会因素与健康的关系；个性、情绪、应激与健康的关系。

社会、心理因素是指在特定的社会环境中，导致人们在心理行为乃至身体器官状态发生变化的因素。社会因素是指社会的各项构成要素，是影响心理活动及行为的基本因素，尤其是社会文化、社会工作、社会关系及社会环境等。心理因素着重于个体内在的心理素质、心理发育和心理反应特点及对环境和事物的态度和观念等。

随着医学的发展，人们越来越认识到，在很多疾病的发生、发展与转归过程中，社会因素和心理因素起着重要作用。社会因素主要是通过心理感受来发挥作用的。社会因素作为应激源（重大生活事件造成的心情紧张和精神压力，称为应激源，从而对疾病的发生起到直接或间接地作用。）可引起人的心理活动变化及行为的改变。个体在生活适应过程中感知的环境要求与自身的应对能力所表现的心身紧张状态，常导致人们发生心身疾病（psychosomatic disease）。社会因素与心理因素的作用经常是密切联系的。社会、心理因素是心身疾病发生的外部条件，性格缺陷等易患因素是疾病发生的内部基础。只有内部和外部条件因素相互作用，才能引起心身疾病。

第一节　社会因素与健康

社会因素主要包括经济发展、文化教育、人口及家庭等，主要通过对人的心理、生理以及社会适应能力等方面的作用，直接或间接地影响人类的健康。

一、经济发展与健康

社会经济因素（social economic factor）与人群的健康呈一种辩证统一关系：一方面社会经济的发展是人群健康水平提高的根本保证；另一方面人群健康水平也是社会经济发展的必

要条件。

（一）经济发展对健康的影响

社会经济发展为人类提供了必要的物质生活资料，改善了人类的生活和居住环境，使国家和地方政府有能力完善基础设施的建设，提高生活质量；可以使人们建立和完善社会医疗保障机制，减少死亡，延长寿命。经济的发展还可以加快卫生和教育事业的发展，为人们提供更多的医疗卫生资源和受教育的机会。经济发展水平不同的人群，其健康水平存在着显著差异，如经济落后的南非黑人居住区婴儿死亡率和成人肺结核发病率分别是白人的 7 倍和 14 倍，表明经济发展水平与居民健康水平间呈正相关关系。

（二）人群健康水平的提高促进经济发展

有一定体力、智力和劳动技能的人是生产力诸要素中最重要的要素。人的健康和能力对生产力和经济发展起决定性作用。而健康水平的提高可以延长劳动者的工作时间，同时有利于工作效率的提高，这就意味着可以创造更多的财富，促进社会经济的发展。

二、文化教育与健康

教育水平的高低不仅与一个国家的民族文化素质相关，而且与人群的健康水平有着密切关系。

生活方式是指个人和社会的行为模式。文化教育通过影响人们的生活方式来影响人类的健康。受教育水平高的人健康知识水平往往比较高，容易接受健康相关知识的教育，懂得自我保健和养成良好的生活方式，如注意孕期保健、讲究膳食营养等；注重利用已有的医疗卫生服务设施如定期体检等，以预防疾病，促进健康。而受教育水平低的人健康意识低下，缺乏自我保护的意识与能力；又受到经济水平的制约，往往病入膏肓才去就医，甚至养成了一些不良的生活习惯与行为。

三、家庭与健康

（一）家庭类型

按人际关系划分，常见的家庭类型有四种：①核心家庭，即由父母和未成年子女组成的两代家庭；②主干家庭，由父母同一个已婚子女及其后代组成的三代或三代以上的家庭；③联合家庭，指由两个或更多的同住在一起的核心家庭组成的家庭；④单亲家庭，即由父亲或母亲与未婚子女组成的两代家庭。

（二）家庭功能

家庭的功能主要表现在满足人的生理需要和社会需要。简而言之，主要有养育子女、赡养老人、生产和消费、提供休息和娱乐环境的功能。

（三）家庭对健康的影响

家庭是人们休息、娱乐、寻求感情交流和安慰的主要场所。家庭中的每个成员往往承担着多种不同的角色，形成错综复杂的家庭关系。家庭关系协调，有利于家庭成员的身心处于稳定状态，促进健康。反之，家庭关系失调，会使人心理状态改变，情绪紧张，引起内分泌系统、免疫系统和中枢神经系统的反应，长期的紧张状态必然会导致健康的损害。

家庭关系的失调主要有夫妻关系失调，父母和子代关系失调等。

（四）家庭评估

家庭评估包括对家庭结构、家庭关系、家庭功能等影响健康的各个方面的评估，更多的是对家庭功能的评估。其目的是为了解家庭的结构和功能，分析家庭与个人健康状况，掌握健康问题的真正来源。

家庭评估有客观评估和主观评估、分析评估和工具评估等几种类型。目前常用的家庭评估方法有：家庭关怀度指数（APGAR 问卷）、家族谱、家庭圈和 McMaster 家庭评估模型等。如 Smilkstein1987 年设计了 APGAR 家庭功能问卷，从适应度、合作度、成长度、情感度及亲密度等五个方面提出五道问题，采用封闭式问答的方式来评价家庭功能。根据问卷的得分来评价家庭功能良好、家庭功能中度障碍还是家庭功能严重障碍。

四、生活事件与健康

生活事件指在童年期的家庭教养和境遇、青年期的学校教育和社会活动、成年期的社会环境和生活环境中受到的各种事件。生活事件对心理状态会产生一定影响，但不一定都导致疾病，只有当事件刺激所引起的心理反应积累到一定程度，超过了自我调节的心理承受能力才会引发疾病。

1967 年，美国华盛顿大学 Holmes 和 Rahe 开创了对生活事件的定量研究方法，制定了“社会再适应评定量表”（SRRS）。他们把生活过程中对人们情绪产生不同影响的事件称为生活事件，并按影响人们情绪的轻重程度划分等级，用生活变化单位（LCU）进行定量评定。研究发现，如果在 1 年中生活变化超过 150～300 单位，第二年患病的可能性为 50%，超过 300 单位则患病可能性为 80%。

国内学者在参考国外经验的基础上，结合我国文化背景制定了更适合中国人的生活事件心理应激评定表和生活事件量表，可用于中国人群的生活事件与健康的研究。

五、人际关系与健康

人际关系是指人与人之间相互联系与作用的过程中形成的人与人之间直接的角色关系。人际关系主要包括婚姻关系、血缘关系、同事关系、朋友关系以及居住关系等。

人际关系不仅影响到人们的工作和学习效率及事业的发展，还直接影响人们的身心健康。研究表明，人际关系差的人群，相互之间钩心斗角，容易使人产生不安全感，导致紧张和焦虑等消极情绪，从而影响身心健康。而人际关系好的人群，人和人之间的感情融洽，形成和谐、愉快的社会心理环境，有利于增加人们的安全感和力量感，提高人们的心理稳定性，有利于身心健康。

医患关系也是一种人际关系，指医务人员在给病人提供医疗服务过程中与病人建立的相互关系。医患关系是医疗服务中最重要、最基本的人际关系。医患关系的重要作用在于其与疾病转归有着密切的联系。良好的医患关系对疾病本质的了解和治疗效果均能起到积极的作用，同时也能提高医疗的顺从性和患者的满意度。

六、行为因素与健康

人的健康相关行为是一系列自然和社会因素共同作用的产物，包括内在的生理和心理变化。人类的行为由内因和外因共同决定，即同时受到自身因素和外界环境因素的双重影响。个人行为与健康的影响已经被大量事实所证实，而随着疾病谱和死亡谱的改变，人们对行为与健康关系的认识更加深化。影响人类健康的行为有很多种，通常人们把与健康和疾病有关的行为称为健康相关行为。按行为对行为者自身和他人健康状况的影响，健康相关行为可分为促进健康的行为和危害健康的行为两种。

（一）促进健康的行为

促进健康的行为是指个体或团体表现出的、客观上有利于自身和他人健康的行为。

1. 基本健康行为　是指日常生活中一系列有益于健康的基本行为，如合理营养、积极锻炼、充足的睡眠和良好的卫生习惯等。

2. 预警行为　是指预防事故发生和事故发生以后正确处置的行为，如使用安全带，溺水、车祸、火灾等意外事故发生后的自救和他救行为。

3. 保健行为　也称合理利用卫生服务行为，是指正确、合理地利用卫生保健服务，以维护自身身心健康的行为。包括保健行为、求医行为、遵医行为、病人角色行为等，如定期体格检查、预防接种、发现患病后及时就诊、咨询、遵从医嘱、配合治疗、积极康复等。

4. 避开环境危害　这里的环境危害是广义的，包括了人们生活和工作的自然环境与心理社会环境中对健康有害的各种因素。主动地以积极或消极的方式避开这些环境危害也属于健康行为，如离开污染的环境、采取措施减轻环境污染、不接触疫水、积极应对引起人们心理应激的紧张生活事件等都属此类行为。

5. 戒除不良嗜好　在这里，不良嗜好是指日常生活中对健康有危害的个人偏好，如吸烟、酗酒与滥用药品等。戒烟、不酗酒与不滥用药品就属于戒除不良嗜好这类健康的行为。

（二）危害健康的行为

危害健康的行为是指偏离个人、他人乃至社会的健康期望，是不利于自身和他人健康的一组行为。

1. 不良生活方式与习惯　持续的定势化的行为称为习惯。日常生活和职业活动中的行为习惯及其特征称为生活方式。不良生活方式是一组习以为常的、对健康有害的行为习惯，包括能导致各种成年期慢性退行性病变的生活方式，如吸烟、酗酒、不良饮食习惯、缺乏体育锻炼等。不良生活方式与肥胖、心脑血管疾病、早衰、癌症等的发生有非常密切的关系。

2. 不良疾病行为　疾病行为是指个体从感知到自身有病到疾病康复全过程所表现出来的不利健康的一系列行为。不良疾病行为可能发生在上述过程的任何阶段，常见的行为表现形式有：疑病、恐病、讳疾忌医、不及时就诊、不遵从医嘱、迷信乃至自暴自弃等。

3. 违法违规行为　是指违反法律法规、道德规范并危害健康的行为，如药物滥用、性乱、吸毒等。违规行为既直接危害行为者个人健康，又严重影响社会健康与正常的社会秩序。如吸毒可直接产生成瘾行为，导致吸毒者身体的极度衰竭，静脉注射毒品，还可能感染乙型肝炎和艾滋病；而混乱的性行为可能导致意外怀孕、性传播疾病和艾滋病。

第二节　心理因素与健康

一、概　　述

常见的不良社会心理因素大致来自于三个方面。①家庭生活环境：家庭生活环境中遇到的社会心理刺激包括配偶死亡、子女离家、家庭人际关系不良、生活困难、失恋等。这类社会心理因素是最常见的，也是对人影响较大的一类因素。②学习工作环境：在学习或工作过程中由于负荷过重、环境不良或与个人愿望不符等原因，影响人的身心健康。③社会生活与个人特殊遭遇：社会环境的变动、人为或自然的因素导致特殊事件的刺激，包括严重的自然灾害如水灾、地震、泥石流、战争、社会动乱、丧失社会支持等刺激超越了个人的承受能力，对健康产生重大影响。

二、个性与健康

由于生活环境、教育水平、所从事职业等的不同，心理活动在每个人身上产生时总带有个人特征，称为个体心理特征或个性。个性主要包括能力、气质和性格三个方面。个性一旦形成，就很难或很少改变。目前，认为与健康和疾病有关的是气质和性格两个方面。

气质是人的典型的、稳定的心理特征，也就是通常所说的脾气。气质主要表现为个人心理活动过程的速度和稳定性（如思维的灵活度、知觉速度、注意力集中的时间长短等）、心理过程的强度（如情绪的强弱、意志努力的程度等）以及心理活动的指向性（倾向于外部事物或倾向于内部体验）。通常把气质分为胆汁质、多血质、黏液质、抑郁质四种类型。胆汁质型的气质特征是：智慧敏捷，缺乏准确性；热情，但急躁易冲动；刚强，但易粗暴。多血质型的气质特征是：灵活、有朝气，善于适应变化的生活环境，情绪体验不深。黏液质型的气质特征是：稳重但不灵活，忍耐力强，沉着，但缺乏生气。抑郁质型的特征是：易感，但内向；稳重、持久，但懦弱、沉默而孤独。这四种气质类型属于极端形式，在实际生活中，人大多接近或类似某种气质。就一个人活动的社会价值和成就来说，气质并无好坏之分。然而在人的适应性方面，不同气质是有一定影响的。研究表明，不同的气质类型对人的健康有不同的影响。许多疾病有明显的气质分布，如胆汁质、抑郁质的人易患神经衰弱。

性格是个性最核心、最本质的心理特征，是个体在社会实践活动中所形成的对人、对己、对客观现实所持的稳定的态度以及与之相适应的习惯性的行为方式。健全的性格是健康的性格和良好的心理条件的标志。性格缺陷作为易患素质的核心因素，是引发心身疾病的内因和基础。

20 世纪 50 年代，美国的 Friedman 和 Rosenman 等人提出 A 型性格模型，并且他们研究的 A 型性格与冠心病的关系已被公认。所谓 A 型性格的特征是：行为急促，具有时间紧迫感，办事快，效率高；性情急躁，缺乏耐心，容易激动；个性好强，好胜，竞争意识强烈，事业心强，好与人争辩，对人怀有敌意，富有攻击性。与此相反的性格被称为 B 型性格，特征是：不争强好胜，心地坦荡，做事不慌不忙，生活与工作有节奏，不计较事业上有无成就。流行病学研究表明，A 型性格者冠心病发病率是 B 型性格的 2 倍，复发率为 5 倍，死亡率为 4 倍。A 型性格者体内胆固醇、甘油三酯、去甲肾上腺素、促肾上腺皮质激素水平平均较高，胰岛素对葡萄糖的反应增高，凝血时间缩短，这些都是诱发高血压进而导致冠心病的原因。经常出现抑郁的冠心病患者心肌梗死发生的频率增高。Baltruch 于 1988 年首次提出易发生肿瘤的性格模型，即 C 型性格。其核心特征是：压抑自己的情绪，过分忍让，回避矛盾，怒而不发，易生闷气，易焦虑、抑郁。研究表明，C 型性格的人，宫颈癌发病率比其他人高 3 倍，患肝癌、胃癌等消化系统肿瘤的危险性更高。

三、情绪与健康

人们在认识客观事物的过程中，产生的不同性质的体验和内心感受，这种人对客观事物是否符合其需要而产生的态度体验，就是情绪。情绪常指短暂而强烈的具有情景性的感情反应，如愤怒、恐惧、狂喜等。在情绪-认知-行为的相互作用中，情绪可以是认知发展的契机，可以激发人去认识、去行动，也可以强烈影响认知过程发展和行为表现，例如痛苦、愤怒或紧张情绪使认知活动变得刻板和狭窄，限制知觉和思维，干扰信息解释利用和作出反应。情绪在一定环境中发生发展，在人的健康相关行为中有重要作用。积极情绪有益于身心健康，消极情绪有害于身心健康。保持愉快稳定的情绪，要提高道德修养；保持健康的心理状态，还要学会适应外部环境的变化，自觉运用积极情绪克服消极情绪，是促进健康的有效途径。

四、应激与健康

人们对社会因素的应激反应可使血浆中肾上腺素的活性升高，如焦虑、紧张等情绪可增加肾上腺素分泌，恐惧、愤怒、挫折等均可使血压升高，对有高血压素质的人来说，血压持续增高的倾向更强。研究表明，愤怒与收缩压增高有关，如果愤怒被抑制或对自己的行为感到内疚，则可引起交感神经功能亢进，持续下去可发展为以血浆肾上腺素和去甲肾上腺素含量增高为特征的原发性高血压。

心理应激还可引起胃肠道分泌紊乱，如激动、愤怒、焦虑以及恐惧等都能使胃液分泌增加和酸度升高，而悲伤、抑郁则可使胃液分泌减少和胃肠蠕动减慢，长期焦虑还可使充血的胃黏膜糜烂。

第三节　心身疾病

一、心身疾病的概念

（一）心身疾病的概念

心身疾病又称为心理生理疾病，指以社会心理因素为主要致病因素的躯体疾病和躯体功能障碍的总称。

随着社会的不断发展，医学科学正向“生物-心理-社会医学模式”转变，心理和社会因素对健康和疾病的影响作用也相应地得到重视。现代医学研究证明，很多疾病都能找到其致病的心理因素。这些因素如同人们熟知的病毒、细菌、遗传一样也能引起躯体疾病。20世纪30年代兴起了一门医学心理学和医学的分支学科，即心身医学。它以人类疾病中的心身关系为核心，以心身疾病为研究对象，重点探讨躯体疾病中的社会心理因素及其致病方式与条件。从此，心身疾病成为并列于躯体疾病和精神疾病的第三类疾病。

（二）心身疾病的分类

公认的心身疾病有：消化性溃疡、类风湿关节炎、支气管哮喘和冠心病等。近年来，心身疾病的范围有所扩大，几乎涵盖了所有躯体疾病，如糖尿病、肥胖症等，甚至癌症亦被纳入心身疾病范畴内。

按各器官和学科来分，心身疾病分类如下：

1. 心血管系统　冠心病、原发性高血压、神经性心绞痛、心肌梗死、阵发性心动过速以及心律不齐等。

2. 消化系统　胃及十二指肠溃疡、溃疡性结肠炎、肠道易激惹综合征以及神经性厌食等。

3. 呼吸系统　支气管哮喘、神经性咳嗽以及过度换气综合征等。

4. 内分泌系统　甲状腺功能亢进症、肥胖症以及糖尿病等。

5. 神经系统　紧张性头痛、偏头痛、痉挛性斜颈以及自主神经功能失调等。

6. 泌尿生殖系统　性功能障碍、月经失调以及经前期紧张症等。

7. 肌肉骨骼系统　类风湿关节炎、腰背疼痛以及颈臂综合征等。

8. 皮肤　荨麻疹、神经性皮炎、过敏性皮炎以及皮肤瘙痒症等。

9. 其他　口腔黏膜溃疡、原发性颞合关节痉挛、系统性红斑狼疮以及恶性肿瘤等。

二、心身疾病的特点及发病机制

（一）心身疾病的特点

1. 心身疾病的发病原因是社会心理因素或主要是社会心理因素。

2. 心身疾病必须具有与躯体症状相关的体征，有明确的器质性病理过程和已知的病理生理过程。

3. 心身疾病通常涉及的是自主神经系统所支配的系统或器官。

4. 遗传和个性特征与心身疾病的发生有一定的关系，不同个性特征的人易罹患某一“靶器官”的心身疾病。

5. 同等强度、相同性质的因素，不同人作出的反应是有差异的。一般人只引起正常范围内的生理反应，而某些对刺激有高敏感性的人则可引起病理生理反应。

6. 有些病人可以提供较准确的社会心理因素致病过程，但大部分病人不了解社会心理因素在发病过程中的作用，却能感到某种心理因素能加重自己的病情。

（二）心身疾病的发病机制

美国心理学家马斯洛把人类的需要分为：生理、安全、归属、尊重和自我实现五个需要层次。当需要得到满足时，情绪愉快；得不到满足时，则烦闷、沮丧。当人们产生某种欲望和需要时，心理上会出现不安和紧张的情绪。如需要得不到满足，危机情况和紧张事件继续存在，所引起的一系列生理变化超过人们的自我调节功能，则会对健康产生不利的影响。许多研究证明：社会心理因素可对躯体健康起有利或有害的影响，保持愉快和乐观情绪，就会有良好的抗病能力。社会心理因素在躯体疾病的发生和发展中起的作用，主要是通过神经生理、神经内分泌和免疫机制进行的。

1. 神经生理机制　一切心理活动都是对外界的反应，都离不开产生心理活动的神经系统。任何心理社会刺激都可作为一种输入信息传入大脑，如果这种信息被人所感知，就会产生一定的情绪和生理变化。例如社会心理因素的应激可通过神经系统传入大脑内，引起惊恐、焦虑或愤怒等反应，对大脑功能产生不良影响，以至于导致功能障碍。当发生心理反应时，交感神经中枢兴奋，可引起总体性交感神经反应，而导致血压升高、全身代谢增强、胃肠道功能抑制等。反之，当副交感神经活动亢进时，上述的功能活动起着相反作用。但是不良的情绪状态可使这两个系统失去平衡，产生一系列病理生理变化，继而出现症状和疾病。

2. 神经内分泌机制　神经系统和内分泌系统形成一个整体，以调节机体正常活动的兴奋性和协调性。神经内分泌在心身疾病中起着中介作用，在情绪紧张的刺激下，内分泌系统能使机体适应此种刺激，并在适应的过程中起着重要作用。激素分泌过多或过少都会使整个身体的代谢作用和行为或情绪发生变化。心理因素可改变激素水平，因而影响所有的代谢过程，例如高度紧张或抑郁状态时，血液中儿茶酚胺含量增高，一旦这种情况多次反复，可引起肾上腺素和去甲肾上腺素分泌持续增高，激素水平的改变影响代谢过程。经过反馈作用，促使神经递质更新，血液中儿茶酚胺增高，导致生理反应，如血液循环加快（以增加心脑、骨骼肌的血液供应），外周血管收缩，血压升高以及呼吸加速等，可使整个功能的稳定性改变，从而导致心身疾病的产生。

3. 免疫机制　免疫系统受神经系统、神经递质系统和内分泌系统的影响或制约。这三种系统的多种激素对免疫系统有普遍的抑制效应。心理因素可影响激素的分泌，从而可使免疫功能降低而引起疾病。研究发现支气管哮喘和部分癌症病人在病前多有不良心理因素的暴露史。

三、心身疾病的危险因素及预防

（一）心身疾病的危险因素

1. 心理因素　人的心理活动通常与情绪活动相关联，如愤怒、忧郁、悲伤、恐惧、焦虑以及痛苦等情绪虽然是适应环境的一种反应，但持续时间过长或强度过大，都会使人的心理活动失去平衡，导致神经系统功能失调，对健康产生不良影响。如果这些消极情绪经常反复出现，引起长期或过度的精神紧张，还可产生内分泌失调、神经功能紊乱、血压持续升高等病变，从而导致疾病。

2. 生理因素　是指心身疾病患者在患病前的生理特点（亦称生理始基）。同样的心理社会刺激，只有其中的少数人发生心身疾病，如有人患高血压，有人患冠心病，有人却患溃疡病，这主要是由患者的生理特点不同所致，使他们对不同心身疾病有着不同的易患性。例如在溃疡病的发病过程中，胃蛋白酶活性的增高起重要作用。实际上，患者在患病前，其蛋白酶的前体-胃蛋白酶原的水平就已经比一般人高，因此这种胃蛋白酶原的增高可称为溃疡病的生理始基。然而，有溃疡病生理始基并不一定就会有溃疡病，因为人群中有相当多的人具有这一特征，而其中只有一部分人发病。溃疡病患者是由于社会心理刺激对他们起了“扳机”作用。说明只有生理始基和社会心理刺激同时存在的情况下，才会有溃疡病的发生。

（二）心身疾病的预防

心身疾病是多种心理、社会和生物学因素长期作用的结果。心身疾病的预防包括心身疾病的发现、治疗和处理，也包括预防不良行为的发生以及如何增进个体的心理健康水平，提高人们对社会生活的适应能力。

1. 一级预防　一级预防是防止社会心理因素长期反复刺激并导致心理失衡的主要措施。社会心理因素对机体造成的健康影响总是通过生理变化的过程起作用。所以培养比较健全的健康心理素质，提高应对危险因素的能力是预防心身疾病的基础。在社会心理因素刺激的情况下不断进行自我调适，保持心理平衡，增强对社会的适应能力，使个体保持生理、心理和社会适应的健全状态。至于某些具有心身疾病遗传倾向的患者，则更应该加强心理预防工作。

2. 二级预防　二级预防是防止社会心理因素引起心理失衡阶段发展成为功能失调阶段的重要措施。早期发现、早期诊断、早期治疗是心身疾病的二级预防核心。对心身疾病的治疗应从生物、心理和社会各方面进行综合治疗。一方面要采用有效的生物医学手段在躯体水平处理存在的病理过程，另一方面要通过心理咨询和治疗，努力帮助病人消除致病的社会心理因素，及早帮助和指导患者恢复失衡的心理，调整患者的功能失调，阻断病情向躯体疾病方向转化。具体方法有：

（1）心理治疗：指医务人员在比较充分了解患者的病史及心理状态的情况下，通过心理学的语言和非语言的交往及其他心理学的技术改变患者的心理活动，从而治疗疾病的过程。如对患者进行解释、指导和鼓励，使患者逐渐树立信心，处理好心理刺激和心理矛盾，减轻应激性事件对健康的有害影响。

（2）环境治疗：研究发现，有的病人只要住院或调换环境，即使不用药，病情也会好转。因此，环境治疗就是对患者的家庭、邻里或工作单位作适当调整，通过解释、指导化解矛盾以及协调关系，必要时可考虑请患者短期住院或更换环境。

（3）精神药物治疗：分为特效药物治疗和精神药物治疗两大类。对患者进行心理治疗的同时，可根据病情，配合选用精神药物治疗。

四、社会心理刺激的评估

社会心理因素的刺激能否产生应激状态而影响健康与许多因素有关，如社会心理因素刺激量的大小、作用的方式、持续的时间等。只有刺激达到一定的量、持续一定的时间才可能致病，并且不同质的刺激，量有所不同。即使同质、同量的刺激对不同的个体产生的结果也可能是不同的。这与个体自身的素质和条件有关。因此，评估社会心理因素的刺激既要考虑刺激本身的质和量，也要考虑个体自身的易感性和抵抗力。

社会心理因素的刺激所引起的心理反应必须累积到一定程度，超过个体自我调节的能力才会导致疾病。张明圆等人编制的正常中国人生活事件常模，列出了65种中国人在日常生活中最可能遭到的生活事件。该量表简单实用，为评价生活事件刺激的质和量提供了一定的参考依据，可以用来评估社会心理刺激的质和量。

不同的个体对同一种社会心理因素刺激的反应大小不同。这与个体的身体素质、人格特点、神经类型、认识水平、生活经验、价值观念以及信仰等有关，并且还与个体对付心理压力时的心理应对机制有关。人们对外来的各种刺激必然有所反应，解脱应激状态对自己带来的心理压力，这是人的自我心理防护。人的自我心理防护有的较为积极，可有效地减轻或消除社会心理因素刺激对机体的作用；有的则不太积极，不能完全消除刺激，但可在一定程度上缓解刺激的影响。

本章小结

个体在生活适应过程中感知的环境要求与自身的应对能力所表现的心身紧张状态，常导致人们发生心身疾病。心身疾病是指以社会心理因素为主要致病因素的躯体疾病和躯体功能障碍的总称。经济、文化教育、家庭、生活事件、人际关系，以及行为等社会因素与个性、情绪、应激等心理因素均可影响人的健康。公认的心身疾病有：消化性溃疡、类风湿关节炎、支气管哮喘以及冠心病等。近年来，心身疾病的范围有所扩大，几乎涵盖了所有躯体疾病，如糖尿病、肥胖症以及癌症等。心身疾病的预防包括心身疾病的发现、治疗和处理，也包括预防不良行为的发生以及如何提高个体的心理健康水平，增强人们对社会生活的适应能力。

（马 莉）

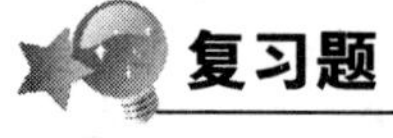

复习题

1. 试述什么是健康相关行为，促进健康的行为主要有哪些？
2. 什么是心身疾病？试述心身疾病的预防措施有哪些？

第二篇　膳食与健康

第五章

营养学基础

学习目标

掌握：营养学基本概念、明确能量与营养素缺乏和过量的危害及临床意义、各种营养素的食物来源及影响其吸收的因素。

熟悉：中国居民膳食指南和平衡膳食宝塔；对孕妇、乳母、婴幼儿以及老年人的膳食进行合理调配，实现合理营养，增进人体健康的目的。

第一节　能量与营养素

营养素（nutrient）是指食物中可给人体提供能量、构成机体成分和组织修复以及调节生理功能的化学成分，包括蛋白质、脂类、碳水化合物、矿物质和维生素，其中蛋白质、脂肪与碳水化合物经体内氧化可以释放能量，因此又称为产能营养素（calorigenic nutrients）。每克产能营养素在体内氧化产生的能量值称之为能量系数（calorific coefficient/calorific value），蛋白质、脂肪和碳水化合物的产能系数分别为4kcal/g、9kcal/g和4kcal/g。

一、能　　量

目前，国际上通用的能量单位是焦耳（joule，J）或千焦耳（kilo joule，kJ）。营养学上使用最多的能量单位是千卡（kilocalorie，kcal），1kcal是指1000g纯水的温度由15℃上升到16℃所吸收的能量。其换算关系如下：

1kJ = 0.239kcal　1kcal = 4.184kJ。

（一）影响人体能量消耗的因素

1. 基础代谢（basal metabolism）　是指维持人体最基本生命活动所必需的能量；即在清

醒、禁食12小时后、静卧于舒适的环境下，无任何体力和脑力负担、全身肌肉松弛、消化系统处于静止状态下，用于维持体温、心跳、呼吸、细胞、组织和器官基本功能等生命活动的能量消耗。基础代谢率（basal metabolic rate，BMR）是指每小时每平方米体表面积（或每公斤体重）人体基础代谢消耗的能量，其表示单位为：kJ/(m^2·h）或 kcal/(m^2·h)、kJ/(kg·h）或 kcal/(kg·h)。影响基础代谢的主要因素：

（1）体型与体质：基础代谢与体表面积的大小成正比，体表面积越大，向外环境散热越快，基础代谢亦越高。人体瘦体组织（包括肌肉、心脏、肝和肾脏等）是代谢活跃的组织，其消耗的能量占基础代谢的70%~80%，因此同等体重情况下，瘦高且肌肉发达者的基础代谢高于矮胖者。另外，男性瘦体组织所占比例高于女性，所以，在年龄和体表面积相同的情况下，男性基础代谢水平比女性高5%~10%。

（2）生理与病理状况：婴幼儿和青少年生长发育迅速，基础代谢相对较高。成年后随年龄增长基础代谢水平不断下降，30岁以后每10年降低约2%，女性更年期后下降较多，且能量消耗减少。孕妇的子宫、胎盘、胎儿的发育及体脂贮备以及乳母合成乳汁均需要额外的能量补充，孕妇和乳母的基础代谢也较高。甲状腺激素、肾上腺素和去甲肾上腺素等分泌异常时，能量代谢增强，直接或间接影响人体的基础代谢水平。

（3）生活和作业环境：寒冷、大量摄食、体力过度消耗以及精神紧张均可增高基础代谢水平。而禁食、饥饿或少食时，基础代谢水平相应降低。尼古丁和咖啡因可以刺激基础代谢水平增高。

2. 体力活动（physical activity） 是指任何由骨骼肌收缩引起的能量消耗的身体运动，是构成人体总能量消耗的重要部分，约占人体总能量消耗的15%~30%。每日从事各种体力活动消耗的能量主要取决于体力活动的强度和持续时间。随人体活动量的增加和时间的延长，机体能量消耗也将大幅度增加。

3. 食物热效应（thermic effect of food，TEF） 是指人体摄食过程引起的额外能量消耗。这是摄食后一系列消化、吸收活动以及营养素和营养素代谢产物之间相互转化过程所消耗的能量。摄入不同食物增加额外消耗的能量有差异，其中蛋白质的食物热效应最大，相当于其本身产能的30%~40%，而碳水化合物则为5%~6%，脂肪为4%~5%。一般成年人摄入的混合膳食，由于食物热效应而额外增加的能量消耗每日约600kJ，相当于基础代谢的10%。

4. 生长发育及特殊生理状况 婴幼儿和儿童阶段生长发育需要的能量主要包括机体生长发育中形成新的组织所需的能量及新生成的组织进行新陈代谢所需的能量。婴儿每增加1克体重约需消耗20.9kJ（5kcal）的能量。孕妇的子宫与胎盘发育、胎儿的生长及体脂贮备、乳母泌乳等均会增加能量消耗。

（二）食物来源和参考摄入量

人体所需的能量来源于食物中的碳水化合物、脂肪和蛋白质。这些产能营养素存在于各种食物中。中国营养学会修订的中国居民膳食营养素参考摄入量（reference nutrient intake）中建议碳水化合物提供的能量占总能量的55%~65%，脂肪占20%~30%，蛋白质占10%~12%。年龄越小，蛋白质供能占总能量的比重应适当增加，但成年人脂肪摄入量不宜超过总能量的30%。中国居民膳食能量参考摄入量见表5-1。

表 5-1　中国居民膳食能量推荐摄入量

年龄	RNI（MJ/d）		RNI（kcal/d）	
	男	女	男	女
婴儿 0～	0.40MJ/(kg.d)		95（kcal/kg.d）*	
0.5～	0.40MJ/(kg.d)		95（kcal/kg.d）*	
儿童				
1～	4.60	4.40	1100	1050
2～	5.02	4.81	1200	1150
3～	5.64	5.43	1350	1300
4～	6.06	5.83	1450	1400
5～	6.70	6.27	1600	1500
6～	7.10	6.67	1700	1600
7～	7.53	7.10	1800	1700
8～	7.94	7.53	1900	1800
9～	8.36	7.94	2000	1900
10	8.80	8.36	2100	2000
11～	10.04	9.20	2400	2200
14～	12.00	9.62	2900	2400
成年				
18～				
轻体力活动	10.03	8.80	2400	2100
中体力劳动	11.29	9.62	2700	2300
重体力劳动	13.38	11.30	3200	2700
孕妇				
4～6 孕中期	+0.84		+200	
7～9 孕晚期	+0.84		+200	
乳母	+2.09		+500	
50～				
轻体力劳动	9.62	8.00	2300	1900
中体力劳动	10.87	8.36	2600	2000
重体力劳动	13.00	9.20	3100	2200
60～				
轻体力劳动	7.94	7.53	1900	1800
中体力劳动	9.20	8.36	2200	2000
70～				
轻体力劳动	7.94	7.10	1900	1800
中体力劳动	8.80	8.00	2100	1900
80～	7.74	7.10	1900	1700

* AI　适宜摄入量（adequate intake，AI）

RNI：推荐摄入量（recommondeelnutient on take，RNI）

二、蛋　白　质

蛋白质（protein）是构成机体细胞、组织和器官的重要成分，参与调节机体各种重要的生理功能，其基本功能单位是氨基酸。成人体内蛋白质含量约占体重的16%～19%，每天约有3%组织蛋白质需要更新，必须从膳食中不断补充蛋白质以满足机体的需要。

（一）生理功能

1. 构成和修复组织　蛋白质是人体不可缺少的结构成分，机体各种细胞、组织和器官均含有蛋白质。人体蛋白质始终处于不断更新的状态，只有摄入足够的蛋白质才能维持组织的更新，各类疾病的患者还需要蛋白质作为组织损伤的修复材料。

2. 调节生理功能　蛋白质在体内是构成多种具有重要生理活性物质的成分，参与调节多种生理功能，如①酶参与催化机体的各种物质代谢、调节氧化还原平衡；②激素维持机体内环境的稳定；③抗体发挥免疫功能的调节；④血红蛋白参与氧的运输、白蛋白调节渗透压、胶原蛋白构成机体支架等。

3. 提供必需氨基酸　必需氨基酸（essential amino acid，EAA）是指必须从食物中获取，在体内不能合成或合成的速度不能满足机体需要的氨基酸，包括缬氨酸、亮氨酸、异亮氨酸、苯丙氨酸、色氨酸、苏氨酸、蛋氨酸、赖氨酸和组氨酸，共9种。

4. 供给能量　一克食物蛋白质在体内可产生16.74kJ（4kcal）能量。

（二）营养价值的评价

食物蛋白质营养价值主要从食物蛋白质含量、被人体消化吸收和利用的程度三个方面进行评定。

1. 食物蛋白质含量　食物蛋白质的含氮量一般比较恒定，大都为16%，由氮计算蛋白质的换算系数为6.25。因此，直接测定食物氮的含量再乘以蛋白质的换算系数，就可以得到蛋白质的含量。

2. 食物蛋白质消化率　食物蛋白质消化率是指在消化道内被吸收的蛋白质占摄入蛋白质的百分比，反映食物蛋白质被机体消化酶分解的程度。根据是否考虑内源性粪代谢氮，可以将蛋白质消化率分为表观消化率（apparent digestibility）和真消化率（true digestibility）。实际应用中，由于表观消化率值比真消化率值低，对蛋白质消化吸收作了较低估计，增大了安全系数，且测定方法更简便，故一般多测定表观消化率。

$$\text{蛋白质表观消化率}(\%) = (\text{食物氮} - \text{粪氮}) / \text{食物氮} \times 100\%$$

3. 食物蛋白质利用率　是指食物蛋白质经消化吸收后在体内被利用的程度。

（1）生物价（biological value，BV）：用以表示蛋白质吸收后被机体利用的程度。生物价的值越高，该蛋白质被机体利用的程度就越高，提示有较少的氨基酸经过肝脏和肾脏代谢，与肝肾负担多少有关。

$$BV = \text{储留氮} / \text{吸收量} \times 100$$

$$\text{储留氮} = \text{吸收氮} - (\text{尿氮} - \text{尿内源性氮})$$

$$\text{吸收氮} = \text{食物氮} - (\text{粪氮} - \text{粪代谢氮})$$

尿内源性氮是指机体不摄入氮时，尿中所含有的氮，主要来自组织蛋白的分解。

（2）净利用率（net protein utilization，NPU）：用以表示食物蛋白质实际被利用的程度，是将蛋白质消化和利用结合起来评价食物蛋白质的营养价值。

$$\text{蛋白质净利用率}(\%) = \text{生物价} \times \text{消化率} = \frac{\text{储留氮}}{\text{食物氮}} \times 100\ (\%)$$

（3）氨基酸评分（amino acid score，AAS）是将被测食物蛋白质的必需氨基酸组成与推荐的理想蛋白质或参考蛋白质氨基酸模式进行比较，反映的是蛋白质构成和利用的关系，其表达公式为：

$$\text{AAS}=\frac{\text{被测蛋白质每克氮（或蛋白质）中某种必需氨基酸量（}mg\text{）}}{\text{理想模式中每克氮（或蛋白质）中同种必需氨基酸量（}mg\text{）}}$$

参考蛋白可采用1973年FAO/WHO专家委员会制定的"暂定氨基酸计分模式"（见表5-2）。在实际计算时，首先将被评分食物蛋白质中必需氨基酸与参考蛋白质中同种必需氨基酸进行比较，相对比值低者为限制性氨基酸（limiting amino acid），并按其缺乏的严重程度依次为第一、第二限制性氨基酸。被测食物蛋白质的第一限制性氨基酸与参考蛋白质中同种必需氨基酸的比值即为该种蛋白质的氨基酸评分。例如小麦粉蛋白质的限制性氨基酸为赖氨酸、异亮氨酸、苏氨酸和缬氨酸，其中赖氨酸为第一限制性氨基酸。小麦粉蛋白质的氨基酸分为25.7/55×100=46.7（见表5-2）。

为提高植物蛋白质营养价值，可将富含某种必需氨基酸的食物与缺乏同种氨基酸的食物混合食用，提高了蛋白质的生物学价值，这种作用称为蛋白质互补作用（protein complementary action）。

表5-2　氨基酸评分举例

氨基酸	小麦粉（标准粉）（mg/g 蛋白）	FAO/WHO，1973年评分模式（mg/g 蛋白）	AAS
异亮氨酸	37.5	40	92.5
亮氨酸	70.5	70	100.7
赖氨酸(1)	25.7	55	46.7(2)
蛋氨酸+胱氨酸	36.1	35	103.1
苯丙氨酸+酪氨酸	78.3	60	130.5
苏氨酸	28.3	40	70.8
色氨酸	12.4	10	124.0
缬氨酸	47.2	50	94.4
组氨酸	—	—	—

（1）为第一限制性氨基酸；（2）为氨基酸评分

摘自《中国营养科学全书》，葛可佑主编，人民卫生出版社出版，P44，2004年

（三）营养不良及营养状况评价

1. 蛋白质营养不良　蛋白质长期摄入不足时，常见的临床表现为疲倦、体重减轻、贫血、免疫和应激能力下降、营养性水肿、皮肤伤口愈合不良以及生殖功能障碍等。幼儿、青少年表现为生长发育迟缓、消瘦、体重过轻、甚至智力发育障碍。成人缺乏时，可以引起体力下降、水肿和抗感染能力减低等。

此外，蛋白质不足常与能量缺乏同时发生，称为"蛋白质-能量营养不良"（protein-energy malnutrition，PEM）。包括三种类型：

（1）恶性营养不良（Kwashiorkor）：以蛋白质摄入严重不足为主，其主要表现为全身性水肿，尤其是腹部和腿部水肿明显，多见于3~13岁的儿童；

（2）消瘦型营养不良（Marasmus）：蛋白质和能量摄入均严重不足，表现以消瘦为特征，多见于2岁以下的幼儿；

（3）混合型营养不良：既有不同程度的水肿，又有消瘦的特征。

然而，蛋白质摄入过多可引起膳食纤维和某些维生素和矿物质摄入减少以及饱和脂肪酸和胆固醇摄入的增加。饱和脂肪酸和胆固醇摄入的增加使心血管疾病的危险性增高。高蛋白质的摄入促进尿钙丢失，进一步加重钙摄入不足人群的骨骼健康损害；还可增加肝脏和肾脏负担，导致血氨或血尿素氮升高。此外，过多摄入的蛋白质还可能与一些癌症（结肠癌、乳腺癌、胰腺癌和前列腺癌等）发生有关。

2. 营养状况评价

（1）膳食蛋白质的摄入量：膳食中蛋白质的摄入量与机体蛋白质营养状况评价指标结合起来，有助于正确判断机体蛋白质的营养状况。

（2）身体测量：身体测量指标主要包括体重、身高、上臂围、上臂肌围、胸围以及生长发育指数等。身体测量是评价机体蛋白质营养状况的重要依据。

（3）生化检验：主要包括血液和尿液方面的检测指标。血液蛋白质主要包括血清白蛋白、前白蛋白、运铁蛋白、纤维结合蛋白、视黄醇结合蛋白、氨基酸比值和总蛋白等；尿液相关指标主要有尿肌苷、尿羟脯氨酸等。

（四）食物来源与参考摄入量

食物蛋白质的良好来源是动物性食物，包括各种动物肉类、蛋类和奶类。大豆类含蛋白质较高且含有各种必需氨基酸，是植物性食物蛋白质中质量最好的一种。谷类、薯类和蔬菜类蛋白质含量较低，吸收利用程度较小。

我国膳食模式主要以植物性食物为主，蛋白质质量及消化率较差，膳食蛋白质推荐摄入量为1.0～1.2g/kg/d。一般成人蛋白质供能量占总能量的10%～12%，儿童青少年为12%～14%。

结合以上蛋白质-能量营养不良的临床症状和评价指标，分析“2003年安徽阜阳奶粉”事件中婴幼儿发病的原因及疾病的分型，该如何预防此类事件的发生？

三、脂　　类

脂类（lipids）包括甘油三酯（又称脂肪）、磷脂和固醇类。

（一）生理功能

1. 提供和贮备能量　脂肪是食物中能量密度最高的营养素，1克脂肪在体内可以产生37.7kJ（9kcal）的能量。长期摄入过多能量，机体以脂肪的形式贮存在脂肪细胞内。

2. 构成生物膜　磷脂和胆固醇是所有生物膜（如细胞膜、细胞器膜、核膜）的重要组成成分，是维持细胞正常结构和功能的物质基础。

3. 提供必需脂肪酸和脂溶性维生素（维生素A、维生素D和维生素E等）。脂肪还可改善食物的感官性状，增加食物的色香味。

4. 其他　脂肪组织分泌多种因子（瘦素、白介素、胰岛素样生长因子和抵抗素等）参与机体多种代谢，调解机体的免疫功能和生长发育过程。

（二）脂肪酸与必需脂肪酸

1. 脂肪酸　按照脂肪酸的碳链长度、饱和程度和空间结构的不同，产生三种分类方法。脂肪酸的结构用$C_{X:}Y_n$表示，X代表碳链中碳原子的数目，Y表示不饱和双键数目，n后的数字表示距末端（甲基端）的双键位置。第一个不饱和双键在近甲基端的第3位时，归类为n-

3 系列多不饱和脂肪酸，在近甲基端第 6 位时，归类为 n-6 系列多不饱和脂肪酸。

（1）按照碳链的长度可分为含 14 ~ 24 碳的长链脂肪酸、含 8 ~ 12 碳的中链脂肪酸、含 6 碳以下的短链脂肪酸，食物中主要以 18 碳脂肪酸为主。

（2）依据饱和程度分为饱和脂肪酸（saturated fatty acid，SFA）、单不饱和脂肪酸（monounsaturated fatty acid，MUFA）和多不饱和脂肪酸（polyunsaturated fatty acid，PUFA）；植物油中主要是多不饱和脂肪酸。

（3）按照空间结构，脂肪酸又可分为顺式脂肪酸和反式脂肪酸（trans-fatty acid），自然状态下食物中脂肪酸多以顺式脂肪酸形式存在。但当植物油发生氢化后，反式脂肪酸含量随氢化程度而增加。

2. 必需脂肪酸（essential fatty acid，EFA）是指人体自身不能合成又不可缺少，必须通过食物供给的脂肪酸。人体必需脂肪酸包括 n-6 系列中的亚油酸和 n-3 系列中的 α-亚麻酸。

（三）膳食脂肪与健康

1. 膳食脂肪与肥胖　摄入的能量超过了消耗所需的能量，多余的能量转化为脂肪储存在体内，长期脂肪积累，则可能导致超重或肥胖的发生。

2. 膳食脂肪与心血管疾病　脂肪摄入量过高尤其是饱和脂肪酸摄入量与血胆固醇、甘油三酯和低密度脂蛋白胆固醇（LDL-C）升高有关，血脂异常是动脉粥样硬化、冠心病等发生的重要危险因素。饱和脂肪酸中以豆蔻酸（$C_{14:0}$）和月桂酸（$C_{12:0}$）升高血清胆固醇的作用最强。多不饱和脂肪酸可使血清胆固醇和 LDL-C 下降，通常 HDL-C 浓度也下降；而单不饱和脂肪酸能引起血清胆固醇和 LDL-C 下降，但不引起 HDL-C 不下降。膳食胆固醇的摄入量与血脂呈正相关，因此，也增大了动脉粥样硬化和冠心病发生的危险性。

3. 膳食脂肪与癌　通过流行病学调查和动物实验发现，脂肪的摄入量与某些癌症的发生有关，膳食脂肪的总量增加，与乳腺癌、结肠癌以及直肠癌发病率增加密切相关。

（四）食物来源与参考摄入量

脂类主要来源于动物脂肪组织、肉类及植物的种子。动物油脂以饱和脂肪酸为主。海生动物含较丰富的长链多不饱和脂肪酸，如二十二碳六烯酸（DHA）和二十碳五烯酸（EPA）。植物油以不饱和脂肪酸为主，如含有亚油酸，豆油、紫苏籽油和亚麻籽油中含有 α-亚麻酸。磷脂丰富的食物有蛋黄及脑、肝脏、肾等，大豆中卵磷脂含量较多。动物的脑、肝、肾等内脏和蛋黄含丰富的胆固醇。

中国营养学会建议成人脂肪供能占总能量的 20%~30%。饱和脂肪酸的摄入量占总能量摄入的 10% 以下。胆固醇摄入不应超过 300mg/d。

四、碳水化合物

碳水化合物是由碳、氢、氧元素组成的一大类有机化合物，是人类膳食能量的最主要最经济的来源，在维持人类健康中起到了重要的作用。

（一）生理功能

1. 提供能量　1 克碳水化合物在体内氧化可以生成 16.7kJ（4kcal）的能量。

2. 构成机体组织及生理活性物质　碳水化合物参与构成细胞和组织结构，并调节其生命活动，其含量为 2%~10%，主要以糖脂、糖蛋白和蛋白多糖的形式存在。

3. 节约蛋白质作用　当膳食碳水化合物供给充足时，体内有足够的 ATP 产生和氨基酸主动转运，可以有效防止能量供给不足而引起的组织蛋白质过分氧化供能的现象，即碳水化合物的节约蛋白质作用。

4. 抗生酮作用　由于膳食碳水化合物摄入不足，胰岛素释放减少，脂肪加速分解。在这过程中，如果草酰乙酸供给不足，将导致脂肪酸氧化不彻底，过多的酮体在体内蓄积，可引起酮血症和酮尿症。膳食中充足的碳水化合物可以防止这种现象发生，即碳水化合物的抗生酮作用。

5. 解毒作用　经糖醛酸途径生成的葡萄糖醛酸是体内一种重要的结合解毒剂，在肝脏中能与许多有害物质如细菌毒素、酒精和砷等结合，以消除或减轻这些物质的毒性或生物活性。

（二）膳食纤维与健康

营养学上，把不能被人体消化吸收的多糖称为膳食纤维（dietary fiber），包括纤维素、半纤维素、木质素、果糖、抗性淀粉以及抗性低聚糖等。膳食纤维的主要生理功能有：

1. 促进排便　可刺激肠蠕动，使粪便易于排出，降低了大肠内的压力，可有效地预防便秘、痔疮、肛裂、结肠息肉、息室性疾病和肠激惹综合征等。

2. 减少直肠癌的发生　其机制包括：①膳食纤维具有吸水性，可吸水充盈，增加大肠内容物体积，刺激肠道蠕动，缩短代谢产物或有害物质在大肠的停留时间；②纤维素可与胆汁酸、胆汁酸代谢产物和胆固醇结合，减少初级胆汁酸和次级胆汁酸对肠黏膜的刺激作用；③维持肠道内的酸性环境。

3. 降低血糖　可以减少小肠对葡萄糖的吸收、减缓进食引起的血糖快速升高作用，也可减少体内胰岛素的释放。

4. 预防心血管病和胆石症　膳食纤维中的果胶和木质素能够与胆酸和胆固醇结合，减少胆汁酸的肠肝循环和胆固醇的吸收，促进肠道中胆固醇和胆汁酸随粪便排出，降低血浆胆固醇浓度和胆汁中胆汁酸的饱和度，预防动脉粥样硬化和胆石症的发生。

5. 预防肥胖　膳食纤维可增加食物体积，增强饱腹感，从而减少摄入的食物量，避免摄食过多引起能量过剩而导致肥胖；同时还具有抑制淀粉酶的作用，延缓糖类的吸收，降低空腹和餐后血糖水平；果胶等能抑制脂肪的吸收，有助于预防肥胖、糖尿病和高脂血症。

长期摄入高纤维膳食可影响矿物质和维生素的吸收，引起缺铁、缺钙等营养问题。

（三）食物来源与参考摄入量

碳水化合物主要来源有谷类（面粉、大米和玉米）、薯类（土豆、红薯）；蔬菜和水果是膳食纤维的主要来源；白糖、糖果、含糖饮料、糕点和水果等是单糖和双糖的主要来源。中国营养学会建议除 2 岁以下的婴幼儿外，碳水化合物提供的能量应占膳食总能量比例的 55%~65%，且要注意不同类型碳水化合物的摄入。

五、维　生　素

维生素（vitamin）是指维持机体正常生理功能及各种细胞代谢反应所必需的一大类微量的低分子有机化合物。按照维生素溶解性特点，可将其分为脂溶性维生素（如维生素 A、维生素 D 和维生素 E、维生素 K）和水溶性维生素（如 B 族维生素和维生素 C）。另外，维生素还可按其发现顺序、生理功能以及化学结构命名。维生素缺乏的常见原因主要有长期食物摄入不足、机体吸收利用率减低、特殊人群维生素需要量增高或丢失等。

（一）维生素A与β胡萝卜素

维生素A（vitamin A）是指含有视黄醇（retinol）结构并具有其生物活性的一类物质。膳食中的视黄醇类包括两种形式，即存在于动物性食物中的已形成的维生素A（如视黄醇、视黄醛和视黄酸）和存在于植物性食物中的类胡萝卜素，后者中的一小部分在体内可转化为维生素A，故又称为维生素A原（provitamin A），如α、β、γ-胡萝卜素，其中以β-胡萝卜素的生物活性最强。

维生素A和胡萝卜素对碱、酸和热稳定，一般的烹调加工过程不容易将其破坏，但对空气中的氧和日光中紫外线比较敏感；脂肪酸败过程中，所含的维生素A和胡萝卜素会受到严重破坏。食物中的磷脂、维生素E、维生素C和其他抗氧化剂有增强维生素A和胡萝卜素的稳定性作用。

1. 生理功能

（1）视觉：在视网膜视杆细胞内，视黄醛与视蛋白结合形成感光物质——视紫红质，维持正常的视力。但不是所有的视黄醛都可反复被利用，参与视紫红质的合成与再生；因此必须持续从食物中补充已消耗的维生素A。

（2）上皮细胞的生长与完整：维生素A是调节糖蛋白合成的一种辅酶，对上皮细胞的细胞膜起稳定作用，能够维持上皮细胞的形态完整和屏障作用。

（3）细胞生长与生殖功能：维生素A影响细胞的DNA和RNA的合成，对细胞分化和组织更新均有一定的影响。

（4）免疫功能：维生素A能提高机体的细胞免疫与体液免疫功能，增强机体对疾病的抗感染能力。

（5）抑制肿瘤生长：维生素可通过调节细胞分化、增殖以及抗氧化作用，并可诱导肿瘤细胞凋亡，参与抑制肿瘤的发生与发展。

2. 缺乏与过量

（1）缺乏：表现为暗适应时间延长及暗光下视力减退。暗适应（dark adaptation）是指人从亮处进入暗处时，起初不能看清任何物质，经过一段时间待视紫红质再生并达到一定水平时才逐渐恢复视觉的过程。维生素A缺乏的最早症状是暗适应能力的下降，严重时可导致夜盲症。维生素A缺乏还可引起干眼病，主要表现为结膜干燥、角膜干燥与软化，儿童可出现毕脱氏斑（Bitot'spots）等症状。

另外，维生素A缺乏可导致黏膜与皮肤上皮细胞损害，上皮细胞过度角化导致毛囊角化症，表现为皮肤干燥、粗糙和脱屑等。

（2）过量与毒性：维生素A摄入过多可引起急性和慢性毒作用。急性毒性表现主要是恶心、呕吐、头痛、视觉模糊、肌肉失调以及体重下降；慢性中毒则可出现食欲减退、毛发干枯并脱发、骨骼和肌肉疼痛、皮肤干燥和皲裂、复视、鼻出血等皮肤黏膜损害的现象。有的还可出现贫血、肝脏和脾脏肿大等现象。大量摄入类胡萝卜素可引起高类胡萝卜素血症，出现类黄疸样改变；目前还未发现其他毒性作用。

3. 营养水平鉴定　根据膳食摄入情况、生化指标（如血清维生素A、血浆视黄醇结合蛋白的检测）、暗适应能力检测以及临床表现（眼部、皮肤等）等予以维生素A营养状况的综合评定。

4. 食物来源与参考摄入量

（1）食物来源：维生素 A 的良好来源是动物肝脏、鱼卵、鱼肝油、奶油、全奶和禽蛋等；维生素 A 原的良好来源是深绿色或红黄色的蔬菜和水果，如胡萝卜、西蓝花、豌豆苗、辣椒、空心菜、菠菜、苜蓿以及水果中的芒果、杏子与柿子等。

维生素 A 的单位是视黄醇当量（retinol equivalent，RE），即指膳食中所有具有视黄醇活性的物质（包括已形成的维生素 A 和维生素 A 原）的总量（μg）。其常用换算关系为：

1μg 视黄醇 = 1μg 视黄醇当量（RE）= 0.0035μmol 视黄醇

1μgβ-胡萝卜素 = 0.167μg 视黄醇当量

1IU 维生素 A = 0.3μg 视黄醇当量 = 0.344μg 醋酸维生素 A 酯

膳食中总视黄醇当量（μg RE）= 视黄醇（μg）+ β-胡萝卜素（μg）×0.167 + 其他维生素 A 原（μg）×0.084　　式（5-1）

（2）参考摄入量（见表 5-3）

（二）维生素 D

维生素 D 是指含有环戊氢烯菲环结构、并具有钙化醇生物活性的一大类类固醇的衍生物。主要有两种形式即维生素 D_3（cholecalciferol，胆钙化醇）与维生素 D_2（ergocalciferol，麦角钙化醇）。维生素 D_3是从膳食提供或人体皮肤中 7-脱氢胆固醇经紫外线照射后转变而成，二者均需要到其他部位（肝脏、肾脏）激活才具有生物活性；维生素 D_2是由酵母菌或麦角中的麦角固醇经日光或紫外光照射后的产物，且能被机体吸收而发挥作用。

维生素 D 在中性和碱性溶液中耐热，不易被氧化，一般在烹调加工中不易被破坏；但在酸性溶液中易被逐渐分解；脂肪酸败可引起维生素 D 的破坏。

1. 生理功能　维生素 D 的活性形式是 1,25-$(OH)_2D_3$（或 D_2）。维生素 D 最主要的功能是提高血钙和血磷的水平达到超饱和程度，以适应骨骼矿物化的需要，机制如下：

（1）促进小肠钙吸收：1,25-$(OH)_2D_3$在小肠能诱发钙结合蛋白（calcium-binding protein，CaBP）的合成，从而提高钙的吸收。

（2）促进肾小管对钙、磷的重吸收：1,25-$(OH)_2D_3$对肾脏有直接作用，促进肾小管对钙、磷的重吸收，减少丢失。

（3）促进骨骼中钙的动员：与甲状旁腺协同作用，使未成熟的破骨细胞前体转变为成熟的破骨细胞，促进骨质的吸收。使旧骨中的骨盐溶解，钙、磷转运到血内，以提高血钙和血磷的浓度；另外，可刺激成骨细胞促进骨样组织成熟和骨盐沉着。

（4）参与多种功能的调节：维生素 D 与维生素 D 受体结合，参与调节机体的生长发育、细胞的增殖与分化、免疫和炎症反应。目前研究表明，维生素 D 与多种慢性病的发生与发展有关。

2. 缺乏与过量

（1）缺乏：婴幼儿维生素 D 缺乏可导致佝偻病（rickets），其表现为低钙血症、牙齿与骨骼发育不良或畸形，如下肢骨骼弯曲，形成“X”或“O”形腿；胸骨外凸如鸡胸；肋骨与肋软骨连接处形成“肋骨串珠”；囟门闭合延迟、脊柱弯曲和骨盆变窄；腹部肌肉发育不良，易使腹部膨出；牙齿萌出延迟，恒牙稀疏、凹陷，易发生龋齿。另外，还可影响神经、肌肉、免疫及造血等系统的功能。

孕妇、乳母和老年人维生素 D 缺乏易使已成熟的骨脱钙，发生骨质软化症（osteomalacia）和骨质疏松症（osteoporosis）。另外，还可引起手足搐搦症等。

（2）过量与毒性：长期过量使用维生素 D 补充剂可导致维生素 D 中毒。维生素 D 中毒症状主要包括食欲减退、体重减轻、厌食、恶心、呕吐、烦躁、口渴、发热和多尿等；维生素 D 使钙吸收增加，出现高钙血症、高钙尿症，使钙沉积于心脏、血管、肺脏和肾小管等软组织，严重者可导致死亡。

3. 营养水平鉴定　血浆中的25-（OH）D_3水平是对个体维生素 D 营养状况最有价值的指标，其浓度可特异地反映人体几周到几个月内维生素 D 的营养情况。另外，血清钙磷乘积和血清碱性磷酸酶活性也常被作为判断佝偻病的参考指标。

4. 来源与参考摄入量

（1）来源：维生素 D 可通过皮肤合成和摄食获取，其中，食物中维生素 D 主要存在于鱼肝油、海水鱼（如沙丁鱼）、肝脏、奶油及蛋黄等动物性食品。目前，我国有些地区的牛奶强化了维生素 D，在预防维生素 D 缺乏方面有一定的作用。

（2）参考摄入量：由于维生素 D 来源有两个方面，因此估计膳食维生素 D 的参考摄入量较为困难（见表 5-3）。中国营养学会建议儿童和成人维生素 D 的可耐受最高摄入量（tolerable upper intake levels，UL）为 50μg/d。

表 5-3　中国居民膳食维生素 A 和维生素 D 推荐摄入量

年龄（岁）		维生素 A RNI（μg RE）	维生素 D RNI（μg/d）	年龄（岁）		维生素 A RNI（μg RE）	维生素 D RNI（μg/d）
0 ~		400	10	18 ~	男	800	5
0.5 ~		400	10		女	700	
1 ~		500	10	50 ~			10
4 ~		600	10	80 ~			10
7 ~		700	10	孕妇	初期	800	
11 ~		700	5		中期	900	10
14 ~	男	800	5		后期	900	
	女	700		乳母		1200	10

注：维生素 D（1μg = 40IU）

（三）维生素 B_1

维生素 B_1 又称硫胺素（thianmine）、抗神经炎因子或抗脚气病因子。硫胺素是由一个含氨基的嘧啶环和一个含硫的噻唑环通过亚甲基连接而成。硫胺素易溶于水，在酸性环境中比较稳定，在中性、碱性环境中易被氧化，尤其是在还原性物质，如亚硫酸盐、二氧化硫存在的情况下。

在机体组织细胞中，硫胺素主要以硫胺素焦磷酸（thiamine pyrophosphate，TPP）形式存在，占总量的80%，其余的存在形式有单磷酸硫胺素（thiamine monophosphate，TMP）及三磷酸硫胺素（thiamine triphosphate，TTP），三者可以相互转化。硫胺素在肝脏代谢，其产物经尿液排出体外。

1. 生理功能

（1）辅酶作用：以TPP的形式构成氧化脱羧酶和转酮醇酶的辅酶，分别参与丙酮酸与α酮戊二酸脱酸反应和磷酸戊糖途径的转酮醇反应，影响机体的能量、氨基酸和脂肪代谢。

（2）非辅酶作用：抑制胆碱酯酶的活性，影响神经递质乙酰胆碱的合成和代谢。当硫胺素缺乏时，胆碱酯酶的活性增强，乙酰胆碱水解加速，胃肠蠕动缓慢，腺体分泌减少，出现食欲减退。

2. 缺乏　长期摄入不足，如长期食用碾磨过于精细的米和面，又缺少杂粮和其他食品补充时易引起缺乏。硫胺素缺乏症又称脚气病（beriberi），主要损害神经-血管系统。按照典型临床症状可分为三种类型。

（1）成人脚气病：①干性脚气病（dry beriberi）：以多发性神经炎症状为主，出现上行性周围神经炎，表现为肢端麻木、腱反射异常、肌肉乏力和酸痛尤以腓肠肌压痛明显，严重时出现肌肉麻痹和萎缩以及功能障碍如垂腕、垂足等症状。②湿性脚气病（wet beriberi）：多以循环系统症状与水肿为主，表现为心悸、气短、心脏扩大（主要右心室）、心动过速、呼吸困难及下肢水肿。如不及时治疗可进一步发展为心力衰竭，被称为“脚气性心脏病”。③混合型脚气病：其特征是既有神经炎又有心力衰竭和水肿症状。

（2）婴儿脚气病：常发生在6月龄以内的婴儿。早期可有面色苍白，烦躁、哭闹不安和水肿；严重时可出现发绀、嗜睡、吮吸无力、水肿、心界扩大、心力衰竭至死亡。

3. 营养水平鉴定

（1）红细胞转酮醇酶活力系数（erythrocyte transketolase action coefficient，ETK-AC）或TPP效应：血液中硫胺素主要以TPP形式存在红细胞中，以转酮醇酶辅酶形式而存在。硫胺素的浓度直接影响其活力，通过体外试验测定加入TPP与不加入TPP时红细胞中转酮醇酶活力的变化，能反映体内硫胺素的营养状况。

$$TPP\text{效应}(\%)=\frac{\text{加入}TPP\text{酶活性}-\text{不加}TPP\text{酶活性}}{\text{不加}TPP\text{酶活性}}\times 100 \qquad \text{式(5-2)}$$

结果判定：TPP效应 <15%为硫胺素水平正常，>16%为硫胺素不足，>25%为硫胺素缺乏。

（2）尿硫胺素排出量：能反映近期膳食硫胺素摄入水平，常用的方法：①尿负荷试验：成年人一次口服5mg硫胺素后，收集服用4小时内排出的尿液，测定其中硫胺素的含量。成人判断标准 <100μg为缺乏，100～199μg为不足，>200μg为正常，400μg则为充裕。②任意一次尿中硫胺素与尿肌酐排出量的比值。尿肌酐排出速率恒定，且不受尿量多少的影响，可以用相当于含1g肌酐的尿中硫胺素排出量的多少反映机体硫胺素营养状况，以硫胺素μg/g肌酐比值表示，成人判断标准 <27为缺乏，27～65为不足，≥66～129为正常，>130为充足。

4. 食物来源与参考摄入量

（1）食物来源：富含硫胺素的食物为谷类、豆类及干果类。动物内脏（肝脏、肾脏和心脏）、瘦肉中也含有较丰富的硫胺素；粮谷类是我国居民硫胺素的主要来源，但是过度碾磨的精米、精面会造成硫胺素大量丢失。

（2）参考摄入量（见表5-4）

（四）维生素 B_2

维生素 B_2 又称核黄素（riboflavin），是一种具有核糖醇侧链的异咯嗪类衍生物，其水溶液呈现黄绿色荧光；在中性和酸性环境中对热稳定，在碱性环境中易被热和紫外线破坏；游离型核黄素对紫外光敏感，在碱性条件下光解为光色素而失去生物活性，结合型核黄素比较稳定。膳食中大部分核黄素是以黄素腺嘌呤二核苷酸（flavin adenine dinucleotide，FAD）和黄素单核苷酸（flavin mononucleotide，FMN）辅酶形式与特定蛋白质结合存在。

1. 生理功能

（1）参与体内生物氧化和能量代谢：FAD 和 FMN 与蛋白质结合形成黄素蛋白，而黄素蛋白是机体许多酶系统的辅基成分，可通过呼吸链等参与体内氧化还原反应与能量的生成。

（2）参与烟酸和维生素 B_6 的代谢：FAD 和 FMN 分别作为辅酶参与色氨酸转变为烟酸、维生素 B_6 转变为磷酸吡哆醛的过程。

（3）其他作用：FAD 作为谷胱甘肽还原酶的辅酶，维持还原型谷胱甘肽的浓度，增强机体抗氧化防御的能力。

2. 缺乏　主要由长期膳食摄入不足、食物加工与储存不当、机体消化吸收障碍或排泄增加等引起。缺乏的主要表现：眼、口、唇、舌和皮肤的病变；有时还出现疲乏、伤口愈合不良、贫血等。眼部症状：初期为畏光、流泪及视物模糊，严重者出现角膜血管增生、睑缘炎；口腔症状：口角湿白、裂隙，嘴唇红肿、痛疼和溃疡；舌肿胀、红斑，边缘界线清楚如地图样改变（又称地图舌），舌乳头萎缩；皮肤症状：主要为脂溢性皮炎与阴囊皮炎，脂溢性皮炎初期呈轻度红斑，覆盖黄色脂状鳞片，多见于鼻翼窝、耳后及眉间，中晚期在脂状鳞片后有丝状霜末；因出现口腔与生殖系统改变。故又称口腔-生殖系统综合征（oro-genital syndrome）。

3. 营养水平鉴定

（1）红细胞谷胱甘肽还原酶活性系数（erythrocyte glutathione reductase activation coefficient，EGRAC）：是指加入与不加入 FAD 时谷胱甘肽还原酶活性的比值，如 AC <1.2 为正常，>1.4 为缺乏。其活性的大小能准确地反映人体核黄素的营养状况。

（2）尿中核黄素排出量　①尿负荷试验：口服5mg 核黄素，测定服用后4 小时尿中核黄素排出量，当其排出量 ≤400μg 为缺乏，401 ~ 799μg 为不足，800 ~ 1300μg 为正常，>1300μg 为充足。②任意一次尿核黄素/肌酐比值（μg/g）测定：判定标准为 <27 为缺乏，27 ~ 79 为不足，80 ~ 269 为正常，>270 为充足。

4. 食物来源与参考摄入量

（1）食物来源　良好来源是动物性食物，如乳类、蛋黄、动物内脏（心、肾脏、肝脏）；植物性食物以绿叶蔬菜类如菠菜、韭菜、油菜及豆类含量较多，而谷类较少。

（2）参考摄入量（表5-4）

表5-4 中国居民膳食硫胺素与核黄素参考摄入量

年龄（岁）	硫胺素（mg/d）		核黄素（mg/d）	
	男	女	男	女
0～	0.2（AI）	0.2（AI）	0.4（AI）	0.4（AI）
0.5～	0.3（AI）	0.3（AI）	0.5（AI）	0.5（AI）
1～	0.6	0.6	0.6	0.6
4～	0.7	0.7	0.7	0.7
7～	0.9	0.9	1.0	1.0
11～	1.2	1.2	1.2	1.2
14～	1.5	1.2	1.5	1.2
18～	1.4	1.3	1.4	1.2
孕妇	—	1.5		1.7
乳母	—	1.8		1.7

（五）叶酸

叶酸（folic acid）即蝶酰谷氨酸，是由一个蝶啶、对氨基苯甲酸和谷氨酸组成。叶酸微溶于水，不溶于乙醇、乙醚及其他有机溶剂；在水溶液中容易被光解破坏，在酸性溶液中对热不稳定，而在中性和碱性环境中对热稳定。食物叶酸经烹调加工后损失率较大（50%～90%），但富含维生素C的食物中叶酸损失率较小。

1. 生理功能 在体内，叶酸的生物活性形式为四氢叶酸，其作为一碳单位（如甲酰基、亚甲基和甲基）的载体，参与其他化合物的生成和代谢，主要包括：

（1）参与嘌呤和嘧啶核苷酸的合成，影响细胞分裂和增殖过程。

（2）参与氨基酸（如苯丙氨酸与酪氨酸、组氨酸与谷氨酸、同型半胱氨酸与蛋氨酸）之间的相互转化过程。

（3）参与血红蛋白合成及一些甲基化反应。

2. 缺乏

（1）巨幼红细胞贫血：叶酸缺乏时，骨髓中幼红细胞分裂增殖受阻，使细胞周期停止幼红细胞阶段，细胞体积增大，形成巨幼红细胞，不成熟的红细胞增多；同时血红蛋白合成减少，引起巨幼红细胞贫血。

（2）神经管畸形：妊娠早期缺乏叶酸可引起胎儿神经管畸形（neural tube defacts, NTDs），主要表现为无脑畸形、脊柱裂和脑膨出等。

（3）高同型半胱氨酸血症：叶酸缺乏导致同型半胱氨酸向胱氨酸转化过程受阻，血中同型半胱氨酸含量增高，激活血小板的黏附和聚集，对血管内皮细胞产生损害，成为心血管疾病的重要危险因素。

3. 营养水平鉴定

（1）血清和红细胞叶酸水平：血清叶酸含量常用来反映近期膳食叶酸的摄入情况，血清叶酸6ng/ml为正常，3～6ng/ml为不足，<3ng/ml为缺乏。红细胞叶酸水平用来反映肝脏叶酸的储备状况，红细胞叶酸含量>160ng/ml为正常，140～160ng/ml为不足，<140ng/ml为

缺乏。同时测定血清和红细胞叶酸水平以及血清维生素 B_{12} 含量，其结果更为可靠。

（2）血浆同型半胱氨酸：当受试者维生素 B_6、维生素 B_{12} 营养状况良好时，叶酸缺乏者血浆同型半胱氨酸水平增高，16μmol/L 为缺乏。

4. 食物来源与参考摄入量

（1）食物来源：叶酸广泛存在于动植物食物中，如动物性食物（如肝脏、肾脏、蛋类）、豆类（大豆、蚕豆）、蔬菜类（甜菜、菠菜、花菜、芹菜、莴苣）、水果类（梨、柑橘、香蕉）和其他坚果类。

（2）参考摄入量：以膳食叶酸当量（dietary folate equivalent，DFE）表示（表 5-5）。膳食叶酸当量的计算公式为：

$$DFE\ (\mu g) = 膳食叶酸\ (\mu g) + 1.7 \times 叶酸补充剂\ (\mu g) \qquad 式（5-3）$$

表 5-5　中国居民膳食叶酸的摄入量

	年龄（岁）	RNI** DFE（μg/d）	UL*
婴幼儿	0	65（AI）	—
	0.5 ~		80（AI） -
	1 ~	150	300
儿童	4 ~	200	400
	7 ~	200	400
青少年	11 ~	300	600
	14 ~	400	800
成年人	18 ~	400	1000
	50 ~	400	1000
老年人	60 ~	400	1000
	70 ~	400	1000
	80 ~	400	1000
孕妇	早期	600	1000
	中期	600	1000
	晚期	600	1000
乳母		500	1000

*指合成叶酸补充剂或强化剂的摄入量上限，不包括食物；

**RNI 以 DFE 表示，其中 1 岁以前婴儿为 AI 值。

摘自：葛可佑主编，中国营养科学全书，人民卫生出版社，P225，2004 年。

（六）维生素 C

维生素 C 又称抗坏血酸（ascorbic acid），是一种含有 6 个碳原子的 α-酮基内酯的酸性多羟基化合物。维生素 C 水溶液不稳定，易被氧化；但酸性、低温、隔氧的条件对食品中维生素 C 具有保护作用。

1. 生理功能

（1）参与羟化反应：参与脯氨酸和赖氨酸的羟基化反应，促进胶原蛋白的合成；促进神经递质（如 5-羟色胺和去甲肾上腺素）的合成，促进胆固醇转变为胆酸、皮质激素和性激素。

（2）抗氧化作用：作为重要的抗氧化剂，维生素C通过直接或间接的抗氧化作用，在体内发挥着多种生物学功能。①清除超氧离子和羟自由基，防止维生素A、维生素E和不饱和脂肪酸的氧化；②还原超氧化物、羟基、次氯酸等，降低DNA、蛋白质的氧化损伤；③促进使氧化型谷胱甘肽还原为还原型谷胱甘肽，发挥抗氧化作用。

（3）增加一些营养素的利用：①维持亚铁状态，促进铁在肠道内的吸收，提高铁的利用率，有利于预防缺铁性贫血；②防止钙在肠道中形成不溶性钙络合物，促进其吸收；③参与叶酸活化为四氢叶酸，有利于预防巨幼红细胞贫血。

（4）其他：维生素C与免疫功能、有毒重金属和细菌毒素的解毒有关。

2. 缺乏　由于人类缺乏古洛糖酸内酯氧化酶，所以不能合成抗坏血酸，因此，必须依赖食物来摄入维生素C。长期严重摄入不足可导致坏血病；主要症状为易疲劳、倦怠、皮肤出现瘀点或瘀斑、牙龈出血与松肿、伤口愈合不良、关节肌肉短暂性疼痛以及骨质疏松症等。

3. 营养水平鉴定

（1）尿负荷试验：受试者口服维生素C 500mg，收集4小时尿液，测定维生素C的排出总量，>10mg为正常，<3mg为维生素C缺乏。

（2）血浆维生素C含量：每日摄入维生素C 60～75mg的成人，其血浆维生素C浓度低于4mg/L为缺乏，低于2mg/L时则可出现坏血病症状。

4. 食物来源与参考摄入量

（1）食物来源：维生素C的良好来源为新鲜的蔬菜和水果。蔬菜包括柿子椒、番茄、菜花及各种深色叶菜；水果有猕猴桃、樱桃、石榴、山楂、柑橘、柠檬和柚子等。一些野菜（苜蓿、苋菜）野果（沙棘、猕猴桃和青枣）也含有丰富的维生素C。

（2）参考摄入量（表5-6）

表5-6　中国居民维生素C推荐摄入量（mg/d）

年龄（岁）	RNI（mg/d）	年龄（岁）	RNI（mg/d）
0～	40	14～	100
0.5～	50	18～	100
1～	60	孕妇（早期）	100
4～	70	孕妇（中晚期）	130
7～	80	乳母	130
11～	90		

摘自：葛可佑主编，中国营养科学全书，人民卫生出版社，P237，2004年。

六、矿　物　质

矿物质（mineral）是指人体内除碳、氢、氧、氮以外的其他元素。在这些元素中，已发现有20余种是人体必需的，按照矿物质在人体内的含量或膳食需要量可分为常量元素与微量元素。常量元素（marcoelement）是指在人体内含量超过体重0.01%的矿物质，如钙、磷、钠、钾、氯、镁与硫。微量元素（microelement）是指在人体内含量低于体重0.01%的矿物质，如铁、锌、碘、硒、铜、钼、锰、铬、镍、钒、锡、硅和钴等。

（一）钙

钙（calcium）是人体含量最多的矿物质，成年人体内钙含量约850～1200g，占体重的1.5%～2.0%。人体内99%的钙分布在骨骼和牙齿中。

1. 吸收与代谢　钙在十二指肠和小肠的吸收需要消耗能量和维生素D［1，25-$(OH)_2D_3$］的参与的主动转运过程。影响钙吸收的膳食因素包括促进和抑制两个方面。

促进钙吸收的膳食因素：①维生素D可诱导钙结合蛋白的合成；②某些氨基酸如赖氨酸、色氨酸、组氨酸和精氨酸等可与钙形成可溶性钙盐；③乳糖能与钙螯合成低分子可溶性物质；④膳食中钙、磷比例适宜时，有利于两者的吸收。儿童以2∶1或1∶1为宜，成人以1∶1或1∶1.5为宜。

抑制钙吸收的膳食因素：①谷物和蔬菜中的植酸、草酸和磷酸均能与钙形成不溶性的钙盐；②膳食纤维中的糖醛酸残基与钙结合；③脂肪过多或脂肪消化不良时，未被吸收的脂肪酸与钙形成钙皂；④抗酸药、四环素和肝素等药物干扰钙的吸收。

婴幼儿、孕妇与乳母对钙的需要量增大，钙的吸收率较高。

此外，钙吸收也会受到机体因素的影响。

在正常情况下，体内钙平衡状态主要由甲状旁腺素、降钙素和1，25-$(OH)_2D_3$调节，保持钙的内环境稳定。

2. 生理功能

（1）构成机体的骨骼和牙齿：体内99%的钙主要分布在骨骼和牙齿中。

（2）维持神经与肌肉的活动：与钾、钠、镁等离子共同维持着神经与肌肉的兴奋、神经冲动的传导与心脏的正常搏动。

（3）调节体内某些酶的活性：钙离子为多种酶（如糖原合成酶、三磷酸腺苷酶）的激活剂，参与调节细胞代谢中大分子的合成与转运。

（4）维持生物膜的稳定性　钙与细胞膜的磷脂、蛋白质结合，维持细胞膜组织结构的完整与通透性；钙可与细胞核酸结合，可维持染色体结构的完整性。

（5）其他作用　参与血液凝固、激素分泌、维持体液酸碱平衡及调节细胞正常生理功能。

3. 缺乏与过量

（1）缺乏：膳食中长期缺乏钙，可影响骨骼和牙齿的正常发育和结构的完整性。主要表现为：①骨骼、牙齿发育障碍，多见于儿童，严重者出现佝偻病（rickets）；②手足搐搦症：婴儿钙缺乏时，血钙降低，导致神经-肌肉兴奋性增高，使手足屈肌群痉挛、抽搐，严重时会引起突发性痉挛，多见于喂养不合理的婴儿；③骨质方面的问题：中老年人膳食钙缺乏时，骨骼逐渐脱钙，可诱发骨质疏松症和骨质软化症。

（2）过量：当摄入过量的钙（超过2000mg/d）时，将增加发生肾结石和高钙血症的风险；另外，还可干扰其他矿物质（如铁、锌）的生物利用。

4. 食物来源与参考摄入量

（1）食物来源：钙的良好食物来源是奶及奶制品、虾皮、海带、芝麻酱和肉骨头汤；豆及其制品、油料种子和绿色蔬菜中含钙也较多，但吸收与利用率较低。

（2）参考摄入量（表5-7）

表 5-7 中国居民膳食钙的参考摄入量（mg/d）

年龄（岁）	AI	UL
0 ~	300	—
0.5 ~	400	—
1 ~	600	2000
4 ~	800	2000
7 ~	800	2000
11 ~	1000	2000
14 ~	1000	2000
18 ~	800	2000
50 ~	1000	2000
孕妇(早期)	800	2000
(中期)	1000	2000
(晚期)	1200	2000
乳母	1200	2000

ul：可耐受最高摄入量（tolerable upper intake levet，ul）

摘自：葛可佑主编，中国营养科学全书，人民卫生出版社，P98，2004 年

（二）铁

铁（iron）是人体内重要的必需微量元素之一。正常成年人体内含铁总量约 4 ~5g，其中65% ~70%的铁为功能性铁，与蛋白质结合存在于血红蛋白、肌红蛋白以及含铁酶类（如细胞色素氧化酶、过氧化氢酶以及过氧化物酶等）中。其余25% ~30%的铁为贮存铁，主要以铁蛋白和含铁血黄素的形式存在于肝脏、脾脏、骨髓与骨骼肌中。

1. 吸收与代谢　铁吸收的主要部位是十二指肠和空肠。食物中的铁可分为血红素铁与非血红素铁。血红素铁以原卟啉铁的形式被肠黏膜上皮细胞直接吸收，其吸收率接近 40%；而非血红素铁以 $Fe(OH)_3$络合物的形式主要存在于植物性食物中，三价铁在胃酸的作用下被还原为二价铁离子后才可被吸收。吸收率较低，一般为 5% ~10%。

促进非血红素铁吸收的因素：①维生素 C 还原三价铁还原为二价铁；②某些氨基酸（如组氨酸、胱氨酸、半胱氨酸、蛋氨酸和赖氨酸）与铁螯合成小分子可溶性单体；③肉、禽、鱼类食物刺激胃酸分泌，形成有利于铁吸收的酸性环境；④维生素 A、维生素 B_{12}、维生素 B_2和叶酸促进铁吸收。

抑制非血红素铁吸收的主要因素：①植酸盐、草酸盐、膳食纤维、多酚类和鞣酸等物质与铁结合，形成大分子难溶解物质；②胃酸缺乏或抗酸药以及重金属（如铅、铬、锰）摄入过多均可干扰机体对铁的吸收。

2. 生理功能

（1）参与氧的转运与组织呼吸：铁在体内作为血红蛋白、肌红蛋白、细胞色素及一些呼吸酶的组成成分，参与氧和二氧化碳的转运、交换和细胞呼吸过程。

（2）参与红细胞的生成与成熟：在骨髓造血组织的幼红细胞内，铁与原卟啉、珠蛋白结合生成血红蛋白；铁还可影响幼红细胞增殖、成熟和自身溶血过程。

（3）其他：如催化 β-胡萝卜素转化为维生素 A、促进嘌呤与胶原的合成、维持机体正常的免疫功能以及药物在肝脏的解毒作用等。

3. 铁缺乏与过量

（1）缺乏：体内铁缺乏可分为三个阶段：①贮存铁减少期（iron deficiency store，IDS），此时贮存铁减少，甚至耗竭，表现在血清铁蛋白含量下降；②红细胞生成缺铁期（iron deficiency erythropoiesis，IDE），此期除血清铁蛋白含量下降外，血清铁下降，总铁结合力上升，运铁蛋白饱和度下降，红细胞游离原卟啉浓度上升；③缺铁性贫血期（iron deficiency anemia，IDA），该期除以上指标变化外，血红蛋白和红细胞容积下降。

铁缺乏影响儿童的生长发育、体力活动能力和学习记忆力；儿童易烦躁、注意力不集中，抗感染性疾病的能力下降；成人容易疲劳、倦怠、工作效率与学习能力降低。IDA 的主要临床症状为心慌、气短、头晕、面色苍白、口唇黏膜和眼结膜苍白、乏力、冷漠呆板、指甲脆薄、反甲、肝脏和脾脏轻度肿大等。

（2）过量：铁中毒可分为急性和慢性中毒。①急性铁中毒：主要见于过量误服铁剂（糖衣或糖浆铁剂）或儿童长期服用超剂量铁剂。②慢性中毒：常见于长期过量服用铁剂、长期大量摄入含铁极高的特殊食品、慢性酒精中毒和门脉高压性肝硬化等。

铁中毒最明显的表现是呕吐和血性腹泻。全身性的影响则有凝血不良，代谢性酸中毒和休克等。长期铁过量可增加心血管疾病发生的危险性。

4. 食物来源与参考摄入量

（1）食物来源：血色素铁的良好食物来源为动物肝脏和全血、畜禽肉类和鱼类；大豆、黑木耳和芝麻酱中含量也较高。非血色素铁主要来源于蔬菜等植物性食物，具有含量不高且利用率较差的特点。

（2）参考摄入量（表 5-8）

表 5-8　中国居民膳食铁参考摄入量（mg/d）

年龄（岁）		AI	UL	铁需要量[a]	膳食中铁生物利用率[b]
0 ~		0.3	10	—	—
0.5 ~		10	30	0.8	8
1 ~		12	30	1.0	8
4 ~		12	30	1.0	8
7 ~		12	30	1.0	8
11 ~	男	16	50	1.1 ~ 1.3	8
	女	18	50	1.4 ~ 1.5	8
14 ~	男	20	50	1.6	8
	女	25	50	2.0	8
18 ~	男	15	50	1.21	8
	女	20	50	1.69	8
50 ~		15	50	1.21	8
孕妇（中期）		25	60	4	15
孕妇（后期）		35	60	7	20
乳母		25	50	2	8

注：a. 各类人群的铁需要量；b. 膳食中铁的生物利用率；考虑我国膳食的特点，估测为 8%。有研究表明孕妇在 4 ~ 6 个月可将吸收率提高 1 倍；在 7 ~ 9 月时甚至提高 4 倍，分别取 15% 与 20%。

摘自：葛可佑主编，中国营养科学全书，人民卫生出版社，P135，2004 年。

（三）锌

锌（zinc）是人体重要的必需微量元素之一，正常成人体内含锌量约为2.0～3.0g，约60%分布在肌肉，30%分布于骨骼中。成年人的血液锌含量不足总锌量的0.5%，红细胞膜上锌浓度较高，主要以金属酶、碳酸酐酶和碱性磷酸酶形式存在。血浆中的锌主要与蛋白质结合，游离锌含量很低。

1. 吸收与代谢　锌主要在十二指肠和空肠吸收，吸收率一般为30%左右。通过肠黏膜吸收的锌与血浆白蛋白、运铁蛋白等结合，随血液循环分布于各器官组织。膳食的锌主要经肠道排出，少部分随尿排出。

影响锌吸收的膳食因素有两个方面，即抑制锌吸收的因素：植酸、膳食纤维以及一些矿物质（铜、镉、钙、亚铁离子）等；促进锌吸收的因素：维生素D、葡萄糖、乳糖、半乳糖及柠檬酸等。

影响锌吸收利用的生理因素：特殊生理条件下，机体对锌需要量增加；胃肠功能紊乱、慢性肝肾疾病、恶性肿瘤等疾病条件下，机体对锌的吸收与利用障碍；严重腹泻、急性感染以及慢性疾病条件下均可引起锌吸收与利用障碍。

2. 生理功能

（1）金属酶的催化作用：锌是人体多种重要金属酶的组成成分或激活剂，主要的含锌酶有碱性磷酸酶、碳酸酐酶、超氧化物歧化酶、苹果酸脱氢酶和乳酸脱氢酶等。锌还可以维持DNA聚合酶、RNA聚合酶和反转录酶的活性。

（2）维持组织与细胞结构：锌通过与蛋白质中的某些氨基酸螯合形成锌指蛋白（zinc finger protein）结构，作为核转录因子对某些基因表达起调控作用。此外，锌是味觉素的结构成分，起着支持、营养和分化味蕾的作用；锌对口腔黏膜上皮细胞的结构、功能、代谢均具有重要的作用。

（3）调节生长发育作用：锌参与和调节细胞内DNA的复制、RNA的转录以及蛋白质的合成，影响细胞生长、增殖与分化过程；此外，锌还能促进性器官及其功能的正常发育。

（4）促进机体免疫功能：锌通过促进淋巴细胞有丝分裂，增加T细胞的数量与活力；调控一些免疫调节因子（如白介素1和6、干扰素γ、肿瘤坏死因子）的分泌与产生；维持免疫器官（胸腺）生长与发育。

（5）其他作用：保持上皮细胞结构和功能正常、保护细胞膜的完整性等。

3. 缺乏与过量

（1）缺乏：典型锌缺乏症表现为：①生长发育停滞，发病后如未能及时纠正，可使身高发育停滞，进一步发展则导致侏儒症（dwarfism）；②性成熟延迟，第二性征发育不良，性功能减退，并能使女性月经延迟，男性精子产生减少；③味觉减退，食欲减退，甚至出现异食癖（pica）；④皮肤干燥粗糙，并有色素沉着，头发干枯、皮肤伤口不愈合，机体抗感染能力下降。严重者出现肝脾肿大和贫血，孕妇缺锌还能导致胎儿畸形。

（2）过量：锌过量可引起铜、铁和其他矿物质的吸收障碍，损害免疫器官和免疫功能。

4. 食物来源与参考摄入量

（1）食物来源：动物性食物含锌丰富且吸收率高，以贝壳类（牡蛎、蛏干扇贝等）含锌量最高，其次为畜禽肉及肝脏、蛋类、豆类、谷胚芽和花生含锌量较丰富；蔬菜及水果含锌量较低。

（2）参考摄入量（表5-9）

表5-9 中国居民膳食锌的参考摄入量（mg/d）

年龄（岁）		EAR（mg/d）	RNI（mg/d）	UL（mg/d）
0～		1.5	1.5	
0.5～		6.7	8.0	13
1～		7.4	9.0	23
4～		8.7	12.0	23
7～		9.7	13.5	28
11～	男	10.8	15.0	34
	女	13.1	18.0	37
14～	男	11.2	15.5	35
	女	13.9	19.0	42
18～	男	8.3	11.5	37
	女	13.2	15.5	45
孕妇（早期）		8.3	11.5	35
（中期）		+5	16.5	35
（后期）		+5	16.5	35
乳母		+10	21.5	35

EAR：平均需要量（estimated average requirememls，EAR）

摘自：葛可佑主编，中国营养科学全书，人民卫生出版社，P145，2004年

第二节 合理膳食

在自然界众多的食物种类中，任何天然的单一食物都不能在质量和数量上全面满足人体对营养素的生理需要。因此，需要将多种食物进行合理搭配，以满足机体需要，达到合理营养、促进健康的目的。

一、合理膳食的基本要求

合理膳食（rational diet）即平衡膳食（balanced diet），是指能够给机体提供种类齐全、数量充足、比例适宜的能量和营养素，并与机体需要保持平衡，全面达到营养要求的膳食。合理膳食基本要求包括四个方面：

1. 食物提供的能量和营养素均能够满足人体的生理需要，且各种营养素之间的比例平衡 如能量摄入与能量消耗的平衡；三种产能营养素供能比例的平衡；硫胺素、核黄素与维生素PP与能量消耗之间的平衡；必需氨基酸之间的比例合适；饱和脂肪酸、多不饱和脂肪酸与单不饱和脂肪酸之间的平衡等。

2. 食物应对机体健康不造成损害 食物中的各种有害因素（如微生物、化学物质、农药残留及食品添加剂等）应符合“中华人民共和国食品安全国家标准”的相关规定，保证不

损害食用者的健康。

3. 合理的贮存、加工和烹调 在食物贮存、加工和烹调的各个环节中，尽量减少食物中营养素的损失，提高其消化、吸收和利用率，且应该注意保持食品的色、香、味等。

4. 合理的膳食制度与饮食习惯 一日三餐，定时定量；不偏食、不挑食、不暴饮暴食等。

二、中国居民膳食结构存在的问题及改进措施

膳食结构是指膳食中各类食物的数量及其在膳食中所占的比重。目前，我国居民膳食模式以植物性食物为主，动物性食物为辅，谷类食物消费量大，动物性食物消费量小。而欧美等一些发达国家则与之相反。

（一）中国居民膳食结构存在的问题

中国居民营养与健康状况（2002 年）调查结果显示，最近 10 年我国城乡居民的膳食、营养状况有了明显改善，营养不良和营养缺乏患病率继续下降；但超重肥胖、心脑血管疾病、糖尿病等我国面临着营养缺乏与营养过剩的双重挑战。

1. 城市居民膳食结构不尽合理，畜肉类及油脂消费过多，谷类食物消费偏低。城市居民每人油脂消费量增加（由 1992 年的 37g/d 增加到 2002 年 44g/d），脂肪供能比达到 35%，超过 WHO 推荐的 30% 的上限。城市居民谷类供能占总能量的 47%，明显低于 55%~65% 的合理范围。此外，全国普遍存在着奶及奶制品、豆及豆制品摄入量过低的问题。

2. 儿童营养不良在农村地区仍然比较严重，农村地区婴儿辅食添加不合理的问题十分突出。

3. 我国城乡居民普遍存在铁、钙和维生素 A 等营养素缺乏的问题。

4. 缺铁性贫血、儿童维生素 A 缺乏性疾病的患病率仍然较高，钙缺乏明显。

5. 慢性非传染性疾病（non-communicable chronic disease，NCD）如肥胖、高血压、高脂血症、糖尿病等患病率呈加快增长趋势。如人群超重率为 17.6%，肥胖率为 5.6%。大于等于 18 岁人群高血压患病率为 18.8%；糖尿病患病率 2.6%；高胆固醇血症、高甘油三酯血症、低密度脂蛋白胆固醇血症患病率依次为 2.9%、11.9% 和 7.4%。

（二）改进措施

1. 膳食结构应保持以植物性食物为主的传统食物结构，增加果蔬、奶类、大豆及其制品的消费。在贫困地区还应努力提高畜、禽、蛋和鱼等动物性食品的消费。

2. 要逐步降低食盐的摄入量，努力降低到每人每天 6g 以下。

3. 对于特定人群如老年人、孕妇、儿童以及特殊职业人群应进行广泛的营养教育和分类指导，参照《中国居民膳食指南》所提供的膳食模式进行调整。

三、中国居民膳食指南与平衡膳食宝塔

（一）中国居民膳食指南

中国居民膳食指南（dietary guideline，DG）是根据营养学原则，结合我国居民膳食中存在的问题而制定的，是教育人民群众采用平衡膳食，以摄取合理营养、促进健康的指导性意见。

由中国营养学会制定并修订的“中国居民膳食指南”共有10条：

1. 食物多样，谷类为主，粗细搭配。
2. 多吃蔬菜水果和薯类。
3. 每天吃奶类、大豆或其制品。
4. 常吃适量的鱼、禽、蛋和瘦肉。
5. 减少烹调油用量，吃清淡少盐膳食。
6. 食不过量，天天运动，保持健康体重。
7. 三餐分配要合理，零食要适当。
8. 每天足量饮水，合理选择饮料。
9. 如饮酒应限量。
10. 吃新鲜卫生的食物。

（二）中国居民平衡膳食宝塔

中国居民平衡膳食宝塔（Chinese food guide pyramid）是根据中国居民膳食指南结合中国居民的膳食结构特点设计的，把平衡膳食的原则转化成各类食物的重量，并以直观的宝塔形式（图5-1）表现出来，便于居民的理解和在日常生活中实行。

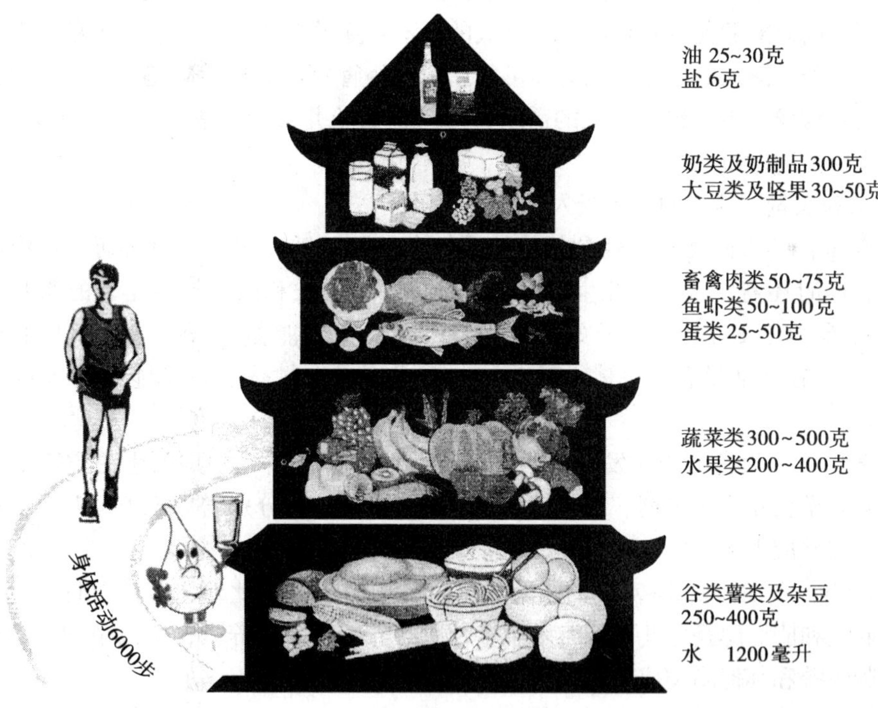

图5-1 中国居民平衡膳食宝塔

平衡膳食宝塔提出了一个比较理想的膳食模式，所建议的食物量，特别是奶类和豆类食物的摄入量可能与大多数人当前的实际膳食还有一定差距，尤其是某些贫困地区的居民。但为了改善中国居民的营养状况，平衡膳食宝塔提出的膳食模式是未来的一个需要努力达到的目标。

平衡膳食宝塔共分五层，包括了人们每日应当进食的主要食物种类。宝塔通过各层位置和面积不同表述，在一定程度上反映了各类食物在膳食中应有的地位和应占的比重。宝塔建议的各类食物的摄入量一般是指食物的生重。

膳食宝塔建议的每人每日各类食物适宜摄入量范围适用于一般健康成人，应用时要根据个人年龄、性别、身高、体重、劳动强度和季节变化等情况适当调整。

膳食宝塔在直观地给出每人每天食物摄入量范围的同时，建议居民保持运动和合理饮水，建议成年人每天进行累计相当于步行6000步以上的身体活动，如果身体条件允许，最好进行30分钟中等强度的运动；温和气候条件下生活的轻体力活动的成年人每日至少饮水1200ml（约6杯）。

第三节 特殊人群的合理营养

一、孕妇与乳母的合理营养

（一）孕妇的营养需要

孕妇营养是决定母体及胎儿健康的重要因素。孕妇膳食中营养素缺乏，将首先影响孕妇自身的健康，同时对胎儿发育可能产生永久的、不可逆的改变。孕前及孕期的营养干预，可以预防孕妇营养缺乏病的发生，同时还可能预防神经管畸形等出生缺陷的发生。因此，妊娠期妇女的营养需要，不仅包含自身的需求，同时包括胎儿发育的需求，必须加以合理调整，保证孕妇和胎儿的健康。

1. 能量和宏量营养素的参考摄入量

（1）能量：孕妇的能量消耗包括维持孕妇自身的基础代谢、体力活动及食物热效应所需的能量，同时还需要维持胎儿生长发育、母体组织增长和用于产后泌乳的脂肪贮备的能量。中国营养学会建议孕妇于妊娠4个月开始增加能量摄入，平均增加0.83MJ/d（200kcal/d）。在孕期没有减少体力活动量的情况下，农村孕妇每日能量摄入量增加可高于上述建议值。

（2）蛋白质：为满足胎儿发育、胎盘增长及母体的需要，孕期的蛋白质需要量应该增加，中国营养学会建议孕早期、孕中期、孕晚期膳食蛋白质分别增加5g/d、15g/d和20g/d，其中优质蛋白质应占1/3以上。

（3）脂类：孕期需要3～4kg的脂肪积累以备产后泌乳；此外，膳食脂肪中的磷脂、亚油酸、亚麻酸和胆固醇是胎儿脑细胞增殖生长所必需的重要营养素，所以孕妇膳食应保证充足的必需脂肪酸和其他脂类成分的供给。

中国营养学会推荐孕妇膳食脂肪供能占总能量的20%～30%，其中饱和脂肪酸、单不饱和脂肪酸、多不饱和脂肪酸分别为<10%、10%、10%。

（4）碳水化合物：葡萄糖为胎儿代谢所必需的营养素，母体血中50%以上的葡萄糖通过胎盘被胎儿利用；如孕妇碳水化合物摄入不足时，机体动员脂肪氧化和蛋白质分解供能，容易发生低血糖和酮血症。因此，建议孕妇碳水化合物摄入至少在150～200g/d以上，其供能占总能量的55%～60%。

2. 微量营养素的需要及参考摄入量

（1）钙：孕妇对钙的需要量显著增加，当摄入不足时，母体血清钙浓度降低，继而甲状旁腺激素的合成和分泌增加，加速母体骨骼和牙齿中钙盐的溶出，维持正常的血钙浓度，满足胎儿对钙的需求。如果孕妇钙摄入长期不足，孕妇可能出现小腿抽筋或手足抽搐症状，严重时可能导致骨软化症，胎儿也可能发生先天性佝偻病。此外，钙也作为凝血因子的激活剂，参与凝血过程，可防止分娩时过多失血。

中国营养学会建议孕妇在孕中期钙摄入量为1000mg/d，孕晚期为1200mg/d。但大量钙摄入可能会导致孕妇便秘，也可能影响其他营养素的吸收。

（2）铁：孕妇缺铁性贫血是世界范围内广泛存在的营养问题，尤以发展中国家为突出。我国孕妇缺铁性贫血的平均患病率为30%左右。孕妇对铁的需求显著增加，用于自身和胎儿体内铁的储备。

由于我国膳食铁来源是以植物性食物为主，吸收率低。中国营养学会建议孕妇从孕中期开始铁摄入量为25mg/d，孕晚期为35mg/d。孕期服用铁剂补铁时应注意不能摄入过量，否则可能引起铁过量甚至中毒问题。

（3）锌：孕妇是容易缺锌的敏感人群之一。据估计妊娠期间储存在母亲与胎儿组织中的总锌量为100mg，其中50～60mg贮存于胎儿中，胎儿对锌的需要量在孕晚期最高。由于锌对胎儿器官分化有影响，流行病学调查显示，胎儿畸形发生率的增加与妊娠期锌营养不良及血清锌浓度降低有关。中国营养学会建议孕妇从孕中期开始锌摄入量为16.5mg/d。

（4）碘：孕妇碘缺乏可致胎儿甲状腺功能低下，进而引起以严重智力障碍和生长发育迟缓为主要表现的克汀病；同时，碘缺乏容易导致流产、畸形、死胎。中国营养学会建议孕妇碘摄入量为175μg/d。碘盐的广泛食用，对预防地方性克汀病的发生起到重要作用。

（5）维生素A：孕妇维生素A缺乏与胎儿宫内发育迟缓、低出生体重及早产有关。但孕早期过量摄入维生素A或其类似物（异维甲酸）可导致自发性流产或中枢神经系统、心血管及面部畸形。中国营养学会建议孕妇从孕中期开始维生素A摄入量为900μgRE/d；但维生素A摄入过量可能引发胎儿的先天畸形。

（6）维生素D：孕期缺乏维生素D容易发生新生儿低钙血症，手足抽搐，婴儿牙釉质发育不良及孕妇骨软化症。但过量摄入维生素D可发生中毒。中国营养学会建议从孕中期开始孕妇维生素D参考摄入量为10μg/d。

（7）硫胺素：硫胺素与能量代谢密切，因孕中、晚期孕妇的能量摄入增加，因此，硫胺素的摄入量应增加。中国营养学会建议孕期硫胺素的参考摄入量为1.5mg/d。

（8）核黄素：孕妇对核黄素的需要量也逐渐增加。中国营养学会建议孕妇核黄素的参考摄入量为1.7mg/d。

（9）维生素B_6：孕期母体血浆维生素B_6水平下降，尤其在孕晚期，最低时仅仅为非孕妇女的25%，推测对维生素B_6的需要量增加。在临床上，维生素B_6可以辅助治疗早孕反应；如与叶酸和维生素B_6联合使用，可预防妊娠高血压。中国营养学会建议孕妇维生素B_6的适宜摄入量为1.9mg/d。

（10）叶酸：孕妇叶酸摄入不足对妊娠有多种不良影响，包括出生低体重、胎盘早剥、神经管畸形和高同型半胱氨酸血症等。中国营养学会建议围孕期妇女应多摄入富含叶酸的食物，叶酸的参考摄入量为600μg/d，每天额外摄入叶酸400μg，可有效预防神经管畸形的发生。但由于大剂量叶酸摄入可能掩盖维生素B_{12}缺乏的血液学指标，导致不可逆的神经损害，因此孕妇叶酸 UL 为 1000μg/d。

（11）维生素 C：孕妇维生素 C 摄入量长期不足将导致胎儿早产和增加死胎率，故孕妇应增加维生素 C 摄入量。中国营养学会建议孕妇膳食维生素 C 的 RNI 为 130mg/d。

（二）哺乳期的营养需要

乳母营养有两方面的要求，其一是为泌乳提供物质基础和正常的泌乳条件，其二是恢复母体健康的需要。如果乳母营养摄入不足或缺乏时，母体就动用自体的营养储备以维持乳汁营养成分的稳定，但长期营养缺乏，将会导致乳汁分泌量减少，乳汁中营养素含量降低。

1. 能量和宏量营养素的需要和参考摄入量

（1）能量：哺乳期母体对能量的需要量增加。因为乳母除要满足自身的能量需要以外，还要供给乳汁所含的能量和分泌乳汁过程本身需要的能量。

中国营养学会建议乳母每日能量参考摄入量是在正常成年妇女的基础上每日增加 500kcal（2.09MJ），其中来自蛋白质的能量以 100kcal 为宜。衡量乳母摄入的能量是否充足，可根据母乳量和母亲的体重来判断，如能量摄入充足时，乳母的泌乳量能使婴儿饱足，乳母体重也应该逐步恢复到孕前的体重状态。

（2）蛋白质：乳母蛋白质的营养状况直接影响乳汁分泌能力和乳汁中蛋白质的氨基酸组成；因此给乳母提供丰富的优质蛋白质是非常重要的。中国营养学会建议乳母膳食增加蛋白质 20g/d，即达到 85g/d，并要注意优质蛋白质的摄入。

（3）脂肪：脂类是新生儿和婴儿主要能量来源，与中枢神经系统发育和脂溶性维生素吸收关系密切，特别是 n-3、n-6 系列的必需脂肪酸。因此，乳母的膳食中要含有适量的脂类，且动物性与植物性脂肪搭配合理。目前，建议脂肪供能占总能量的 20%～25% 为宜。

2. 微量营养素的需要和参考摄入量

（1）钙：乳中钙含量比较稳定，乳母每天通过泌乳分泌的钙约 300mg。乳母钙的需要量是维持母体钙平衡的量和乳汁分泌所需要的钙量之和。如果乳母膳食钙摄入量不能满足需要，乳母通过动用骨骼中的钙来维持乳汁中钙含量的稳定，往往可导致乳母因缺钙而患骨软化症。中国营养学会建议乳母膳食钙 AI 为 1200mg/d，UL 为 2000mg/d。在日常膳食中需要增加奶类和奶制品的摄入，也可在保健医生的指导下补充适量的钙剂，还应注意适量补充维生素 D。

（2）铁：2002 年全国营养调查的结果显示，我国乳母贫血的患病率为 24%，因此，应注意铁的补充以防乳母发生营养性贫血。由于铁不能经乳腺进入乳汁，所以人乳中铁含量极低，仅为 0.05mg/100ml，乳母增加膳食铁的摄入量可升高乳母血清铁的水平，但对乳汁中铁含量的影响不明显。乳母膳食铁的 AI 为 25mg/d，UL 值为 50mg/d。

（3）维生素 A：维生素 A 可以少量经过乳腺进入乳汁，特别是产后 2 周内的初乳中富含维生素 A，随后的成熟乳中维生素 A 含量逐渐下降，故增加膳食维生素 A 摄入量会提高乳汁维生素 A 含量水平，但当膳食维生素 A 增加到一定程度后，乳汁中含量则不再按比例增加。中国营养学会建议乳母膳食维生素 A 的 AI 为 1200μgRE/d。

（4）维生素 D：由于维生素 D 几乎不能通过乳腺，故人乳中维生素 D 含量很低。为保证乳母对钙的良好吸收与利用，中国营养学会建议乳母膳食维生素 D RNI 为 10μg/d。

（5）水溶性维生素：虽然多数水溶性维生素可通过乳腺进入乳汁，但乳腺可调控其含量，使乳汁含量达到一定程度后不再增加。对乳母来说应增加膳食摄入的水溶性维生素主要是硫胺素、核黄素、维生素 B_6、叶酸及维生素 C。中国营养学会建议乳母膳食维生素 B_1 的 AI 为 1.8mg/d，维生素 B_2 为 1.7mg/d，维生素 B_6 为 1.9mg/d，维生素 C 为 130mg/d。

（三）孕妇、乳母的合理膳食原则

1. 孕妇的合理膳食原则

（1）供给充足的能量和各种营养素：蛋白质、脂肪和碳水化合物的供能比分别为 15%、20%~30% 和 55%~60%；特别要注意供给孕妇容易缺乏的矿物质（如钙、铁、锌及碘）和维生素（如维生素 A、B 族维生素和维生素 C）。

（2）食物选择多样化：每日应选用粮谷类（包括一定量粗、杂粮）、动物性食物、果蔬类、大豆和奶类及其制品等多种食物，达到营养素供给全面及营养素之间互补的需求。

（3）合理烹调加工：一方面减少营养素的损失，另一方面通过加工使食物色、香、味俱全，以提高食欲，刺激胃液分泌，有助于孕妇机体对营养素的消化、吸收和利用。

（4）合理的膳食制度：将每日的食物定时、定量地分配在一日三餐中，三餐能量分配适宜比例为早餐 25%~30%，午餐 40%，晚餐 30%~35%。孕晚期由于胎儿和子宫增大后挤压胃肠，可改为三餐二点或三餐三点，减少每次进食量，注意晚餐不宜摄入过多脂肪，防止肥胖形成。

2. 乳母的合理膳食原则

（1）供给充足的优质蛋白质：保证在每日摄入的蛋白质中优质蛋白质占总蛋白质摄入量的 50% 左右。

（2）膳食中应有牛奶和大豆及其制品：既保证了充足的钙摄入，也增加了优质蛋白质的摄入量；必要时可适量补充钙制剂。

（3）膳食中应有充足的新鲜果蔬的摄入：使乳母获得充足的维生素 C 和膳食纤维。

（4）食物选择应多样化：应摄入足够的碳水化合物食物，并做到粗细搭配。

（5）注意烹调加工方式：动物性食品以煮或煲汤为主，增加水分供给，利于乳汁分泌。

（6）合理膳食制度：安排三餐三点，以满足泌乳需要。

二、婴幼儿的合理营养

婴儿期是指从出生到 1 周岁，是人类生长发育的第一高峰期。幼儿期是指 1 周岁到 3 周岁。在婴幼儿阶段，机体需要得到丰富的营养素，以满足生理功能和生长发育的需要。

婴幼儿的营养需要

婴幼儿期的生长发育虽然旺盛，但是消化器官未发育成熟，胃容量小，消化功能差，不适当的喂养容易导致消化不良、营养缺乏或营养不平衡。

1. 婴幼儿的营养需要和参考摄入量

（1）能量：婴儿期基础代谢活跃，所需要的能量约占总能量的 60%，食物热效应消耗的能量约占总能量的 7%~8%，肌肉活动的能量需要相对较低，但生长发育所需的能量较高；由于婴儿的消化器官未发育成熟，因此食物在胃肠道的消化吸收不彻底，排泄物中的能量约占基础代谢的 10%。

中国营养学会推荐婴幼儿每日能量摄入量为：出生至 1 岁为 0.4MJ/kg（95kcal/kg）。能量摄入长期不足，可导致婴幼儿生长发育迟缓或停滞；但能量摄入过度则可能导致超重或肥胖。

（2）蛋白质：婴幼儿期的生长发育旺盛，需要足量的优质蛋白质以维持机体蛋白质的合成和更新。膳食蛋白质供应不足时，婴幼儿可表现出生长发育迟缓或停滞、消化吸收障碍、抵抗力下降、腹泻、水肿等蛋白质-热能营养不良的症状。

中国营养学会建议：婴儿蛋白质的参考摄入量为每天1.5~3.0g/kg体重，1~2岁幼儿为35g/d，2~3岁为40g/d。

（3）脂类：膳食脂肪是体内能量和必需脂肪酸的重要来源，摄入过多或过少都不利于婴幼儿的生长发育。必需脂肪酸对婴幼儿神经髓鞘的形成和大脑及视网膜光感受器的发育和成熟具有非常重要的作用。婴幼儿期对必需脂肪酸的缺乏比较敏感，缺乏易导致婴幼儿皮肤干燥或发生脂溶性维生素的缺乏。

中国营养学会建议婴幼儿每日膳食中脂肪供能占总能量的适宜比例为：6月龄~2岁为35%~40%，2~3岁为30%~35%。

（4）碳水化合物：碳水化合物是主要的供能营养素之一，同时还是红细胞和神经细胞的供能物质。乳糖是婴儿膳食（母乳）中的主要碳水化合物，婴儿体内乳糖酶活力比成年高，但3月龄以下婴儿体内淀粉酶缺乏，故不能消化淀粉。婴幼儿膳食中碳水化合物的供能比占总能量的40%~50%，随着年龄的增长，碳水化合物的功能比例上升至50%~60%。

（5）矿物质：婴幼儿时期容易缺乏的矿物质包括钙、铁和锌等。婴儿期和幼儿期钙的需要量均较多，这些钙主要用于骨骼和牙齿的发育。铁供应不足，易导致缺铁性贫血。缺铁除引起血液系统的改变外，还可影响婴幼儿行为和智能发育，严重贫血可增加婴幼儿的死亡率。婴儿出生时体内有一定的铁储存，可供3~4个月的使用，母乳中铁含量较低，因此4~6个月后需从辅食中增加铁的摄入。锌对机体免疫、激素分泌、细胞分化以及味觉形成等过程有重要影响，婴幼儿缺锌可表现为食欲减退、生长停滞、味觉异常或异食癖、认知行为改变等。母乳喂养的婴儿一般不会引起明显的缺钙，但应该及时从膳食中补铁，否则易导致贫血，影响婴儿行为、智力发育。婴儿矿物质参考摄入量见表5-10。

表5-10 婴幼儿矿物质参考或适宜摄入量

年龄（岁）	AI				RNI			AI		
	钙（mg）	磷（mg）	钾（mg）	镁（mg）	铁（mg）	碘（μg）	锌（mg）	铜（mg）	氟（mg）	铬（μg）
0~	300	150	500	30	0.3	50	1.5	0.4	0.1	10
0.5~	400	300	700	70	10	50	8.0	0.6	0.4	15
1~3	600	450	1000	100	12	50	9.0	0.8	0.6	20

（6）维生素：几乎所有的维生素缺乏都可能影响婴幼儿的生长发育。维生素A摄入不足，主要表现为上皮组织角化、干眼病和夜盲症等；维生素D对婴幼儿生长发育尤其重要，维生素D缺乏可导致佝偻病，母乳和普通膳食中维生素D含量均较低，因此应该多晒太阳，以满足婴幼儿维生素D的需要。硫胺素、核黄素和烟酸能够促进婴幼儿的生长发育，而且是

能量代谢过程中许多辅酶的成分，其需要量随能量摄入的增加而增加。维生素的参考摄入量见表5-11。

表5-11 婴幼儿维生素推荐摄入量或适宜摄入量

年龄（岁）	维生素A（μg RE）	维生素D（μg）	维生素 B_1（mg）	维生素 B_2（mg）	维生素E（mgαTE）	维生素 B_6（μg）	维生素 B_{12}（μg）	维生素C（mg）	叶酸（μgDFE）
0～	400（AI）	10	0.2（AI）	0.4（AI）	3	0.1	0.4	40	65
0.5～	400（AI）	10	0.2（AI）	0.5（AI）	3	0.3	0.5	50	80
1～3	500	10	0.6	0.6	4	0.5	0.9	60	150

摘自：中国营养学会编著．中国居民膳食营养素参考摄入量．北京：中国轻工业出版社，2002，P59，P92，P115

2. 婴儿的喂养方式

婴儿的喂养方式包括母乳喂养、人工喂养和混合喂养三种方式。母乳喂养是指一种在出生后头4～6个月内以母乳为食物，不添加任何其他辅助食品的喂养方式。当产妇母乳不足或工作问题等其他原因不能按时给婴儿哺乳时，可采用合适的婴儿配方奶粉（infant formula）作为母乳的补充物，每日增加数次替代母乳喂养，称为混合喂养。当产妇患有严重疾病（如肝炎）需要每日服药或乳腺缺陷不能哺喂婴儿或新生儿先天缺陷不能吸吮母乳时，只得单一选用婴儿配方奶粉进行喂养的方式为人工喂养。

（1）母乳：母乳是0～4月龄婴儿的最适合的天然食物，也是最能满足婴幼儿生长发育的食物，母乳的优点包括：

1）母乳营养素种类齐全，含量丰富，比例适当。一个健康的乳母每日分泌750ml乳汁，所提供的能量、各种营养素的种类和质量均能满足4～6个月婴儿的全部营养需要，也不增加婴儿的肾脏负担。①人乳必需氨基酸比例与婴儿的必需氨基酸构成极为相似，能被最大程度利用。②人乳中含有脂酶，利于婴儿脂肪的消化吸收，更为重要的是含有不饱和脂肪酸，特别是含有丰富的亚油酸、一定量的亚麻酸、DHA和花生四烯酸（arachidonic acid，AA）等，对于预防婴儿湿疹和促进脑神经及视网膜发育有着重要的作用。③人乳中乳糖可促进肠道对钙的吸收，并在细菌作用下产生乳酸，维持肠道酸性环境，利于肠道正常菌群的生长，促进婴儿健康。④人乳钙与磷比例适当，吸收率极高（可达80%），可能满足婴儿对钙的需要；矿物质如钠、钾、磷、氯、锌和铜均能满足婴儿需要又不增加肾脏负担。

2）母乳含有丰富的免疫物质，如分泌型免疫球蛋白（SIgA）、免疫球蛋白M（SIgM）、乳铁蛋白（lacteferrin）、溶菌酶（lysozyme）、白细胞、B和T淋巴细胞、吞噬细胞以及双歧杆菌因子等，可以提高新生儿免疫力和抵抗致病菌及病毒侵袭的能力。

3）哺乳过程可增强母子间的情感交流，并获得极大的安全感，是一个既有益于婴儿身心健康又有利于母体子宫收缩和恢复的行为。哺乳持续6个月以上将逐渐消耗妊娠期间作为能源储备的脂肪，防止产后肥胖等。

4）避免发生过敏。母乳喂养很少发生过敏，而其他方式喂养则易发生过敏。约有2%的婴儿对牛乳蛋白过敏，表现为湿疹、支气管哮喘及呕吐腹泻等胃肠道症状。

（2）配方奶粉：婴儿配方奶粉的成分大多是参照母乳组成成分和模式对牛奶的成分进行

调整，进而配制成适合婴儿生理特点，并能很好满足婴儿生长发育所需的乳制品。由于婴儿生长发育的快速变化，不同月龄的婴儿营养需要也是不同的，所以婴儿配方奶粉多分为二阶段，第一阶段（0～6个月）的蛋白质含量较低，多在12%～15%，蛋白质需要量也是以母乳喂养婴儿（营养状态良好者）的需要量作为衡量标准。第二阶段（6～12个月）的蛋白质含量适当增加到15%～20%。矿物质、维生素的含量也根据需要略加调整。对牛奶蛋白质过敏的婴儿，可选用以大豆蛋白作为蛋白质来源生产的配方奶粉。

3. 婴儿辅食添加　辅食又称断奶过渡期食物，添加时间一般从4～6个月开始。辅食添加的原则是：品种和数量从少到多，食物状态从液体到固体。4月龄婴儿体内的铁几乎全部耗竭，母乳又是贫铁食物，所以最先开始添加的是蛋黄，随后是各种果泥、菜泥、米糊、烂粥、全蛋、肝泥、鱼糜和肉糜等；从6～8个月起，为促进乳牙的萌出，应向婴儿提供可咀嚼的食物，如磨牙的饼干等，10个月后可再添加稠粥、面条、馒头、面包、碎菜和肉末等。应注意烹调过程中尽量少用盐及不添加味精等调味品，以清淡食物为主。

4. 幼儿的合理膳食安排　幼儿膳食是从乳类为主食逐渐过渡到以谷类为主，奶、蛋、鱼、肉、蔬菜、水果为辅的混合膳食。但对食物选择、加工烹调方法应与成人有别，以适应其消化系统功能与代谢的需要。

（1）以谷类为主的平衡膳食：幼儿膳食应以碳水化合物丰富的谷类食物为主，还应包括肉、蛋、禽、鱼、奶类和豆类及其制品，以供给优质蛋白质，每日饮用奶类或其制品不应少于350ml，适当选择动物肝脏、红黄色蔬菜或深绿色蔬菜以补充维生素A，同时注意膳食中铁和锌的含量应该满足幼儿的需要。

（2）合理烹调，以软食为主：幼儿膳食的烹调方法宜采用清蒸、焖煮方法，不添加味精等调味品，少加盐，以原汁原味为佳，易于咀嚼、吞咽和消化。坚果、花生、黄豆等食物，应该粉碎调成糊状使用，以防呛入气管。要注意幼儿在进食方面的主动性和自控性，为幼儿准备好合理的膳食后，让幼儿自己决定进食量的多少，不要过度喂养，否则将会导致超重或肥胖。

（3）合理的膳食安排：每日除三餐外，可适当加餐，加餐食物包括牛奶、饼干、坚果、水果和甜点等。应适当选择加餐食物，减少甜点、饼干等能量含量高的食品，增加牛奶、坚果及水果等营养素含量相对较高的食物。

三、学龄前儿童的合理营养

学龄前儿童通常指3～6岁儿童，该年龄段儿童活动能力和范围增加，除了遵循幼儿膳食原则外，增加食物的分量及品种（如粗杂粮），引导儿童养成良好的饮食习惯。

（一）学龄前儿童的生理特点

1. 身高、体重稳步增长　与幼儿相比，学龄前儿童的体格发育速度相对减慢，但仍然保持较快的生长速度，体重每年增重约2kg，身高每年增加5～7cm。

2. 神经系统发育逐渐完善　学龄前儿童神经系统发育不断完善，脑细胞体积增大，神经纤维的髓鞘化仍在继续，神经冲动的传导速度明显快于幼儿。

3. 咀嚼及消化能力较弱　3岁儿童的乳牙已全部萌出，但咀嚼能力依然有限，尤其是对固体食物的咀嚼能力较弱；因此，不能给予成人膳食，以免造成消化功能的紊乱。

4. 心理发育特点　学龄前儿童注意力易分散，仍难专注于进食，在食物选择上有自我做主的倾向，且模仿能力强，易受周围人的影响；因此应创造良好的进食环境，培养学龄前儿童良好的饮食习惯。

（二）学龄前儿营养需要及推荐摄入量

1. 能量　学龄前儿童基础代谢所占的能量消耗为总能量消耗的60%左右，与婴儿期相比，学龄前儿童生长速度减缓，维持生长发育的能量消耗每天约5～15kcal/kg体重。学龄前儿童活动量因人而异。因而能量消耗也有所差异，与成人相似，此年龄段儿童食物热效应的能量消耗约占总能量的5%。

学龄前儿童能量需要量范围为1300～1700kcal/d，男孩高于女孩。碳水化合物、蛋白质及脂肪提供的能量分别占总能量的50%～60%、14%～15%和30%～35%。

2. 蛋白质　是维持儿童生长和正常免疫功能所必需的重要营养素之一。体重每增加1kg，约需要160g的蛋白质积累。蛋白质供应不足易发生蛋白质-能量营养不良。中国营养学会建议学龄前儿童蛋白质的推荐摄入量为45～60g/d。

3. 脂肪　除供应能量外，膳食脂肪还是必需脂肪酸的主要来源。学龄前儿童每日每公斤体重需要总脂肪4～6g，由于学龄前儿童的胃容量小，因而脂肪提供的能量在膳食中的比例较大，约为总能量需要量的30%～35%。

4. 碳水化合物　学龄前儿童经过幼儿期的过渡，基本上完成了从以乳制品为主到以谷类为主的转变，每日每公斤体重约需碳水化合物15g，约占总能量的50%～60%。碳水化合物的选择应以高分子的碳水化合物为主，避免过多摄入精制糖含量丰富的甜食和饮料。

5. 维生素和矿物质　学龄前儿童是钙、铁、锌、维生素 B_1 和 B_2 缺乏的易感人群，因而，应多选择上述营养素含量丰富的食物。

（三）学龄前儿童合理膳食原则

1. 食物多样，谷类为主　谷类食物是我国传统膳食的主体，为人体能量的主要来源，可为处于生长发育期的学龄前儿童提供能量、碳水化合物和蛋白质、膳食纤维及维生素。随着食品加工业的发展，一些谷类食物的加工过于精细，造成部分营养素的破坏与损失，因而进食谷类食物应当粗细搭配。

2. 多吃新鲜蔬菜和水果　蔬菜水果是一类能量密度较低的食物，不同种类的蔬菜和水果所含营养素差异较大，尤其是蔬菜和水果之间的差异较大。应鼓励学龄前儿童多进食蔬菜和水果，且两类食物之间不能相互替代。

3. 经常吃适量的鱼、禽、肉和蛋等　此类食物含有丰富的蛋白质、脂肪、维生素A及多种B族维生素，应适当增加动物性食物摄入量，尤其是我国偏远地区的农村儿童。但同时应注意，摄入量要适当，以免引起能量过剩。

4. 每天饮奶，常吃大豆及其制品　乳和乳制品是钙的良好来源，含量和吸收率均较高，每天饮奶300～600ml，可保证学龄前儿童钙摄入量达到适宜水平。大豆及其制品中蛋白质含量丰富，且能与谷类蛋白质达到良好的互补作用，提高膳食蛋白质的营养价值。

5. 膳食清淡少盐，正确选择零食，少喝含糖高的饮料　学龄前儿童应该清淡少盐、避免辛辣等刺激性食物。此阶段儿童胃容量小，零食是正餐的有益补充，应科学选择零食，避免大量摄入高糖、高脂及碳酸饮料。

6. 食量与体力活动要平衡，保证正常体重增长　我国儿童超重和肥胖的发生率逐年提高，食量过大和体力活动的减少是主要原因，因此学龄前儿童膳食供应应与体力活动水平相适应，保持正常的体重增长速度。

7. 不挑食、不偏食、吃清洁卫生的食物，培养良好饮食习惯 学龄前是养成良好饮食习惯的关键时期，应根据此年龄段儿童的生理和心理特点搭配和制作膳食，引导儿童建立良好的饮食习惯。

四、学龄儿童和青少年的合理营养

学龄儿童和青少年期（简称儿童少年期）是由儿童发育到成人的过渡时期。学龄期是指6～12岁的儿童；少年期或青春期是指13～18岁阶段的少年。男、女生青春发育期开始的年龄是不同的，女生比男生早，一般从11～12岁开始，17～18岁结束；男生一般在13～14岁开始，22岁左右结束。儿童少年期是人生的第二个生长高峰期，也是体格和智力发育的关键时期。合理营养不仅维持儿童少年生理功能、学习活动，还满足其生长发育的需要。

（一）儿童少年的营养需要和参考摄入量

1. 能量需要 青少年的能量需要与生长速度成正比，处于正平衡状态。各年龄组膳食能量推荐摄入量见表5-12。能量来源分别为：碳水化合物55%～65%，脂肪25%～30%，蛋白质12%～14%。

表5-12 我国儿童膳食能量推荐摄入量（kcal）

年龄（岁）	男	女
6～	1700	1600
7～	1800	1700
8～	1900	1800
9～	2000	1900
10～	2100	2000
11～	2400	2200

摘自：中国营养学会编著. 中国居民膳食营养素参考摄入量. 北京：中国轻工业出版社，2002，P18.

2. 宏量营养素的需要和参考摄入量

（1）蛋白质：儿童青少年对蛋白质的需要量也大大增加，用于合成自身的蛋白质以满足快速生长发育的需要。膳食蛋白质推荐摄入量见表5-13。

表5-13 我国儿童膳食蛋白质的推荐摄入量（g/d）

年龄（岁）	男	女
6～	55	55
7～	60	60

续表

年龄（岁）	男	女
8～	65	65
10～	70	65
11～	75	75
14～18	85	80

摘自：中国营养学会编著．中国居民膳食营养素参考摄入量．北京：中国轻工业出版社，2002，P29

（2）脂类：青少年期能量的需要也达到了高峰，因此一般不过度限制其膳食脂肪的摄入。但长期过多的脂肪摄入会增加肥胖以及成年后心血管疾病和某些癌症发生的危险性，脂肪供能占总能量的适宜比为25%～30%。注意 n-3 系列必需脂肪酸在膳食中的比例。

（3）碳水化合物：儿童少年膳食中碳水化合物供能应占到总能量的55%～65%。但应避免摄入过多的食用精制糖，特别是含糖的饮料。

3. 微量营养素的需要和参考摄入量

（1）矿物质：6～10 岁儿童钙的 AI 为 800mg/d，11～18 岁人群为 1000mg/d，UL 值为2000mg/d。铁缺乏除可引起贫血外，还可以导致学习、免疫和抗感染的能力降低。青春期贫血是女生常见的疾病，特别值得关注。儿童少年缺锌的主要临床表现是食欲差，味觉迟钝甚至丧失，严重者可引起生长迟缓，性发育不良以及免疫功能受损。儿童少年铁和锌的膳食推荐摄入量见表 5-14。在青少年期，碘缺乏的主要表现为甲状腺肿，青春期预防甲状腺肿尤为重要。富含碘的食物有海带、紫菜和海鱼等；此外还应坚持食用加碘盐，预防碘缺乏。

表 5-14　我国儿童少年铁和锌的膳食推荐摄入量

年龄	铁		锌		碘	
	AI (mg/d)	UL (mg/d)	RNI (mg/d)	UL (mg/d)	RNI (μg/d)	UL (μg/d)
4～	12	30	12.0	23	90	
7～	12	30	13.5	28	90	800
11～					120	800
男	16	50	18.0	37		
女	18	50	15.0	34		
14～18					150	800
男	20	50	19.0	42		
女	25	50	15.5	45		

摘自：中国营养学会编著．中国居民膳食营养素参考摄入量．北京：中国轻工业出版社，2002，P64，P65

（2）维生素：儿童少年维生素 A 缺乏率远高于成年人。谷类加工过于精细导致的硫胺素缺乏也已成为目前营养界关注的营养问题。紧张的学习生活，使青少年易发生核黄素缺乏症。儿童青少年维生素的膳食推荐摄入量见表5-15。

表5-15　我国儿童少年维生素的膳食推荐摄入量

年龄	维生素A		维生素B_1		维生素B_2	维生素C	
	RNI (μg RE)	UL (μg RE)	RNI (mg/d)	UL (mg/d)	RNI (mg/d)	RNI (mg/d)	UL (mg/d)
4~	600	2000	0.7	50	0.7	70	700
7~	700	2000	0.9	50	1.0	80	800
11~	700	2000	1.2	50	1.2	90	900
14~18		2000		50		100	1000
男	800		1.5		1.5		
女	700		1.2		1.2		

摘自：中国营养学会编著．中国居民膳食营养参考摄入量．北京：中国轻工业出版社，2002

（二）儿童青少年的合理膳食

《中国居民膳食指南》中，除了“第9条如饮酒应限量”外，其余要求均适合于儿童青少年；此外，还有如下的特别指南：

1. 学龄儿童

（1）保证三餐的供应：让学龄儿童吃饱和吃好每日三餐，尤其是早餐，食量应相当于全日量的三分之一。

（2）培养良好的饮食习惯：少吃零食，饮用清淡饮料，控制食糖的摄入量。

（3）加强锻炼，重视户外活动，避免发生超重或肥胖。

2. 青少年

（1）供给充足的能量：多吃谷类，约需要谷类400~500g/d。

（2）保证优质蛋白质的摄入：青少年每日摄入的优质蛋白质应该占总蛋白质的一半以上，为此，膳食中应含有充足的动物类食物（鱼、肉、蛋和奶）和大豆及其制品食物。

（3）供给充足的矿物质和维生素：应每日摄入一定量的奶类和豆类食品，以补充钙的不足，还应注意摄入富含铁、碘等矿物质和维生素C的食物，以预防缺铁性贫血和智力发育延缓等问题。

（4）参加体力活动，保持适宜体重，避免盲目节食。

五、老年人的合理营养

按照WHO的规定，60岁以上的人称为老年人。随着年龄的增长，老年人的生理、生化代谢与功能也逐渐降低，如新陈代谢、各种细胞功能、体脂成分和体水分等方面发生了改变。然而，合理营养可以有助于延缓衰老、减少一些营养相关性疾病，提高生活质量，达到延年益寿的目的。

（一）老年人的营养需要

1. 能量和宏量营养素的需要和参考摄入量

（1）能量与蛋白质：老年人由于生活模式和生活质量不同，对能量的需要有较大的差异。老年人机体蛋白质的分解代谢大于合成代谢，容易出现负氮平衡，体内蛋白质出现缓慢丢失；而且胃肠道、肝脏及胰脏等消化器官的功能逐渐减弱，对蛋白质的消化、吸收能力降低，对氨基酸和蛋白质的利用能力亦降低。因此，老年人蛋白质的摄入量应该保证质优量足，且应以维持氮平衡为原则。一般认为，老年人蛋白质应按1.0～1.2g/(kg·bw)供给比较合适，蛋白质供能占总能量的12%～14%。根据老年人消化吸收利用减弱的特点，在注意提高膳食蛋白质的质量（动物性食物或大豆等优质蛋白质应占1/3以上）的同时，还应该注意不宜过多摄入蛋白质，否则将加重肝脏、肾脏的代谢负担。

（2）脂类：由于老年人面临肥胖、高脂血症和动脉粥样硬化等疾病的威胁，再加上老年人体脂比例增加而瘦体重减少，使得控制脂肪摄入尤为重要。建议老年人膳食脂肪供能占总能量的20%～30%，胆固醇的摄入量应低于300mg/d。

（3）碳水化合物：老年人应限制单糖和双糖等甜食的摄入，以避免引起血糖的较大波动；而应以淀粉等多糖摄入为主。宜多吃富含膳食纤维的食物如水果、蔬菜等，以增强肠蠕动，防止便秘。我国推荐老年人的膳食碳水化合物占总能量的比例为50%～60%，膳食纤维的摄入量为15～20g/d。

2. 微量营养素的需要和参考摄入量

（1）钙：老年人机体骨吸收的速率大于骨形成，造成骨矿物质丢失。骨矿物质丢失速率越大，越容易导致骨质疏松症。中国营养学会建议钙推荐摄入量为1000mg/d，但过量补钙可以影响其他矿物质的吸收，引起肾结石和肾功能损害。老年人钙的UL为2000mg/d。

（2）铁：老年人缺铁性贫血患病率较高，这与胃酸分泌减少、胃肠功能减退、铁的吸收利用受阻、造血功能下降有关。老年人喜食清淡食物，动物性食物摄入减少，导致体内铁储存不足。中国营养学会建议老年人铁的AI值为15mg/d。

（3）维生素A：维生素A在促进老年人上皮细胞增生、提高免疫力、维持视觉功能、调节骨代谢以及预防癌症方面有重要作用。我国老年人的维生素A的推荐摄入量男性为800μgRE/d，女性为700μgRE/d，老年人应该多食用黄绿色的蔬菜和水果。

（4）维生素D：老年人户外活动减少，由皮肤形成的维生素D量降低，而且肝脏、肾脏转化为1，25-$(OH)_2D_3$的能力下降，容易出现维生素D缺乏而发生骨质疏松症，老年人维生素D的推荐摄入量为10μg/d。

此外，老年人还应注意补充维生素E和维生素C。

（二）膳食调控原则

1. 食物种类要多样化　注重优质蛋白质的摄取，以奶制品和豆制品为好，适量摄入动物性蛋白质；多吃新鲜的蔬菜和水果。要选择易消化的食物，但不宜过于精细，讲究粗细搭配。

2. 合理的烹调方式　老年人的食物可适当延长烹饪时间，有利于消化吸收，但避免烹饪过长时间，造成维生素大量损失。此外，应减少食盐用量，少用油炸、油煎、烟熏和火烤的方法。

3. 合理的营养素补充　通过食物摄入常常不能满足老年人对某些营养素的需要，可采取膳食外补充的方法，但应得到医生或营养师的指导，科学合理地补充，防止因过量摄入产生的毒副作用。

4. 合理的膳食制度 老年人饮食应定时、定量，少量多餐，避免暴饮暴食。

5. 合理的体力活动和良好的生活习惯 老年人应合理安排时间，参加各种形式的适宜运动，缩短坐和卧的时间。调整进食量，保持能量平衡，把体重维持在理想范围内，预防肥胖以及心脑血管疾病、糖尿病和癌症等慢性非传染性疾病。

本章小结

人体必需的营养素包括三大产能营养素（蛋白质、脂肪、碳水化合物）、维生素和矿物质。各种营养素的生物学功能、分类、吸收代谢、来源及膳食推荐摄入量不同，营养价值存在差异。9种必需氨基酸的种类和含量决定了食物蛋白质的营养价值，食物蛋白质的营养学评价包括食物蛋白质的含量、蛋白质消化率和利用率；长期的蛋白质摄入不足，可引起儿童营养性疾病和成人的营养不良。膳食脂肪的重要功能之一是提供2种必需脂肪酸和n-3/n-6系列的多不饱和脂肪酸，脂肪、饱和脂肪酸和反式脂肪酸摄入过多，均可对人体健康造成危害。碳水化合物是人体最经济的能量来源，膳食纤维的生理作用在预防慢性非传染性疾病中发挥着重要的意义。产能营养素摄入量及其供能比、保持人体能量平衡均应遵循合理营养的原则。长期膳食中微量营养素包括维生素（如维生素A、维生素B_2）或矿物质（如钙、铁和锌）的供给不足，可引起体内相应的营养素缺乏或导致缺乏病；因此，根据各年龄段人群的营养需要特点以及膳食指南的基本原则，做到合理营养，促进人群健康，提高生活质量。

（肖 荣 余焕玲）

复习题

1. 名词解释：必需氨基酸、限制氨基酸、氮平衡、蛋白质互补作用、生物价、氨基酸评分、蛋白质换算系数、必需脂肪酸、n-3与n-6系列多不饱和脂肪酸、反式脂肪酸；抗性淀粉、膳食纤维、碳水化合物节约蛋白质作用、碳水化合物抗生酮作用、能量平衡、食物热效应、能量系数、基础代谢率。

2. 简述食物蛋白质营养价值的主要评价方法及其优缺点。

3. 简述膳食纤维在保护人体健康中的作用。

4. 人体能量来源和消耗主要包括哪几个方面？三大产能营养素供能的适宜比例分别是多少？影响能量消耗的因素有哪些？

5. 简述维生素A缺乏的主要临床症状及膳食预防措施。

6. 老年人膳食指南要点有哪些？

7. 简述合理营养的基本要求。

第六章

营养与疾病

学习目标

掌握：肥胖的定义、诊断肥胖对儿童健康的影响及膳食调控原则；糖尿病的膳食调控原则；痛风、高脂血症的营养防治原则；肿瘤的防治。

熟悉：肥胖、糖尿病、痛风、高脂血症、肿瘤与膳食因素的关系；癌症的预防；食物中的致癌和抗癌因素。

了解：肥胖对成人健康的影响；糖尿病的分类；痛风的临床表现。

第一节 肥　　胖

一、概　　述

肥胖（obesity）是指体内脂肪堆积过多和（或）分布异常、体重增加，是一种多因素的慢性代谢性疾病。

目前，肥胖的患病率正以惊人的速度在全球范围内增长。据估计，西方国家成年人约有半数为超重和肥胖。据《中国居民营养状况与健康现状（第四次全国营养调查结果）》显示，我国成人超重率为22.8%，肥胖率为7.1%，估计患病人数分别为2.0亿和6000多万；大城市成人超重率与肥胖现患率分别高达30.0%和12.3%，儿童肥胖率已达8.1%。肥胖作为代谢综合征的主要组分之一，与多种疾病如2型糖尿病、血脂异常、高血压、冠心病、卒中和某些癌症密切相关。

（一）肥胖的分类

按照发生的原因，可将肥胖分为以下几类。

1. 单纯性肥胖（simple obesity） 是指单纯由于能量摄入大于能量消耗，造成全身性脂肪过量积累并在体内贮存所引起的肥胖。肥胖儿童中约99%以上属于该种类型的肥胖。

2. 继发性肥胖（secondary obesity） 是指由于下丘脑-垂体-肾上腺轴发生病变、内分泌紊乱或其他疾病、外伤引起的内分泌障碍而导致的肥胖。

3. 遗传性肥胖 主要指遗传物质（染色体、DNA）发生改变而导致的肥胖，这种肥胖比较罕见。

（二）肥胖的影响因素

目前认为，肥胖是由包括遗传和环境因素在内的多种因素相互作用的结果。环境因素主要是饮食和体力活动。

1. 环境因素

（1）营养素不平衡：肥胖是能量、营养素摄入不平衡的表现，多余的能量会很快被机体转化为脂肪以体脂的形式贮存在体内。肥胖者的能量摄入一般高于瘦人的能量摄入。

（2）饮食行为：长期大量摄入高能量食品如富含动物脂肪的食物等；人工喂养过量、添加固体辅食过早；进食速度快、食量大以及偏食、喜食油腻和甜食、吃零食等均与肥胖密切相关。

（3）体力活动减少：随着城市化、机械化和工业化的发展，人们的体力活动越来越少，能量消耗也明显减少。

2. 遗传因素 人类肥胖存在较明显的家族性。近年来，发现与进食和肥胖有关的信号因子有20余种，其中主要与人类肥胖有关的基因是瘦素、解偶联蛋白、神经肽Y和黑色素皮质素等。

（三）诊断标准

目前已经建立的肥胖判定方法可大致分为人体测量法（anthropometry）、物理测量法（physicometry）和化学测量法（chemometry）三类。

1. 人体测量法

（1）标准体重：常用标准体重计算公式有两个。

Broca改良公式：标准体重 = 身高（cm）- 105　　式（6-1）

平田公式：标准体重 =［身高（cm）- 100］×0.9　　式（6-2）

判断标准：我国常用Broca改良公式计算标准体重。超过标准体重的10%为超重，超过标准体重的20%以上为肥胖。

（2）体质指数（body mass index，BMI）：是目前应用较为普遍的指标。近几年国外学者多数主张使用BMI，认为BMI更能反映体脂增加的百分含量，可用于衡量肥胖程度。

$$BMI = 体重（kg）/[身高（m）]^2$$。

我国成人判断标准：18.5~23.9为正常；≥24为超重；≥28为肥胖。

（3）腰围：是诊断腹部脂肪积聚最重要的临床指标。肥胖者体内脂肪分布部位的不同，对健康的影响不同。上身性肥胖（以腹部或内脏脂肪增多为主）患心血管疾病和糖尿病的危险性显著增加，同时死亡率亦明显增加。下身性肥胖（以臀部和大腿脂肪增多为主）患上述疾病的危险性相对较低。WHO规定男性腰围≥102cm、女性腰围≥88cm作为上身性肥胖的标准；腰臀比男性≥0.9、女性≥0.8作为上身性肥胖的标准，在我国腰围男性≥85cm、女性≥80cm可诊断为上身性肥胖。

2. 物理测量法 是指根据物理学原理测量人体成分，从而可推算出体脂的含量。这些方法包括全身电传导、生物电阻抗分析、双能X线吸收、计算机控制的断层扫描和磁共振扫描，可测量骨骼重量和体脂在体内和皮下的分布，但其费用相对较昂贵。

3. 化学测量法 其理论依据是中性脂肪不结合水和电解质，因此，机体的组织成分可用无脂的成分为基础来计算。若人体瘦体质的组成恒定，通过分析其中一种组分（例如水、钾或钠）的量就可以估计瘦体质的多少，然后用体重减去瘦体质的重量就是体脂。

二、肥胖与健康

（一）儿童肥胖与健康

儿童超重可导致多种与成人肥胖相同的并发症，包括糖耐量受损和2型糖尿病、血脂异常、高血压、阻塞性睡眠窒息和非酒精性脂肪肝以及其他儿童年龄段特异的并发症。

1. 与心脑血管病的关系　众多调查结果显示，肥胖儿童出现血脂、血压和心血管功能异常，提示肥胖儿童有发展为心血管疾病的风险。

2. 与内分泌和免疫系统的关系　肥胖可使生长激素和泌乳素处于正常范围的低值、甲状腺素T3增高、性激素水平异常、胰岛素增高、糖代谢障碍等。肥胖可引起免疫功能紊乱，其中细胞免疫功能低下最为突出。

3. 与生长发育的关系　肥胖儿童的第二性征发育提前。

4. 与智力和心理发育的关系　肥胖儿童智商明显下降，反应速度、阅读量以及大脑工作能力低下。心理上则倾向于抑郁、自卑和不协调等。

（二）成人肥胖与健康

肥胖与成人多个器官系统的疾病有关，具体见表6-1。

表6-1　肥胖对成年人的健康影响

（1）心血管	（4）泌尿生殖系统
冠心病	尿失禁
卒中	蛋白尿
充血性心力衰竭	（5）癌症
心肌病	乳腺癌
左室肥大	结肠癌
猝死	十二指肠癌
深静脉血栓	食道癌
（2）肺	贲门癌
哮喘	胆囊癌
阻塞性睡眠窒息	（6）骨骼肌肉
肺栓塞	骨关节炎
肥胖换气不足综合征	背痛
（3）内分泌	神经/感觉
2型糖尿病	脑性假瘤
血脂异常	代谢综合征

续表

不孕症	肌萎缩
痛风	
(7) 胃肠道	
胃十二指肠反流	
胆石症	
非酒精性脂肪肝	

摘自 Barbara A. Bowman（著），Robert M. Russell（著），荫士安等（译）. 现代营养学（第2版）. 北京：人民卫生出版社，2008：621

1. 与心血管病和高血压的关系 肥胖容易引起血压、血胆固醇升高和糖耐量受损，而这些均是引起心血管病的重要危险因素。

2. 与某些癌症的关系 肥胖与许多癌症的发病相关，肥胖妇女患子宫内膜癌、卵巢癌、宫颈癌和绝经后乳腺癌等的危险性较大。另外，结肠癌和胆囊癌等消化系统肿瘤的发生也与肥胖有关。

3. 与糖尿病的关系 流行病学研究证明，腹部脂肪堆积是发生2型糖尿病的一个独立危险因素，常表现为糖耐量受损和胰岛素抵抗。

4. 与胆囊病的关系 肥胖者发生胆结石的危险是非肥胖者的4～5倍，而上身性肥胖（以腹部肥胖为主）者发生胆结石的危险性则更大。肥胖妇女中几乎有1/3可能发生胆囊病。

5. 与内分泌和代谢的关系 肥胖者内分泌代谢发生异常，血中生长激素浓度明显下降，男性的血浆睾丸酮浓度下降，而妇女表现为月经周期紊乱、月经失调、过早闭经。

6. 与死亡率的关系 美国学者的分析表明，BMI≥30kg/m^2的男性和女性全死因死亡相对危险度分别为1.27和1.20。

三、肥胖的膳食调控原则

肥胖的防治应持之以恒。应长期坚持控制能量摄入、增加体能消耗、促进体脂分解，不可急于求成。预防肥胖比治疗肥胖更容易且更有意义。对肥胖的治疗手段应包括营养治疗、体力活动、行为、药物和手术干预等。其中最有效的方法是改变包括饮食在内的生活行为。营养治疗的目的是通过长期摄入低能量的平衡膳食，结合增加运动，从而减轻体重，同时又维持身心健康。

1. 限制总能量摄入量 在保证人体从事正常活动的原则下，能量供给量应低于能量消耗量。限制能量应循序渐进，切忌骤然降至最低水平，可通过限制高脂肪和高能量食物的摄入来实现。在维持需要量的基础上减少约500kcal/d，可以达到每周减少0.5～1kg体重的目的。建议减轻体重速度为：轻度肥胖者减少能量0.53～1.05MJ（125～250kcal）/d；中度以上肥胖者减少能量2.31～4.62MJ（552～1104kcal）/d。但不能低于4.20MJ/d（1000kcal/d）的能量摄入。

2. 蛋白质供给满足需要　在严格限制能量供给的情况下，蛋白质供给不宜过高。蛋白质占总能量的15%~20%为宜，其中至少有50%为优质蛋白质。在选择食物种类上，应多吃生物价高的蛋白质食物，如瘦肉、奶及奶制品、鱼、禽等。

3. 限制脂肪摄入　脂肪供能不宜超过总能量30%；膳食胆固醇供给量少于300mg/d为宜。烹调宜用植物油，以减少饱和脂肪酸摄入，同时提供脂溶性维生素和必需脂肪酸。

4. 适当控制碳水化合物摄入　膳食碳水化合物占总能量的45%~60%为宜，过低易产生酮症，过高又会影响蛋白质的摄入量。因过多摄入单糖或双糖可以转化为脂肪，所以应尽量少吃蔗糖、麦芽糖、果糖、蜜饯及甜点。目前有学者认为低血糖生成指数膳食由于可增加饱腹感，减少能量摄入，并且可改善代谢紊乱，因此有更好的减肥效果。为防止饥饿感，可选择富含膳食纤维的食品。

5. 充足的矿物质和维生素　矿物质和维生素供给应充足、比例应适宜。应多摄入新鲜蔬菜和水果，必要时可适量补充维生素和矿物质制剂以防缺乏。

6. 限制食盐与嘌呤　食盐能引起口渴和刺激食欲，能增加体重，且肥胖者常伴有高血压等；为减少水钠潴留，食盐摄入应以3~6g/d为宜；嘌呤可增进食欲和加重肝脏、肾脏的代谢负担，所以要限制高嘌呤食物如动物心脏、肝脏和肾脏等。

7. 补充某些营养素　目前研究认为，补充多不饱和脂肪酸（如n-3系列多不饱和脂肪酸）、单不饱和脂肪酸、钙、硒等矿物质和维生素D等，不仅有助于减肥，还能改善代谢紊乱。

8. 补充某些植物化学物　异黄酮、皂苷等在减肥和治疗代谢综合征方面有一定效果。

9. 烹调方法及餐次　宜用蒸、煮、烧和烤等方式，忌用油煎、炸的方法；餐次可因人而异，通常3~5次/d。

此外，运动法、药物法和中医疗法也可用于肥胖的防治。如果几种方法联合应用得当，会起到有效的减肥效果。

第二节　糖　尿　病

一、概　　述

糖尿病（diabetes mellitus）是一组以慢性血葡萄糖（简称血糖）水平增高为特征的代谢疾病群，由胰岛素分泌缺陷和（或）胰岛素作用缺陷而引起。糖尿病主要特点是高血糖及尿糖，临床表现为多尿、多饮、多食、体重减轻（即“三多一少”）。随着糖尿病病程延长，体内碳水化合物、蛋白质及脂肪代谢紊乱可致多组织、多器官的慢性退行性病变，甚至危及生命。

近年来，糖尿病的患病率明显增加，2010年中国已有9240万成人患糖尿病，是2002年中国居民营养与健康状况调查结果的3倍；20岁以上成人糖尿病的患病率达9.7%，其中男性患病率10.6%，女性患病率8.8%；而糖尿病前期患者人数已达到1.48亿，检出率达15.5%。男、女患病比例接近，中、老年人高于年轻人，脑力劳动者高于体力劳动者，超重肥胖者高于非超重者，富裕地区高于贫困地区，城市高于农村。随着我国社会经济的发展，糖尿病的发病正呈现年轻化的趋势。

（一）糖尿病的分类

按照目前国际上通用的WHO糖尿病专家委员会提出的病因学分型标准（1999），可将糖尿病分为四种类型。

1. 1型糖尿病（type 1 diabetes mellitus，T1DM）　约占已知糖尿病病例的5%~10%。其特征为胰岛素严重缺陷；病理基础为胰岛β细胞被异常的自身免疫反应选择性破坏，致使体内胰岛素分泌减少或缺乏。T1DM多发生于儿童和青少年，有家族聚集趋势。此型起病急、病情重，"三多一少"症状明显，需要给予外源胰岛素进行治疗，以免出现酮症酸中毒、昏迷甚至死亡。

2. 2型糖尿病（type 2 diabetes mellitus，T2DM）　约占已知糖尿病病例的90%~95%。其形成与胰岛素抵抗及胰岛β细胞代偿性胰岛素产生不足有关。T2DM多发生于中年人。此型起病缓慢，病情较轻，"三多一少"症状不明显，常在体检或因治疗其他疾病时被确诊。T2DM危险性随年龄、肥胖和缺乏体力活动而增加，遗传易感性较T1DM强且更复杂。一般不需外源性胰岛素，但有部分病人在应激情况下，如感染、手术及外伤时，也需用胰岛素治疗。

3. 其他特殊类型糖尿病　如因内分泌疾病、药物及化学物品、感染等所导致的糖尿病。糖尿病前期是指餐后血糖在7.8 ~ 11.1mmol/L（即糖耐量降低），或空腹血糖在6.1 ~ 7.0mmol/L（即空腹血糖受损），是介于糖尿病和正常血糖之间的一种状态，被认为是糖尿病的必经途径。

4. 妊娠期糖尿病　妊娠期糖尿病为在妊娠期间首次确诊或发作时伴有不同严重程度的碳水化合物不耐受的糖尿病类型，约占妊娠妇女的2%~3%，大部分患者分娩后血糖可恢复正常。达到糖尿病诊断标准后，某些患者可通过控制饮食、运动和减肥和（或）口服降血糖药而使血糖得到理想控制，不需要用胰岛素治疗；随着病情进展，一些患者需用胰岛素控制高血糖，但不需要胰岛素维持生命；而有些患者胰岛细胞破坏严重，已无残存分泌胰岛素的功能，必须用胰岛素维持生命。分娩后患者继发糖尿病的危险非常高，而适宜的营养、体力活动和某些药物可能会降低这种风险。

（二）糖尿病的危险因素

糖尿病的危险因素比较复杂，主要有以下六个方面的因素。

1. 遗传因素　糖尿病具有家族遗传易感性。国外研究报道25% ~50%有家族史，孪生儿研究发现T2DM中共显性达90%以上。。

2. 肥胖　与正常体重者相比，超过理想体重50%者糖尿病发病率高出12倍。大型前瞻性研究表明，若将BMI控制在24以下，77%的糖尿病新发女性病例和64%新发男性病例可以预防。

3. 体力活动缺乏　适量的体力活动能减轻胰岛素抵抗，而体力活动缺乏是T2DM发生的重要危险因素。

4. 生理因素　糖尿病发病率随年龄的增长而上升，大多数患者的发病年龄在50 ~ 70岁之间。

5. 社会环境因素　不良生活方式、生活节奏加快、竞争激烈、压力大、应激增多等也是糖尿病的危险因素。

6. 营养因素　长期不合理的“西方化”膳食（其特征为高脂肪、高能量）可使血糖异常升高或发展为糖尿病。矿物质铬、镁、锌等缺乏，可导致或加重糖尿病。

二、膳食因素与糖尿病

（一）碳水化合物

糖尿病的主要标志是碳水化合物代谢紊乱，并引起全身性的代谢紊乱。糖尿病患者的碳水化合物摄入应适宜，如过高会使机体调节血糖的功能失控，而摄入不足时体内又需动员脂肪和分解蛋白质，易引起酮血症。

食物中碳水化合物的分子量及结构不同，致餐后血糖升高的快慢及幅度也不同，其对餐后血糖的影响可以血糖生成指数（glycemic index，GI）来衡量。一般情况下，GI 越低的食物对血糖的影响越小，故有利于血糖浓度保持稳定。

（二）脂肪

长期摄入高脂膳食可引起胰岛素分泌增加和葡萄糖利用减少，出现胰岛素抵抗和胰岛细胞的功能损害，增加糖尿病的发病风险。

不同的脂肪酸对糖尿病的影响不同，膳食饱和脂肪酸、反式脂肪酸是糖尿病的危险因素；而多不饱和脂肪酸，尤其是 n-3 系列多不饱和脂肪酸却能改善糖代谢和胰岛素抵抗。

（三）蛋白质

目前，蛋白质与糖尿病之间关系尚不确切，但当碳水化合物和脂肪代谢紊乱时，蛋白质的代谢也必然处于不平衡状态，同样可以引起胰岛素分泌量的变化，促进糖尿病的发生。

（四）矿物质

铬是葡萄糖耐量因子的主要组成成分，膳食补充三价铬对预防和辅助治疗糖尿病有积极作用。

硒具有抗氧化、清除自由基的作用；此外，硒还可在基因水平上影响糖尿病的发生，所以适当补硒可以改善胰岛素自由基防御系统和内分泌细胞的代谢功能，延缓糖尿病病情，预防糖尿病并发症，改善预后。

镁可调节葡萄糖的跨膜转运；糖尿病控制不好时尿镁排出增加，可导致低镁血症，增加胰岛素抵抗。

矾、钴、铁、钾等可能通过激活胰岛 β 细胞，从而在维持正常血糖中发挥重要作用。

（五）维生素

B 族维生素（尤其是硫胺素、核黄素、烟酸和维生素 B_6）参与葡萄糖代谢，糖尿病控制不佳和多尿病人对 B 族维生素的需要量增加。叶酸和维生素 B_{12} 可调节同型半胱氨酸代谢，有利于降低糖尿病患者并发心血管病和死亡的危险。维生素 C、维生素 E 等缺乏均可诱发或加重糖尿病及其慢性并发症的发生。

（六）膳食纤维

膳食纤维有降低空腹血糖、延缓碳水化合物吸收、降低餐后血糖及改善葡萄糖耐量的作用，还可降低胆固醇，是降低 T2DM 高危因素的重要膳食成分，所以糖尿病患者应增加富含膳食纤维食物的摄入，建议摄入量 30g/d。

三、糖尿病膳食调控原则

糖尿病的治疗应为包括健康教育、营养治疗、运动疗法、药物治疗及自我监测等在内的综合治疗方法，以达到控制病情及防治各种并发症的目的。其中营养治疗是控制血糖最基本、最有效的治疗措施之一。对于空腹血糖≤11.1mmol/L 的患者来说，单纯采用营养治疗即可达到控制血糖的目的。

糖尿病营养治疗要有效控制每日总能量的摄入，三大产能营养素的比例要适宜。食物应多样化，注意微量营养素的补充。食谱因人而异，膳食结构和餐次分配要合理。总之，要做到既要控制饮食又要合理营养。

1. 合理控制总能量　这是糖尿病营养治疗的首要原则。应根据患者的理想体重、生理条件、劳动强度、工作性质等确定总能量摄入量，以维持或略低于理想体重。对于正常体重的糖尿病患者，能量摄入以维持或略低于理想体重为宜；肥胖者应减少能量摄入，使体重逐渐下降到理想体重±5%左右的范围；儿童、孕妇、乳母、营养不良及消瘦者、伴消耗性疾病而体重低于标准体重者，为适应患者的生理需要和适当增加体重，能量摄入量可适当增加10%~20%。根据患者的体型和理想体重，估计每日能量供给量按表 6-2 进行计算。

表 6-2　成年糖尿病患者每日能量供给量［kJ（kcal)/kg］

体型	卧床	轻体力活动	中体力活动	重体力活动
消瘦	105~125（25~30）	146（35）	167（40）	188~209（45~50）
正常	84~105（20~25）	125（30）	146（35）	167（40）
肥胖	63（15）	84~105（20~25）	125（30）	146（35）

摘自焦广宇，蒋卓勤主编《临床营养学》（第 3 版），人民卫生出版社，2012

2. 适量的碳水化合物摄入　在合理控制总能量的基础上，应适量提高碳水化合物的摄入量，因为①充足的碳水化合物可降低脂肪氧化分解，预防酮血症；②有助于提高胰岛素敏感性，改善葡萄糖耐量。

首先要控制碳水化合物摄入总量。近来，主张碳水化合物摄入量应占总能量的50%~60%，并根据病情及用药情况因人而异加以调整。成年患者每日碳水化合物摄入量控制在200~300g，折合主食约为250~400g。肥胖者酌情可控制在150~200g，折合主食约为200~250g。

此外，还应注意食物种类、淀粉类型（直链淀粉和支链淀粉）、烹调方式等对餐后血糖的影响。血糖生成指数（GI）低的食物在胃肠道停留的时间长，释放缓慢，葡萄糖进入血液后峰值低，下降速度慢。因此，糖尿病患者应该尽量选择 GI 低的食品（表 6-3），避免出现餐后高血糖。糖尿病患者宜多食用粗粮和复合碳水化合物，少用富含精制糖的甜点。为了改善食品的口味，必要时可选用甜叶菊、木糖醇等甜味剂代替蔗糖。若食用水果，应适当减少主食量。

表 6-3　常见食物的血糖生成指数

GI	食物名称
<35	黄豆、菜豆、扁豆、全脂牛奶、脱脂奶、花生、桃子等
35～49	苹果、梨、杏脯、葡萄、酸牛奶（加糖）等
50～59	香蕉、芒果、巧克力等
60～74	荞麦、胡萝卜、南瓜、菠萝、西瓜、冰激凌、蛋糕等
75～80	莜麦、玉米（甜）、黄豆面等
81～94	白米、籼米、高粱米等
>95	小米、面粉、粳米、糯米、白薯等

摘自黄子杰主编《预防医学》（第 2 版），人民卫生出版社，2002 年

3. 控制脂类摄入　高脂血症是糖尿病的常见并发症，因此要控制脂肪及胆固醇的摄入量，脂肪供能（包括烹调用油及食品中所含脂肪）占总能量的 20%～25%，最高不超过 30%。其中饱和脂肪酸的比例应小于 10%；虽然多不饱和脂肪酸有降血脂和预防动脉粥样硬化的作用，但由于其容易氧化而对机体产生不利影响，所以不宜超过总能量的 10%；单不饱和脂肪酸是较理想的脂类来源，应占总能量的 10% 左右。胆固醇摄入应在 300mg/d 以下；对合并高脂血症患者，应限量在 200mg/d 以下。

4. 合理的蛋白质摄入　糖尿病患者糖异生增强，蛋白质消耗增加，易出现负氮平衡；因此应保证蛋白质的摄入量，其供能占总能量的 15% 左右，其中至少 1/3 应为来自动物及豆类等的优质蛋白质。成人可摄入 1.2～1.5g/(kg・d)，儿童、孕妇、乳母及营养不良者可达 1.5～2.0g/(kg・d)。但长期高蛋白饮食对糖尿病患者并无益处。对伴肾病的患者，应根据肾功能损害程度限制蛋白质摄入量，一般为 0.5～0.8g/(kg・d)。

5. 充足的维生素摄入　糖尿病患者因体内物质代谢相对旺盛，易出现维生素缺乏。因此，应供给充足的维生素，特别是水溶性维生素，一方面补充体内丢失过多（多尿）而导致的不足，另一方面可预防并发症；β-胡萝卜素可弥补患者体内维生素 A 不足，维生素 A 与血清中超氧化物歧化酶（SOD）呈正相关关系。

6. 适量的矿物质摄入　应适当增加硒、锌、锰和铬等矿物质的供给，应限制钠盐的摄入量，不超过 6g/d。

7. 充足的膳食纤维摄入　膳食纤维抑制餐后血糖升高的机制是增加肠液黏度，阻碍葡萄糖的扩散；降低肠中葡萄糖的有效浓度；影响 α-淀粉酶对淀粉的降解作用，延长酶解时间，降低葡萄糖的释放速率等，以减缓小肠对葡萄糖的被动吸收，抑制餐后血糖升高；膳食纤维还可以降低胆固醇。因此，糖尿病者膳食纤维的摄入量应不低于 20g/d，建议达到 30g/d。

8. 少量饮酒或不饮酒　1g 乙醇在体内可产生 7kcal 能量，乙醇的摄入降低了脂肪在体内的消耗率；另外，乙醇可使细胞内氧化型辅酶 I 消耗增加，影响糖异生过程，并抑制升糖激素的释放等。因此，不提倡糖尿病患者（尤其是血糖控制不好的患者）饮酒。

9. 合理的餐次制度　根据患者个人情况（用药、血糖情况和饮食习惯等），按三至五餐分配，至少一日三餐；定时、定量，可按早、中和晚各 1/3 或 1/5、2/5 和 2/5 能量分配。口服降糖药或注射胰岛素后易出现低血糖的患者，可在 3 次正餐之间加餐 2～3 次。加餐量应

从正餐的总量中扣除，做到加餐不加量。在总能量范围内，适当增加餐次有利于改善糖耐量并预防低血糖的发生。

第三节 高脂血症

血脂高于正常值的上限称为高脂血症。一般表现为血浆中总胆固醇（total cholesterol，TC）、甘油三酯（triglyceride，TG）、低密度脂蛋白胆固醇（low-density lipoprotein cholesterol，LDL）水平升高，而高密度脂蛋白胆固醇（high-density lipoprotein cholesterol，HDL）水平降低，目前也称为血脂异常。据《中国居民营养与健康状况（2004 年）》报道，我国成人血脂异常患病率为 18.6%，估计患病人数约 1.6 亿。高脂血症的发生与营养密切相关。

一、脂蛋白与高脂血症

由于脂质不溶于或微溶于水，在血浆中必须与蛋白质结合以脂蛋白的形式存在，因此高脂血症实际上表现为高脂蛋白血症。

（一）脂蛋白（lipoproteins）

脂蛋白是脂类物质在体内转运的重要形式。其结构为磷脂、游离胆固醇和载脂蛋白构成极性外层，包绕着甘油三酯和胆固醇酯构成的非极性内核。根据脂蛋白的理化性质，采用密度离心法可将脂蛋白分为五类，即乳糜微粒（chylomicrons，CM）、极低密度脂蛋白（very low-density lipoprotein，VLDL）、中低密度脂蛋白（intermediate-density lipoprotein，IDL）、LDL、HDL。由于各种脂蛋白中所含蛋白质和脂类的组成和比例不同（表 6-4），在体内发挥的功能也不同（表 6-5）。

表 6-4 脂蛋白的组成

脂蛋白种类	甘油三酯（%）	胆固醇（%）	磷脂（%）	蛋白质（%）
乳糜微粒（CM）	80 ~ 90	2 ~ 7	3 ~ 6	1 ~ 2
极低密度脂蛋白（VLDL）	55 ~ 65	10 ~ 15	15 ~ 20	5 ~ 10
低密度脂蛋白（LDL）	10	45	22	25
高密度脂蛋白（HDL）	5	20	30	45 ~ 50

摘自黄子杰主编《预防医学》（第 2 版），人民卫生出版社，2002 年

表 6-5 各种脂蛋白的主要功能

脂蛋白种类	合成部位	主要功能
乳糜微粒（CM）	小肠黏膜细胞	运输外源性脂类（甘油三酯）进入血循环
极低密度脂蛋白（VLDL）	肝细胞	运输内源性甘油三酯至全身
低密度脂蛋白（LDL）	VLDL 降解物	转运胆固醇到全身组织被利用
高密度脂蛋白（HDL）	肝、肠壁、CM 的残体	转运外周组织胆固醇到肝代谢和排出

摘自黄子杰主编《预防医学》（第 2 版），人民卫生出版社，2002 年

（二）高脂血症（hyperlipidemias）

WHO，1970 年建议将高脂蛋白血症分为五型六类（表 6-6），我国人群以Ⅱ型和Ⅳ型发病率为高。

表 6-6　五型高脂蛋白血症血脂变化比较

分型	脂蛋白变化	血脂变化
Ⅰ（高乳糜微粒血症）	CM↑	TG↑，TC 正常或稍微↑
Ⅱa（高 β-脂蛋白血症）	LDL↑	TC↑，TG 正常
Ⅱb（高 β 前 β-脂蛋白血症）	LDL↑，VLDL↑	TC↑，TG↑
Ⅲ（高 β-脂蛋白血症）	LDL↑	TC↑，TG↑
Ⅳ（高前 β-脂蛋白血症）	VLDL↑↑	TG↑↑，TC 正常或偏高
Ⅴ（高乳糜微粒兼高前 β-脂蛋白血症）	VLDL↑，CM↑	TG↑↑，TC 正常或偏高

注：↑表示升高，↑↑表示升高明显

摘自黄子杰主编《预防医学》（第 2 版），人民卫生出版社，2002 年

二、膳食因素与血胆固醇代谢

TC、LDL-C、TG 和 VLDL-C 增高是冠心病的危险因素，其中 LDL-C 最为重要。自 20 世纪 60 年代以来，许多研究证实降低血胆固醇能减少冠心病的发病率和死亡率。初步研究结果表明，血胆固醇降低 1%，冠心病发生的危险性可降低 2%。而膳食中的很多成分对血胆固醇都有影响。

（一）脂类

研究证实，改变膳食中总脂肪、饱和脂肪酸和胆固醇的摄入量可改变血中胆固醇和脂蛋白水平。

脂肪　改变膳食中总脂肪、饱和脂肪酸和胆固醇的摄入量可影响血胆固醇和脂蛋白水平，膳食总脂肪摄入量尤其是饱和脂肪酸与动脉粥样硬化的发病率呈正相关。

（1）饱和脂肪酸（SFA）：碳链的长短不同对血脂的影响也不一样，如月桂酸（C12:0）、肉豆蔻酸（C14:0）和棕榈酸（C16:0）具有较强的升高血胆固醇作用，而短链脂肪酸（C6:0～C12:0）和硬脂酸（C18:0）则对血胆固醇影响较小。硬脂酸不升高血胆固醇作用的机制可能是硬脂酸被摄入后迅速地转化为油酸。

（2）单不饱和脂肪酸（MUFA）：橄榄油和茶油中含较多的 MUFA，能降低血胆固醇浓度，且主要表现为选择性地降低低密度脂蛋白胆固醇，而对高密度脂蛋白胆固醇降低的程度相对较小。

（3）多不饱和脂肪酸（PUFA）：与 SFA 相比，n-3 和 n-6 系列 PUFA 均有降低血胆固醇的作用，此外 n-3 系列 PUFA 还能降低 TG、血小板凝聚率和血压。建议适量地摄入富含 n-3 系列 PUFA 的食物。研究发现，二十碳五烯酸（EPA）和二十二碳六烯酸（DHA）能明显降低 TG 是由于二者能阻止 TG 掺入到肝脏的 VLDL 颗粒中，引起血 TG 的降低。多不饱和脂肪酸食物来源、功能见表 6-7。

表 6-7 多不饱和脂肪酸的食物来源、功能

PUFA	系列	来源	主要功能举例
亚油酸（C18:2）	n-6	植物油（玉米油等）	合成 PG 前体，与血管、神经、肾功能有关
亚麻酸（C18:3）	n-3	紫苏子、豆、菜籽油	合成 EPA 和 DHA 的前体，↓TG、TC 等
EPA（C20:5）	n-3	海产动物的脂肪	↓TG、TC，↑HDL，抗血小板凝集
DHA（C22:6）	n-3	海产动物的脂肪	同上

注：↑表示升高，↓表示降低

摘自黄子杰主编《预防医学》（第 2 版），人民卫生出版社，2002 年

（4）反式脂肪酸：反式脂肪酸是所有含有反式双键的不饱和脂肪酸的总称，其双键上两个碳原子结合的两个氢原子分别在碳链的两侧，反式脂肪酸与饱和脂肪酸的构型比较相似。有研究表明，食用反十八碳一烯酸或氢化油脂对血浆脂蛋白有不利的影响。流行病学研究也报道反式脂肪酸与血胆固醇水平和心血管疾病发生率之间呈正相关。

（5）胆固醇：体内胆固醇 30%~40% 直接来源于膳食，其余主要在肝脏合成。动物实验研究表明，增加膳食中胆固醇的量会增加血胆固醇水平。

（6）磷脂：是一种强乳化剂，可使胆固醇颗粒变小，易于透过血管壁为组织利用，使血胆固醇浓度降低，避免胆固醇在血管壁的沉积。

（二）蛋白质与氨基酸

不同蛋白质对血胆固醇水平的影响不同。一般而言，与植物蛋白质相比，动物蛋白质可升高血胆固醇，但也有例外。乳清蛋白、大豆蛋白可显著降低血胆固醇水平，而苜蓿蛋白及酪蛋白则明显升高血胆固醇水平。蛋白质对胆固醇代谢的调节作用可能与其结构及氨基酸组成有关，作用机制可能是通过消化吸收后的个别氨基酸对胆固醇代谢进行调节，或是蛋白质在肠道直接作用于胆固醇及胆汁酸，干扰胆固醇肠肝循环。牛磺酸具有保护心脑血管功能的作用，与其抗氧化、降血脂作用有关。

（三）能量与碳水化合物

长期能量摄入大于消耗时，多余的能量以脂肪形式聚集于身体形成肥胖，后者可降低胰岛素敏感性；过多的葡萄糖在肝脏转化为 TG，成为血脂的重要来源。

（四）维生素

1. 维生素 E　临床研究证明，维生素 E 具有较强的防治心血管病的作用。作为抗氧化剂，维生素 E 可防止自由基对细胞膜上 PUFA 的损伤，并能保护巯基酶；维生素 E 能降低血浆低密度脂蛋白胆固醇（LDL-C）而升高高密度脂蛋白胆固醇（HDL-C）水平；维生素 E 促进花生四烯酸转变为前列腺素，后者有扩张血管与抑制血小板凝集的作用。

2. 维生素 C　参与胆固醇代谢、增加胆固醇转变为胆酸的速率、使血液胆固醇水平降低；增加血管韧性防止血管出血；作为抗氧化剂，维生素 C 可防止不饱和脂肪酸的过氧化并维持维生素 E 的抗氧化作用，从而有助于改善高脂血症。

3. 其他　维生素 B_6 与动脉壁组织介质酸性黏多糖代谢和脂代谢有关；还参与亚油酸转化为花生四烯酸，后者是前列腺素合成的前体。

叶酸、维生素 B_{12} 和维生素 B_6 缺乏时，血浆同型半胱氨酸浓度增加。研究显示，血浆同

型半胱氨酸是动脉粥样硬化的独立危险因素。

维生素 B_{12}、泛酸、维生素 A 和胡萝卜素等具有降低血脂和抑制体内脂质过氧化的作用。

（五）膳食纤维

可溶性膳食纤维中含黏性多糖，可使肠内容物的黏度增加，阻碍脂肪酸和胆固醇的吸收，使血胆固醇降低；膳食纤维可使胆酸排出增加，间接地增加了从胆固醇到胆酸的转换率，从而导致血胆固醇水平降低。膳食纤维的作用主要以降低人和动物 LDL-C 为主，而 HDL-C 降低得很少或不降低。

（六）矿物质

1. 镁和钙　水的硬度与心血管病的死亡率呈负相关，这与镁具有降低血胆固醇与降低冠状动脉张力、增加冠脉血流和保护心肌细胞完整性的功能有关，而钙在调节血压方面起重要作用。

2. 钠　人群研究证实，膳食钠摄入与高血压的发病有关，限制每日膳食摄入的盐量可使高血压患者血压下降。高血压与高脂血症的发生密切相关。

3. 硒　是抗氧化酶谷胱甘肽过氧化物酶的必需成分，可减少活性氧自由基对心肌细胞和血管内皮细胞的损伤作用。缺硒可引起心肌细胞损伤，促进冠心病的发生。动物实验也证明缺硒可增加心肌梗死的危险性。

4. 其他　锰元素是超氧化物歧化酶（Cu-SOD 或 Mn-SOD）的组成成分，与抗脂质过氧化作用有关，在保护心血管系统中起一定作用。

三、高脂血症膳食调控原则

预防和控制高脂血症的膳食控制原则是在平衡膳食的基础上，控制总能量和总脂肪的摄入，限制饱和脂肪酸和胆固醇的摄入，保证充足的膳食纤维和多种维生素和适量的矿物质和抗氧化营养素的供给。

1. 控制总能量，保持理想体重　能量摄入过多是肥胖的重要原因，而肥胖又是高脂血症重要危险因素，故应控制能量摄入，适当增加运动，保持理想体重。

2. 限制脂肪和胆固醇的摄入　限制总脂肪、饱和脂肪酸、胆固醇和反式脂肪酸的摄入量是防治动脉粥样硬化的重要措施。脂肪供能低于总能量的 25%，饱和脂肪酸供能少于 10%；膳食胆固醇的摄入量为 200～300mg/d。少吃动物油脂，适当增加单不饱和脂肪酸和多不饱和脂肪酸的摄入。限制含胆固醇较高食物的摄入量，如蛋黄、水生贝壳类（龙虾、小虾和牡蛎）及动物内脏等。

3. 提高植物性蛋白质的摄入　植物性蛋白质尤其是大豆蛋白质具有明显降低血脂的作用，应提高大豆及豆制品的摄入。大豆中富含大豆异黄酮，有利于调节血脂，可达到防治动脉粥样硬化的目的。

4. 调整碳水化合物的摄入　碳水化合物供能应占总能量的 60% 左右，应限制单糖和双糖的摄入，少吃或不吃甜食、奶油制品及含糖饮料。

5. 保证充足的膳食纤维、维生素摄入、适量的矿物质和抗氧化营养素的摄入　可溶性膳食纤维对降低血胆固醇有明显的效果，因此应注意多吃水果和蔬菜，适当增加粗粮的摄入量，以保证充足的膳食纤维、维生素和矿物质的摄入。

6. 养成良好的饮食习惯　进食要定时、定量；如果需要两餐间加餐，尽量选用苹果、生胡萝卜、饼干或其他无脂肪食品。饮食要清淡，少盐和少饮酒。可适当多吃保护性食品，如茶、大蒜、洋葱、香菇和木耳对防治动脉粥样硬化是有益的。

第四节　痛　　风

一、概　　述

痛风（gout）是指嘌呤代谢紊乱或尿酸排泄减少所引起的一组营养代谢性疾病。痛风的表现除高尿酸血症外，还可表现为急性关节炎、痛风石、慢性关节炎、关节畸形、慢性间质性肾炎和尿酸性尿路结石。

痛风在世界各地均有发生。据统计欧美地区高尿酸血症发病率为2%～18%，痛风的发病率为0.2%～1.7%。有资料显示我国20岁以上人群高尿酸血症患病率有2.4%～5.7%，严重地区可达到18.3%以上；在北京、上海等地居民痛风的患病率达到0.22%～1.33%，发病率呈现明显的性别差异，男性的发病风险为女性的5.3倍。我国目前尚缺乏高尿酸血症及痛风发病率的基础资料，各地报道的数据有较大差异，但近年的发病率总体呈上升趋势。高尿酸血症与痛风有着密切的关系，如不注意饮食控制，有5%～12%高尿酸血症者可发展成为痛风。

（一）痛风的分类

根据发生原因，可分为原发性和继发性两大类。前者多由先天性嘌呤代谢异常所致，称为原发性高尿酸血症或原发性痛风，常伴有肥胖、糖脂代谢紊乱、高血压、动脉硬化和冠心病等发生；继发于其他疾病、肾脏疾病致尿酸排泄减少、骨髓增生性疾病致尿酸生成增多、某些药物抑制尿酸的排泄等原因导致的痛风，称为继发性高尿酸血症或继发性痛风。

痛风发生发展过程可分为四期：①无症状期：可无痛风的临床症状，仅表现为血尿酸持续性或波动性升高；但也可转变成急性痛风性关节炎或肾结石发作，有10%～40%的病人可能先出现肾结石症状；②急性关节炎期：表现为痛风性关节炎的急性发作；③间歇期：痛风两次急性发作之间有一静止期，病人无任何症状，多数患者一年内复发，少数病人终生仅发作一次；复发次数越频繁，受累关节越来越多；极少数初次发病患者可直接发展为痛风石及慢性痛风；④慢性期：慢性期是以痛风石、慢性痛风性关节炎、肾脏病变等主要表现。高尿酸血症或痛风的病因可归纳为遗传、疾病、饮食等因素。限制过量嘌呤的摄入可有效降低痛风患者血尿酸水平，减少和缓解痛风性急性关节炎反复发作。

痛风的临床表现如下：

1. 高尿酸血症　男性血中尿酸钠高于416μmol/L、女性则高于357μmol/L即为高尿酸血症。

2. 急性痛风性关节炎　是最常见的首发症状，骤然发病，多见单关节受累，最常见侵犯的部位是第一跖趾关节。

3. 痛风石和慢性痛风性关节炎　痛风石的核心是尿酸钠，周围组织可出现慢性炎症反应。痛风石可发生在许多部位如耳轮、足趾、腕、膝和肘等，可直接侵害关节和肌腱，并影响关节运动甚至造成畸形。

4. 肾脏改变　尿酸盐在肾脏内沉积可引起肾脏病变，20%左右的痛风病人伴有慢性肾脏病，这种肾病与病程的长短及治疗和控制的好坏密切相关。临床表现有腰痛、水肿、高血压、蛋白尿等。有时会出现肾结石等改变。

（二）痛风发生的危险因素

其病因及影响因素主要包括以下几个方面：

1. 遗传因素　目前已经发现痛风与先天性次黄嘌呤-鸟嘌呤磷酸核苷转移酶（hypoxanthine-guanine phosphoribosyl transferase，HGPRT）缺乏及5-磷酸核糖-1-焦磷酸合成酶（5-phosphoribosyl-1-pyrophosphate synthase，PRPPs）活性过高有关，属于X伴性连锁遗传，其中女性为携带者，男性为发病者，但这在原发性痛风患者中仅占1%~2%。

2. 膳食因素　随着人们的生活方式和膳食结构的改变，高脂肪、高蛋白、高嘌呤食物摄入增加，粗粮、新鲜果蔬类摄入的减少，造成总能量摄入增多，各种营养素之间的平衡失调，尤其是嘌呤代谢的紊乱是痛风发生的主要原因之一。另外，对于痛风高危人群，过量饮酒是发病的促进因素。

3. 行为因素　如剧烈的肌肉运动、酗酒等行为都会诱发痛风的发生。

4. 内分泌因素　常与肥胖、血脂异常、冠心病、糖尿病及高血压等疾病共存，其相同病理基础是胰岛素抵抗。

二、膳食因素与痛风

（一）高嘌呤食物摄入过量

几乎所有的食物都含有嘌呤成分，但机体代谢产生的嘌呤与食物中摄入的嘌呤在体内的转归差异较大。机体代谢产生的嘌呤大部分合成核酸，被组织细胞重新利用，少部分可分解成尿酸；而食物来源的嘌呤绝大部分生成尿酸。因此，食物中摄取嘌呤的多少，对机体尿酸的浓度影响较大。当嘌呤摄入过多时，可使肾脏功能减退及尿酸排泄障碍患者血液中尿酸水平明显升高。

不同食物中嘌呤含量差别较大，因此患者应根据自己的病情在医生指导下选择食物。食物中嘌呤的含量规律为：内脏>肉>鱼>干豆>坚果>叶菜>谷类>水果。

（二）过量饮酒

流行病学研究认为，血清尿酸值与饮酒量呈高度正相关。这可能是因为乙醇在代谢中使尿酸产生增加，且其代谢产生的乳酸可抑制肾脏对尿酸的排泄，使体内尿酸水平升高。此外，酒精性饮料中也含有嘌呤，不同的酒类含量不同，一般陈年黄酒>啤酒>普通黄酒>白酒。

（三）产能营养素

一般动物性食物所含的嘌呤比植物性食物高，因此痛风患者应以植物蛋白摄入为主。长期高脂饮食可引发胰岛素抵抗，容易继发痛风。碳水化合物应是痛风患者的主要能量来源，但蜂蜜等含果糖较多的食物也能增加尿酸生成，不宜多食。

（四）维生素和矿物质

维生素与痛风有着密切的关系，当B族维生素、维生素C、维生素E缺乏时，容易导致尿酸排出减少，诱发痛风发作；而摄入大剂量硫胺素和核黄素可使尿酸排出减少；维生素C的大量摄入可能降低秋水仙素的镇痛效果，应避免大量摄入。

矿物质（钙、锌、碘、铁等）的严重缺乏可引起核酸代谢障碍，嘌呤生成增加，诱发痛风发作；但是铁摄入过量或铁在体内过多积蓄也可影响尿酸合成与排泄，诱发痛风；有研究发现女性月经期不易患痛风，即使发作也容易缓解，这可能与体内铁储存水平降低有关。

三、痛风的膳食调控原则

（一）避免富含嘌呤的食物

在急性期应严格限制嘌呤的摄入（少于150mg/d），可选择含嘌呤少的食物。在缓解期，则可限量选用含嘌呤量中等的食物，但不论在急性期还是缓解期，均应避免富含嘌呤的食物。常见食物中嘌呤含量见表6-8。

（二）控制总能量的摄入

以达到或低于理想体重为原则，避免超重或肥胖。建议蛋白质供能占总能量的10%~15%；脂肪供能占总能量的比例小于30%，其中饱和脂肪酸、单不饱和脂肪酸和多不饱和脂肪酸之间的比例为1:1:1；碳水化合物供能占总能量的55%~65%。

（三）多食富含矿物质的素食

蔬菜、水果、海藻、紫菜以及海带等富含钠、钾、钙与镁等矿物质，可以升高尿液pH，有利于尿酸盐的溶解。

（四）保证充足水分

饮入充足水分有利于促进尿酸的排出，预防尿酸性肾结石，延缓肾脏的进行性损害。因尿酸的水溶性较低，为保证足够的尿量，应该饮水2000ml/d以上，伴肾结石者最好能达到3000ml/d，为了防止夜间尿液浓缩，夜间也应补充水分。

（五）禁酒

乙醇可促进嘌呤的分解使尿酸增高，同时乙醇代谢生成的乳酸可抑制尿酸的排泄；此外，啤酒本身含大量嘌呤，所以酗酒和饥饿并存是痛风急性发作的重要诱因，痛风患者应禁酒。

（六）良好的饮食习惯和烹调方法

暴饮暴食或一餐中进食大量肉类通常是痛风性关节炎急性发作的诱因。建议一日三餐或少食多餐；注意烹调方法，少用刺激性调味品，肉类煮后应弃汤食用。

（七）其他

高尿酸血症往往与高血压、心脑血管疾病相伴发生，因咖啡和浓茶中含的咖啡因能引起交感神经兴奋，所以高尿酸血症和痛风患者不宜饮用咖啡类饮料和浓茶。此外，应禁食刺激性食物和具有强烈气味的调味品。

表6-8　常见食物中嘌呤含量的分类

食物中嘌呤含量	食物种类
第一类：含嘌呤较少的食物 <50mg/100g	（1）谷薯类：大米、米粉、小米、糯米、大麦、小麦、荞麦、富强粉、面粉、通心粉、挂面、面条、面包、馒头、麦片、白薯、马铃薯等 （2）蔬菜类：白菜、卷心菜、芥蓝、芹菜、青菜叶、空心菜、茼蒿、韭菜、苦瓜、黄瓜、冬瓜、南瓜、丝瓜、西葫芦、菜花、茄子、豆芽菜、萝卜、青椒、胡萝卜、洋葱、番茄、莴笋、泡菜、咸菜、葱、姜、蒜头等 （3）水果类：橙、橘、苹果、梨、桃、西瓜、哈密瓜、香蕉、菜果汁、果冻、糖、果酱等 （4）乳蛋类：鸡蛋、鸭蛋、皮蛋、牛奶、奶粉、奶酪、酸奶、炼乳等 （5）其他：猪血、猪皮、海参、海蜇皮、海藻、红枣、葡萄干、木耳、蜂蜜、瓜子、杏仁、栗子、莲子、花生、核桃仁、花生酱、枸杞、茶、巧克力等
第二类：含嘌呤较高的食物 50～150mg/100g	（1）粮豆类：米糠、麦麸、麦胚、粗粮、绿豆、红豆、豌豆、豆腐干、豆腐、青豆、黑豆等 （2）禽畜肉类：猪肉、牛肉、羊肉、鸡肉、兔肉、鸭、鹅、鸽子、火鸡、火腿、牛舌等 （3）海产品类：鳝鱼、鳗鱼、鲤鱼、草鱼、鳕鱼、鲑鱼、黑鲳鱼、大比目鱼、鱼丸、虾、龙虾、乌贼、螃蟹等 （4）蔬菜类：鲜蘑、芦笋、四季豆、菠菜等
第三类：含嘌呤高的食物 150～1000mg/100g	（1）动物内脏：猪肝、牛肝、牛肾、猪小肠、脑、胰脏等 （2）海产品类：白带鱼、沙丁鱼、凤尾鱼、鲢鱼、鲱鱼、小鱼干、牡蛎、蛤蜊等 （3）肉汤及其他：浓肉汁、浓鸡汤及肉汤、火锅汤、酵母粉等

摘自黄子杰主编《预防医学》（第2版），人民卫生出版社，2002年

（八）注意药物与营养素间的关系

患者不宜使用降低尿酸排泄的药物，如硫胺素、维生素PP、维生素B_{12}等。采用秋水仙碱、丙磺舒治疗时，要避免摄入大剂量维生素C；如应用吲哚美辛治疗，则应保证充足的维生素C。

（九）不同病情的饮食疗法

痛风病人应根据不同的病情，决定膳食中嘌呤的含量。急性期应严格限制嘌呤在150mg/d之内，可选择低嘌呤含量的食物。缓解期则要求平衡膳食，有选择性地选用嘌呤含量中等的食物，自由摄取嘌呤含量低的食物。

1. 无症状高尿酸血症期　在此期采取饮食治疗措施可将尿酸降至正常范围。饮食改善措施有：①限制能量摄入，定期监测体重；②限制嘌呤摄入：选择低嘌呤含量的食物，适当选用中等嘌呤含量的食物；③均衡营养：是维持高尿酸血症患者营养状况正常的基础；④养成多饮水的习惯：饮水量1500～2500ml/d可稀释血中尿酸浓度，促进肾脏排泄尿酸；⑤戒酒。

2. 痛风急性期 痛风急性发作期的患者，单靠饮食控制已难奏效，需用药物治疗，但限制嘌呤摄入对减轻病情仍很重要。

饮食缓解措施主要有：①限制嘌呤的摄入：嘌呤的摄入量应限制在150mg/d之内，选择低嘌呤食物，忌用含嘌呤高的食物；②食物选择：碳水化合物应以精粮（如精白米、面粉等）为主，蛋白质摄入应在40～65g/d，最好选择不含嘌呤的蛋、牛奶为蛋白质来源，如果要选择鱼肉类的话，则选用低嘌呤的鱼肉，如鳝鱼、鳊鱼、鲢鱼等，并弃汤后食用；油脂以植物油为主，烹调食物禁用油炸、油煎，宜采用蒸、煮、炖、卤等方式，可减少油脂的摄入；③摄取充足的水分；④适量选食蔬菜、水果：以供给丰富维生素及矿物质，对于含果糖较高的水果要加以控制；⑤禁酒及刺激性食物；⑥限盐：食盐量不超过6g/d。

3. 间歇期和慢性期 此期饮食治疗的目标是将血尿酸值控制在正常范围内。膳食要求应是平衡膳食，以维持理想体重为宜。嘌呤的限制可适当放宽，可通过烹饪技巧减少鱼肉中嘌呤含量，如采用蒸、煮、炖的方法，并弃汤后食用。注意体重控制，有助于减轻关节负荷，保护关节功能。

饮食控制措施主要有：①蔬菜类：选用萝卜、胡萝卜、黄瓜、马铃薯，藕、海带、西红柿、大白菜、芹菜、山芋、蘑菇、木耳、花菜，适当选用菠菜、韭菜、大豆、荷兰豆、扁豆、青椒及芦笋；②奶类：选用奶类如牛奶、炼乳、豆奶；③谷薯类：应选用精白米、精粉面包、馒头等；④鱼肉类：对食物中嘌呤含量的限制可较急性发作期适当放宽些，但血尿酸浓度高时，最好选择不含嘌呤的蛋、奶作为蛋白质来源；血尿酸浓度正常时，每周可选择2～3次低嘌呤的鱼肉类；⑤油脂类：以植物油为主，少量动物油；⑥水果：适量选用，但应避免能量摄取过多。

通过以上学习，总结肥胖、糖尿病、痛风、高脂血症这几种疾病的膳食调控原则有何共同点？

第五节 肿 瘤

一、概 述

肿瘤是机体在各种致瘤因素作用下，局部组织的细胞在基因水平上失去对其生长的正常调控，导致细胞异常增生而形成的新生物。其生长与周围正常组织不相协调，表现为结构、功能和代谢的异常。肿瘤细胞的增生是遗传密码发生突变的结果，即使脱离了致瘤因素之后，也能无限制地繁殖。

根据肿瘤的特性及其对机体的影响和危害性，肿瘤有良性和恶性之分。凡是生长速度快、分化程度低、有局部浸润并能发生转移的肿瘤称为恶性肿瘤，反之称为良性肿瘤。

根据细胞的起源，凡是起源于上皮细胞的恶性肿瘤称为癌，约占所有恶性肿瘤的90%以上，如胃癌、肺癌、乳腺癌及结肠癌等。起源于间胚叶或结缔组织的恶性肿瘤称为肉瘤，如淋巴肉瘤、平滑肌肉瘤及骨肉瘤等。一般所说的“癌症”，习惯上泛指所有的恶性肿瘤。

进入21世纪以来，癌症仍然是危害人类健康和生命的重大问题。包括我国在内的发展中国家癌症发病率迅速上升。10年间我国癌症总死亡水平上升了31%，癌症成为仅次于心脑血管病的第二位死亡原因。预计到2020年癌症新发病例将达到1600万，死亡1000万。目前估算，我国癌症发病人数约为200万，死亡为150万。但癌症上升的趋势并非不可逆转，如自20世纪90年代开始，美国、加拿大、澳大利亚等西方发达国家常见恶性肿瘤的发病率和死亡率呈下降趋势，日本也趋于平稳。美国癌症（尤其是肺癌、结肠癌、直肠癌和前列腺癌）的发病率以每年0.7%的速度下降，这主要归功于预防措施的实施。可见积极采取有效预防措施，实现癌症的早期发现、早期诊断和早期治疗，并努力提高治疗水平，癌症是可以逐步得到控制的。

肿瘤的发生是环境与遗传因素相互作用的结果。流行病学证据表明，膳食和生活方式是导致肿瘤发展的最重要环境因素。

二、膳食因素与肿瘤

1981年有学者估计，美国约35%（10%~70%）的癌症发生与膳食因素有关。80%的癌症发病是由不良生活方式和环境因素所导致，1997年美国癌症研究所的估计与此类似。其中不合理膳食、吸烟、饮酒分别占诱发癌症因素的35%、30%和10%。膳食营养可以影响恶性肿瘤生成的启动、促进、进展的任一阶段。食物中既存在着致癌因素，也存在着抗癌因素，两者都可以影响癌症的发生。

（一）食物成分与肿瘤

1. 脂肪　脂肪与癌症关系密切。流行病学调查显示，高脂肪膳食地区、国家及人群中结肠、直肠癌及乳腺癌发病率和死亡率高。膳食脂肪的种类与癌症的发生也有关系，饱和脂肪酸和动物油脂的摄入量与肺癌、乳腺癌、结肠癌、直肠癌、子宫内膜癌以及前列腺癌危险性增加有关。血清胆固醇水平在许多情况下与结肠癌发病相关。

2. 蛋白质　蛋白质摄入过少或过多均会促进肿瘤的生长，但富含蛋白质的食品也常富含其他成分，尤其是富含动物性蛋白质的食品常有高脂肪存在。流行病学资料显示，食管癌、胃癌患者发病者蛋白质摄入量比正常人低。但常食用大豆制品者胃癌的相对危险度低于不常食用者。过多摄入动物性蛋白质，使一些癌症如结肠癌、乳腺癌和胰腺癌等危险性升高。

3. 碳水化合物　高淀粉摄入人群胃癌和食管癌发病率较高。但膳食纤维可通过吸附肠道内有害物质并促进其排出，减少结肠癌、直肠癌的发病危险，也有一定的预防乳腺癌的作用。食用菌及海洋生物中的多糖（如蘑菇多糖、灵芝多糖等）有提高人体免疫力的作用，海参多糖有抑制肿瘤细胞生长的作用。

4. 矿物质　硒是谷胱甘肽过氧化物酶的重要组成成分，能清除氧自由基，增强免疫，所以硒具有抑制癌症的作用。高钙膳食与结肠癌、直肠癌及乳腺癌的发病率呈负相关。锌缺乏和过量都与癌症发生有关，过低会导致免疫功能减退，过高则会影响硒的吸收。高铁膳食可能增加肠癌和肝癌的风险。

5. 维生素　维生素A可能通过抑制上皮细胞DNA的过度合成和基底细胞再生，使其保持良好状态，并且增强动物的免疫反应及对肿瘤的抵抗力，从而发挥抑癌作用。流行病学资料显示，维生素C可用于治疗食管癌、胃癌等癌症。维生素E是高效抗氧化剂，可保护细胞免受自由基损害，从而具有防癌抗癌作用。维生素E摄入量高者患结肠癌、直肠癌、肺癌及子宫颈癌的危险性较低。B族维生素与前致癌物的致活或去活有关。维生素 B_2 可对二甲基氨基偶氮苯所诱导的大鼠肝癌有保护作用。

6. 能量及其他相关因素 由高能量膳食和缺乏锻炼引起的高体质指数（BMI）可增加子宫内膜癌的危险性，在能量摄入过多引起的超重和肥胖者中，罹患乳腺癌、结肠癌、胰腺癌等的风险高于体重正常者。定期体育锻炼可减少结肠癌，并有可能减少肺癌和乳腺癌的危险性。

7. 植物化学物 植物中存在的黄酮类化合物、含硫化合物、萜类等植物化学物也具有阻断癌症发生的作用，虽然其在食物中含量甚微，但其在肿瘤预防和治疗中的作用不可忽视。

（二）食物中的致癌因素

食物中致癌因素研究比较多的有N-亚硝基化合物、黄曲霉毒素、多环芳烃类化合物和杂环胺类化合物等。食品中残留的某些农药、重金属、激素、抗生素、二噁英、氯丙醇、丙烯酰胺，食品容器包装材料中残留的某些小分子物质等具有一定的致癌作用。

三、肿瘤的膳食调控原则

（一）肿瘤的预防

只有少数的癌症是源于遗传因素，绝大多数是环境因素所致。流行病学研究表明，至少1/3的癌症是可以预防的，1/3的恶性肿瘤如能早诊治则可以治愈，而合理有效的治疗可使剩余1/3恶性肿瘤患者的生存质量得到改善。癌症的预防应包括免于罹患和延迟癌症的发生。降低癌症危险性的主要方法包括避免使用烟草、摄入平衡膳食、避免接触致癌物。改善膳食结构是防治癌症的重要手段。

肿瘤的防治分为三级预防。一级预防即病因预防，可通过改变不良生活习惯、合理膳食结构等实现。二级预防是指肿瘤的早期发现、早期诊断和早期治疗。三级预防是指提高恶性肿瘤治愈率、生存率和生存质量。在肿瘤的三级预防中，膳食调控都能发挥重要作用。

根据严谨的评估判断，世界癌症研究基金会专家组还对个人防癌原则与公众防癌策略分别提出了建议，健康饮食、积极参加体育活动并保持健康的体重，会大大减少癌症发病风险。在第二份“食物、营养、身体活动和癌症预防”报告的基础上，由21名世界知名专家组成的专家组提出了降低癌症风险的10项建议。这10条建议不仅仅对预防癌症有意义，而且对一些慢性疾病如心脑血管病、糖尿病都有重要意义。这10条建议是：

1. 在正常体重范围内尽可能瘦 在一生中保持健康体重可能是预防癌症的最重要方法之一。

2. 将从事积极的身体活动作为日常生活的一部分 每天至少进行30分钟的中度身体活动（相当于快步走）。随着身体适应能力的增加，每天可进行60分钟或以上的中度身体活动，或者进行30分钟或以上的重度身体活动。避免久坐。

3. 限制摄入高能量密度的食物 避免含糖饮料，限制果汁摄入，尽量少吃快餐。

4. 以植物来源的食物为主 摄入较多植物性食物可能对各种部位的癌症均有预防作用。

5. 限制红肉摄入，避免加工的肉制品 红肉是指牛肉、猪肉、羊肉，红肉每人每周应少于500g。加工肉制品指通过烟熏、腌制或加入化学防腐剂进行保存的肉类，尽量少吃加工肉类制品。

6. 限制含酒精饮料　如果喝酒，男性每天不超过2份（以一份酒含10～15g乙醇计），女性不超过1份。儿童和孕妇不能饮用含酒精饮料。

7. 限制盐的摄入量　盐的摄入量不超过6g/d，不吃或尽量少吃盐腌或过咸的食物，避免用盐腌保存食物。

8. 通过膳食本身满足营养需要，不推荐使用膳食补充剂预防癌症。

9. 婴儿最好进行6个月的纯母乳喂养。

10. 癌症患者接受治疗的同时，生活及饮食应该遵循癌症预防的建议。要接受专业人员提供的营养指导。

（二）肿瘤病人的营养支持治疗

肿瘤病人的营养支持治疗的实施，应视肿瘤分期等具体情况而定。具体适用哪种营养支持治疗的方式，可根据胃肠道功能及病情而定。

1. 早期肿瘤病人　恶性肿瘤处于早期时，对局部产生的影响较小。肿瘤所致的代谢异常程度相对较轻，还未及干扰整个机体，全身营养状况尚属正常；病人具备对各类抗肿瘤治疗的耐受力，预后较好，这部分病人只要能维持基本正常的饮食摄入，一般无需提供额外的营养治疗。

2. 进展期肿瘤病人　随着肿瘤的进展，由肿瘤所带来的局部和全身性影响越来越显著，这部分病人的肿瘤尚属可切除或治愈范围，但往往因营养不良而使其对手术或其他抗肿瘤治疗的耐受性下降，即有可能发生术后并发症，并因此影响抗肿瘤治疗的整体效果。因此，进展期肿瘤病人若伴有营养不良或属于并发症高危对象时，应当及时、合理有效地提供营养治疗。

3. 终末期肿瘤病人　终末期肿瘤病人多因肿瘤导致的消化道梗阻和恶病质，常无法经口摄食或仅少量摄入，全身情况极差，往往失去手术机会或治愈的可能。对这些病人给予营养支持治疗可提高病人的生命质量。

本章小结

肥胖、糖尿病、高脂血症、痛风和肿瘤的发生与膳食因素密切相关。营养治疗在这些疾病治疗中占有非常重要的地位。肥胖营养治疗是通过长期摄入低能量、其他营养素平衡的膳食，以减轻体重、维持身心健康为目的。糖尿病营养治疗要做到既要控制饮食又要合理营养，要有效地控制每日总能量的摄入，同时注意三大产能营养素比例的适宜及微量营养素的补充。预防和控制高脂血症的膳食控制原则是在平衡膳食的基础上，控制总能量和总脂肪的摄入，保证充足的膳食纤维和多种维生素和适量的矿物质和抗氧化营养素的供给。防治痛风要避免摄取富含嘌呤的食物、控制总能量的摄入、保证充足水分、禁酒等，并且要根据不同的病情采取不同的饮食疗法。在肿瘤的三级预防中，膳食调控发挥着重要作用。此外，根据肿瘤分期等具体情况还要采取适当的营养支持治疗。

（侯绍英）

复习题

1. 肥胖的膳食调控原则是什么？
2. 糖尿病的分型及膳食调控原则是什么？
3. 痛风的膳食调控原则是什么？

第七章

临床营养治疗

学习目标

掌握：临床营养支持的概念；医院常规膳食的适用范围及配制要求；肠内营养和肠外营养的适应证、禁忌证。

熟悉：病人的营养状况评价；医院治疗膳食的适用对象、配制要求；肠内营养与肠外营养的并发症；肠内营养的分类、制剂种类；肠外营养的分类、制剂组成。

了解：肠外营养向肠内营养的过渡。

第一节　概　　述

临床营养治疗是通过合理的膳食安排、食品搭配、科学的烹调加工来调整各种营养素的摄入量与比例，以达到增强机体对疾病的抵抗能力、促进疾病好转或痊愈的目的。合理的临床营养治疗具有如下作用：

1. 供给、补充疾病消耗或组织新生所必需的营养物质，增强机体对疾病的抵抗能力。
2. 减轻病变器官、组织的负担，促进组织修复或功能的恢复。
3. 调整并纠正物质的代谢紊乱。
4. 治疗原发或继发性营养缺乏病的手段之一。

用于临床营养治疗的膳食种类较多，概括起来可分为医院常规膳食（routine hospital diet）、治疗膳食（therapeutic diet）、试验膳食（test diet）与代谢膳食（metabolic diet）几大类。其中后三种膳食均是从医院常规膳食中派生出来的。

一、医院常规膳食

医院常规膳食是临床营养治疗的基础。根据膳食的质地、形态可将其分为普食、软食、半流质膳食和流质膳食四种。医院常规膳食要求做到“三准确，四必须”，“三准确”即为计划准确（按成本核算）、投料准确、数量准确。“四必须”是必须按菜谱制作，必须遵守操作规程，必须色鲜、味美、形态正常，必须保温。

（一）普食

普食（normal diet）是医院膳食中最常见的膳食，约占住院患者膳食的50%～65%。普食能满足一般患者对营养素的需要，接近健康人平时所用的膳食，符合平衡膳食的原则。

1. 适用范围 适用于无咀嚼及消化功能障碍、体温正常或接近正常、治疗上无特殊膳食要求、不需要限制任何营养素的住院者或处于恢复期的病人。

2. 配制要求

（1）膳食结构：符合平衡膳食的原则。

（2）能量与营养素要求：能量与各种营养素的摄入量应达到或接近我国成人轻体力活动者的参考摄入量。每日总能量为6690～10040kJ（1600～2400kcal），其中脂肪、碳水化合物和蛋白质供能分别占总能量的25%～30%、55%～65%和12%～14%。优质蛋白应占总蛋白质质量的30%～40%以上。

（3）餐次和能量分配：每日供应早、中、晚三餐，能量一般按30%、40%和30%的比例分配。

（4）食物选择：各种食物均可选择，与正常人饮食基本相同。食物品种应多样化，烹调方法应合理，做到色、香、味、形俱佳，以增进患者食欲。不宜用刺激性食物及有强烈辛辣刺激的调味品；尽量少用不易消化、过分坚硬、易产气以及易引起过敏的食物，如油炸食物、动物油脂和干豆类等。

理论与实践

普通膳食参考食谱

早餐 牛乳200ml，花卷125g，煮鸡蛋1个，凉拌黄瓜干豆腐丝（黄瓜100g，干豆腐45g）

加餐 苹果125g

午餐 米饭（大米150g），红烧鱼（鲤鱼90g），烧菠菜（菠菜200g，猪瘦肉45g）

加餐 橘子75g

晚餐 米饭（大米150g），香菇烧油菜（油菜200g，香菇15g），青椒炒肉（青椒100g，猪瘦肉45g）

能量 10.1MJ（2409kcal）	蛋白质 110.5g（18%）	脂肪 53.8g（20%）
碳水化合物 370.5g（62%）	动物蛋白 40.5g（37%）	大豆蛋白 17.3g（16%）
视黄醇当量 1105.4μg	维生素B_1 1.9mg	维生素B_2 1.1mg
维生素C 204mg	钾 2412.0mg	钠 1979.0 mg
钙 800.4mg	铁 17.2mg	锌 12.2mg

摘自焦广宇，蒋卓勤主编《临床营养学》（第3版），人民卫生出版社，2012

（二）软食

软食（soft diet）是普食和半流质膳食之间的过渡膳食，比普食更易消化，特点是质地软、少渣，易咀嚼。

1. 适用范围　适用于轻度发热、消化吸收功能障碍、口腔疾患、咀嚼不便等不能进食大块食物的患者，还适用于老人和幼儿。也可用于痢疾、急性肠炎等恢复期患者及结肠、直肠术后病人。

2. 配制要求

（1）膳食结构：符合平衡膳食的原则，每日营养素的推荐摄入量达到或接近成人轻体力活动者的参考摄入量。

（2）餐次：每日供应三餐或五餐（主餐外加两餐点心）。

（3）食物要求：软食应细软、易咀嚼、易消化。

（4）食物选择：主食可为米饭、面条等，但制作要比普食更软。肉类应选择细、嫩的肉，可以切成小块后焖烂或做成肉丝、肉丸、肉饼等。幼儿和眼科患者最好不用整块、刺多的鱼。蛋类不宜煎炸。蔬菜类应选用嫩菜叶，切成小段后烹调。

不宜食用煎炸食品和过于油腻的食品如煎鸡蛋；不宜食用凉拌菜、含粗纤维多的蔬菜（如芹菜、韭菜、豆芽菜等），如食用可煮烂或制成菜泥、水果羹；不宜食用硬果类食物如核桃、杏仁等，但可制成核桃酪、杏仁酪等后食用；不宜用整粒的豆类、硬米饭；忌用刺激性的调味品。

（三）半流质膳食

半流质膳食（semi-liquid diet）是流质膳食与软食或普食间的过渡膳食，比较稀软、易咀嚼吞咽、易消化吸收，呈半流体状。

1. 适用范围　适用于高热、体质虚弱、有消化道疾病、耳鼻喉咽部手术后、咀嚼吞咽不便者及手术后的患者或刚分娩的产妇等。

2. 配制要求

（1）膳食结构：符合平衡膳食的原则。

（2）能量与营养素要求：能量供给应适宜，术后早期或虚弱、高烧的患者不宜给予过高的能量，能量摄入量为1500～1800kcal/d，蛋白质50～60g/d，脂肪40～50g/d，碳水化合物250g/d左右。

（3）食物要求：食物呈半流体或羹状，便于吞咽及咀嚼。

（4）餐次：应少量多餐，建议每日5～6餐，主食定量，全天不超过300g。

（5）食物选择：选用半固体食物，主食可选用面条、馄饨和稀饭等。副食中肉类宜选用瘦嫩的部分制成肉片、肉丸。蔬菜类可食用少量切碎的嫩菜叶，也可添加菜汁、果汁以弥补维生素和矿物质的不足。忌用生、冷、硬、粗、含粗纤维多的食物，禁用刺激性的调味品，不宜采用油煎、炸及烧烤等方法烹调食物。

（四）流质膳食

流质膳食（liquid diet）是一种将全部食物制成流体或在口腔内能融化的饮食，较半流质膳食更易吞咽和消化。流质膳食又可分为普通流质、浓流质、清流质和冷流质、忌甜（忌胀气）流质膳食，可根据病情不同调整流质内容。此种膳食为不平衡膳食。

1. 适用范围　适用于高热、口腔咽部手术引起的咀嚼吞咽困难、急性消化道炎症、食管狭窄、急性传染病、大手术前后的病人及危重、极度衰弱的病人。

2. 配制要求

（1）膳食结构：食物易于吞咽、消化，无刺激性。此种膳食为不平衡膳食。

（2）保证一定的能量和营养素供给：普通流质的能量约4075.5kJ/d（975kcal/d），蛋白质约35g/d，脂肪约35g/d，碳水化合物约130g/d。

（3）餐次：流质饮食供应6～7次/d，每次250ml，总容量2000ml/d左右。

（4）食物选择：清流质饮食选用不含任何渣滓及产气的液体食物，用过滤的肉汤、菜汤、米汤及薄藕粉等，禁用牛奶、豆浆及过甜食物。浓流质饮食常用吸管吸吮，以无渣较稠食物为宜，如较稠的藕粉、鸡蛋薄面、米糊、牛奶等。不胀气流质饮食即忌用甜饮食，除蔗糖、牛奶、豆浆等产气食品外，其余同普通流质饮食。

二、医院治疗性膳食

医院治疗性膳食是医院实施营养治疗的重要环节，是通过改变食物的质地、限制某些营养素或补充某些营养素的手段帮助疾病治疗和恢复的特定膳食。医院治疗性膳食种类很多，常用的有高能量膳食、低能量膳食、高蛋白膳食、低蛋白膳食、低脂膳食、低胆固醇膳食、低盐膳食、无盐膳食、高纤维膳食和少渣膳食等。

（一）高能量膳食

高能量膳食是指能量供给量高于正常人标准的膳食。由于疾病使基础代谢率增高、组织修复或体力消耗等原因，导致机体能量消耗增加，从而对能量的需求量增加，必须从膳食中补充含能量高的食物。

1. 适应证　适用于甲状腺功能亢进症、结核病、肿瘤、严重烧伤或创伤、高热、贫血等病人；消瘦，营养不良者；体力消耗明显增加者，如运动员、重体力劳动者等。

2. 膳食配制要求

（1）在平衡膳食原则的基础上，供给足够的能量和营养素：能量应在146.3kJ/kg·bw（35kcal/kg·bw）以上。在保证能量、碳水化合物和蛋白质供应充足并保持适量脂肪供应的同时，也需要相应增加维生素和矿物质的供给，尤其是与能量代谢密切相关的B族维生素。

（2）鼓励患者增加食物摄入量：应循序渐进地通过增加主食和调整膳食结构来增加能量供给，少食多餐，除三次正餐外，应增加2～3次点心。

（3）一般无食物禁忌，各类主、副食品均可食用，常用高能量食物代替部分低能量食物。

（二）低能量膳食

低能量膳食是指膳食所提供的能量低于正常需要量，达到减少体脂贮存、减轻体重、缓解机体能量代谢负担的目的。低能量膳食除限制能量供给外，必须满足机体对营养素的需要。

1. 适应证　适用于需要减轻体重的患者，如单纯性肥胖；为控制病情减少机体代谢负担的患者，如糖尿病、高脂血症、冠心病等病人。

2. 膳食配制要求

（1）减少膳食总能量：应逐步减少能量供给，以利于机体动用与消耗贮存的脂肪并减少不良反应。成年患者能量摄入量比平时减少2.09～4.18MJ/d（500～1000kcal/d），具体减少量应视患者病情而定，但总能量摄入不宜低于3.34～4.18MJ/d（800～1000kal/d），以防体脂动员过快而导致酮症酸中毒。

（2）提供充足的蛋白质：蛋白质供给不少于1g/(kg·bw)，应占总能量的15%~20%，其中优质蛋白质应占50%以上。

（3）减少碳水化合物和脂肪摄入：碳水化合物约占总能量的50%，尽量减少精制糖的摄入。限制脂肪尤其是胆固醇的摄入，但保证必需脂肪酸的供给。

（4）适当减少食盐摄入：一般不超过5g/d。

（5）供应充足的矿物质和维生素：由于进食量减少，易出现矿物质（如铁、钙）和维生素（如维生素B_1）的不足，必要时可用制剂补充。

（6）适当增加膳食纤维摄入：可采用富含膳食纤维的蔬菜和低糖的水果，必要时可选用琼脂等食品，以产生饱腹感。

（7）限量选用低脂肪高蛋白质的食物。宜多选用粗粮、豆制品、蔬菜和低糖水果等，尤其是叶菜类。各类菜肴应清淡可口，忌用油煎、油炸等多油的烹调方法，忌用肥腻、甜食等高能量食物。

（三）高蛋白膳食

高蛋白膳食是指蛋白质含量高于正常的膳食。为了使蛋白质更好地被机体利用，需同时适当增加能量摄入，以减少蛋白质被分解供能。

1. 适应证　适用于明显消瘦、营养不良、手术前后、烧伤或创伤患者，慢性消耗性疾病患者，如结核病、恶性肿瘤、贫血、溃疡性结肠炎等疾病，或其他消化系统炎症的恢复期。此外，孕妇、乳母和生长发育期儿童也需要高蛋白膳食。

2. 膳食配制要求　高蛋白膳食通常不需单独制备，可在原有饮食的基础上添加富含蛋白质的食物。如在中、晚餐间增加全荤菜如炒牛肉1份，或在正餐外加餐，以增加高蛋白食物的摄入量。

（1）蛋白质：供给量1.5~2.0g/kg·bw。

（2）碳水化合物和脂肪：应适当增加碳水化合物以保证蛋白质的充分利用，摄入量以400~500g/d为宜。脂肪摄入量应以60~80g/d适宜。总能量摄入量约12.54MJ/d。

（3）钙：因高蛋白膳食可增加尿钙排出，长期摄入易出现钙的负平衡。故饮食中应增加钙的供给量，如选用含钙丰富的乳类和豆类。

（4）维生素：长期高蛋白饮食，维生素A的需要量也随之增多；营养不良者肝脏中维生素A的贮存量多下降，故应及时补充。与能量代谢关系密切的B族维生素应充足，贫血患者还要注意补充富含维生素C、维生素K、维生素B_{12}、叶酸、铁和铜等的食物。

（5）增加营养素摄入量应循序渐进，并根据病情及时调整。高蛋白膳食可与其他治疗膳食结合使用，如高能量高蛋白膳食等。

（6）食物种类多样化，宜选择含高生物价蛋白质及含高碳水化合物的食物，并选择新鲜蔬菜和水果。

（四）低蛋白膳食

低蛋白膳食是指蛋白质含量较正常膳食低的膳食种类，其目的在于减少体内含氮代谢废物的产生，减轻病变器官的代谢负担。蛋白质或氨基酸在肝脏分解产生的含氮代谢产物须经肾脏排出体外。当患有肝脏、肾脏等器官严重疾患时，机体代谢物因排泄障碍而在体内堆积，可对机体造成损害。

1. 适应证 适用于慢性肾炎、急性和慢性肾功能不全、肾功能不全失代偿、尿毒症、肝功能不全或肝性脑病前期患者等。

2. 膳食配制要求

（1）调整蛋白质摄入量，一般不超过40g/d，尽量选用优质蛋白质，以增加必需氨基酸含量。肝病患者应选择含支链氨基酸丰富而芳香族氨基酸含量低的大豆蛋白，少用产氨多的肉类等动物性食物。

蛋白质供给应根据病情随时调整，病情好转后要逐渐增加，否则不利于康复，尤其是对处于生长发育阶段的儿童。

（2）充足的能量供给可减少蛋白质消耗，减少机体组织的分解。应根据病情决定能量摄入量。可采用麦淀粉、蛋白质含量低的薯类如马铃薯等部分代替主食以减少植物性蛋白质的来源。若能量无法满足时，可通过补液方式加以补充。

（3）供给充足的矿物质和维生素：应满足机体需要。矿物质供给应根据病种与病情进行调整，如急性肾炎患者，除蛋白质供应降低外，还应限制钠的供给。

（4）烹调时应注意食物的色、香、味、形和食物的多样化以促进食欲。

（5）宜选择蔬菜类、水果类、食糖、植物油及淀粉、藕粉、马铃薯、芋头等低蛋白淀粉类食物。限用的食物有含蛋白质丰富的食物如豆类、干果类、蛋、乳以及肉类等。

（五）低脂膳食

因机体脂肪酶分泌减少，对脂肪的分解消化能力减弱，或因病情需要而减少膳食中各种类型脂肪摄入量的膳食称为低脂膳食，又称限脂膳食或少油膳食。

1. 适应证 适用于Ⅰ型高脂蛋白血症、急慢性胰腺炎、胆囊炎、胆结石、肠黏膜疾病、肥胖症、动脉粥样硬化及腹泻等患者。

2. 膳食配制要求

（1）减少脂肪含量：①严格限制脂肪膳食：脂肪供能应占总能量的10%以下，相当于饮食总脂肪量<20g/d，包括食物所含脂肪与烹调油；②中度限制脂肪膳食：脂肪占总能量的20%以下，相当于脂肪摄入量不超过40g/d；③轻度限制脂肪膳食：脂肪供能不超过总能量的25%，相当于脂肪摄入量在50g/d以下。

（2）其他营养素供给均衡：可适当增加豆类及其制品、新鲜蔬菜和水果的摄入量。脂肪泻易导致多种营养素的丢失，易与脂肪酸共价结合随粪便排出的矿物质有钙、铁、铜、锌及镁等，因此应注意膳食中这些营养素的及时补充。病情好转后，脂肪摄入量要逐渐恢复。

（3）烹调方法合适：为达到限制脂肪的饮食要求，除选择含脂肪少的食物外，还应减少烹调用油。禁用油煎、炸、爆炒等加工方法，可选择蒸、煮、炖、煲、烩、烘、烤等。根据病情、脂肪限制程度来选择各种食物。限用含脂肪高的食物，如肥肉、肥瘦肉、全脂乳及其制品、花生、芝麻、松子、核桃、蛋黄、油酥点心及各种油煎炸的食品等。

（六）低胆固醇膳食

某些疾病需要病人限制膳食中饱和脂肪酸和胆固醇的摄入量，即摄入低胆固醇膳食，以配合临床治疗。

1. 适应证 适用于高胆固醇血症、高血压、动脉粥样硬化、冠心病、肥胖症以及胆结石等疾病患者。

2. 膳食配制要求

（1）控制总能量：控制总能量以达到或维持理想体重，能量最低不应少于4.18MJ/d（1000kcal/d）。碳水化合物应占总能量的60%～70%，应以高分子碳水化合物为主，尽量避免食用精制糖。

（2）限制脂肪并调整脂肪酸构成：限制脂肪总量，脂肪供能应控制在总能量的20%～25%，脂肪摄入量约40g/d，不超过50g/d。减少饱和脂肪酸的摄入（不超过总能量10%），应少用富含饱和脂肪酸的动物性食品，尤其忌用猪油、牛油、肥肉以及奶油等动物油脂。

（3）限制饮食中胆固醇含量：胆固醇摄入量控制在300mg/d以下。在限制胆固醇时应注意保证优质蛋白质的供给，可选择一些生物价高的植物蛋白质如大豆及其制品代替部分动物性蛋白质。

（4）补充充足维生素、矿物质和膳食纤维：选用部分粗粮、杂粮、新鲜蔬菜和水果以保证维生素、矿物质和膳食纤维的供给。提供适量的脱脂乳和豆制品以供给足量的钙。因饮食中多不饱和脂肪酸增加，故应相应增加维生素E、维生素C、胡萝卜素等抗氧化营养素的供给。伴有高血压的患者，食盐的用量应减少。

（七）低盐膳食

低盐膳食是指通过调整膳食中的钠盐摄入量来纠正水、钠潴留以维持机体水、电解质的平衡。

1. 适应证　适用于严重心、肾功能不全、急性肾炎、肝硬化腹水、高血压、先兆子痫及原因不明的水肿患者等。

2. 膳食配制要求

（1）钠摄入量为1500mg/d左右。烹调用盐限制在2～4g/d或酱油10～20ml/d，禁用盐腌制加工的食物，如咸蛋、咸肉、咸鱼、酱菜、面酱、腊肠等。

（2）改变烹调方法以减少饮食含钠量：食盐是最重要的调味剂，限钠饮食味淡，应合理烹调以提高患者食欲。某些含钠高的食物如芹菜、菜心、豆腐干等，可用水煮或浸泡去汤的方法减少钠量；用酵母代替食碱或发酵粉制作馒头也可减少钠含量。此外，还可采用番茄汁、芝麻酱、糖醋等方法进行调味，必要时可适当选用市售的低钠盐或无盐酱油，但此类调味品以氯化钾代替氯化钠，故高血钾者不宜使用。

（3）宜用食物：不加盐或酱油制作的谷类、畜肉、禽类、鱼类和豆类、乳类食品。

（4）限用食物：各种盐或酱油制作或腌制的食品、盐制调味品等。

（八）无盐饮食

心脏、肾脏、肝脏功能严重不全的患者需采用无盐治疗性膳食来严格控制钠盐的摄入量，以便减轻机体的负担，起到利于疾病治疗与康复的目的。

1. 适应证　适用于严重肝肾功能不全、严重肝硬化、水肿、高血压、先兆子痫患者等。

2. 膳食配制要求　烹调时忌用一切含盐食物，可用糖、醋等调味。钠不超过50mg/d，除低盐饮食对食物的要求外，忌用含钠高的食物，如油菜、芹菜等蔬菜及松花蛋、豆腐干、猪肾等食物。

临床上应根据病情变化调整钠量，如肝硬化腹水患者，开始时可用无盐或低钠饮食，症状好转后改为低盐饮食，腹水消失后，可逐渐恢复正常。最好根据24小时尿钠排出量、血钠和血压等指标确定是否需要限制钠盐及限钠的程度。

（九）高纤维膳食

膳食纤维在肠道内不能被消化吸收，但它具有促进肠道蠕动、增加液体分泌、调节某些营养素吸收、减少毒素对胃肠道的刺激等生理功能。因此临床上常采用高纤维膳食辅助治疗某些疾病。

1. 适应证 适用于习惯性无蠕动力的便秘、冠心病、高脂血症、高胆固醇血症、肥胖症、糖尿病等患者及大肠癌的预防等。

2. 膳食配制要求

（1）增加膳食纤维摄入：膳食纤维总量不应低于25g/d。

富含膳食纤维的食物有各种粗粮、韭菜、芹菜、卷心菜、大豆及豆制品与新鲜水果等。含淀粉多的马铃薯、红薯等也有利于促进排便。

（2）清晨饮水，食用蜂蜜、果酱、豆类等产气食物能刺激肠道蠕动。

（3）高膳食纤维治疗时应注意适当增加膳食中脂肪的含量，这有利于调节膳食的口味、润滑肠道。

（十）少渣膳食

少渣膳食亦称低纤维膳食，是指膳食纤维含量极少、易于消化的饮食。少渣膳食可以减少食物纤维对胃肠道的刺激与损伤，减慢肠蠕动，减少粪便量。

1. 适应证 适用于消化道狭窄并有阻塞的患者，如食管或肠狭窄、食管静脉曲张，肠憩室病，急、慢性肠炎，痢疾，伤寒，肠肿瘤，肠手术前后以及痔瘘患者等。此类膳食是流质膳食、软食后向正常饮食过渡的一种膳食。

2. 膳食配制要求

（1）限制膳食纤维的摄入，尽量少用富含膳食纤维的食物，如蔬菜、水果、粗粮、整粒豆以及硬果等。选用的食物应细软、少渣、便于咀嚼与吞咽，如肉类应选用嫩的瘦肉部分，蔬菜选嫩叶、花果部分，瓜类应去皮，果类用果汁。

（2）脂肪含量不宜过多，腹泻患者对脂肪的消化吸收能力减弱，易致脂肪泻，故应控制饮食脂肪量。

（3）烹调方法：烹调时将食物切碎煮烂，做成泥状；忌用油炸、油煎的烹调方法。

（4）少食多餐，注意营养素平衡：由于食物选择的限制，因此营养素难以平衡。因限制蔬菜和水果摄入易导致维生素C和某些矿物质的缺乏，而某些果汁含较多的有机酸易刺激肠蠕动等，所以必要时可补充维生素和矿物质制剂。

（5）宜用精细米面制作主食，如粥、烂饭、面包、软面条、饼干；切碎制成软烂的嫩肉、动物内脏、鸡、鱼等；豆浆、豆腐脑；乳类、蛋类；菜汁，去皮的瓜类、番茄、胡萝卜、土豆等。限用各种粗粮、整粒豆、硬果、富含膳食纤维的蔬菜和水果、油炸与油腻的食品、浓烈刺激性调味品。

第二节 临床营养评价

一、概 述

临床营养评价（clinical nutritional assessment）是识别营养不良的重要手段，也是实施营养治疗和营养支持的前提。临床营养评价是通过膳食调查、人体测量、临床检查、实验室生化检查的方法及多项综合营养评价方法，判定病人营养状况，确定病人营养不良的类型及程度，估计营养不良后果的危险性，据此确定相应的营养支持方案，并监测营养治疗效果和预测疾病的转归，从而促进病人康复，减少并发症，降低死亡率。

在临床营养评价的方法中，既有主观检查，也有客观检查，但任何单一的检查指标均不能全面反映患者的整体营养状态。因此，一般这几部分调查同时进行以发现患者的营养问题并提出解决措施。

二、临床营养评价的常用方法

临床营养评价的内容主要包括膳食调查、人体测量、临床检查和实验室生化检测等，各部分间互相联系、互相验证。

（一）常用方法

1. 膳食调查　膳食调查（dietary survey）是临床营养评价的基础，通过调查被调查对象在一定时间内从膳食中摄取的能量与各种营养素的数量和质量，以此来评定被调查对象能量和营养素需求获得满足的程度。膳食调查的时间为3～5天，其中不应包含节假日。

（1）膳食调查方法：膳食调查常用的方法有询问法、记账法、称重法及化学分析法等。膳食调查时应根据条件和调查目的来选择合适的调查方法，必要时可并用多种方法。

询问法是通过询问了解被调查者在近期或几天内每日（24小时）摄入的食物种类及数量，据此对营养素摄入进行评价的一种方法。此法简便易行，但所得数据不十分准确。此法适用于家庭、个人和门诊病人等的调查。

记账法（或称查账法）是通过查账或记录一定期间内各种食物消耗总量和用餐人数，计算出平均每人每日的食物消耗量，再按食物成分表计算这些食物所提供的能量与各种营养素的数量。此法简便易行、节省人力，但准确性差。

称重法是在调查期间对被调查者每日所进食主副食的生重、熟重及剩余食物称重，计算出平均每人每日用餐的生食物重量，查阅食物成分表便可计算出能量和各种营养素的摄入量。此法较为准确，但费时费力。此法可用于集体食堂、家庭与个人（如孕妇、乳母和病人）的饮食调查。

化学分析法则是将调查对象一日所摄入所有食物在实验室中进行化学分析，测定其中能量和各种营养素含量的方法。该法非常精确，但是复杂，对检测人员和设备的要求较高，一般仅用于临床研究工作。

（2）膳食调查结果评价

1）膳食模式分析：评价病人膳食模式与疾病是否存在可能的相关性。

2）能量和营养素摄入量：将每日能量和营养素摄入量与相对应的参考摄入量（或疾病状态下营养需要）相比较，评价摄入量满足其营养需要的程度。

3）能量分配：计算产能营养素的供能比，与推荐摄入量（或疾病状态下营养需要）相比较。

4）蛋白质的食物来源：计算每日动物性蛋白质和植物性蛋白质的摄入量，优质蛋白质的摄入量，计算动/植物蛋白比例和优质蛋白质的比例。

5）脂类的食物来源：计算动物油和植物油的摄入量，饱和脂肪酸、单不饱和脂肪酸和多不饱和脂肪酸的比例。

6）矿物质和维生素的食物来源：分析主要矿物质和维生素的食物来源，分析从某类食物中摄入该营养素可能带来的营养不良风险。

7）餐次分配：计算全天餐次、每餐摄入能量以及占全天总能量的百分比。

2. 人体测量　人体测量（anthropometry）是评价人体营养状况的主要手段之一，可较好地反映营养状况，是评价群体或个体营养状况的常用指标。人体测量方法常采用的项目有身高（身长）、体重、皮褶厚度以及上臂肌围等。

（1）身高或身长：是评价生长发育与营养状况的基础指标之一，由于身高在一天内有所波动，因此，测量时应在清晨或固定在某一时间进行，一般多在上午 10：00，常用于 3 岁以下的婴幼儿。

直接测量法：清晨，被测者赤足，足底与地板平行，足跟紧靠，足尖外展 40°～60°，膝伸直，背靠身高计，两眼平视前方，上臂自然下垂。测量者于被测者右侧，使测量用滑板底与颅顶点接触，读数记录，以 cm 为单位。

间接测量法：此法适用于不能站立者，如临床上危重病患者（昏迷、类风湿关节炎等）。可采用以下三种方式：①上臂距：上臂向外侧伸出与身体呈 90°，测量一侧至另一侧最长指间距离。因上臂距与成熟期身高有关，年龄对上臂影响较少，可作个体因年龄身高变化的评价指标。②身体各部累积长度：用软尺测定腿、足跟、骨盆、脊柱和头颅的长度，各部分长度之和为身高估计值。③膝高：屈膝 90°，测量从足跟底至膝部大腿表面的距离。

（2）体重：是评定机体一般营养状况最简单、最直接而又极为重要的指标之一。体重在一天内随饮食、排便、出汗等影响而出现波动，一般清晨空腹排便后体重最稳定，是测量的最佳时间。被测者脱去衣裤、鞋袜等仅穿内衣，立于体重计的中央，读取体重数并记录。测量体重前 1 小时应禁食，且排空尿液和粪便。称重时如脱衣不方便，称重后应减去衣服重量。称重前对体重计进行校正，测量成人体重时体重计要求读数精确到 100g，测儿童体重要求精确到 50g，婴儿精确到 10g。测量时应排除水肿、腹水、胸膜渗出、肿瘤及器官肥大等因素。

常用的指标有：①实测体重：被测者清晨空腹，排空大小便，穿单衣裤立于体重计上，以 kg 为单位读数；②标准体重：即理想体重，是指维持机体健康的最佳体重，评价标准见表 7-1；③体质指数：目前评价营养状况最普遍与最重要的指标，但不同组织给出的标准稍有不同，具体见表 7-2。

利用体重评价病人的营养状况时应注意，由于受某些疾病或治疗的影响，如脱水、腹水、巨大肿瘤、利尿剂的使用等，实测体重并非病人的真实体重，由此做出的营养状况评价可能不准确，应结合其他检查综合判断病人的营养状况。

表 7-1　我国成年人评价标准

等级	实际体重	等级	实际体重
严重瘦弱	低于标准体重 20%	轻度肥胖	超过标准体重 20%～30%
瘦弱	低于标准体重 10%～20%	中度肥胖	超过标准体重 30%～50%
正常	标准体重 ±10% 范围内	重度肥胖	超过标准体重 50%
超重	超过标准体重 10%～20%		

表7-2 成人BMI评价标准

等级	WHO成人标准	亚洲成人标准	我国成人标准
消瘦	<18.5	<18.5	<18.5
正常	18.5~24.9	18.5~22.9	18.5~23.9
超重	25~29.9	23.0~24.9	24.0~27.9
肥胖	≥30	≥25	≥28

（3）皮褶厚度（skin fold thickness）：估计体内脂肪含量的方法。常选用肩胛下角、肱三头肌和脐旁等测量点，实际测量时常采用肩胛下角和上臂肱三头肌腹处的皮褶厚度之和，根据相应的年龄、性别标准来判断。适用于各个年龄段。由于其测量受不同测量误差及肌肉量和年龄的影响，因此皮褶厚度一般不单独作为肥胖和疾病预后的评价指标，但是大规模人群调查时较为理想的评价指标。

（4）上臂围和上臂肌围（arm muscle circumference，AMC）：上臂围一般测量左上臂肩峰至鹰嘴连线中点的臂围长，我国1~5岁儿童上臂围>13.5cm为营养良好，12.5~13.5cm为中等，<12.5cm为营养不良。上臂肌围是反映体内蛋白质储备状况的简便指标，可代表骨骼肌及体细胞群的营养状况，根据上臂围和三头肌皮褶厚度计算。AMC（cm）=上臂围（cm）-3.14×三头肌皮褶厚度（cm）；成年人标准值，男性25.3cm，女性23.2cm。测量值>90%标准值为正常，80%~90%为轻度营养不良，60%~80%为中度营养不良，<60%为重度营养不良。

3. 临床检查　因营养缺乏是一个渐进的过程，各种营养素缺乏或不足的症状和体征也因发展阶段的不同而有所变化，某种营养素长期摄入不足会产生相应的临床特征性体征，检查者可借助这些症状或体征来了解被检查者机体的营养及健康状况，从而做出营养正常或失调的临床诊断。

营养缺乏症的检查较简便，但正确诊断却较困难。临床检查发现或疑似营养素缺乏的患者，在治疗前应做相应的实验室检查。检查顺序为坐位时，可检查头发、面部皮肤、眼睛、口唇、口角、牙齿、齿龈、舌头以及指甲等。卧位时检查全身皮肤，包括颈部、胸背部、上下肢、臀部；心、肺部、肝、脾脏、骨骼及神经系统等，详见表7-3。

表7-3 临床症状与营养素缺乏

部位	临床症状	缺乏营养素	部位	临床症状	缺乏营养素
1. 全身	消瘦、发育不良	能量、蛋白质、维生素、锌等		头发竖立	蛋白质
	贫血	蛋白质、铁、叶酸、维生素 B_{12}、维生素 B_6 等	3. 皮肤	干燥	维生素A，必需氨基酸
				毛囊角化	维生素A，必需氨基酸
2. 头发	易脱发，变脆，干燥，稀疏	蛋白质-能量营养不良		毛囊周围淤血	维生素C、维生素K
				皮炎	维生素PP
	色素少	生物素，蛋白质-能量营养不良		鼻唇沟皮脂溢出	维生素PP、维生素 B_2、维生素 B_6

续表

部位	临床症状	缺乏营养素	部位	临床症状	缺乏营养素
4. 眼	眼干燥症、毕托斑、夜盲、角膜软化	维生素A	8. 指甲	反甲	铁
	眼睑炎、畏光	维生素 B_2、维生素A	9. 皮下	水肿	蛋白质-热量营养不良，维生素 B_1
5. 唇	干裂	维生素 B_6、维生素 B_2、维生素PP	10. 组织肌肉	肌肉消耗	蛋白质-热量营养不良
	口角炎、口唇炎	维生素 B_6、维生素 B_2、维生素PP	11. 骨骼	弓形腿、肋骨串珠、鸡胸、骨软化症	维生素D、钙
6. 牙龈	出血，肿胀	维生素C	12. 循环系统	水肿	维生素 B_1、蛋白质
7. 舌	品红色舌	维生素 B_2		右心肥大	维生素 B_1
	乳头萎缩	铁，维生素PP、维生素 B_6、叶酸	13. 其他	甲状腺肿	碘
	舌炎	维生素PP、维生素 B_6、维生素 B_{12}、叶酸		肥胖症	多种营养失调
				高脂血症	
				动脉粥样硬化症	
				糖尿病	

摘自黄子杰主编《预防医学》（第2版），人民卫生出版社，2002年

4. 实验室生化检查　实验室生化检查是借助生化、生理等实验手段，发现人体临床营养不足、营养储备水平低下或过营养状况，以便较早掌握营养失调征兆和变化动态，及时采取必要的预防措施。常见的检测样品有血、尿等，比较容易获得。实验室生化检查结果可明确营养素在体内的储存和代谢情况，对于营养不良状态的早期发现和及时防治具有重要意义。实验室生化检查的内容包括以下几个方面。

（1）蛋白质营养状况评价

1）血浆蛋白质：是评价病人蛋白质营养状况的常用指标，包括血清白蛋白、前白蛋白、运铁蛋白、甲状腺素结合蛋白和视黄醇结合蛋白等。白蛋白（半衰期约20天）和运铁蛋白（半衰期为8天）的半衰期较长，可反映人体内蛋白质的亏损情况，如血浆白蛋白含量更能反映机体较长时间内的蛋白质营养状况。持续性低白蛋白血症被认为是判断营养不良的可靠指标。而前白蛋白（半衰期为10～12小时）和视黄醇结合蛋白（半衰期为1.9天）的半衰期短、代谢量少，则可更敏锐地反映膳食中蛋白质的摄取情况。前白蛋白较适于评价轻至中度营养不良，但不宜作为高度应激状态下营养评价的指标。

2）血浆氨基酸谱：疾病状态时，血浆氨基酸谱的变化可反映病人的营养状态。如在重度蛋白质-能量营养不良时，血浆总氨基酸值明显下降。不同种类的氨基酸浓度下降并不一致，一般必需氨基酸下降较非必需氨基酸更明显。在必需氨基酸中，亮氨酸、缬氨酸、异亮氨酸和蛋氨酸下降最多；在非必需氨基酸中，大多数浓度不变，而酪氨酸和精氨酸出现明显下降，个别氨基酸（如胱氨酸）浓度还可升高。

3）氮平衡：氮平衡可反映摄入氮能否满足体内需要及体内蛋白质合成与分解代谢的情

况，是评价蛋白质营养状况的常用指标。其计算公式为：

$$B = I - (U + F + S)$$

其中：B；氮平衡；I：摄入氮；U：尿氮；F：粪氮；S：皮肤等氮损失

氮平衡为摄入氮和排出氮相等，提示人体代谢平衡；正氮平衡为摄入氮多余排出氮，适于生长发育期的儿童及疾病恢复期患者；负氮平衡为摄入氮少于排出氮，通常提示饥饿或消耗性疾病。

（2）矿物质：矿物质营养状况可采用本身含量，或者一些特异性指标的测定来评价，如铁营养状况的鉴定可测定血红蛋白、血清铁蛋白、红细胞游离原卟啉以及运铁蛋白饱和度等来评价。

（3）维生素：维生素的营养状况评价指标包括血清或血浆中维生素的含量、尿中排出量以及某些相关酶活性的测定。由于某些维生素是机体一些生理活动的物质基础，因此，也可以通过生理功能检查来评价其营养状况，如检查眼的暗适应能力以判断维生素 A 的营养状况等。

（4）免疫功能：蛋白质-能量营养不良常伴有细胞免疫功能损害，这将增加患者术后感染率和死亡率，免疫功能的测定可反映体内脏器蛋白质的营养状况。通常采用的指标有总淋巴细胞计数和迟发型皮肤过敏试验。由于这两项指标对各类免疫抑制药物非常敏感；因此，在接受化疗或类固醇药物治疗时，不宜选用这两项指标来进行营养状况评价。

（二）临床营养评价的综合评价

目前，多数学者主张采用综合性营养评价方法，以提高营养评价的灵敏性和特异性。常用的综合评价方法有下列几种。

1. 主观全面评价　主观全面评价（subjective global assessment，SGA）又称全面的临床评价（global clinical assessment，GCA），是加拿大营养学家研究与发展的一种临床营养评价方法。

SGA 的理论基础是如果身体组成发生改变，一方面会发生摄食与消化吸收的变化，同时也会消耗肌肉与发生身体功能的变化，使病人的活动能力受到影响。因此，SGA 不需要任何实验室生化检查，故常被临床医生在生化试验前用作判断患者有无营养不良。

SGA 的主要内容和评价指标见表 7-4。根据国外资料，SGA 的营养状况为重度营养不良时，手术并发症要比正常营养者高 7 倍，因此该法日益受到国际临床营养学界的重视。此外该方法易于推广，不论是医生、护士还是营养师，经过培训以后都能应用该法进行评价。

表 7-4　SGA 的主要内容及评定标准

指标	A 级	B 级	C 级
1. 近期（2 周）体重改变	无/升高	减少 <5%	减少 >5%
2. 饮食改变	无	减少	不进食/低热量流食
3. 胃肠道症状（持续 2 周）	无/食欲不减	轻微恶心、呕吐	严重恶心、呕吐

续表

指标	A级	B级	C级
4. 活动能力改变	无/减退	能下床走动	卧床
5. 应激反应	无/低度	中度	高度
6. 肌肉消耗	无	轻度	重度
7. 三头肌皮褶厚度	正常	轻度减少	重度减少
8. 踝部水肿	无	轻度	重度
上述8项中，至少5项属于C级或B级者，可分别被定为重或中度营养不良			

摘自焦广宇，蒋卓勤主编《临床营养学》（第3版），人民卫生出版社，2012年

2. 微型营养评定（mini nutritional assessment，MNA） 微型营养评定的评价内容包括：①人体测量：包括身高、体重及体重丧失；②整体评定：包括生活类型、医疗及疾病状况（如消化功能状况等）；③膳食调查；④主观评定：对健康及营养状况的自我检测等。根据上述各项资料计算得到MNA评分。该法与传统的人体营养评定方法及人体组成评定方法有良好的线性相关性，而且操作简单。

第三节 临床营养支持

一、概 述

临床营养支持（clinical nutrition support）是现代治疗学的重要组成部分，在疾病的治疗中有着不可替代的作用。其目的在于预防与纠正患者可能出现或已经出现的营养不良，起到改善代谢、修补组织以及促进恢复的作用。临床营养支持包括肠内营养（enteral nutrition，EN）和肠外营养（parenteral nutrition，PN）。由于临床营养支持在历史上最先由外科医生实施，也有人称它们为外科营养。

肠内营养是指对于消化功能障碍而不愿或不能耐受正常饮食的患者，经胃肠道供给只需化学性消化或不需消化的、由中小分子营养素组成的流质营养制剂的治疗方法。肠内营养支持适应范围广，简便安全，方便高效，且能使消化道保持适当负荷，维持消化道功能，避免肠道黏膜失用性萎缩对全身免疫及营养代谢功能造成的危害。广义的肠内营养包括营养常规膳食、各种疾病的治疗膳食及重症病人的管饲膳食，但狭义的肠内营养只包括非自然条件下的口服营养和管饲营养。

肠外营养是指无法经胃肠道摄取营养或摄取营养物不能满足自身代谢需要的患者，通过肠道外通路（即静脉途径）输注包括氨基酸、脂肪、碳水化合物、维生素及矿物质在内的营养素，提供能量，纠正或预防营养不良，改善营养状况，并使胃肠道得到充分休息的营养治疗方法。肠外营养经中心静脉导管或周围静脉输入，在大多数情况下可满足患者全面的营养

需求，可有效地改善并维持机体的营养状态。由肠外途径直接供给营养液，是不能经胃肠道吸收营养者的唯一营养途径，目前肠外营养支持已成为危重患者抢救工作中不可缺少的重要组成部分。

肠内营养和肠外营养作为临床营养支持的途径，其内容物包括氨基酸、脂肪、糖类、维生素和矿物质等，均系中小分子营养素，与普通的食物有根本的区别。

肠内营养和肠外营养的选择在主要取决于患者胃肠道功能和对营养供给方式的耐受程度。选择的基本原则是只要患者胃肠道功能存在，就应该首先考虑肠内营养。如果患者心肺功能不稳定，胃肠道吸收功能大部分丧失或营养代谢失衡而急需补偿时，应选择肠外营养，肠外营养几乎对任何经口摄食不足、不合适或不可能的消化道疾病起积极有效的辅助作用。总之，在选择上关键是要严格控制适应证，精确计算营养支持的量和持续时间，合理选择营养支持途径。

长期进行肠外营养可导致胃肠道功能衰退。所以随着病情的好转，应从肠外营养过渡到肠内营养。但过渡时必须循序渐进，不能骤然停止肠外营养。一般肠外营养与肠内营养之间的过渡期为 3 ~5 天，肠内营养支持时可同时经口摄入流食，但由肠内营养完全过渡到普食/治疗膳食至少需要一周的时间，且应根据病情给予食物，否则会加重病情或使病情复发。

二、肠内营养

（一）肠内营养的分类

根据供给方式不同，可将肠内营养分为口服营养和管饲营养。

1. 口服营养　口服营养是指在非自然饮食条件下，口服由极易吸收的中小分子营养素配制的营养液。口服的肠内营养液不一定要求等渗。根据病人的喜好，可以冷饮、热饮、加调味剂或与其他饮料混合的方式给予。口服剂量应能满足营养素的需要并纠正已有的营养素缺乏。

2. 管饲营养　管饲营养是指对于上消化道通过障碍者，经鼻-胃、鼻-十二指肠、鼻-空肠置管，或经食管、胃、空肠造瘘置管，输注肠内营养制剂的营养支持方法。

管饲营养根据供给次数和动力方式不同，可分为一次性推注、间歇性重力滴注和连续性经泵输入。采用何种方法取决于肠内营养液的性质、喂养管的类型和大小、管端的位置及营养液的需要量。肠内营养液的浓度、输注速度和输入量必须由低到高、由少到多逐渐增加，直至能满足机体的营养需要，避免不良反应。

（1）一次性推注：将配制好的肠内营养液置于注射器（≥50ml）中，缓慢推注入鼻饲管（推注速度宜≤30ml/min），每次 250 ~400ml，4 ~6 次/d。部分患者初期不耐受，可出现恶心、呕吐、腹胀、腹痛及腹泻等，但一段时间后可逐渐适应。

（2）间歇性重力滴注：将肠内营养液置于塑料袋或其他容器中，营养液在重力作用下经鼻饲管缓慢注入胃内。每次 250 ~400ml，每日 4 ~6 次，滴注速度一般为 30ml/min。这种方式引起的不良反应比一次性推注少。多数患者可耐受这种喂养。该方法的优点是简便，患者有较多的下床活动时间，类似于正常经口摄食的餐次；缺点是由于肠道蠕动的影响，常会引起输注速度不均和胃肠道症状。间歇性重力滴注和一次性推注仅适用于胃内置管喂养方式。

(3) 连续性经泵输入：将肠内营养液置于密封袋或瓶中，经硅胶管嵌入输注泵内，在泵的动力作用下连续输入，一般可持续输注16～24小时/d，适用于危重患者及十二指肠或空肠近端喂养者。输注速度可根据病情控制，初期宜缓慢，以便使患者适应，一般需要3～4天的适应期。若肠道旷置2周以上，则适应期还应适当延长。该方法的优点是输注速度慢，最大限度地减轻胃肠道负担，利于营养物质的充分吸收，效果好；缺点是患者不易离床活动，可能加重患者焦虑、烦躁的情绪。

（二）肠内营养制剂

肠内营养的有效实施有赖于营养医师充分了解肠内营养制剂的类型、组成、特性、制备及评价等，并充分利用现代的输注系统，以改善不能或不愿正常摄食患者的营养状况。肠内营养制剂分为非要素膳、要素膳、组件膳和特殊营养膳，以上均为流质状态的膳食。前两者所含营养素齐全，摄入一定的量就能满足病人的营养需要，为完全膳食。具体的饮食配方要根据病人不同的病情、性别、年龄及耐受情况进行调整。

1. 非要素膳　非要素膳是以整蛋白或水解蛋白为氮源，渗透压接近等渗（300～450mOsm/L），口感较好，口服和管饲均可，使用方便，耐受性强，适于胃肠道功能较好的病人。

其中以整蛋白为氮源的非要素膳包括混合奶和匀浆制剂。以水解蛋白为氮源的非要素膳也称半要素膳。

(1) 匀浆膳：匀浆膳是用天然食物经捣碎器捣碎并搅拌后制成，其成分需经胃肠道消化后才能被人体吸收和利用，且残渣量较大，故适用于胃肠道功能正常的病人。此类膳食包括商品匀浆制剂和自制匀浆制剂两类。以全脂乳（粉）、脱脂乳（粉）、鸡蛋、各种肉类作为主要氮源。匀浆膳具有能量充足、营养素齐全、纤维含量较高、液体黏稠的特点。

商品匀浆制剂系无菌、即时可用的均质液体，成分明确，可通过细径喂养管，应用较为方便；缺点是营养成分不易调整，价格较高。

自制匀浆制剂的优点有明确的三大营养素及液体量，可根据实际情况调整营养素成分，价格较低，制备方便灵活；缺点是维生素和矿物质的含量不甚明确或差异较大、固体成分易于沉降及黏度较高不易通过细孔径喂养管等。

(2) 混合奶：混合奶是以牛奶、豆浆、鸡蛋及白糖等混合而成的液体饮食。包括普通混合奶和高能量高蛋白混合奶两种。可以全脂乳（粉）、脱脂乳（粉）、鸡蛋作为主要氮源。混合奶配制简便，价格低廉，适合于基层医院应用。混合奶对胃肠道的刺激小于匀浆膳，但营养素不及匀浆膳全面。

(3) 以水解蛋白为氮源的非要素膳：包括含乳糖类和不含乳糖类。①含乳糖类：氮源为酪蛋白，生物学价值较高，口感好；但含有乳糖，所以不能用于乳糖不耐受者。②不含乳糖类：氮源为可溶性酪蛋白盐、大豆分离蛋白和鸡蛋清固体。适用于乳糖不耐受者。

2. 要素膳（elemental diet，ED）　要素膳是一种营养素齐全、水溶后易被肠道吸收的无渣膳食。氮源为氨基酸或蛋白质水解物，碳水化合物来源为葡萄糖、蔗糖或麦芽糖。根据脂肪含量可分为低脂肪和高脂肪两类，前者所含的脂肪仅够满足必需脂肪酸的需要及作为脂溶性维生素的溶剂，后者所含的脂肪除能提供必需脂肪酸外，还能提供一部分能量。矿物质和维生素的含量因制品不同而异。

要素膳的特点：①营养全面：每提供8.4～12.6MJ能量时，要素膳中各类营养素可满足每日膳食营养素供给量；②无需消化即可直接或接近直接吸收：要素膳均以要素或接近要素形式组成，无需胃、胰、胆等消化液的作用，可直接或稍加消化即可吸收利用；③成分明确：明确的成分便于使用时对其进行选择，并可根据病理生理需要，增减某种或某些营养素成分或改变其比例（如氮热比等），以达到治疗效果；④不含残渣或残渣极少：一般配方中不含膳食纤维，服用后仅有少量内源性残渣进入大肠，使粪便数量显著减少；⑤不含乳糖：适用于乳糖不耐受者；⑥适口性差：氨基酸和短肽造成要素膳的气味及口感不佳，但可以掺入饮料、冰激凌或改变温度来调节，一般冷饮口感好于热饮。

3. 组件膳　组件膳是以某种或某类营养素为主的肠内营养制剂，属于不完全配方膳食。组件膳是对完全膳食的补充或强化，以弥补要素膳在适应个体差异方面的不足；也可以将两种或两种以上的组件膳组成组件配方，以满足病人的特殊营养需要。临床常用的组件膳包括蛋白质组件、脂肪组件、碳水化合物组件、维生素组件和矿物质组件。

（1）蛋白质组件：氮源为生物价高的蛋白质（如牛奶、酪蛋白、乳白蛋白或大豆水解蛋白），或者蛋白质水解物、氨基酸混合物。由于氮源的不同，产品的渗透压、黏度、可口性、营养价值和价格也各异。整蛋白比氨基酸混合物、蛋白质水解物口味好，渗透压低，病人易接受，可经口喂养。由于黏度较高，管饲时需选用孔径较大的硅胶管。而蛋白质水解物和氨基酸混合物有异味，适宜于管饲。蛋白质组件适用于烧伤、大手术等需要增加蛋白质的病人，或与其他组件一起构成含少量蛋白质的组件配方，用于肝、肾衰竭等需要限制蛋白质的病人。

（2）脂肪组件：原料中含有中链甘油三酯和长链甘油三酯。中链甘油三酯熔点低，溶解度高，水解更快更完全，不经淋巴系统直接由门静脉系统进入肝脏，在缺乏胆汁和胰腺酶的情况下仍可被有效地吸收，主要用于脂肪吸收不良的病人，包括淋巴系统异常及乳糜微粒合成障碍者。但中链甘油三酯的生酮作用远强于长链甘油三酯，故不适用于糖尿病酮症的病人。中链甘油三酯不含必需的脂肪酸，应用超过一周时，应补充长链甘油三酯。

（3）碳水化合物组件：有葡萄糖、葡萄糖多聚体、液体或固体玉米糖浆和麦芽糊精等。葡萄糖多聚体和麦芽糊精等渗透压均较低，对升高血糖和引起胰岛素反应的作用较弱，病人易于接受。

（4）维生素及矿物质组件：所含的营养素不全，使用时应根据病人的具体情况添加。

4. 特殊营养膳　特殊营养膳是指用于特殊情况下既达到营养支持的目的，又有治疗作用的肠内营养制剂。

常用的有：①肝衰用膳：使用此膳食目的在于维持适当的营养，有利于肝功能的恢复和肝细胞再生，防止或减轻肝性脑病的发生。其中支链氨基酸（如亮氨酸、异亮氨酸和缬氨酸）含量较高，芳香族氨基酸及蛋氨酸含量较低。②肾衰用膳：用于急、慢性肾衰竭患者，供给必需氨基酸，可重新利用体内分解的尿素氮合成非必需氨基酸，这样既可减轻氮质血症也可用来合成蛋白质。③创伤用膳：蛋白质、能量密度及支链氨基酸含量均较高，用于手术后、烧伤、多发性骨折、脓毒血症等患者。

（三）肠内营养的适应证

凡不能经口满足营养需要，但又有一定的胃肠消化功能，能消化和吸收管饲营养物质的病人均适用管饲营养。具体指征如下：

1. 不能经口进食、摄食不足或有摄食禁忌者

（1）经口进食困难：因口腔、咽峡部炎症或食管肿瘤术后、烧伤、化学性损伤等造成咀嚼困难或吞咽困难者。

（2）经口摄食不足：因疾病导致营养素需要量增加而摄食不足，如大面积烧伤、创伤、脓毒血症、甲亢及癌症化疗以及放疗患者。

（3）无法经口摄食：由于脑血管意外以及咽反射丧失而不能吞咽，脑部外伤导致中枢神经系统紊乱、知觉丧失而不能吞咽者。

2. 胃肠道疾病

（1）短肠综合征。

（2）胃肠道瘘。

（3）炎性肠道疾病。

（4）患有吸收不良综合征、小肠憩室炎及各种疾病导致的顽固性腹泻如 AIDS 等，应用适当的肠内营养有助于疾病的恢复和营养状况的改善。

（5）胰腺疾病：处理胰腺炎并发症而需要开腹时，或病情不严重的胰腺炎患者在麻痹性肠梗阻消退后，以及急性胰腺炎恢复期，采用适当的空肠喂养可以有效减少胰腺分泌并补充营养素。

（6）结肠手术与诊断准备：在进行结肠术前肠道准备或进行结肠镜检查与放射性照相时，应用无渣肠内营养制剂可降低菌群失调和感染，从而使手术危险性降低，检查结果更准确，术后护理更方便。

（7）对于神经性厌食或胃瘫痪的患者，肠内营养制剂有利于短期内营养不良状况的改善和胃轻瘫的恢复。

3. 胃肠道外的疾病　包括：①术前、术后营养支持；②肿瘤化疗、放疗的辅助治疗；③烧伤、创伤；④肝功能衰竭；⑤肾衰竭；⑥心血管疾病；⑦先天性氨基酸代谢缺陷病；⑧肠外营养的补充或过渡。

（四）肠内营养的禁忌证

肠内营养的绝对禁忌证是肠梗阻。

下列情况不宜应用肠内营养：①重症胰腺炎急性期；②严重应激状态、麻痹性肠梗阻、上消化道出血、顽固性呕吐、严重腹泻或腹膜炎；③小肠广泛切除 4～6 周以内；④年龄小于 3 个月的婴儿；⑤完全性肠梗阻及胃肠蠕动严重减慢的患者；⑥胃大部分切除后易产生倾倒综合征的患者。

下列情况应慎用肠内营养：①严重吸收不良综合征及长期少食衰弱的患者；②小肠缺乏足够吸收面积的空肠瘘患者；③休克、昏迷的患者；④症状明显的糖尿病、糖耐量异常的患者，接受高剂量类固醇药物治疗的患者。

（五）肠内营养的并发症及处理

一般情况下，肠内营养的并发症并不常见，即使有也不严重。在严格掌握肠内营养适应证、加强监测、重视病人原发病处理的情况下，大多数肠内营养支持的并发症是可以预防的。

肠内营养的并发症主要有以下五个方面。

1. 胃肠道并发症

（1）恶心、呕吐：原因较多，如要素制剂中的氨基酸和短肽多有异味、营养液高渗透压导致胃潴留、输注速度过快、对乳糖不耐受、营养液中脂肪的比例和含量过高等，均会引起恶心或呕吐。预防方法：①若滴注速度过快、胃内有潴留，则应减慢速度，降低渗透压；②控制营养液的温度和浓度；③对症处理，如给予止吐剂等。

（2）腹泻：原因有全身情况的改变或乳糖酶的缺乏，影响人体的肠道吸收能力；外源因素（细菌毒素、泻药、抗生素等）和内源因素（肠腔内胆酸和脂肪酸的改变）；肠道吸收和分泌功能的异常。预防方法：①随时调整肠内营养液的浓度，以改变渗透压；②选用无乳糖的营养液，并给病人胰酶；③营养液保持适宜的温度。

2. 代谢并发症 常见的有以下几种情况。

（1）输入水分过多：应从小剂量、低速度开始，并加强监测。

（2）脱水：最常见的是高渗性脱水。对于需要接受手术治疗的重症病人在围手术期应及早实施空肠内营养支持，不要一过性地应用高渗和高蛋白配方进行预防。脱水一旦发生，除适当在肠内营养液中加入水分外，更重要的是监测血浆电解质，并作相应的调整。

（3）肝功能异常：某些患者实施肠内营养时会出现肝脏毒性反应，转氨酶升高。一旦停用肠内营养液肝功能即可恢复。

（4）高血糖：发生率可达10%~30%。此时应减慢输注速度或降低温度，可应用胰岛素使血糖接近正常。

（5）血浆电解质和微量元素紊乱：应定期测定血中电解质和微量元素的含量，一旦出现缺乏，适当补充纠正。

（6）维生素和必需脂肪酸缺乏：营养制剂配方中维生素K一般含量较低或无，长期食用易出现维生素K缺乏；长期应用含脂肪少的营养液易发生必需脂肪酸的缺乏。

3. 感染并发症

（1）吸入性肺炎：营养液误吸肺中可引起吸入性肺炎。为预防其发生，可将病人置于半卧位，防止胃潴留和反流；若胃内潴留液体超过150ml，应减慢速度，必要时停止滴注营养液；原有呼吸道病变时，可考虑行空肠造口术；必要时选用低渗性营养液。一旦发生误吸，应立即停止肠内营养；立即将气管内液体或食物颗粒吸出；即使小量误吸，也要鼓励病人咳出；如食物颗粒进入气管，应立即行气管镜检查并清除；用皮质激素消除肺水肿；适当用抗生素防治肺内感染。

（2）营养液及输送系统器械管道污染所致感染：为避免该种污染发生，应注意及时清洗喂养管，控制营养液在空气中的暴露时间等，并注意肠内营养监测。

4. 精神心理方面的并发症 包括鼻喉不适、焦虑、情绪低落等。

5. 机械并发症 机械损伤、鼻黏膜水肿、急性鼻窦炎和食管炎等。

（六）肠内营养的监测

肠内营养的并发症虽然较少，但在进行肠内营养时，仍然应对患者进行营养、代谢等方面的监测，使并发症减少到最低限度。可根据病人的具体情况确定监测的次数，一般在肠内营养初期应每日记录，以后每周一次即可。肠内营养监测的主要内容包括：监测插管后导管的位置及与导管有关的感染、监测肠内营养制剂的浓度和滴注速度、监测营养及体液平衡、监测营养支持的效果和监测相关的并发症。

三、肠外营养

根据病人的情况可考虑部分或全部采用这种营养支持方式。静脉营养与管饲有较大差别，管饲者具有胃肠道生理反应与调节能力，而静脉营养则使营养物质不通过肠道直接进入肝脏等组织器官，使胃肠道失去反应能力与调节作用；静脉营养比管饲的技术要求更高。

（一）肠外营养的分类

根据患者营养需要的满足程度，可将肠外营养分为下列两类：①完全肠外营养（total parent nutrition，TPN）：是指患者需要的所有营养物质都由静脉途径输入；②部分肠外营养（partial parent nutrition，PPN）：是指患者需要的所有营养物质只是部分输入，其余部分可能经肠途径（口服或管饲）补充。

根据置管方式可将肠外营养分为以下两类：①中心静脉营养（central parenteral nutrition）：多由上腔静脉穿刺置管。接受中心静脉营养的成人可以生存并恢复正常的营养状态。中心静脉营养适用于预计肠外营养治疗需2周以上的患者。因选择管径较粗、血流较快的上/下腔静脉作为营养输注途径，故可使用高渗溶液（>900mOsm/L）和高浓度营养液。②周围静脉营养（peripheral parenteral nutrition）：多由外周静脉穿刺置管，是在患者肠内营养摄入不足时应用，患者可以经肠道摄取一定量的营养物质，不足部分由静脉途径补充。周围静脉营养疗程一般控制在15天以内。其优点是对机体全身代谢的影响较小且并发症少。为避免对静脉造成损害，所用的营养素渗透压应小于900mOsm/L（以600mOsm/L以下为宜）；能量和营养素含量比中心静脉营养液相对较少，故对于需要限制液体量的患者而言，可能无法满足营养需要。

（二）肠外营养制剂

完全胃肠外营养液的成分均由小分子营养物质组成，包括葡萄糖、脂肪乳剂、复方氨基酸溶液、维生素和矿物质等。完全胃肠外营养制剂应无菌、无毒、无致热源，pH和渗透压适宜，相容性好，使用方便且安全等。

蛋白质由结晶氨基酸提供，提供的能量密度为4kcal/g，标准氨基酸溶液含有平衡的必需氨基酸与非必需氨基酸，特殊氨基酸液用于特殊疾病状态下的氨基酸补充。非蛋白能量由糖类和脂肪平衡提供。羟基葡萄糖是糖类，其能量密度为3.4kcal/g。脂肪乳剂（fat emulsion）是一种能量密度高的静脉制剂，渗透压与血液相似，对血管壁无刺激作用，能量密度9kcal/g，脂肪乳剂还是必需脂肪酸的来源。阳离子电解质包括Na^+、K^+、Mg^{2+}与Ca^{2+}，与某种阴离子结合后加入肠外营养液中。补充钠、钾的化合物时，氯与乳酸的含量可影响营养液的酸碱度。钙、磷的摄入量应有一定的限制，以避免形成磷酸钙引起沉淀，补充的多种微量元素制剂增加了铜、铬、锰、锌、硒。美国医学会推荐的多种维生素产品含有维生素A、维生素C、维生素D、维生素E及B族维生素，但维生素K需要单独补充。目前，所提供的营养素和能量可满足病人的需要，大多数危重病人对其有较好的耐受性。

1. 碳水化合物　碳水化合物中最易获得、经济且适合于静脉输注并能被人体组织代谢利用的是葡萄糖。碳水化合物类是静脉营养中能量的主要来源，占总能量的70%~80%。葡萄糖还是脑细胞、骨髓细胞和红细胞等代谢所必需的能量底物。故葡萄糖是肠外营养治疗时主要的供能物质，但超量供给可引起高血糖与尿糖，故不应超过300~400g/d；对创伤应激和糖代谢异常者需加用外源性胰岛素，一般为 8 ~ 10g 葡萄糖加 1 个单位的胰岛素。

2. 脂肪　脂肪乳剂是一种水包油性乳剂，主要由植物油、乳化剂和等渗剂组成，能量密度较高。1g 脂肪乳剂氧化后可提供能量 37.62kJ。临床应用脂肪乳剂的意义在于提供能量和必需脂肪酸、维持细胞结构和人体脂肪组织的恒定，当与葡萄糖联合使用时有节氮作用。但脂肪产热比不应大于 50%，否则易引起肥胖及高血脂。

3. 氨基酸　氨基酸是肠外营养配方中的氮源，可帮助病人恢复并维持氮平衡或正氮平衡。复方氨基酸溶液品种繁多，大都按一定的模式配比而成，如人乳模式、全蛋模式和必需氨基酸模式等。复方氨基酸溶液可归纳为二类：平衡型和不平衡型氨基酸溶液。平衡型复方氨基酸溶液除含必需氨基酸外，还含有一定量的非必需氨基酸，多用于单纯营养不良者的营养支持。不平衡型氨基酸溶液配方的设计往往以某一疾病的代谢特点为基础，如治疗肝昏迷时采用高支链氨基酸、低芳香族氨基酸比例的复方氨基酸溶液，而治疗肾衰时则采用必需氨基酸为主的复方氨基酸溶液等。

4. 维生素　维生素参与调节体内物质代谢，是维持机体正常代谢所必需的营养底物。维生素每日需要量虽少，却必不可少。商品化的复合维生素制剂包括水溶性和脂溶性维生素，是按每日推荐量配比而成的。

5. 矿物质　正常饮食和短期 TPN 时一般不会出现矿物质的缺乏。长期 TPN 时，则应重视可能出现的微量元素缺乏。往往是多种微量元素的同时缺乏，纠正起来较困难。预计病人较长时间不能恢复饮食时，应实施预防性补充矿物质。

（三）肠外营养的适应证

1. 严重肠功能障碍　如短肠综合征、严重的小肠疾病、肠梗阻、严重腹泻及顽固性呕吐、高位小肠瘘等。

2. 危重病人　中、重症胰腺炎；重度颅脑损伤；广泛肠切除等。

3. 高代谢状态危重患者　如大手术在围手术期、大面积烧伤、多发性创伤等。

4. 中重度营养缺乏、晚期肿瘤患者、颅内高压、肠蠕动异常等。

5. 重要器官功能不全者：如肝、肾、肺、心功能不全或衰竭等。

6. 大剂量化疗、放疗或接受骨髓移植患者。

7. 自身免疫性疾病并有肠绒毛的萎缩。

（四）肠外营养的禁忌证

1. 胃肠功能正常，能获得足量营养者。

2. 需急诊手术者，术前不宜强求肠外营养。

3. 临终或不可逆昏迷患者。

（五）肠外营养的并发症及处理

对肠外营养并发症的认识和防治，直接关系着其实施的安全性。根据其性质和发生的原因可分为四大类。大多数并发症是可以预防和治疗的。

1. 导管相关并发症

（1）机械性并发症：与放置中心静脉导管有关，常见的有气胸、血胸、动脉损伤、胸导管损伤、空气或导管栓塞及静脉血栓形成等。发生后需拔除导管，治疗并发症，并从其他静脉另行置管。

（2）感染性并发症：主要是导管性败血症，是肠外营养时最常见、最严重的并发症。可因穿刺时未严格执行无菌技术、导管护理不当、营养液被细菌污染、导管放置时间过长或患者存有感染病灶等引起。发生后应立即拔除导管，进行血培养和导管头培养，改用外周静脉营养，若血培养阳性，则应根据药敏试验选用抗生素。预防的措施为严格执行无菌穿刺插管技术、穿刺导管经15cm的皮下隧道引出皮肤、在超净台内配制营养液、使用3L袋以组成全封闭式输注系统、保持导管出口处皮肤干燥、定时每天消毒穿刺导管周围皮肤、避免导管采血或输血、注意更换输液系统的无菌操作等。

（3）中心静脉导管拔除意外综合征：该并发症主要累及心、肺及中枢神经系统，出现难以解释的严重临床症状。预防措施为在拔管前注意使患者取仰卧位，当患者有脱水症状时应避免拔管，导管拔出时嘱患者屏住呼吸，同时注意夹闭导管腔或用手指压在拔管的皮肤切口上，但要避免过度按压或用力摩擦颈动脉，切口处涂抹抗生素软膏。

2. 代谢性并发症

（1）糖代谢紊乱：如高血糖和高渗透性昏迷患者，往往因快速大量输入葡萄糖所致。预防措施是在输注4小时后密切监测血糖水平。如发生高渗性昏迷，应立即停止葡萄糖输入，用低渗盐水（0.45%）以950ml/h的滴速输入以降低血渗透压，同时胰岛素以10～20U/h经静脉滴入。在纠正过程中应防止血糖下降太快而导致脑细胞水肿。低血糖，突然中止PN液输入而血胰岛素仍处于较高水平时易发生低血糖，故PN液输入突然中止应视为禁忌。不应利用同一静脉途径输血或输注其他不含糖类液体而停止PN。对糖代谢异常者，可用等渗葡萄糖液500ml作为过渡，再停止用PN。

（2）氨基酸代谢异常紊乱：以水解蛋白为主要氮源时，易发生高血氨症；目前普遍使用结晶氨基酸作为氮源后已很少发生。

（3）脂肪代谢紊乱：接受PN治疗3～6周以上，若PN液中不含脂肪，则可能发生必需脂肪酸缺乏症。预防的最好方法是每天补充脂肪乳剂，每周至少输注脂肪乳剂2次。

（4）电解质及微量元素缺乏：实施PN时，电解质需要量增加，不注意及时补充极易发生电解质缺乏症。

3. 肝胆系统并发症　肠外营养时，易引起胆汁淤积性肝功能不全，胆囊炎、胆石症、血清胆红素水平升高等，原因众多，其中长期能量过高、肠内长期没有含脂肪食物通过是主要原因，可通过调整营养液用量和配方加以纠正。

4. 胃肠系统并发症　长期禁食及使用不含谷氨酰胺的PN液，可破坏肠黏膜正常结构和功能，导致黏膜上皮绒毛萎缩、变稀、黏膜皱褶变平、肠壁变薄而影响肠屏障功能，导致细菌易位，引起肠源性感染。

（六）肠外营养的注意事项

1. 营养液配制　配液过程中应严格按照无菌技术操作。严格执行“三查七对”制度，加药时要注意各种药物的加入顺序，设计最佳操作程序。配液完毕后用温开水清洁配制台内、外，切断电源。

2. 营养液的输注　导管皮肤入口处每天换药1次，检查局部有无红、肿、热、压痛及渗出等炎症感染征象。检查留置导管体外长度，以便早期发现有无导管脱出。输液管道每天更换，更换时要夹闭静脉导管，以防空气进入管内。营养输液时应作巡视，及时调整输液速度，使营养液能恒速输入。输注营养液的中心静脉导管不应作抽血、输血、临时给药及测量中心静脉压等其他用途。经外周静脉作肠外营养治疗时，宜选用粗血管，每天更换使用不同的静脉，减少静脉炎的发生机会。

本章小结

临床营养治疗是非常必要的疾病辅助治疗或治疗方法。临床营养治疗的种类较多，可分为医院常规膳食、治疗膳食、试验膳食与代谢膳食几大类。每类膳食有各自的适用对象与配制要求，可以根据病人的病情及耐受性进行选择。针对不同的疾病需要，还可以给予病人适当的治疗膳食。

临床营养评价是识别营养不良的重要手段，也是实施营养治疗和营养支持的前提。一般通过膳食调查、人体测量、临床检查、实验室生化检查的方法及多项综合营养评价方法判定临床病人的营养状况。

临床营养支持包括肠内营养和肠外营养，选择基本原则是只要患者胃肠道功能存在，就应该首先考虑肠内营养。胃肠道吸收功能大部分丧失或营养代谢失衡而急需补偿时，应选择肠外营养。

（侯绍英）

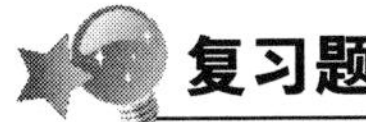

复习题

1. 临床营养治疗的作用是什么？
2. 医院常规膳食的适用对象和配制要求分别是什么？
3. 肠内营养、肠外营养的适应证和禁忌证分别是什么？

第八章

食源性疾病与食品安全

学习目标

掌握：食品中的污染物及预防措施，常见食物中毒诊断处理及预防办法。
熟悉：食品添加剂的使用要求，食品安全概念和我国的食品安全体系。
了解：转基因食品的安全性问题和我国的食品安全保障措施。

第一节 食品污染及其预防

一、食品污染概述

食品在种植/养殖、生产、加工、贮存、运输、销售以及食用过程中，均能受到多方面的污染，以致食品的安全性或营养价值受到影响，导致食用价值降低或丧失，甚至危害食用者的健康。人体进食了被污染的食品后，可能出现急性短期效应的食源性疾病或具有慢性长期效应的食源性危害。食品中的污染物按其性质可分为以下三类：

（一）生物性污染物

生物性污染包括微生物、寄生虫和昆虫的污染，以微生物污染为主且危害较大，其中最常见、最严重的是细菌及其毒素和真菌及其毒素的污染。近年来，由病毒引起的食源性疾病的发生率呈上升趋势，常见病毒有诺鲁病毒、轮状病毒和甲型肝炎病毒等。寄生虫和虫卵主要经病人、病畜的粪便间接通过水体、土壤等途径污染食品或直接污染食品。污染食品的昆虫主要有螨类、蛾类、谷象虫以及苍蝇等。

（二）化学性污染物

化学性污染物来源广泛、种类繁多，主要有：

1. 农药、兽药残留。
2. 工业三废污染，造成有毒金属和有机物污染环境进而污染食品。
3. 从工具、容器、包装材料等溶入食品中的原料材质、单体及助剂等。
4. 滥用食品添加剂。

5. 食品加工、储存过程中产生的有毒有害物质，如腌渍、烟熏、烘烤、油炸类食品中的亚硝胺、多环芳烃、杂环胺和丙烯酰胺等。

6. 掺杂弄假对食品的污染，如三聚氰胺、苏丹红等。

（三）物理性污染物

物理性污染物主要有两类：

1. 食品在生产、加工、储藏、运输和销售过程中混入的其他成分，例如晾晒谷物时混入了草粒、灰尘等。

2. 放射性物质泄漏污染食品，例如核泄漏和放射性物质的开采、冶炼、生产及应用过程中对食品的污染。

上述三类污染物污染食品后，均可造成食品质量的降低，不仅造成了浪费，而且可能引发食源性疾病而对人体健康造成严重影响。

二、黄曲霉毒素对食品的污染及其预防

（一）黄曲霉毒素的分类及理化特性

20世纪60年代，英格兰东南部发生了著名的“十万火鸡事件”，在短短3个月的时间里，有超过10万只火鸡死亡。通过严格的科学调查，发现导致本次事件的罪魁祸首是碾米厂的饲料，进而科学家确定导致10万只火鸡死亡的毒物是黄曲霉毒素。

黄曲霉毒素（aflatoxin，AF）是一种肝脏毒物质，具有极强的致癌性，是由黄曲霉与寄生曲霉中的产毒菌株所产生的一类代谢产物（见图8-1）。

1. 黄曲霉毒素的分类　目前已分离鉴定出的黄曲霉毒素有20余种，其基本结构都有呋喃环和香豆素，在紫外线照射下能产生荧光，根据荧光的颜色及化学结构分布命名为B_1、B_2、G_1、G_2、M_1和M_2等，毒性顺序如下：$B_1 > M_1 > G_1 > B_2 > M_2$。在粮油食品中，黄曲霉素$B_1$类型最常见，而且毒性和致癌性最强，因此在食品卫生监测中常以其作为污染指标。

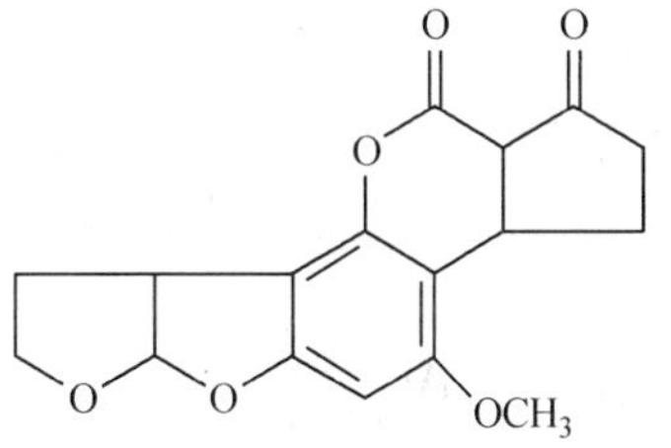

图8-1　黄曲霉毒素B_1的结构式

2. 黄曲霉毒素的理化特性　黄曲霉毒素难溶于水，易溶于油和一些有机溶剂如三氯甲烷、甲醇、丙醇以及乙醇等，在中性及酸性溶液中很稳定，在pH 1～3的强酸溶液中稍有分解，在pH 9～10的强碱溶液中能迅速分解。黄曲霉毒素耐热性强，280℃时才发生裂解，一般加工温度下破坏很少。

除菌株品系的影响外，环境湿度（80%～90%）、温度（12～42℃）、含氧量（1%以上）均影响黄曲霉的生长和产毒，最适温度为25～30℃，最适水分活度为0.93～0.98。此外，黄曲霉在天然基质培养基（如大米、玉米和花生粉）中生长时的产毒量高于在人工合成培养基生长时的产毒量。黄曲霉在水分含量为18.5%的玉米、稻谷、小麦生长时，第3天开始产生黄曲霉毒素，第10天产毒量达到最高峰，以后便逐渐减少。

根据以上黄曲霉菌的生长及产毒特点，如果粮食受黄曲霉污染，如何采取紧急措施，减少损失？

黄曲霉毒素主要污染粮油及其制品，其中以玉米、花生和棉籽油最易受到污染，其次是

稻谷、小麦、大麦和豆类等。除上述制品外，还有干果类食品（如胡桃、杏仁、榛子）、动物性食品（奶及其制品、肝和干咸鱼等）以及干辣椒受污染的报道。说明黄曲霉毒素污染的食品种类非常广泛。我国的长江流域以及长江以南的高温、高湿地区是黄曲霉毒素的重灾区，而华北、东北和西北地区污染程度较少。

（二）黄曲霉毒素的毒性

1. 黄曲霉毒素的急性毒性 黄曲霉毒素的毒性比氰化物强10倍，比砒霜强68倍，是毒性极强的剧毒物。对家畜、家禽及其他动物均有强烈的毒性作用，受损的靶器官为肝脏，其中最敏感的是鸭雏，其次为兔、猫、猪、狗、鱼和鸡等。黄曲霉毒素急性中毒者的临床表现以黄疸为主，伴随发热、呕吐和厌食，重者出现腹水、下肢水肿、肝脾大及肝硬化，甚至死亡；在尸检中可见到肝胆管增生。动物急性中毒主要表现为食欲下降、便血、体重减轻和黄疸等症，病理表现为肝脏急性损伤，如出血、肝细胞变性坏死及脂肪浸润，并有胆小管及纤维组织增生。肾脏和肾上腺也可出现急性病变，其中黄曲霉素 B_1 的急性毒性最强。

1974年，印度的两个邦发生村民中毒事件，约200名村民进食霉变玉米后暴发以中毒性肝炎为主的疾病，临床表现为黄疸、发热、呕吐以及厌食，部分重症患者出现腹水和下肢水肿、肝脾肿大及肝硬化。根据以上资料，中毒的原因可能是什么？

2. 黄曲霉毒素的慢性毒性 长期低剂量摄入黄曲霉毒素可导致慢性毒性，表现为动物生长障碍，肝脏出现亚急性或慢性损伤，肝功能降低，肝实质细胞坏死、变性以及胆管上皮增生、形成结节，出现肝硬化等，还可出现为生长发育迟缓、食物利用率下降、母畜不孕或产仔减少等。此外，黄曲霉毒素还可使肝脂肪含量升高，肝糖原降低，血浆白蛋白降低，白蛋白与球蛋白比值下降，肝内维生素A含量减少等。

3. 黄曲霉毒素的致癌性 是目前公认的最强的化学致癌物，主要诱导动物发生肝癌、胃癌和肾癌等，其致肝癌的强度比二甲基亚硝胺大75倍。国际癌症中心（IARC）将黄曲霉毒素 B_1 列为人类致癌物。肝癌流行病学调查显示，我国东南地区是肝癌的高发区，当地气候潮湿多雨，容易孳生黄曲霉菌，该地区的粮食产品受黄曲霉菌污染的程度较严重。

（三）预防措施

1. 防霉 防霉处理是预防黄曲霉毒素中毒的最根本措施。真菌的生长和繁殖不仅需要一定的温度、湿度及适宜的氧气含量，还与食物的水分含量有关。如果能有效地控制其一，即可达到防霉目的。因此，在田间，要防倒伏、防虫；在收获期间，要及时排除霉变部分，如发霉玉米棒等；在收获后，应及时晾晒，迅速将水分含量降低至安全范围内；仓储时应注意控制温度与湿度，注意通风；使用化学熏蒸剂防霉、γ射线照射、选择抗霉良种也有利于食品防霉。

2. 去除毒素 采用挑去霉粒、碾压加工、加水搓洗、脱胚去毒、植物油碱炼去毒和物理吸附等方法将毒素去除或破坏毒素。在碱性条件下，黄曲霉毒素内酯环被破坏，形成香豆素钠盐，可溶解于水，故加碱后再用水冲洗，有利于去除毒素。

3. 加强食品卫生管理，制定相应标准 限定各种食品中黄曲霉毒素的限量标准是控制黄曲霉毒素对人体危害的重要管理措施。我国食品中黄曲霉毒素 B_1 的允许量标准见表8-1。

表 8-1　食品中黄曲霉毒素 B_1 的限量标准

食品类别（名称）	限量 μg/kg
谷物及其制品	
玉米、玉米面（渣、片）及玉米制品	20
稻谷[a]、糙米、大米	10
小麦、大麦、其他谷物	5.0
小麦粉、麦片、其他去壳谷物	5.0
豆类及其制品	
发酵豆制品	5.0
坚果及种子	
花生及其制品	20
其他熟制坚果及种子	5.0
油脂及其制品	
植物油脂（花生油、玉米油除外）	10
花生油、玉米油	20
调味品	
酱油、醋、酿造酱（以粮食为主要原料）	5.0
特殊膳食用食品	
婴幼儿配方食品	
婴儿配方食品[b]	0.5（以粉状产品计）
较大婴儿和幼儿配方食品[b]	0.5（以粉状产品计）
特殊医学用途婴儿配方食品	0.5（以粉状产品计）
婴幼儿辅助食品	
婴幼儿谷类辅助食品	0.5

a 稻谷以糙米计。

b 以大豆及大豆蛋白制品为主要原料的产品。

摘自《食品安全国家标准——食品中真菌毒素限量》GB-2761-2011

三、N-亚硝基化合物对食品的污染及其预防

（一）N-亚硝基化合物的来源和理化特性

N-亚硝基化合物是一类对动物有较强致癌作用的化学物质。迄今在已研究过的 300 余种亚硝基化合物中，90% 以上对动物有不同程度的致癌性。按照 N-亚硝基化合物的分子结构，可将其分为 N-亚硝胺和 N-亚硝酰胺两类。N-亚硝基化合物的生产和应用并不多，食物和人体内的 N-亚硝基化合物主要由硝酸盐/亚硝酸盐与胺类在适宜条件下形成的。

1. N-亚硝胺　低分子量的亚硝胺在常温下为黄色油状液体，高分子量的亚硝胺则为固体。大多数亚硝胺不能溶于水，易溶于有机溶剂；但 N-亚硝胺二甲胺、N-亚硝胺二乙胺、

N-亚硝胺二乙醇胺则可溶于水；N-亚硝胺在中性和碱性条件下较稳定，但在酸性溶液及紫外线作用下可缓慢分解。N-亚硝胺在人体内主要经肝微粒体细胞色素 P450 酶代谢，生成烷基偶氮羟基化合物后才具有致突变和致癌性，属于间接致癌物。

2. N-亚硝酰胺　N-亚硝酰胺的化学性质活泼，在酸性和碱性条件下（甚至在近中性环境下）均不稳定，在酸性条件下可分解为相应的酰胺和亚硝酸，在碱性条件下可分解为重氮烷。N-亚硝酰胺类化学性质不稳定，能够在作用部位直接降解成重氮化合物，并与 DNA 结合发挥直接致突变和致癌作用，属于直接致癌物。

（二）N-亚硝基化合物的毒性

1. 急性毒性　不同种类的N-亚硝基化合物的毒性差异较大，对于对称性烷基亚硝胺而言，碳链越长，其急性毒性越低；损害的靶器官主要是肝脏，其次是骨髓与淋巴系统。

2. 慢性毒性与致癌作用　关于N-亚硝基化合物慢性毒性的研究主要集中在其致癌作用方面，至今仍缺乏能够证明N-亚硝基化合物对人体有直接致癌作用的研究资料表明，N-亚硝基化合物为强的致癌物，可通过多种途径进入机体引发肿瘤，且可以通过胎盘引起子代的肿瘤。

不同的N-亚硝基化合物有不同的致癌靶器官，例如对称性亚硝胺主要诱发肝癌，非对称性亚硝胺主要诱发食管癌，D-亚硝酰胺除了引发接触部位的肿瘤外，可通过血-脑屏障和胎盘引起中枢神经系统和子代肿瘤。

3. 致畸、致突变作用　亚硝酰胺是一类直接致突变物，如能引起细菌、真菌、果蝇和哺乳类动物细胞发生突变，可使仔鼠产生脑、眼、肋骨和脊柱的畸形，并存在剂量-效应关系，但亚硝胺的致畸作用很弱。

（三）预防措施

1. 制定相应标准，加强食品卫生监督管理　严格执行卫生部食品卫生标准关于食品中硝酸盐、亚硝酸盐含量限制的规定。我国食品添加剂使用标准（GB2760-2011）规定肉类制品中硝酸钠用量不得超过0.5g/kg，亚硝酸钠不得超过0.15g/kg；残留量以亚硝酸钠计，西式火腿（熏烤、烟熏、蒸煮火腿等）不得超过0.07g/kg，肉类罐头不得超过0.05g/kg，肉制品不得超过0.03g/kg。

2. 贮存食物方法　低温贮存肉类、鱼贝类和蔬菜类，降低细菌的活力，减少亚硝酸盐和胺的产量；尽量少用腌制和腌渍的食品。

3. 食品的加工　改进食品加工工艺，减少加工过程中亚硝胺的产生，例如生产啤酒用的麦芽在烘烤时提倡用间接加热法，豆类食品的干燥应避免直接加热等。

4. 抗氧化营养素　提高维生素C、维生素E及胡萝卜素的摄入量，可阻断体内亚硝基化合物的形成。

5. 土壤环境　提高栽培和育种技术，用钼肥代替氮肥，减少氮肥使用量；同时注意蔬菜采收和贮存，减少亚硝酸盐的产生。

四、农药和兽药残留及其预防

我国的农药管理条例（2001 年）指出，农药（pesticides）是指用于预防、消灭或者控制危害农业、林业的病、虫、草和其他有害生物以及有目的调节植物、昆虫生长的化学合成或者来源于生物、其他天然物质的一种物质或者几种物质的混合物及其制剂。

我国的兽药管理条例（2004 年）提出，兽药是指用于预防、治疗、诊断动物疾病或者有目的地调节动物生理功能的物质（含药物饲料添加剂），主要包括：血清制品、疫苗、诊断制品、微生态制品、中药材、中成药、化学药品、抗生素、生化药品、放射性药品及外用杀虫剂和消毒剂等。

在农作物、土壤、水体以及食品中残存的农药母体、衍生物、代谢物、降解物等，统称为农药残留（pesticide residue）。动物产品的任何可食部分所含兽药的母体化合物（原药）和（或）其代谢物，以及与兽药有关的杂质残留，即为兽药残留（veterinary drugs residues）。

农药和兽药的使用可减少农作物因有害生物造成的损失，控制畜禽及水产类的疾病，从而增加食物供应。我国因使用农药，每年可挽回粮食损失约 5800 万吨，棉花 150 万吨，油料 230 万吨，蔬菜 5000 万吨，水果 690 万吨。据分析，使用 1 元钱的农药，可使农业获益 6～10 元。兽药在防治动物疾病、提高生产效率、改善畜产品质量等方面起着十分重要的作用。但农药和兽药的污染已成为重要“公害”之一，残留在食物中的农药和兽药可引起急性、慢性中毒，且有些还具有致畸、致突变和致癌作用。因此，农药和兽药残留问题必须引起重视。

（一）食品中农药和兽药残留的来源

1. 食品中农药残留的来源

（1）农田施药对农作物的直接污染：未按照“农药安全使用标准”（GB4285-89）使用农药，如用药量太大、次数过多、距农作物收获期太近等，都会造成农作物中农药残留升高。

（2）从污染的环境中吸收农药：农药施用及工业“三废”污染空气、水和土壤，农作物从污染的环境中吸收农药。

（3）通过食物链污染食物：喷洒农药时，除农作物有农药残留外，空气、土壤和水中也有农药污染，最终通过食物链到达人体。

（4）其他：粮库、食品库使用熏蒸剂；农药厂未经处理的废水随意排放；禽、畜产品中的农药可来自饲料和畜舍的杀虫剂；食物在包装、运输中遭受农药的污染等。

2. 食品中兽药残留的来源

（1）兽药滥用：由于养殖人员缺乏科学知识，且一味地追求经济利益，致使滥用兽药现象在当前畜牧业中普遍存在。例如在饲料中加入某些抗生素等抑制微生物的生长繁殖等。

（2）使用违禁或淘汰的兽药：如为使甲鱼和鳗鱼长得肥壮而使用违禁的己烯雌酚；为预防和治疗鱼病而使用的孔雀石绿等。

（3）违规使用饲料添加剂：如为了增加瘦肉率而将瘦肉精（又称盐酸特伦克罗）添加到动物饲料中。近年因瘦肉精残留造成的食物中毒事件屡有报道。

（二）预防措施

为了防止农药和兽药对食品的污染，主要应在农产品的种/养殖环节贯彻预防为主、防治结合的方针，避免单纯依靠农药/兽药的被动局面。同时，必须严格执行《中华人民共和国食品安全法》（简称食品安全法）（2009 年）的规定以及相关食品安全标准。

1. 加强管理　对农药和兽药管理严格实施登记注册管理、生产许可管理、经营管理和使用管理。同时，鼓励提高研发技术，发展高效低毒低残留新药，限制或停止使用高毒的农药。严格禁止对茶叶、烟叶、蔬菜以及瓜果等使用高残留农药；严禁使用 DDT、六六六等农药。加强农药和兽药的安全运输和保管工作，如农药和兽药不得与粮食、蔬菜、水果以及饲料混放，防止误食和误用等。

2. 制定、完善和执行残留限量标准　加快农药和兽药残留标准制定的步伐，加强食品安全监测，严格执行食品中农药最大残留限量的规定（GB 2763—2012）。

3. 普及预防农药和兽药安全知识，减少使用量。通过改革剂型和施药方法等，减少农药使用量；提高种养殖技术，减少对农药和兽药的依赖；提高科学育种能力，培育抗病能力强的品种等，减少食品中农药和兽药的残留量。

五、丙烯酰胺的污染及其预防

丙烯酰胺（acrylamide，AA）是一种不饱和酰胺，分子式为 $CH_2CHCONH_2$，相对分子量为 71.08，比重为 1.122，熔点为 84～85℃，沸点为 125℃，可溶于水、乙醇等溶剂，遇热稳定，室温下可升华，易聚合和共聚。其与丙烯腈、丙烯酸乙酯等的共聚物可作为包装材料用添加剂用于黏合剂和纸中。聚丙烯酰胺可作为絮凝剂、增稠剂可用于水的净化处理，也可用于土壤改良等。2002 年 4 月，瑞典国家食品管理局公布，在一些高温油炸和焙烤的淀粉类食品中检出丙烯酰胺，且含量大大超过 WHO 规定的饮用水水质标准中的限量（0.0005mg/L）。2005 年，卫生部发布《关于减少丙烯酰胺可能导致的健康危害的公告（卫生部公告 2005 年第 4 号）》，对丙烯酰胺危害健康的风险进行了详细的评估。

（一）丙烯酰胺的毒性

由于丙烯酰胺水溶性强，易通过生物体的消化道、皮肤和肌肉等途径吸收，引起急性、亚急性和慢性中毒，主要表现为神经系统的损害，出现感觉-运动型周围神经和中枢神经病变。丙烯酰胺对大鼠、小鼠、豚鼠和兔的经口 LD_{50} 为 150～180mg/kg 体重，属于中等毒性物质。动物实验还发现了丙烯酰胺可致生殖细胞染色体异常、微核形成、姐妹染色单体交换、多倍体、非整倍体和其他有丝分裂异常，表现出一定的遗传毒性。

（二）食品中丙烯酰胺的来源

食品中的丙烯酰胺是在食品加工过程中由天冬氨酸和还原糖发生美拉德反应生成的。因此，食品的种类、加工的方式、温度和时间是影响食品中丙烯酰胺形成的主要因素。高温加工的薯类和谷类等淀粉含量较高的食品，尤其是油炸薯条/片等，丙烯酰胺的含量较高，并随油炸时间的延长而明显升高。另外，食品的组分、水分、pH 等也是影响丙烯酰胺生成的因素。

（三）预防措施

1. 尽量避免过度烹饪食品（如温度过高或加热时间太长），但应保证做熟，以确保杀灭食品中的微生物，避免导致食源性疾病。

2. 提倡平衡膳食，减少油炸和高脂肪食品的摄入，多吃水果和蔬菜。

3. 建议食品生产加工企业改进食品加工工艺和条件，研究减少食品中丙烯酰胺的可能途径，探讨优化我国工业生产、家庭食品制作中食品配料、加工烹饪条件，探索降低乃至可能消除食品中丙烯酰胺的方法。

第二节　食品添加剂与健康

一、食品添加剂概述

（一）定义及分类

食品安全法中，食品添加剂（food additives）的定义是为改善食品品质和色、香、味，以及为防腐、保鲜和加工工艺的需要而加入食品中的人工合成或者天然物质。另外，营养强化剂、食品用香料、胶基糖果中基础剂物质、食品工业用加工助剂也包括在内。

按照来源不同，食品添加剂可分为两大类：一类是天然食品添加剂，是以天然动植物组织或微生物的代谢物及一些矿物质，用干燥、粉碎、提取以及纯化等方法而制得的物质。一般认为此类添加剂毒性小且安全，但目前品种少，价格昂贵。另一类是人工合成的食品添加剂，是采用化学手段合成的，品种齐全、价格低廉、使用量少、效果理想，但毒性可能较大，尤其在合成过程中可能混入有害杂质，对人体造成危害。

按照功能不同，我国将食品添加剂分为23个功能类别，名称（代码）为：酸度调节剂（01）、抗结剂（02）、消泡剂（03）、抗氧化剂（04）、漂白剂（05）、膨松剂（06）、胶基糖果中基础剂物质（07）、着色剂（08）、护色剂（09）、乳化剂（10）、酶制剂（11）、增味剂（12）、面粉处理剂（13）、被膜剂（14）、水分保持剂（15）、营养强化剂（16）、防腐剂（17）、稳定和凝固剂（18）、甜味剂（19）、增稠剂（20）、食品用香料（21）、食品工业用加工助剂（22）及其他（23）。

（二）食品添加剂的使用原则

食品添加剂的使用涉及人体的安全，必须防止滥用。为此，食品添加剂的使用应局限于必须的要求，并只能使用最少量，其使用标准也是以此为依据建立的。

1. 食品添加剂使用时应符合以下基本要求

（1）不应对人体产生任何健康危害。

（2）不应掩盖食品腐败变质。

（3）不应掩盖食品本身或加工过程中的质量缺陷或以掺杂、掺假、伪造为目的而使用食品添加剂。

（4）不应降低食品本身的营养价值。

（5）在达到预期目的前提下尽可能降低在食品中的使用量。

2. 在下列情况下可使用食品添加剂

（1）保持或提高食品本身的营养价值。

（2）作为某些特殊膳食用食品的必要配料或成分。

（3）提高食品的质量和稳定性，改进其感官特性。

（4）便于食品的生产、加工、包装、运输或者贮藏。

3. 食品添加剂的带入原则　在下列情况下食品添加剂可以通过食品配料（含食品添加剂）带入食品中：

（1）根据食品添加剂使用标准，食品配料中允许使用的食品添加剂。

（2）食品配料中允许使用的添加剂的用量不应超过允许的最大使用量。

（3）应在正常生产工艺条件下使用这些配料，并且食品中该添加剂的含量不应超过由配料带入的水平。

（4）由配料带入食品中的添加剂的含量应明显低于直接将其添加到该食品中通常所需要的水平。

4. 复配食品添加剂的使用要求　根据2011年7月5日卫生部发布的食品安全国家标准《复配食品添加剂通则》，复配食品添加剂是指为了改善食品品质、便于食品加工，将两种或两种以上单一品种的食品添加剂，添加或不添加辅料，经物理方法混匀而成的食品添加剂。复配食品添加剂使用时，要遵循以下基本要求：

（1）复配食品添加剂不应对人体产生任何健康危害。

（2）复配食品添加剂在达到预期效果的情况下，应尽可能降低在食品中的用量。

（3）用于生产复配食品添加剂的各种食品添加剂，应符合食品添加剂使用标准（GB 2760-2011）和卫生部公告的规定，具有共同的使用范围。

（4）用于生产复配食品添加剂的各种食品添加剂和辅料，其质量规格应符合相应的食品安全国家标准或相关标准。

（5）复配食品添加剂在生产过程中不应发生化学反应，不应产生新的化合物。

二、食品添加剂滥用及其预防

食品添加剂的使用是为了食品加工的需要，有严格的使用原则和要求。我国公布的食品添加剂标准不仅规定了可以使用的食品添加剂品种，而且还规定了使用范围和使用量。食品添加剂大多数为化学合成物质，必须在规定的使用范围和使用剂量下使用，才能够在满足食品加工需要的同时不至于对消费者造成健康问题。随着食品添加剂被人们熟知，滥用食品添加剂现象也时有发生，已成为食品污染的重要来源，主要表现有：

1. 使用未经国家批准使用或禁用的添加剂品种。

2. 添加剂使用超出规定限量。

3. 添加剂使用超出规定范围：卫生部明确规定各种食品添加剂的使用范围，若不按规定范围添加，即作为违法食品处理。

4. 使用工业级添加剂代替食品级的添加剂：国家规定食品加工必须使用食品级规格的食品添加剂，不准使用工业级产品，因其杂质多，毒性大而危及人类健康。

5. 以掩盖食品腐败或以掺杂、掺假、伪造为目的而使用食品添加剂。

第三节　食源性疾病与食物中毒

一、食源性疾病概述

食源性疾病（food borne diseases）是指通过摄食而进入体内的各种致病因子引起的、通常具有感染性或中毒性的一类疾病。感染性疾病是指导致食品污染的致病微生物（包括病毒、细菌等）、寄生虫及其虫卵所引起的食源性疾病和经食物传播的传染病、人畜共患病等；中毒性疾病则指某些致病菌、有害化学物质污染食品所致的中毒及动植物毒素引起的中毒。食源性疾病是当今世界备受关注的公共卫生问题。2010 年第 63 届世界卫生大会关于食品安全的报告指出，全世界每年死于食源性和水源性腹泻病的人数约为 220 万人。

（一）食源性疾病的致病因子

引起食源性疾病的致病因子多种多样，根据其性质，可分为生物性、化学性和物理性三大类。

1. 生物性　包括细菌及其毒素、真菌及其毒素、病毒和寄生虫等，是食源性疾病最常见的致病原，另外还包括有毒动物及其毒素和有毒植物及其毒素。

（1）细菌及其毒素：常见的有沙门菌属、蜡样芽胞杆菌、葡萄球菌肠毒素与肉毒梭菌毒素引起的食物中毒等。

（2）真菌及其毒素：真菌毒素是食物链中重要的污染物，与食品关系密切的真菌毒素如黄曲霉毒素、杂色曲霉素和岛青霉素等。

（3）病毒：如甲型肝炎病毒引起甲肝流行等，近年由诺鲁病毒引起的食物中毒事件也不断增加。

（4）寄生虫及其虫卵：主要指人畜共患的寄生虫病如姜片虫、旋毛虫及其虫卵等。

（5）有毒动物及其毒素：河豚体内的河豚毒素、某些海鱼体内的雪卡毒素、贝类食品中的石房蛤毒素等，此外还包括食物储存时产生的毒性物质，如鱼类腐败产生的组胺等。

（6）有毒植物及其毒素：如苦杏仁及木薯中的氰苷类、粗制棉籽油中的棉酚、四季豆中的皂素、鲜黄花菜中的类秋水仙碱等。

2. 化学性　包括残留农药、重金属、多环芳烃类、N-亚硝基化合物的污染物，另外，还包括植物生长促进剂及食品加工过程产生的有害物质。

3. 物理性　来源于放射性物质的生产和使用过程。放射性污染主要来源于放射性物质的开采、冶炼；核电站和核工业废物的不合理排放和意外泄漏等污染食品，进而引起机体慢性损害。

（二）食物中毒的概念

食物中毒（food poisoning）是指为摄入了含有生物性、化学性有毒有害的食品或将有毒有害物质当作食品摄入后所出现的非传染性的急性或亚急性疾病。该定义将食源性肠道传染病例如霍乱、伤寒、痢疾等排除在外。食品安全法将食物中毒定义为“食物中毒指食用了被有毒有害物质污染的食品或者食用了含有毒有害物质的食品后出现的急性、亚急性疾病”。食物中毒是食源性疾病的常见类型。

虽然霍乱、伤寒、痢疾等也可能通过食物或饮水传播，但通常将其作为传染病进行管理，在营养与食品卫生学领域中提到的食物中毒，通常指摄入被生物性、化学性污染物污染的食品或者误食后所出现的非传染性的以急性和亚急性为主要临床特点的疾病。

由上述可知，下列疾病是否属于食物中毒？为什么？

1. 暴饮暴食所引起的急性胃肠炎；

2. 食源性肠道传染病和寄生虫病；

3. 食物过敏；

4. 食物因被致病因子污染而导致的慢性毒性损害（如致癌、致畸、致突变）。

（三）食物中毒的发病特征

1. 食物中毒的发病与进食的食物有关，中毒者有食用同一食物史（同一来源、同一加工单位加工等），未食用者不发病，发病范围局限在食用该类有毒食物的人群中。

2. 发病潜伏期短，来势凶猛，呈暴发性。集体性暴发的食物中毒在短期内形成发病高峰，发病曲线呈突然上升趋势。潜伏期是指进食污染食品或把污染物当做食品进食后，至第一例病例出现临床症状为止的这一段时间。潜伏期的长短与污染物的类型和个人体质有关。

3. 有相似的临床表现，最常见的是胃肠炎症状，如恶心、呕吐、腹痛和腹泻等，病程一般都较短。

4. 病人对健康人无传染性，停止食用有毒食品发病即停止。发病曲线呈单峰现象，无传染病流行时的余波现象。

（四）常见的食物中毒分类

常见的食物中毒按病原物的不同分为以下四类：

1. 细菌性食物中毒 细菌性食物中毒是最常见的食物中毒类型，指食用了被致病菌或其毒素污染的食物所引起的急性或亚急性疾病。细菌性食物中毒多发生在气候炎热的夏秋季节，具有明显的季节特征。常见的致病菌包括：沙门菌、副溶血性弧菌、金黄色葡萄球菌、致病性大肠埃希菌、肉毒梭状芽胞杆菌、变形杆菌和蜡样芽胞杆菌等。该类食物中毒发病率较高，但病死率较低。

2. 真菌及其毒素食物中毒 真菌及其毒素食物中毒是指食用被产毒真菌及其毒素污染的食物而引起的食物中毒。如赤霉病麦、霉变甘蔗食物中毒等。此类食物中毒发病率和病死率均较高。

3. 有毒动植物中毒 有毒动植物中毒是指误食有毒动物和植物或摄入因加工、烹调不当未能去除有毒成分的动物和植物而引起的中毒。如河豚鱼、毒贝类、毒蕈、木薯、四季豆（未煮熟煮透）和马铃薯发芽等引起的食物中毒。该类食物中毒发病率较高，病死率因动物和植物种类而不同。

4. 化学性食物中毒 化学性食物中毒是指误食有毒化学物质或食用被化学物质污染的食物而引起的中毒，如有毒重金属及其化合物、亚硝酸盐、农药等有害化学物质引起的食物中毒。该类食物中毒的发病率和病死率均较高。

二、常见的细菌性食物中毒

（一）概述

引起细菌性食物中毒的食品主要为动物性食品，以肉、鱼为主要致病食品，蛋类次之。全年皆可发生，但在夏秋季多发，这与气温高适合于微生物生长繁殖有关。此外，高温环境下人体肠道的防御能力降低，易感性增强。

1. 细菌性食物中毒发生的原因

（1）食物被致病菌污染：食品及其原料在制作、收获、运输、贮藏、销售等过程中易受致病菌的污染。

（2）食品贮存方式不当：被致病菌污染的食物在较高的温度下存放时，由于食品中充足的水分、适宜的pH及营养组成是致病菌生长繁殖的天然培养基，致病菌大量繁殖，同时可能产生有毒的代谢产物（如外毒素），达到中毒量的外毒素随食物进入人体，可引起食物中毒。

（3）食用前烹调加工方式不当：食物被致病菌污染，其致病菌和/或毒素含量达到致病剂量，食用前未经烧熟煮透。另外，在食品加工后至消费者食用这段时间内，也可能由于从业者带菌、加工存放容器不当等原因导致再次污染。

2. 细菌性食物中毒的分类　根据细菌性食物中毒的发病机制，可分为感染型、毒素型和混合型三种。感染型食物中毒通常伴有发热，潜伏期较长；而毒素型食物中毒很少有发热，以恶心、呕吐为突出症状，潜伏期的长短与毒素类型有关，如金黄色葡萄球菌等多数细菌毒素引起的食物中毒潜伏期较短，而肉毒梭菌等毒素引起的食物中毒潜伏期相对较长。

（1）感染型：病原菌随食物进入肠道，在肠道内继续生长繁殖，靠其侵袭力附着于肠黏膜或侵入黏膜及黏膜下层，引起肠黏膜充血、白细胞浸润、水肿和渗出等炎性病理变化。某些细菌如沙门菌随食物到达下消化道并入侵黏膜固有层后可被吞噬细胞吞噬或杀灭，病原菌菌体裂解后释放出内毒素，作为致热源刺激体温调节中枢引起体温升高，亦可协同致病菌作用于肠黏膜而引起腹泻等肠道症状。

（2）毒素型：大多数细菌能产生外毒素，尽管其分子量、结构和生物学性状不尽相同，但致病机理基本相似。由于外毒素刺激肠壁上皮细胞，激活腺苷酸环化酶，在活性腺苷酸环化酶的催化下，使细胞液中的三磷酸腺苷脱去二分子磷酸，而成为环磷酸腺苷（cAMP），cAMP作为第二信使，改变细胞分泌功能，使 Cl^- 分泌亢进并抑制肠壁上皮细胞对 Na^+ 与水的吸收，导致腹泻。

（3）混合型：副溶血性弧菌等病原菌进入肠道，除侵入黏膜引起肠黏膜的炎性反应外，还可产生肠毒素引起急性胃肠道症状。这类病原菌引起的食物中毒是致病菌对肠道的侵入及其产生的肠毒素的协同作用，因此，其发病机制为混合型。

细菌性食物中毒常为集体突然暴发，发病率较高，特别在抵抗力较弱的病人、老人和儿童中症状较重，但病死率较低（肉毒梭菌中毒除外）。如能及时抢救，一般病程短，恢复快，预后较好。

3. 细菌性食物中毒的预防措施　细菌性食物中毒因发病率和发病人数众多而备受关注，从家庭和个人角度来说，需要针对细菌性食物中毒发生的原因进行个人防护，对于政府和集体单位的管理层面来说，需要针对上述发病原因，做好如下三个方面的工作：

（1）加强卫生宣传教育：通过宣传教育，使从业者和消费者养成良好的卫生习惯，避免食品被致病菌污染；通过宣传教育和培训，使从业者遵守严格的作业程序，减少致病菌污染并防止其繁殖和产生毒素。

（2）加强食品卫生质量检查和监督管理：加强对机体食堂、食品餐饮机构、食品加工场所以及屠宰场等部门的卫生检验和监督检查工作。

（3）建立可靠、快速的病原菌检测技术：根据病原菌的遗传学特征，结合现代分子生物学技术和流行病学研究方法，分析病原菌的变化、扩散和趋势等，为食物中毒的诊断、预警和预防提供科学基础。

（二）沙门菌食物中毒

沙门菌属（*Salmonella*）是引起食物中毒的常见菌属之一，大多数在夏季感染，是预防食物中毒的重点。

1. 病原　沙门菌为有鞭毛、能运动的革兰阴性杆菌。沙门菌在自然界广泛存在，但通常存在于生肉和生蛋中、受污染的水、原料乳和乳酪（未经巴氏灭菌）中。常见的有鼠伤寒沙门菌、猪霍乱沙门菌和肠炎沙门菌等。

沙门菌不耐热，100℃时立即死亡，65℃经15～20分钟、60℃时1小时即可杀灭。在水、肉类和乳类食品中能生存数周至数月，在冰冻的土壤中可安全过冬。沙门菌属不分解蛋白质，被污染的食品多无外观变化，易被忽视。适宜繁殖的温度是20～30℃。

2. 引起中毒的食品　主要是动物性食品，尤其是畜肉及其制品，其次是禽肉、蛋类、奶类及其制品。细菌来源于两个方面：一是生前感染，家畜生前已感染沙门菌或动物宰前由于过度疲劳消瘦及患有其他疾病，抵抗力降低，肠内原有的沙门菌通过血液系统进入肌肉和内脏，使肌肉和内脏含有大量活菌；二是宰杀污染，家畜在宰杀后其肌肉、内脏接触粪便、污水、容器或带菌者而污染沙门菌；蛋类可因家禽带菌而污染；水产品可因水体污染而带菌。

3. 临床表现　沙门菌不产生外毒素，主要是食入大量活菌而引起食物中毒，属感染型食物中毒，一般一次摄入10万～10亿个沙门菌即可发病。

沙门菌食物中毒的临床表现有不同的类型，多见急性胃肠炎型，一般在感染6～72小时后出现腹泻和发烧，通常是12～36小时。主要症状为恶心、呕吐、腹痛、腹泻、排黄绿色水样便，有时有恶臭，带脓血和黏液。多数病人体温可达到38℃以上，重者有寒战、惊厥、抽搐和昏迷等症状；病程3～7天，一般预后良好，但老人、儿童及病弱者，如不及时急救处理可导致死亡。

除胃肠炎型外，沙门菌食物中毒还表现为类霍乱型、类伤寒型、类感冒型和败血病型等。

4. 诊断治疗　沙门菌食物中毒的诊断根据流行病学调查结果、临床表现和实验室结果相结合进行诊断。

大多数感染者无需治疗即可恢复健康。严重腹泻者、尤其是小孩和老人，应该对症治疗；必要时，采用抗生素治疗。

5. 预防措施

（1）防止食品被沙门菌污染：如严格控制带沙门菌的病畜肉流入市场，宰杀前严格检疫。食品在贮存、运输、加工、销售及烹调等过程中要生熟分开，防止食物交叉污染。

（2）控制繁殖：低温储藏食品是控制沙门菌繁殖的一项重要措施。沙门菌繁殖的最适温度为37℃，但在20℃上即能大量繁殖。因此，食品工业、集体食堂、食品销售网点均应有冷藏设备，并低温储藏食品以控制细菌繁殖。

（3）杀灭病原菌：对污染沙门菌的食品进行彻底加热是预防沙门菌食物中毒的关键措施。

（三）副溶血性弧菌食物中毒

1. 病原　副溶血性弧菌（*V. parahaemolyticus*）是一种嗜盐性细菌。该菌属革兰阴性菌，在含盐3.0%～3.5%的培养基或食物中生长良好，无盐时不生长，但含盐达12%以上又不易生长。繁殖最适温度为30～37℃，最适pH为7.7，该菌不耐热，56℃加热5分钟或90℃加热1分钟即可杀菌。该菌对醋酸敏感，1%食醋处理5分钟、稀释一倍的食醋处理1分钟均可杀灭病原菌。常存在于近岸海水、海底沉积物和鱼、贝类等海产品中，夏秋季节海产品带菌率可高达90%以上，在淡水中生存不超过2天，但在海水中能生存近50天。

2. 引起中毒的食品　主要是海产食品和盐渍食品，如海产鱼、虾、蟹、贝、咸禽、蛋类及咸菜或凉拌菜等。

3. 临床表现　潜伏期2~32小时，多为11~18小时。主要症状为上腹部阵发性绞痛继而腹泻，每日排便5~10次，粪便一般为水样或糊状，少数有黏液或黏血样便，约15%患者出现洗肉水样血水便。体温一般在37.7~39.5℃。重症者出现脱水，少数有意识不清、血压下降等，病程1~3天，一般预后良好。

4. 诊断与治疗　根据《副溶血性弧菌食物中毒诊断及处理原则》（WS/T 81—1996）进行诊断。该类型食物中毒预后良好，治疗以补充水分纠正电解质平衡为主。

5. 预防措施　注意食品的烹调加工方法，从食品污染、控制繁殖和加热灭菌三个方面进行预防。食品尤其是海产品类要煮熟煮透，低温保藏；海产品类冷荤菜放入食醋内浸泡或在沸水中漂烫，以杀灭副溶血性弧菌。剩余食品不宜在室温下放置过久，食用前应彻底加热，防止生熟食品交叉污染。尽量不生吃海产品及盐腌不当的贝壳类。

（四）大肠埃希菌食物中毒

1. 病原　埃希菌属（Escherichia）是一组革兰阴性杆菌，埃希菌属中大肠埃希菌（E. coli）引起的食物中毒最为严重，如大肠杆菌血清型主要有O_{157}:H_7、O_{111}:B_4、O_{55}:B_5、O_{128}:B_{12}等。

大肠埃希菌大多存在于人类和动物的肠道内，属于肠道的正常菌群，多不致病，60℃加热15~20分钟可杀灭大多数菌株。不耐热性肠毒素在60℃加热1分钟即被破坏；耐热性肠毒素在100℃加热30分钟仍有活性。目前已知的致病性大肠埃希菌有五种类型，包括肠产毒性大肠埃希菌（*enterotoxigenic E. coli*，ETEC）、肠侵袭性大肠埃希菌（*enteroinvasive E. coli*，EIEC）、肠致病性大肠埃希菌（*enteropathogenic E. coli*，EPEC）、肠出血性大肠埃希菌（*enterohemorrhagic E. coli*，EHEC）及肠黏附型大肠埃希菌（*enteroaggregative E. coli*，EaggEC）。

2. 引起中毒的食品　引起大肠埃希菌食物中毒的食品与沙门菌相似，即多由动物性食品引起，特别是畜肉类及其制品，其次为禽肉、蛋类、奶类及其制品。该菌属食物中毒全年皆可发生，但主要发生在夏秋季。

3. 临床表现

（1）ETEC：为毒素型中毒，是许多发展中国家儿童腹泻的常见病原菌，可产生大量肠毒素，患者腹泻呈水样便，伴有恶心、腹痛、发热等症。潜伏期6~72小时，一般10~15小时。临床症状为水样腹泻、腹痛、恶心、发热（一般体温在38℃~40℃）。

（2）EIEC：为活菌及其内毒素感染型中毒，细菌具有侵袭性，侵入人体肠黏膜上皮细胞后可迅速繁殖，破坏肠黏膜及其基底膜，出现黏膜溃疡，主要表现为血便、发热以及痢疾样腹泻。

（3）EPEC：为活菌感染型中毒。是婴儿流行性腹泻的主要病原菌，可引起婴儿肠炎，夏季腹泻及婴儿霍乱。该菌具有很强的传染性，可引起暴发流行，临床上表现为水样腹泻、腹痛。

（4）EHEC：为毒素型中毒，主要有志贺氏肠毒素，部分细菌如O_{157}:H_7还可产生肠溶血毒素。肠出血性大肠埃希菌感染的前驱症状为腹部痉挛性疼痛和短时间的自限性发热、呕吐，1~2天内出现非血性腹泻，后导致出血性结肠炎，主要表现为突发性剧烈腹痛、腹泻，先有水样便后为血便，有严重腹痛及便血。

（5）EAEC：国际上将其归属第五类致泻大肠杆菌。主要引起婴儿持续性腹泻、脱水、偶有血便。可能与婴儿的顽固性腹泻有关，42%~43%的急、慢性腹泻儿童的粪便中能够检出该菌。

4. 预防措施　因其主要经动物性食品传播，牛、羊、鸡为贮存宿主，故与沙门菌食物中毒的预防基本相同。

（五）金黄色葡萄球菌食物中毒

1. 病原　金黄色葡萄球菌（*staphylococcus aureus*）广泛分布于空气、土壤、水、健康人的皮肤及鼻咽部。属革兰阳性兼性厌氧菌，抵抗力较强，在干燥条件下可生存数月，对热具有较强的抵抗力，加热到80℃经30分钟才能被杀死。被污染的食品在条件适宜时，如pH 6~7、温度31~37℃、水分较多、含蛋白质及淀粉较丰富、通风不良氧分压较低时易产生肠毒素（*enterotoxin*）。已知肠毒素有A、B、C_1、C_2、C_3、D、E和F8个血清型，其中A型毒力最强。肠毒素耐热，100℃加热30分钟仍能保持活性。

2. 引起中毒的食品　主要为奶类与制品、剩米饭、油煎荷包蛋、糯米凉糕、肉制品等。全年皆可发生，但多发生于夏秋季。人体对肠毒素的感受性高，发病率可达90%以上。

3. 临床表现　潜伏期1~6小时，多为2~4小时。主要症状为恶心、剧烈而频繁的呕吐，呕吐物中常有胆汁、黏液和血，同时伴有上腹部剧烈疼痛。腹泻为水样便。体温一般正常，病程短，预后良好。

4. 诊断治疗　根据《金黄色葡萄球菌食物中毒诊断标准及处理原则》（WS/T 80—1996）进行。临床处理以对症治疗为主，一般不需要抗生素。

5. 预防措施　关键是防止葡萄球菌对食品的污染和肠毒素的形成。首先应防止食品受到污染，尤其是肉类等动物性食品、含奶糕点、冷饮食品以及剩饭。对患有局部化脓性感染（如疖痈、手指化脓）、上呼吸道感染（如鼻窦炎、化脓性咽炎、口腔疾病等）的食品加工人员、饮食从业人员、保育员应暂时调换工作。其次低温储藏食品，防止葡萄球菌繁殖和产生肠毒素。食用前还应彻底加热以破坏毒素。

（六）肉毒梭菌食物中毒

肉毒梭状芽胞杆菌（*clostridium botulinum*），简称肉毒梭菌。肉毒梭菌食物中毒是由肉毒梭菌在食物中生长繁殖所产生的外毒素引起的神经型食物中毒。此类中毒发病急，病情重，病死率高。

1. 病原　肉毒梭菌是革兰阳性厌氧杆菌，存在于土壤、淤泥、尘土和动物粪便中，鱼贝类中亦可检出，其芽胞对热的抵抗力极强，须经高压蒸气121℃，30分钟、或干热180℃，5~10分钟、或湿热100℃，5小时方能杀灭芽胞。缺氧条件下，能在含水分较多的中性或弱碱性食品上生长并产生外毒素，即肉毒毒素。肉毒毒素是一种强烈的神经毒，是目前已知的化学毒物和生物毒物中毒性最强的一种，对人的致死剂量约为0.1μg。根据毒素抗原性质不同可将肉毒毒素分为A、B、Cα、Cβ、D、E、F、G共8个血清型，其中引起人类中毒的有A、B、E、F型，摄入被此毒素污染的食物即可引起食物中毒。

2. 引起中毒的食品　引起中毒的食物与人们的饮食习惯密切相关，因饮食习惯和膳食组成的不同而存在差别。我国以植物性食品为多见，如家庭自制的发酵食品（如豆酱、豆豉、臭豆腐和面酱等）及鱼类罐头等，其发酵过程往往在密闭容器内进行。如此类食品及原料被肉毒梭状菌或芽胞污染，一般加热的温度及压力均不能将芽胞杀死，随后又在厌氧条件下贮存，芽胞极易生长繁殖并产生毒素。美国多为家庭自制的蔬菜、水果罐头、水产品、肉、奶及其制品。欧洲各国多为火腿、腊肠及其他肉类制品等。

3. 临床表现　潜伏期6小时至半个月，一般为12~48小时。前驱症状为全身疲倦无力、头晕、头痛、食欲减退以及走路不稳等，随即出现恶心、呕吐、腹泻等胃肠症状。随着症状进展表现为对称性脑神经损害症状如视力模糊、眼睑下垂、复视、斜视、眼球震颤，继之咽部肌肉麻痹，造成咀嚼与吞咽困难，并可有声音嘶哑、语言障碍、颈肌无力和头下垂等，如继续发展可出现呼吸肌麻痹症状，胸部有压迫感，呼吸困难，最后因呼吸衰竭而死亡。患者一般体温正常，意识清楚。近年来，国内广泛采用多价抗肉毒毒素血清治疗，病死率已降至10%以下。病人经治疗可于4~10天后恢复，一般无后遗症。

4. 诊断与治疗　根据《肉毒梭菌食物中毒诊断标准及处理原则》（WS/T 83—1996）进行。临床治疗早期一般采用多价抗肉毒素血清，并及时采用支持疗法及进行有效的护理，以预防呼吸肌麻痹而窒息。

5. 预防措施　首先应防止污染，肉毒梭菌及其芽胞常随泥土或动物粪便污染食品，因此，必须严格食品操作规程，减少食品原料在运输、贮存和加工过程中的污染。加工后的熟制品应低温保存，防止细菌繁殖并产生毒素。肉毒梭菌毒素不耐热，对可疑食品应作加热处理，100℃持续10~20分钟可破坏各型毒素。

（七）其他细菌性食物中毒

其他常见细菌性食物中毒参见表8-2。

表8-2　常见细菌性食物中毒

名称	有毒成分	潜伏期	临床症状	治疗	预防要点
蜡样芽胞杆菌食物中毒	肠毒素、包括腹泻毒素与呕吐毒素	0.5~6小时	恶心、呕吐、头晕、腹痛，呕吐型少数有腹泻，但腹泻型次数多，体温不高，预后良好	对氯霉素、庆大霉素、卡那霉素敏感	含淀粉多的食品易引起中毒，对剩饭应防止污染，食用前彻底加热（100℃ 20~60分钟）
产气荚膜梭菌食物中毒	活菌及肠毒素	8~24小时	腹痛、水样腹泻并有大量气体产生。少有呕吐和发热。预后好。	对症处理	动物性食品引起，控制污染，低温存放，彻底灭菌（100℃ 4小时）
小肠结肠炎耶尔森菌食物中毒	活菌及耐热肠毒素	3~7天	腹痛、腹泻、发热（38~39.5℃），可引起结肠炎、阑尾炎及败血症	对症处理，重症可用抗生素	为低温菌（4℃时可生长繁殖并产生毒素），除防止污染外，对冷藏食品应注意
椰毒假单胞菌酵米面亚种食物中毒	外毒素：米酵菌酸和毒黄素	5~9小时	初为胃肠道症状、恶心、呕吐伴腹胀、腹痛及腹泻。随后出现脑、肝、肾等多脏器的损伤。病死率30%~50%	催吐、洗胃、灌肠等对症治疗。无特效抗毒素	劝告制作、食用酵米面的人改变饮食习惯，不制作食用酵米面或现做现吃，不贮存，更不能带湿存放。

摘自黄子杰主编《预防医学》（第2版），人民卫生出版社，2001

三、常见的非细菌性食物中毒

常见的非细菌性食物中毒包括：真菌毒素、有毒动物、有毒植物、化学物质等引起的食物中毒。与细菌性食物中毒相比，非细菌性食物中毒一般潜伏期较短，消化道症状不明显，有明显的神经系统症状，病死率较高，预后一般较差。

（一）真菌毒素和霉变食物引起的食物中毒

能够引起此类食物中毒的食品通常有两类：即赤霉病麦及其制作的食品和霉变甘蔗，赤霉病麦的致病因子是镰刀菌（包括禾谷镰刀菌、串珠镰刀菌、燕麦镰刀菌等）毒素，包括脱氧雪腐镰刀菌烯醇、雪腐镰刀菌烯醇和玉米赤霉烯酮，均为耐热型毒素，加热处理不能去除；霉变甘蔗的致病因子是甘蔗节菱孢霉。

1. 流行病学特点　赤霉病麦食物中毒多发生在粮食收获季节、雨水丰富、气候湿润的地区，以淮河和长江中下游一带最严重。

霉变甘蔗食物中毒多发生在我国北方地区，2～3 月是发病高峰，多见于儿童和青少年，病情通常比较严重。

2. 临床症状与处理　赤霉病麦和霉变甘蔗引起的食物中毒潜伏期短，临床表现出明显的消化系统和神经系统症状。赤霉病麦食物中毒又称“醉谷病”；霉变甘蔗食物中毒病死率高，幸存者往往留下严重的神经系统后遗症，导致终身残疾（表 8-3）。

表 8-3　真菌毒素食物中毒临床症状概述

	赤霉病麦食物中毒	霉变甘蔗食物中毒
潜伏期	10～30 分钟	十几分钟至 2 小时
消化道症状	恶心、呕吐、腹痛、腹泻	恶心、呕吐、腹痛、腹泻、黑便
神经系统症状	头晕、头痛、嗜睡、流涎	头晕、头痛、复视、抽搐
体温	发热	
预后	良好	神经系统后遗症

根据孙长颢主编《营养与食品卫生学》（第 7 版），2012

赤霉病麦食物中毒预后良好，中毒症状一般可自行消失，可自愈，对呕吐严重的患者应补液。霉变甘蔗中毒后，应立即进行洗胃、灌肠，尽快排出毒物，并对症治疗。目前尚缺乏特殊的治疗方法。

3. 预防措施

（1）做好防霉处理：粮食收获季节，做好田间管理，防倒伏；在储存过程中勤翻晒、勤通风；甘蔗贮存要注意防冻伤、防碰伤，定期检查进行感官检查，及时处理。

（2）制定标准，加强管理：制定粮食及其食品中毒素的限量标准，加强粮食卫生管理；严格禁止霉变甘蔗的销售。

（3）进行宣传教育：教育生产者严格按照相关标准要求，生产合格产品，教育消费者识别霉变产品，预防中毒。

（二）河豚鱼中毒

河豚鱼（globefish）是一种味道鲜美但含有剧毒物质的鱼类，是无鳞鱼的一种，常见的有条纹东方鲀、豹纹东方鲀、弓斑东方鲀、星点东方鲀等，海水、淡水中均能生存，我国沿海及长江下游为其主要产区。

河豚鱼所含主要有毒成分为河豚毒素（tetrodotoxin，TTX）。TTX为无色针状结晶，微溶于水，理化性质稳定，煮沸、盐腌、日晒均不易破坏，是一种毒性极强的非蛋白类神经毒素，对小鼠的毒性比氰化钾强500倍以上。

河豚的卵巢、肝脏、肾脏、睾丸、皮肤、血液及眼球等均含TTX，其中卵巢毒性最强、肝脏次之。

新鲜鱼肉一般不含毒素，但如果鱼体死亡过久，毒素可从内脏渗入肌肉中。

1. 流行病学特点　每年春季2~5月为河豚鱼的生殖产卵期，此时毒性最强，故春季是河豚鱼中毒的高发季节。

2. 临床表现　河豚鱼中毒特点为发病急速而剧烈，潜伏期短，一般为10分钟至3小时，发病初期感觉全身不适并伴有恶心、呕吐、腹痛、腹泻等消化道系统症状；而后感觉神经麻痹，口唇、舌、指端麻木和刺痛，感觉减退；继而运动神经麻痹，出现手、臂肌肉无力，抬手困难，腿部肌肉无力致运动失调，步态蹒跚，身体摇摆，舌头发僵，语言不清，甚至全身麻痹瘫痪；严重者呼吸困难、血压下降、昏迷，最后死于呼吸系统和循环系统衰竭。一般认为，若有由鱼类引起的，从唇、舌、咽喉开始到肢体末端的进展性麻痹即应考虑河豚鱼中毒。

3. 治疗措施　目前尚无特效解毒剂，对患者应尽快排出毒物并进行对症处理。一旦发生河豚鱼中毒，必须迅速进行抢救，以催吐、洗胃和导泻为主，配合适当的对症治疗。

4. 预防措施　应加强食品卫生监督，严防某些饭店加工供应新鲜河豚鱼。同时应大力开展宣传教育，使群众了解河豚鱼的毒性，并能识别其形状以防误食。

（三）毒蕈中毒

蕈类通常称蘑菇，属真菌植物。我国已知毒蕈（toxic mushroom）有80多种，其中含有剧毒可致死的约10多种。

1. 流行病学特点　毒蕈中毒多发生在春季和夏季的雨后，气温上升，毒蕈迅速生长，常由误食而中毒，在我国的云南、四川和广西等潮湿山区，毒蕈中毒发生较多。

2. 临床症状　毒蕈的有毒成分十分复杂，不同地区发现的毒蕈种类也不同，所含毒素亦不相同，而且，一种毒蕈往往含有多种毒素，一种毒素也可能存在于多种毒蕈中。因此，毒蕈中毒的严重程度与毒蕈种类、进食量、加工方法及个体差异等有关。根据所含的毒素及中毒的临床表现，可将毒蕈中毒分为以下四种类型：

（1）胃肠炎型：潜伏期最短，通常为10分钟到6小时，能够引起胃肠炎性食物中毒的毒蕈包括：黑伞蕈属和乳菇属的某些菌株。有毒成分可能为刺激胃肠道的类树脂物质、胍啶或毒蕈碱等。主要症状为剧烈呕吐、腹痛、腹泻、水样便，以上腹部和脐部疼痛为主。病程2~3天，预后良好。

（2）神经精神型：潜伏期为0.5~4小时，能够引起此类中毒的毒蕈包括毒蝇伞、豹斑毒伞和牛肝蕈等。有毒成分主要包括毒蝇碱、蟾蜍素及幻觉原等。主要症状为交感神经兴奋症状，如多汗、流涎、流泪、脉缓及瞳孔缩小等，有部分胃肠道症状，重症患者出现谵妄、精神错乱、幻视、幻听、狂笑和动作不稳等。此型中毒用阿托品类药物及时治疗，可迅速缓解症状。病程约12天，死亡率低。

（3）溶血型：中毒潜伏期6～12小时，能够引起此类中毒的毒蕈包括：鹿花蕈素、马鞍蕈等。有毒成分为鹿花蕈素，该毒素具有挥发性，对碱不稳定，可溶于热水，因此烹调时弃汤可去除大部分毒素。鹿花蕈素有强烈的溶血作用，临床症状以恶心、呕吐、腹泻等胃肠道症状为主，发病3～4天后出现黄疸、肝脾肿大，严重时可引起死亡。给予肾上腺皮质激素治疗可很快控制病情。病程2～6天，一般死亡率不高。

（4）脏器损害型：潜伏期约6～24小时，引起此类毒蕈中毒的毒蕈包括：毒伞属蕈（如毒伞、白毒伞、鳞柄小伞）、褐鳞小伞蕈及秋生盔孢伞蕈等。有毒成分主要为毒伞七肽、毒伞十肽等毒素。此类毒素耐热、耐干燥，为剧毒。临床表现复杂，一般分5期；①肠胃炎期：患者出现恶心、呕吐、脐周痛、腹泻等，多在1～2天后缓解；②假愈期：肠胃炎症状缓解后，病人暂无症状，或仅有乏力、食欲减退等，但毒肽已进入内脏，肝损害已开始。轻症者肝损害不严重，由此期可进入恢复期；③脏器损害期：重症病例发病2～3天后出现肝、肾、脑、心等实质脏器损害，以肝损害最严重，表现为肝肿大、黄疸，严重者出现肝坏死，甚至肝昏迷，侵犯肾脏时发生少尿、无尿或血尿，出现尿毒症、肾衰竭等；④精神症状期：病人可出现烦躁不安、表情淡漠、嗜睡，继而惊厥、昏迷甚至死亡。某些病人在胃肠炎期后立即出现烦躁、惊厥、昏迷，无肝肿大及黄疸，属于中毒性脑病；⑤恢复期：经及时治疗后患者在2～3周后进入恢复期，各项症状逐渐好转并痊愈。

3. 治疗　及时采取催吐、洗胃、导泻、灌肠等措施。应根据不同症状和毒素情况进行治疗。如毒伞型用阿托品，溶血型用肾上腺皮质激素，脏器损害型用巯基解毒药（二巯基丁二酸钠或二巯基丙磺酸钠）解毒，并采用保肝疗法及其他对症措施。

4. 预防　宣传教育，防止误食，提高鉴别毒蕈的能力，可借鉴一些传统的经验进行识别，但预防毒蕈中毒最根本的办法还是切勿采摘不认识的蘑菇食用。

（四）亚硝酸盐食物中毒

亚硝酸盐进入人体后，在短时间内可将血中亚铁血红蛋白氧化成高铁血红蛋白从而失去输送氧的功能，致使组织缺氧，出现青紫而中毒，又称肠源性青紫病或发绀症（acrocyanosis）。近年来，亚硝酸盐食物中毒时有发生，主要由于误将亚硝酸盐当作食盐食用而引起。亚硝酸盐的中毒剂量为0.3～0.5g，致死量为1～3g。中毒发病急速，潜伏期为1～3小时。

1. 中毒原因

（1）摄入较多的贮存过久的变质蔬菜、放置过久的煮熟蔬菜或腌制不久的蔬菜。

（2）用苦井水煮食物并在不洁容器中放置过夜。

（3）儿童食用蔬菜过多时，若肠道功能低下则细菌将硝酸盐还原为亚硝酸盐。

（4）腌肉加入过量的硝酸盐或亚硝酸盐。

（5）误将亚硝酸盐当作食盐加入食品。

2. 临床表现　亚硝酸盐中毒后，轻者表现为头晕、头痛、乏力、胸闷、恶心、呕吐，口唇、耳廓、指（趾）甲轻度发绀，血中高铁血红蛋白含量在10%～30%；重者眼结膜、面部及全身皮肤发绀，心跳加快，嗜睡或烦躁不安，呼吸困难，血中高铁血红蛋白含量往往超过50%；严重者昏迷、惊厥、大小便失禁，可因呼吸衰竭导致死亡。

3. 治疗　迅速进行洗胃、灌肠等处理。特效治疗可采用1%小剂量美蓝口服或缓慢静脉注射。美蓝用量为1～2mg/kg，以25%～50%葡萄糖液20ml稀释后，静脉缓慢注射，1小时后如症状不好可重复注射 1 次。大剂量维生素 C 可直接还原高铁血红蛋白。如美蓝、维生素 C 与葡萄糖三者合用效果较好。

4. 预防

（1）勿食存放过久的变质蔬菜；吃剩菜肴不可在高温下存放过久；腌制的蔬菜需放置 15 天以上再食用。

（2）肉制品中硝酸盐、亚硝酸盐的用量应严格执行国家卫生标准的限量规定。

（3）苦井水勿用于煮粥，尤其勿存放过夜。

（4）防止误将亚硝酸盐当做食盐或碱面误食。

四、食物中毒的诊断与处理

（一）食物中毒的诊断标准总则

我国《食物中毒诊断标准及技术处理总则》（GB 14938-94）中指出，食物中毒诊断标准主要以流行病学调查资料及病人的潜伏期和中毒的特有表现为依据，实验室诊断是为了确定中毒的病因而进行的。总原则包括如下方面：

1. 中毒病人在相近的时间内均食用过某种共同的中毒食品，未食用者不发病。停止食用中毒食品后，发病很快停止。

2. 潜伏期较短，发病急剧，病程亦较短。

3. 所有中毒病人的临床表现基本相似。

4. 一般无人与人之间的直接传染。

5. 食物中毒的确定应尽可能有实验室诊断资料，由于采样不及时或已用药或其他技术、学术上的原因而未能取得实验室诊断资料时，可判定为原因不明食物中毒，必要时可由三名副主任医师以上的食品卫生专家进行评定。

（二）食物中毒的处理

1. 食物中毒的报告　发生食物中毒或者疑似食物中毒事故的单位和接收食物中毒或者疑似食物中毒病人进行治疗的单位应当及时向所在地人民政府卫生行政部门报告发生食物中毒事故的单位、地址、时间、中毒人数、可疑食物等有关内容。

县级以上地方人民政府卫生行政部门接到食物中毒或者疑似食物中毒事故的报告，应当及时填写《食物中毒报告登记表》，并报告同级人民政府和上级卫生行政部门。

在报告的过程中，可根据食物中毒的人数、波及范围、发生地点等特点，根据《食物中毒事故处理办法》（1999）的相关要求进行上报。

2. 食物中毒事件的控制和处理　在初步调查，确认疑似食物中毒后，调查人员应对可疑中毒食物及其有关工具、设备和现场采取临时控制措施，以防食物中毒蔓延、事态扩大。

（1）封存造成食物中毒或者有可能导致食物中毒的食品及其原料，封存被污染的食品及用具，并责令进行清洗消毒。实施上述行政控制的方式是加盖卫生行政部门印章的封条，并制作行政控制决定书。在紧急情况下，现场人员可给予现场封存并制作笔录，然后报卫生行政部门批准，补送行政控制决定书。

（2）为控制食物中毒事故扩散，责令食品生产经营者收回已售出的造成食物中毒的食品或者有证据证明可能导致食物中毒的食品。

（3）对封存的食品及食品用工具和用具，卫生行政部门应当自封存之日起15日内完成检验或者卫生学评价工作并作出以下处理：属于被污染的食品，予以销毁或监督销毁；未被污染的食品以及已消除污染的食品用工具及用具予以解封。

3. 食物中毒的处罚　对造成食物中毒事故的单位和个人，由县级以上地方人民政府卫生行政部门按照《中华人民共和国食品安全法》及其他的有关规定，予以行政处罚；对造成严重食物中毒事故构成犯罪的或有投毒等犯罪嫌疑的，移送司法机关处理。

4. 信息发布　对食物中毒事件及其处理情况按规定由相关部门及时进行发布，并对可能造成的危害加以说明和解释。

5. 撰写调查报告　在调查过程中，分别按要求撰写报告，调查工作结束，撰写食物中毒调查总结报告，按规定上报、留档。调查报告的内容一般包括事情经过、临床症状、流行病学特点、病人救治和预后情况、发病人数、控制措施、处理结果和效果评价等。

第四节　食品安全

一、食品安全概述

食品是人类能量和营养素的主要来源，支撑着人类的健康、生存与发展。“问题食品”的摄入，可导致人类发生各种各样的疾患，轻微的如腹泻，严重的可导致死亡，这些疾患可能是短期的，也可能伴随终生。随着社会的发展和科技的进步，食品安全受到的威胁越来越多；因此了解食品安全的基本概念、食品安全面临的主要问题及我国保障食品安全的体系，有助于解决食品安全问题。

（一）食品安全基本概念

1. 食品安全　1984年，在世界卫生组织《食品安全在卫生和发展中的作用》的文件中，将食品安全定义为：生产、加工、贮存、分配和制作食品过程中确保食品安全可靠，有益于健康并且适合人类消费的种种必要条件和措施。1997年，世界卫生组织在《加强国家级食品安全性计划指南》中，食品安全是指食品（食物）的种植、养殖、加工、包装、贮藏、运输、销售、消费等活动符合国家强制标准和要求，不存在可能损害和威胁人体健康的有毒、有害物质以及导致消费者病亡或者危及消费者及其后代的隐患。

食品安全法将食品安全定义为：食品无毒、无害，符合应当有的营养要求，对人体健康不造成任何急性、亚急性或者慢性危害。我国的《国家重大食品安全事故应急预案》（2006年）将食品安全定义为：食品中不应包含有可能损害或威胁人体健康的有毒、有害物质或不安全因素，不可导致消费者急性、慢性中毒，或感染疾病，不能产生危及消费者及其后代健康的隐患。

综上所述，食品安全的定义可归纳为以下三点：①食品安全涉及的范围较广，包括原料安全、生产安全和经营安全，要求最终提供给消费者的食品（食物）的整个供应链的安全，即从农田至餐桌的安全。②安全的限度是对人体不产生损害，即对人体健康不造成任何急性、亚急性或者慢性危害，甚至不能危机消费者后代的健康。③食品安全不仅包含了科学意义，同时赋予了管理意义，即在科学层面上，食品必须安全对人体不产生任何急慢性危害，在管理层面上必须符合国家的强制性标准和要求。

（二）影响食品安全性的危险因素

随着食品资源的不断开发，食品的品种不断增加，生产规模不断扩大，食品从农田到餐桌的环节不断增多，人类的食物供应链变得越来越复杂，不安全的因素也越来越复杂，主要体现在以下几个方面。

1. 生物性污染　生物性污染是影响我国食品安全性的最主要因素。生物性污染包括细菌、病毒和真菌、寄生虫等污染。

2. 化学性污染物　化学性污染物的来源广泛，包括环境污染、包装材料、农药/兽药残留等；除此之外，某些食物中存在天然的有毒成分，例如发芽土豆中的龙葵素、河豚鱼毒素、鲜黄花菜中的类秋水仙碱等，这些都可能成为危害人体健康的因素。

3. 其他不安全因素　2011 年日本地震引发福岛核电站泄漏，由此造成的海洋污染、土壤污染等有可能通过食物链最后进入人体。1986 年，前苏联的切诺贝利核电站泄漏，使几乎整个欧洲都受到核沉降的危害，牛羊等食草动物的肉、肝脏甚至牛乳中，都检测到超量的碘、铯、银等放射性物质。

（三）转基因食品的安全性

1. 概念　转基因食品又称基因改性食品（genetically modified food，GMF）。我国《转基因食品卫生管理办法》（2002 年）规定：转基因食品系指利用基因工程技术改变基因组构成的动物、植物和微生物生产的食品和食品添加剂，包括转基因动植物和微生物产品；转基因动植物、微生物直接加工品；以转基因动植物微生物或者其直接加工品为原料生产的食品和食品添加剂。

从狭义上说，转基因是利用分子生物学技术，将某些生物（包括动物、植物及微生物）的一种或几种外源性基因转移到其他的生物物种中去，使新的遗传物质有效地表达相应的产物，原物种出现原本不具有的性状或产物，而以转基因生物为原料制成的食品就是转基因食品。这是所指“外源性基因”，通常指在生物体中原来不存在的基因，在某些情况下指在生物体中存在但不表达的基因。因此，转移了外源基因的生物体中产了新的多肽或蛋白质，从而出现新的生物学性质。除可采用上述转基因技术外，也可对生物体本身的基因进行修饰，使基因表达发生改变，在效果显著上等同于转基因，以此法获得的生物即广义上的转基因生物。

转基因食品携带了非自身原有的遗传表型，出现了新的特性，这是转基因食品与传统食品的最大区别，例如抗虫、抗冻、耐储藏、营养素含量提高等特性。总之，转基因食品即利用生物学技术，按照预期增加新的特性的一类新型食品。

2. 安全性　由于转基因食品是一类新型食品，现有的食品安全毒理学评价程序是否适用于转基因食品的安全评价还不能十分确定，转基因食品是否对人类健康有长期的或滞后的不利效应难以确定，因此转基因食品的安全性受到联合国、各国政府、消费者和科技工作者广泛关注。转基因食品“可能”对人类健康的危害包括三个方面：①转基因作物中的毒素可引起人类急、慢性中毒或产生致癌、致畸、致突变作用；②作物中的免疫或致敏物质可使人类机体产生变态或过敏反应；③转基因产品中的主要营养成分、微量营养素及抗营养因子的变化会降低食品的营养价值。

二、食品安全保障体系

（一）国际食品安全保障体系

1. 美国食品安全体系　美国是世界上食品安全保障体系最完善、监管措施最严格的国家之一。美国食品安全监管体系主要由多个政府部门和其他民间机构组成，各部门分工明确、相互协调，并形成联邦、州、地方三级监管网络，对食品安全实行“从农场到餐桌”的全程监管。

美国联邦政府负责食品安全的主要有 5 个职能部门，即卫生部的食品和药品管理局（FDA）、疾病预防控制中心（CDC）、美国农业部的食品安全和检验局（FSIS）、动植物健康检验局（APHIS）和环境保护局（EPA）等。这些联邦机构在制订食品安全标准、实施食品安全监管、进行食品安全教育等方面各司其职，形成了一个食品安全监管体系。

美国在食品安全方面有完备的法律与法规、遍及全国的食品安全监管体系、应对特殊领域的特殊做法等。美国有关食品安全方面的法律主要有《联邦食品、药品和化妆品法》、《联邦肉类检验法》、《禽类产品检验法》、《蛋制品检验法》、《食品质量保护法》、《公众健康服务法》等。其中，《联邦食品、药品和化妆品法》是美国关于食品和药品的基本法，成为世界上同类法律中最全面的一部法律。

2. 欧盟的食品安全体系　“食品安全白皮书”（2000 年）提出食品安全管理的指导原则应当是采用从农田到餐桌的综合管理，包括饲料生产、食品原料、食品加工、储藏、运输直到消费的所有环节，是欧盟新食品政策的基础。根据“食品安全白皮书”的建议，欧盟于 2002 年成立了食品安全局（European Food Safety Authority，EFSA），作为独立于欧盟其他部门的独立机构，在食品安全方面向欧盟委员会提供建议。随后，建立了欧盟食品和饲料快速预警系统（RASFF），对欧盟市场内和市场外的食品和饲料的安全性进行监控，每周发布一次预警及信息通报。

近年来，欧盟不断改进立法和开展相关行动以强化食品安全，2004 年欧盟修订了食品卫生条例（EC）852/2004，动物源性食品特殊卫生条例（EC）853/2004，动物源性产品官方监管组织条例（EC）854/2004，通过 2004/41/EC 指令废除了其他原有的食品卫生指令等。2006 年 1 月，欧盟又颁布实施了新的《欧盟食品及饲料安全管理法规》。欧盟在食品安全领域开展了大量的工作，建立了比较完善的食品安全体系。

（二）中国的食品安全保障体系

中国的食品安全体系主要包括如下几个方面：

1. 食品安全法律体系　我国食品安全相关法律、法规及条例等逐渐发布，为保障食品安全提供了基本的法律依据。我国食品安全相关的法律较多，主要的有《中华人民共和国食品安全法》、《中华人民共和国农产品质量安全法》、《中华人民共和国产品质量法》、《流通领域食品安全管理办法》等，同时还出台了一些相关的办法、条例和规范等，例如《中华人民共和国食品安全法实施条例》、《粮食流通管理条例》、《散装食品卫生管理规范》、《食品卫生许可证管理办法》、《进口食品卫生质量管理》、《出口食品质量管理》、《水产养殖质量安全管理规定》、《食品生产加工企业质量安全监督管理办法》等。这些法律、规范、条例和办法的颁布实施，逐渐完善我国的食品安全法律体系。

2. 食品安全标准体系　食品安全国家标准属于强制性国家标准，是保护公众身体健康、保障食品安全的重要措施，是实现食品安全科学管理、强化各环节监管的重要基础，也是规范食品生产经营、促进食品行业健康发展的技术保障。《中华人民共和国食品安全法》公布施行后，食品安全标准工作力度逐步加大，对现有标准进行重新整理和整合，重新统一公布为国家食品安全标准，目前已公布的标准已超过300项。

3. 食品安全监督管理体系　完善食品安全监管体制机制，构建全程覆盖、运转高效的监管格局，对于预防食品安全事件的发生和处理具有重要意义。我国的食品安全监督管理体系中各部门的主要职责是保证食品安全相关法律法规条例等的顺利实施，同时这些法律以及国家标准又是其执法和保障食品安全的工具。

《中华人民共和国食品安全法》的第八章对食品安全的监督管理做了详细的规定，其中第七十六条规定：县级以上地方人民政府组织本级卫生行政、农业行政、质量监督、工商行政管理、食品药品监督管理部门制定本行政区域的食品安全年度监督管理计划，并按照年度计划组织开展工作。

4. 食品安全技术支撑体系

（1）食品安全检测检疫体系：主要包括疾病预防控制机构的检测分析实验室、第三方检测机构（食品检验机构）和检验检疫局的有关实验室等。

（2）食品质量认证体系：我国的食品质量认证体系主要有食品良好生产规范（GMP）、危害分析关键点控制（HACCP）等食品质量保障体系、无公害食品、绿色食品、有机食品、QS认证。

（3）食品安全风险分析：食品安全风险分析是识别、认识、管理、交流食品中存在的可能对健康造成危害的风险因子的过程。食品安全风险分析包括风险评估、风险管理和风险信息交流三个部分。食品安全风险分析将科学引入食品安全管理、预警与应急处理领域，食品安全风险分析技术的应用是食品安全保障的重要措施。

（4）食品安全的科普教育：公众对食品安全的认知度和心理上的接受度，是促进食品逐步走向安全、低风险的重要部分。应该加强食品安全相关知识的宣传和普及，让公众了解食物中的风险因素、应对措施和处理办法，有助于消除消费者对食品安全问题的过度恐慌。同时，也有助于相关部门的食品安全管理。

5. 食品安全应急预警系统　逐步建立我国食品安全的预警和应急管理系统，及早对食品安全事件进行预警，防止食品安全问题事态扩大。同时，应急管理部门应当具备处理相应食品安全突发事件的能力和技术储备，在食品安全事件发生的前、中和后期，能够及时预警、适度处理并总结归档，以预防未来的食品安全事件的发生。

我国已初步建立起预警系统，包括食源性疾病监测网、食源性危害监测网、天然毒素监测网、食品加工过程进行有效监测，对存在的不安全因素进行量化和定性分析；进行人群中微生物、病毒危害的流行性预测预报，对致病菌在食物中的存在量进行分析，并对一段时期内可能会增加何种疾病的风险进行预告。同时，对进出口食品进行风险预警。

（三）食品安全保障措施

要保障食品的安全，我们首先要建立上述食品安全的保障体系，完善立法、统一标准、监管机构分工明确，同时消费者的意识需要提高，食品安全监测的科技手段也需要快速发展。

保障我国食品安全，需要做好如下几个方面的工作：

1. 严格执行各种法律法规　《中华人民共和国食品安全法》以来，相关配套的法律及条例相继颁布实施。目前，应该加大食品安全法在生产者、经营者及消费者之间认知度的宣传或培训，让大家守法、依法，保证在生产、经营食品中各个关节的安全性。

2. 提高相关监测、检测技术需要　发现、识别食品中的有害成分，制定相应的限量标准是保证食品安全的基本措施之一，相关科研及检测机构应该努力提高技术，及时发现食品中的有害成分，研究其毒作用的特点，分析人群暴露水平，制定食品中的限量标准，才能为监督管理部门制定相关标准提供依据，为食品安全监管提供技术支撑，最终实现最大限度的维护人民群众健康的目的。

3. 发动群众发现和举报非法添加等恶性违法案件　人民群众是食品安全的守护者和实践者，同时也是受益者或受害者。利用和发动群众，监督和发现食品安全问题，及时通报和揭露身边的违法事件，也是保证食品安全的有效措施之一。

总之，食品安全保障措施的制订，要从政府监管的体制和机制入手，理顺相关部门间的关系，完善法律、法规和各项规章制度，提高相应食品检测技术水平。同时，广泛开展宣传教育活动，“全民”参与食品安全的监督和保障工作。

本章小结

食品中的污染物可分为生物性、化学性和物理性污染物三种类型，根据污染物的性质和对食品安全性的威胁程度，制定合理可行的预防措施。食物中毒是常见的食源性疾病，其诊断需要结合流行病调查、临床症状和实验室检测三方面的资料进行，可以通过控制细菌污染、低温储藏抑制细菌繁殖和加热灭菌的方法，预防细菌性食物中毒的发生。

食品添加剂是食品中的非食物成分，应依据食品添加剂使用标准等规定使用，不能超量或超范围使用。我国的食品安全体系由相应的法律/法规、标准/规范、监管、监测/检测、应急预警等系统等构成，从不同的角度和环节保证食品的安全性，保护食用者健康。

（余焕玲）

复习题

1. 简述细菌性食物中毒的预防措施。
2. 食品安全、食物中毒以及食品添加剂的概念。
3. 食品中常见的污染物可分为哪些类型？
4. 简述我国的食品安全体系。

第三篇　人群健康的研究方法

第九章

医学统计学

学习目标

掌握：医学统计学的基本概念；定量、定性资料的统计描述指标的计算方法及适用条件；定量、定性资料的假设检验方法（t 检验、卡方检验、秩和检验等）。

熟悉：方差分析的基本思想；卡方检验的注意事项；直线相关与回归分析的注意事项；统计图表的结构与编制要求。

了解：多样本均数的两两比较。

第一节　医学统计学概述

一、医学统计学简介

临床医务工作者在疾病诊断、治疗和预后等各种临床问题的科学研究时，可以运用医学统计分析方法将临床散在资料科学地进行整理分析，透过对众多的偶然因素，分析事物客观规律，从而作出正确结论，并且针对工作中发现的问题，制定防治措施，以提高工作的质量。

但是，许多误用统计学方法而得出错误结论的例子并不罕见。2001 年西班牙 Girona 大学的 Emili Garcia-Berthou 等人查阅了 Nature 登载的 181 篇研究论文，结果发现 38% 的文章至少有一次统计错误。由此可见，医学统计学是医学科研工作者不可缺少的专业知识和技能。

（一）医学统计学的定义

医学统计学（medical statistics）就是一门运用统计学的原理和方法，研究医学科研中有关数据的收集、整理、分析的科学。当今，医学统计学的知识和技能已经广泛渗透到医疗卫生的研究与实践的各个领域，其作用是帮助广大医学工作者提高其研究与实践成果的可靠性和可信性，确保科学研究工作的质量，不断提高我国医学领域的学术水平。

（二）医学统计学在医学科研中的地位和作用

医学统计工作有四个步骤，即科研设计、收集资料、整理资料以及分析资料。这四个步骤是相互联系，环环相扣的。科学、严谨的科研设计是收集准确可靠资料的保证，准确、完整、及时的收集资料、恰当的整理资料是统计分析的基础，选择正确的方法分析和表达资料才能确保得到科学的结论。

1. 科研设计　对医学研究来说，科研设计（design）实际上是制定周密的医学研究计划，是对科学研究具体内容与方法的设想和计划安排。科研设计是整个研究中最重要的一步，也是影响研究能否成功的最关键环节。

2. 收集资料　收集资料（collection of data）是统计工作的基础，直接关系到科研工作的质量。资料来源为：①实验数据；②现场调查资料；③医疗卫生工作记录；④统计报表、报告卡；⑤统计年鉴和统计数据专辑。研究人员应按照科研设计的要求，根据具体情况决定采取哪种来源收集资料，要在获取资料过程中确保原始数据的准确性、完整性和及时性。

3. 整理资料　整理资料（sorting data）是将收集的原始数据进行净化、系统化和条理化，以便进一步计算和分析。数据净化是指将原始数据清理、检查、核对和纠正错误等。系统化和条理化是指根据研究目的、资料性质、观察单位数多少和习惯用法将原始数据分组归纳汇总和拟整理表。

4. 分析资料　分析资料（analysis of data）包括有关统计指标的选择与计算，统计图表的绘制，有关统计方法的选用与统计软件的应用等，目的是在表达数据特征的基础上，阐明事物的内在联系和规律性。统计分析包括统计描述和统计推断两个方面。

二、医学统计学的若干概念

（一）总体与样本

总体（population）：是指根据研究目的而确定的同质观察单位的全体，更确切地说，总体是同质的所有观察单位某种观察值的集合。例如调查某地 2012 年 7 岁正常男童的身高，该地 2012 年全体 7 岁正常男童的身高值就构成一个总体。总体的同质基础是同一地区、年份、年龄的正常男童。这里的总体明确规定了时间、空间、人群范围的有限个观察单位，称为有限总体。在另一些情形下，总体的概念是设想的或抽象的，没有时间和空间范围限制，其观察单位的全体数只是理论上存在，因而视为“无限”，称为无限总体。在许多情况下，医学研究的总体是无限总体，要直接观察总体的情况是不可能的。即使对有限总体来说，若包含的观察单位过多，也要花费很大的人力、物力、财力，有时也是不必要的和不可能的。所以，在实际工作中，经常是采取从总体中抽取样本，根据样本信息推断总体特征的方法，即抽样研究的方法来实现的。

样本（sample）：是指从总体中随机抽得的部分观察单位。从总体中抽取部分观察单位的过程称为抽样。该样本中所包含的观察单位数就成为该样本的样本含量或样本大小，样本例数。比如上面的例子中，该地 2012 年全体 7 岁正常男童的身高值是一个总体，研究者可以从其中随机抽取 110 名男童，逐个进行身高测量，得到 110 名男童的身高测量值，组成样本。值得注意的是获取样本仅仅是手段，而研究目的是通过样本信息来推断总体特征的。

（二）同质与变异

同质（homogeneity）：就是指被研究指标的影响因素相同。但在人群健康的研究中有些影响因素是难以控制的，甚至是未知的；因此在实际工作中，影响被研究指标的主要控制因素达到相同或基本相同就可以认为是同质。如在测定患者的血压时，要求将对血压影响较大的因素（如年龄、性别、测定时间、情绪、环境温度等）控制在相同的条件下，而其他对血压影响较小的因素可以忽略。

变异（variation）：是在同质基础上的各观察单位之间的差异。如同窝别的小白鼠，用同样的饲料喂养，经过一段时间观察，每只小鼠的体重增重是不等的，这种变异来源于一些已知或未知的、甚至不可控制的因素所导致的随机误差。变异是生物医学研究领域普遍存在的现象。

（三）变量与资料

确定总体之后，研究者应对每个观察单位的某项特征进行测量和观察，这种特征，能表现观察单位的变异性，称为变量（variable）。对变量的测得值称为变量值，由变量值构成资料（data）。资料可分为以下类型：

1. 定量资料（quantitative data）　又称为计量资料，是对每个观察对象的观察指标用定量方法测定其数值大小所得的资料，一般有度量衡单位。如调查某地 7 岁女童的身体发育状况，每个人的身高（*cm*）、体重（*kg*）、血压（*kPa*）等均属定量资料。

2. 定性资料（qualitative data）　又称为计数资料，是先将观察对象的观察指标按性质或类别进行分组，然后计数各组该观察指标的数目所得的资料。如观察某人群的血型，结果分为 A 型、B 型、O 型和 AB 型，计数所得该人群的各血型组的人数是计数资料。

3. 等级资料（ordinal data）　将观察单位按测量结果的某种属性的不同程度分组，所得各组的观察单位数组成的资料。等级资料具有计数资料的特性，同时又兼有半定量资料的性质。如临床化验结果，可分 -、+、++、+++、++++五级，计数的每组病人的数量，就是等级资料。

各种统计指标和统计分析方法的选用与资料类型是密切联系的。因此，正确划分资料类型是十分重要的。但变量的类型也不是一成不变的，在有关专业理论指导下，各种资料可以转化，以满足不同统计分析方法的要求。例如，测定 3 岁儿童血红蛋白含量，属于计量资料，若只考虑儿童是否贫血，可参考临床正常值范围，将儿童分为两类，即贫血者和无贫血者，此时该资料属于定性资料；如分析贫血发生的严重程度，也可将该资料整理成无贫血者、轻度贫血者、中度贫血者，又转化为等级资料。

（四）概率与频率

频率（frequency）：设在相同条件下，独立的重复 n 次试验，随机事件 A 出现 f 次，f/n 即为随机事件 A 出现的频率。例如，投掷一枚硬币，结果不外乎出现“正面”和“反面”两种情况，如果投掷 100 次硬币，“正面”朝上出现 46 次，频率即为 46/100。

概率（probability）：是度量某一随机事件 A 发生可能性大小的一个数值，记为 P（A），P（A）越大，说明 A 事件发生的可能性越大。随机事件概率的大小介于 0 与 1 之间，即 $0 \leqslant P \leqslant 1$。$P=1$ 表示事件必然发生，称为必然事件；$P=0$ 表示事件不可能发生，称为不可能事件。习惯上将 $P \leqslant 0.05$ 或 $P \leqslant 0.01$ 称为小概率事件，表示在一次实验或观察中该事件发生的可能性很小，可视为可能不发生。

（五）参数与统计量

参数（parameter）：是描述总体特征的统计指标，用希腊字母表示。如总体均数 μ、总体率 π 等。总体参数是固定的常数。统计量（statistic）：是描述样本特征的统计指标，用拉丁字母表示。如样本均数 $\overline{X}$、样本率 p 等。统计量是在总体参数附近波动的随机变量。

（孙　忠　王　媛）

第二节　资料的统计描述

统计分析包括统计描述和统计推断。统计描述是指运用统计指标和统计图表等对资料的特征及其分布规律进行描述的统计方法。

一、定量资料的统计描述

常用的定量资料的统计描述方法有两种：一种是统计图表，主要是频数分布图（表）；另一种是统计指标，描述定量资料集中趋势和离散趋势。

（一）频率分布的描述

收集到定量资料的原始数据后，欲了解其分布的范围、数据最集中的区间以及分布的形态，可通过编制频数分布表来实现。在对原始数据分段后，计数不同组段观察值的个数，就得到数据的频数分布，将其用统计表格的形式呈现就是频数分布表（frequency table），简称为频数表。

1. 频数分布表的编制　例 9.1 抽样调查某地 110 名 18～35 岁健康男性居民红细胞含量（$\times 10^{12}/L$），数据如下，试编制此资料的频数分布表。

4.32	4.35	4.83	4.65	5.53	5.04	4.90	5.23	4.36	5.13
4.31	5.02	4.54	5.00	4.61	5.10	5.30	4.08	3.72	5.68
4.81	4.68	5.30	4.31	4.94	4.81	4.87	4.56	4.52	4.81
4.37	5.40	5.28	5.20	4.91	4.43	5.23	4.88	4.38	5.09
4.84	5.66	4.89	4.72	5.35	5.35	4.69	5.25	4.81	5.05
3.93	5.10	4.80	4.48	5.63	4.88	4.33	5.37	5.89	4.63
4.20	5.13	4.20	4.18	4.88	4.17	4.23	4.46	3.91	5.09
4.41	4.90	5.25	5.06	5.84	5.11	4.45	4.22	5.32	5.31
4.94	5.40	4.64	4.54	5.67	4.68	4.25	5.40	4.68	5.28
4.52	3.93	4.71	4.66	4.84	5.27	4.05	5.30	4.17	5.13
4.89	4.97	4.75	4.99	4.96	4.95	4.87	5.09	5.11	4.11

频数分布表的编制步骤如下：

(1) 求极差 极差 (range): 也称全距，即最大值和最小值之差，记作 R。本例数据中的最大值为5.89，最小值为3.72，$R=5.89-3.72=2.17$ ($\times 10^{12}/L$)。

(2) 确定组数 适宜的分组数与观察值个数的多少有关。组数过多会使资料过于分散，分布的规律性不能明显的表示出来，但组数太少会导致信息损失，一般以8~15组为宜。本资料共110例，拟分为10组。

(3) 确定组距 组距≈极差/组段数，本例为组距=2.17/10=0.217≈0.20

(4) 确定各组段的上下限 每个组段的起点称为该组的下限 (low limit)，终点称为上限 (upper limit)，上限=下限+组距。第一组段必须包含最小值，本例最小值为3.72，故取3.70为第一组段的下限，其上限=3.70+0.20=3.90。值得注意的是，各组段不能重叠，故每一组段均为半开半闭区间，只写下限，不写上限。最末组段的上限应大于最大值，并要同时写上、下限。本例最大值为5.89，故最末组段上限取5.90。

(5) 列表划记 统计出各组段内的数据个数 (频数)。频数表中的各组频数之和为总例数，将各组的频数除以总例数所得的比值被称作频率。频率描述了各组频数在全体中所占的比重，各组频率之和应为100%。在实际应用中，往往需要知道在某个指定值以下的数据频数或频率，这种频数或频率被称为累计频数或累计频率。累计频数等于该组段及前面各组段的频数之和，累计频率等于累计频数除以总例数。累计频率描述了累计频数在总例数中所占的比重 (表9-1)。

表9-1 110名18~35岁健康男性居民红细胞含量 ($\times 10^{12}/L$) 的频数表

组段	频数	频率 (%)	累计频数	累计频率 (%)
3.70~	1	0.91	1	0.91
3.90~	5	4.55	6	5.45
4.10~	9	8.18	15	13.64
4.30~	13	11.82	28	25.45
4.50~	14	12.73	42	38.18
4.70~	18	16.36	60	54.55
4.90~	17	15.45	77	70.00
5.10~	15	13.64	92	83.64
5.30~	11	10.00	103	93.64
5.50~	5	4.55	108	98.18
5.70~5.90	2	1.81	110	100.00
合计	110	100.00	—	—

2. 频数分布图 连续型变量的频数分布图，以直方图面积大小表示频数的多少，以直方图面积在总面积中的比例表示频率大小。其用途与频数表类似，但频数分布图比频数表更直观、更形象。连续型变量的频数分布图以横轴表示观察变量，以纵轴表示频数 (或频率)，见图9-1。

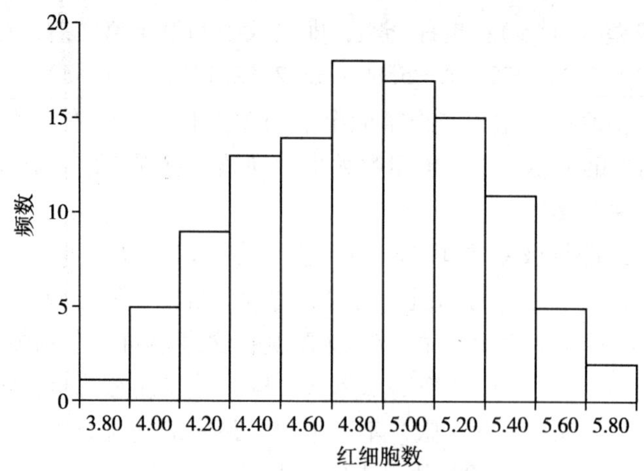

图 9-1 110 名 18～35 岁健康男性居民红细胞含量（$\times10^{12}/L$）的直方图

3. 频数分布表的用途

（1）频数分布表可揭示资料的分布类型：频数分布可以分为正态分布和偏态分布两种类型。正态分布是指集中位置在中间，左右两侧频数大体对称。偏态分布是指集中位置偏向一侧，频数分布不对称。根据集中位置偏的方向，又可将偏态分布分为左偏态和右偏态。

（2）描述频数分布的特征：由频数分布表可以看到频数分布的两个重要特征，即集中趋势和离散趋势。如身高向中央部分集中，以中间部分人数居多，为集中趋势；从中央部分向两侧频数分布逐渐减少，为离散趋势。

（3）便于发现某些特大或特小的可疑值：若在频数表的两端，连续出现几个组段的频数为 0 后，又出现一些特大或特小值，使人怀疑这些数值是否正确，需要进一步检查和核对，如有错，应予纠正。

（4）便于进一步计算统计指标和作统计处理（参见后面相关章节）。

（二）平均水平的描述

常用的描述定量资料分布规律的统计指标分为两类，一类是描述数据分布集中趋势的指标，用平均数来表示。另一类是描述数据分布离散趋势的指标。常用的描述平均水平的指标有算术均数、几何均数、中位数。

1. 算术均数（arithmetic mean） 简称为均数（mean），总体均数用希腊字母 μ 表示，样本均数用 $\overline{X}$ 表示，其适用条件是资料呈正态或近似正态分布。大多数正常人的生理和生化指标，如身高、体重及胸围等都适宜用均数表达其平均水平。其计算方法有直接法、加权法。

（1）直接法：将所有原始观察值相加，再除以总例数。其计算公式为：

$$\bar{x}=\frac{x_1+x_2+\cdots+x_n}{n}=\frac{\sum_{i=1}^{n}x_i}{n} \qquad \text{（式 9-1）}$$

其中，n 为样本含量，x_1，x_2，…，x_n 为观察值，当观察例数不多时，或应用统计软件时，可选择直接法。

例 9.2 计算例 9.1 中红细胞含量的均数。

$$\bar{x}=\frac{4.32+4.35+\cdots+4.11}{110}=4.83\ (\times10^{12}/L)$$

（2）加权法：当观察例数很多或者数据以频数表形式呈现时，可用加权法处理。

$$\bar{x} = \frac{\sum f x_0}{\sum f} = \frac{\sum f x_0}{n} \qquad (式9\text{-}2)$$

式中，x_0表示各组段组中值（即每个组段的上限与下限之和除以2），f为各组段频数。

例9.3　利用加权法对表9-1的数据计算均数。

$$\bar{x} = \frac{1 \times 3.80 + 5 \times 4.00 + \cdots + 2 \times 5.80}{110} = \frac{531.6}{110} = 4.83 \ (\times 10^{12}/L)$$

（3）算术均数的应用：它主要用于正态分布和近似正态分布的资料，对于偏态分布资料，均数容易受到频数分布尾端极大或极小值的影响，不能真正的反映分布的集中位置，此时可根据资料的特点选用下面介绍的两种平均数指标。

2. 几何均数（geometric mean）　用G表示，多用于对数正态分布资料，或观察值呈倍数关系的资料。如抗体滴度、药物的平均效价等，其计算方法有两种。

（1）直接法：当观察例数不多时采用，可求每个观察值的对数的算术均数，再求其反对数，计算公式为：

$$G = \lg^{-1}\left(\frac{\lg x_1 + \lg x_2 + \cdots + \lg x_n}{n}\right) = \lg^{-1}\left(\frac{\sum \lg x}{n}\right) \qquad (式9\text{-}3)$$

例9.4　6个人的血清抗体滴度为1:2，1:4，1:8，1:16，1:32，1:32。求其平均滴度。

$$G = \lg^{-1}\left(\frac{\lg 2 + \lg 4 + \lg 8 + \lg 16 + \lg 32 + \lg 32}{6}\right) = \lg^{-1} 1.0034 = 10$$

即这6个人的平均抗体滴度为1:10。

（2）加权法：当观察例数很多时，可通过加权法计算几何均数。计算公式为：

$$G = \lg^{-1}\left(\frac{f_1 \lg x_1 + f_2 \lg x_2 + \cdots + f_n \lg x_n}{\sum f}\right) = \lg^{-1}\left(\frac{\sum f \lg x}{\sum f}\right) \qquad (式9\text{-}4)$$

例9.5　某疾控中心对18名麻疹易感儿童经气溶胶免疫一个月后，测得其血凝抑制抗体滴度资料如下：求其平均滴度（表9-2）。

表9-2　18人的血清抗体滴度

抗体滴度	人数f
1:10	2
1:20	4
1:40	6
1:80	4
1:160	2

$$G = \lg^{-1}\left(\frac{28.8371}{18}\right) = \lg^{-1} 1.6021 = 40$$

即 18 名麻疹易感儿童经气溶胶免疫 1 个月后，血凝抑制抗体平均滴度为 1∶40。

3. 中位数（median）　用符号 M 表示，它是把一组观察值从小到大排序，位置居中的那个数值。其适用条件是：当资料呈偏态分布、资料一端或两端无确定数值、资料的分布情况不清楚。例如，某些传染病或食物中毒的潜伏期、人体的某些测定值（发铅），其平均水平用中位数表示。

（1）直接法：当观察例数不多时采用。将观察值从小到大排序，当样本含量为奇数时，位置居中的那个数值就是 M，当为偶数时，位置居中的两个数值的均数就是 M。

例 9.6　有 7 个人的收缩压测定值为：120$mmHg$，123$mmHg$，125$mmHg$，127$mmHg$，128$mmHg$，130$mmHg$，132$mmHg$，求中位数。

本例数据从小到大排序，位置居中的数值是 127$mmHg$，故中位数是 127$mmHg$。

若又观察了一个人的血压值为 118$mmHg$，样本含量增为 8，此时位置居中的有 125$mmHg$ 和 127mmHg 两个数值，中位数为 $M=(125+127)/2=126$（$mmHg$）。

（2）频数表计算法：观察例数较多时采用，可先将观察值编制成频数表，再通过百分位数法计算中位数。百分位数（percentile，P_x）：将原始数据从小到大排序，分成 100 等份，各等份含 1% 的观察值，分割界限上的值就是百分位数。那么，理论上有 $x\%$ 的观察值小于 P_x，有 $1-x\%$ 的观察值大于 P_x。第 50 百分位数 P_{50} 就是中位数。第 25、75、95 百分位数记为 P_{25}，P_{75}，P_{95}。百分位数 P_x 计算公式为：

$$P_X = L + i \times \left(\frac{n \times x\% - \sum f_l}{f_x} \right) \quad \text{（式 9-5）}$$

式中，L 为百分位数所在组段的下限，i 为组距，f_x 为该组段的频数，$\sum f_l$ 为百分位数所在组段上一个组段的累计频数。

例 9.7　145 名食物中毒病人的潜伏期如下表，求其平均潜伏期，第 25 百分位数，第 75 百分位数（表 9-3）。

表 9-3　145 名食物中毒病人的潜伏期

潜伏期（天）	人数	累计频数	累计频率（%）
0 ~	17	17	11.72
6 ~	46	63	43.45
12 ~	38	101	69.66
18 ~	32	133	91.72
24 ~	6	139	95.86
30 ~	0	139	95.86
36 ~	4	143	98.62
42 ~ 48	2	145	100.00

从资料的频数分布表可见，潜伏期为偏态分布，故应采用中位数描述该资料的平均水平。

中位数，即 P_{50}，在频数分布表的“12～”组段。

$$M=P_{50}=12+6\times\left(\frac{145\times50\%-63}{38}\right)=13.5\text{（天）}$$

第 25 百分位数，在频数分布表的“6～”组段。

$$P_{25}=6+6\times\left(\frac{145\times25\%-17}{46}\right)=8.5\text{（天）}$$

第 75 百分位数，在频数分布表的“18～”组段。

$$P_{75}=18+6\times\left(\frac{145\times75\%-101}{32}\right)=19.5\text{（天）}$$

对于任何分布的资料都可以用中位数反映平均水平，中位数不受个别特大或特小值的影响，只受位置居中的观察值波动的影响。若资料呈正态分布，理论上讲，中位数应和算术均数相等，当数据分布对数转化后呈正态时，理论上中位数等于几何均数。

（三）变异程度的描述

平均水平指标描述了一组数据的集中趋势，可以作为总体的一个代表值。由于变异的客观存在，需要一类指标描述资料的离散趋势。

1. 极差（range）　是一组资料最大值与最小值之差。极差越大，离散程度越大。该指标计算简便，但不稳定，易受极端值的影响。通常仅用于粗略的说明变量的变动范围。

2. 四分位数间距（quartile range）　用 Q 表示，是上四分位数 Q_U（P_{75}）和下四分位数 Q_L（P_{25}）之差，其值越大，说明变异程度越大。例 9.7 中已求得 $P_{25}=8.5$ 天，$P_{75}=19.5$ 天，$Q=P_{75}-P_{25}=19.5-8.5=11$ 天。四分位数间距可用于各种分布的资料，常与中位数一起使用，描述偏态分布资料的集中趋势和离散程度。该指标所得结果相对稳定，但仍未考虑每个观察值。

3. 方差和标准差　为了克服极差和四分位数间距不能反映每个观察值之间的离散情况这一缺点，引入方差这一概念。方差（variance）：是将总体内所有个体与总体均数差值平方之和（离均差平方和）除以观察例数；方差相当于平均每个数据的离均差平方的和，故方差可用于不同样本含量数据离散程度的比较。方差越大，数据分布离散程度越大。总体方差用 σ^2 表示，计算公式为：

$$\sigma^2=\frac{\sum(x-\mu)^2}{N} \qquad \text{（式 9-6）}$$

样本方差的计算公式为：

$$S^2=\frac{\sum(x-\bar{x})^2}{n-1} \qquad \text{（式 9-7）}$$

总体标准差（standard deviation）：用 σ 表示，样本标准差用 S 表示。标准差是反映计量资料离散趋势的统计指标，总体标准差反映每一个变量值与均数的平均离散程度，是方差的平方根。其单位与原测量单位相同，变量与均数的距离越大，均数代表性越差，反之亦然。标准差的用途很多，可以表示观察值的离散程度；结合均数可以用来描述正态分布的特征和估计医学参考值范围；可计算变异系数；结合样本含量可以计算标准误。其计算方法有：

（1）直接法

$$S=\sqrt{\frac{\sum(x-\bar{x})^2}{n-1}}=\sqrt{\frac{\sum x^2-(\sum x)^2/n}{n-1}} \qquad \text{（式 9-8）}$$

例9.8 计算7名再生障碍性贫血患者的血红蛋白（g/L）的标准差（表9-4）。

表9-4 7名再生障碍性贫血患者的血红蛋白含量（g/L）

编号	1	2	3	4	5	6	7
血红蛋白含量	65	75	50	76	65	72	68

$$\sum x = 471,\ \sum x^2 = 32159,$$

$$S = \sqrt{\frac{\sum x^2 - (\sum x)^2/n}{n-1}} = \sqrt{\frac{32\,159 - 471^2/7}{7-1}} = 8.83\ (g/L)$$

（2）加权法

$$S = \sqrt{\frac{\sum fx^2 - (\sum fx)^2/n}{n-1}} \qquad \text{（式 9-9）}$$

式中，x 表示相同的观察值，在频数表中为组中值，f 为频数。

例9.9 计算例9.1中110名18～35岁健康男性居民红细胞含量的标准差。

$$\sum fx = 531.6,\ \sum fx^2 = 2591.28,$$

$$S = \sqrt{\frac{\sum fx^2 - (\sum fx)^2/n}{n-1}} = \sqrt{\frac{2591.28 - 531.6^2/110}{110-1}} = 0.45\ (\times 10^{12}/L)$$

4. 变异系数（coefficient of variation） 用 CV 表示，常用于比较度量单位不同或均数相差悬殊的两组（多组）资料的变异程度。计算公式为

$$CV = \frac{S}{\bar{x}} \times 100\% \qquad \text{（式 9-10）}$$

变异系数描述了相对于算术均数而言标准差的大小，它描述的是数据分布的相对离散程度。变异系数没有度量衡单位，因此不同资料的变异系数可以直接比较。

（四）分布形态的描述

1. 正态分布的概念和特征

（1）正态分布的概念：正态分布（normal distribution）是一种重要的连续型随机变量分布，随机变量 x 服从正态分布，记为 $x \sim N(\mu, \sigma^2)$，其中 μ 表示 x 的均数，σ^2 表示 x 的方差。正态分布是以均数为中心，左右两侧基本对称，靠近均数两侧频数较多，离均数越远，频数越少，形成一个中间多、两侧逐渐减少、基本对称的分布。当样本含量扩大，将组段分细，图中直条将变窄，就会表现出中间高、两侧逐渐降低，并完全对称的特点（如图9-2a、b所示）。将频数分布图各直条的中点连线，就形成一条接近于光滑的曲线（如图9-2c所示），这条曲线就称作正态分布曲线。

在医学研究中，许多正常人生理、生化指标变量的分布呈正态或近似正态分布。正态分布是数理统计中发展的最为完善的一种分布，很多统计推断都是在正态分布条件下进行的。正态分布曲线的数学函数表达式为：

$$f(x) = \frac{1}{\sigma\sqrt{2\pi}} e^{-(x-\mu)^2/(2\sigma^2)},\quad -\infty < x < +\infty \qquad \text{（式 9-11）}$$

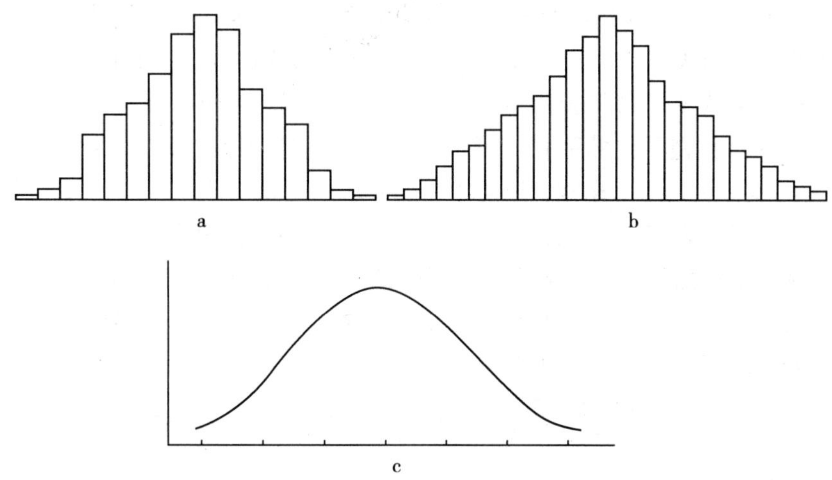

图 9-2　正态分布曲线示意图

（2）正态分布的特征

1）正态分布是单峰分布的呈钟形的曲线，在横轴上方，且均数所在处最高，曲线两端与 x 轴永不相交；

2）正态分布以均数为中心，以 $x=\mu$ 为对称轴，左右对称；

3）正态分布有两个参数，即均数和标准差，若固定标准差，改变均数，曲线沿着 x 轴平行移动，其形状不变；若固定均数，标准差越小，曲线越陡峭，标准差越大，曲线越平坦。见图 9-3a、b。故均数决定正态曲线的位置，而标准差决定正态曲线的形状。

4）正态分布的面积分布有一定的规律性，包括以下：

①x 轴与正态曲线所夹面积恒等于 1；

②区间 $\mu \pm \sigma$ 的面积为 68.27%，区间 $\mu \pm 1.64\sigma$ 的面积为 90.00%，

③区间 $\mu \pm 1.96\sigma$ 的面积为 95.00%，区间 $\mu \pm 2.58\sigma$ 的面积为 99.00%。

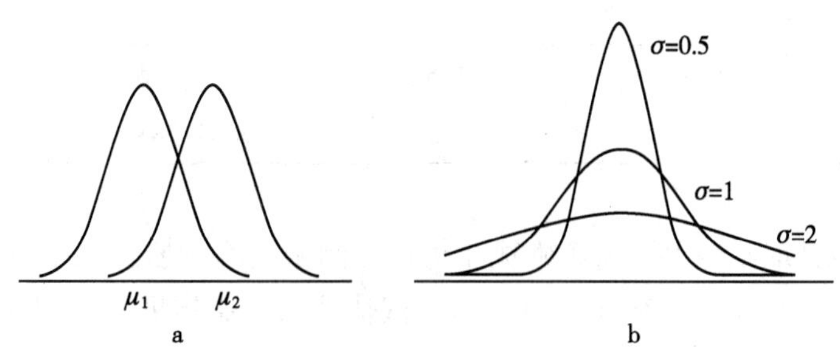

图 9-3　正态分布位置变换和形态变换示意图

2. 标准正态分布　正态分布曲线是一簇曲线，对应于不同的参数 μ 和 σ 会产生不同位置、不同形状的正态分布曲线。为了应用方便，经标准化转换 $Z=(x-\mu)/\sigma$，即将 $x \sim N(\mu, \sigma^2)$ 的正态分布转化为 $Z \sim N(0, 1^2)$ 的标准正态分布，转化后的标准正态分布是均数为 0、标准差为 1 的正态分布。上面的变换被称为标准化变换。

引进标准化变换后，只需制定标准正态曲线下面积分布表，对于服从正态分布的指标，均可借助标准正态分布表估计任意（$x_1 \sim x_2$）范围内的频数比例。标准正态分布界值表中列出了标准正态曲线下从 $-\infty$ 到 Z 范围内的面积 $\Phi(Z)$ 值。对于任意两值 Z_1 和 Z_2，求标准正态曲线下（$Z_1 \sim Z_2$）范围内的面积。可以先查标准正态分布界值表，分别求从 $-\infty$ 到 Z_1 与 $-\infty$ 到 Z_2 的面积，然后两者相减，即可求得所要求的面积。

标准正态分布界值表仅列出曲线下从 $-\infty$ 到 $Z \leqslant 0$ 范围内的面积。对于 $Z > 0$ 时，可利用正态分布的对称性求得曲线下从 $-\infty$ 到 Z 范围内的面积，即 $\Phi(Z) = 1 - \Phi(-Z)$。

例 9.10　已知某地 150 名 7 岁男孩的体重，均数 $\bar{x} = 21.5kg$，标准差 $S = 2.3kg$，试估计体重在 20 ~ 25kg 者占该地 7 岁男孩总数的百分比。

$$Z_1 = \frac{20 - 21.5}{2.3} = -0.65，Z_2 = \frac{25 - 21.5}{2.3} = 1.52$$

查标准正态分布界值表，得

$$\Phi(-0.65) = 0.2578，\Phi(1.52) = 1 - \Phi(-1.52) = 1 - 0.0643 = 0.9357$$

$$\Phi(1.52) - \Phi(-0.65) = 0.9357 - 0.2578 = 0.6779$$

故体重在 20 ~ 25kg 的 7 岁男孩占该地男孩总数的 67.79%。

3. 正态分布的应用　正态分布是一种很重要的连续型随机变量的分布，是很多统计处理方法的基础。医疗卫生领域中常利用正态分布估计频数分布、制定参考值范围及作质量控制。

（1）确定医学参考值范围：医学参考值范围（reference range）：又称为正常值范围，是指 95% 正常人的各种生理、生化数据，组织代谢产物含量等的取值范围。确定参考值范围的方法有两种：

1）正态分布法：计算公式见表 9-5。

表 9-5　正态分布法估计参考值范围

百分范围（%）	单侧		双侧	
	下限	上限	下限	上限
95	$\bar{x} - 1.64S$	$\bar{x} + 1.64S$	$\bar{x} - 1.96S$	$\bar{x} + 1.96S$
99	$\bar{x} - 2.33S$	$\bar{x} + 2.33S$	$\bar{x} - 2.58S$	$\bar{x} + 2.58S$

例 9.11　随机抽取某地 120 名正常成年男性，测量其红细胞计数（$\times 10^{12}/L$），计算得到 $\bar{x} = 4.78$（$\times 10^{12}/L$），$S = 0.38$（$\times 10^{12}/L$），试估计该地成年男子红细胞计数的 95% 参考值范围。

红细胞计数近似服从正态分布，因此选择正态分布法计算双侧 95% 参考值范围。

下限：$\bar{x} - 1.96S = 4.78 - 1.96 \times 0.38 = 4.04$（$\times 10^{12}/L$）

上限：$\bar{x} + 1.96S = 4.78 + 1.96 \times 0.38 = 5.52$（$\times 10^{12}/L$）

该地 95% 的正常成年男子红细胞计数在 4.04 ~ 5.52（$\times 10^{12}/L$）范围内。

2）百分位数法：若资料为非正态分布，可用百分位数法估计参考值范围。计算公式见表 9-6。

表 9-6　百分位数法估计参考值范围

百分范围（%）	单侧		双侧	
	下限	上限	下限	上限
95	P_5	P_{95}	$P_{2.5}$	$P_{97.5}$
99	P_1	P_{99}	$P_{0.5}$	$P_{99.5}$

例 9.12　随机抽取某地 314 名正常女性的血清甘油三酯含量，如表 9-7 所示，试估计单侧 95% 参考值范围。

表 9-7　某地 314 名正常女性血清甘油三酯含量的频数表

甘油三酯（mg/dl）	频数	累积频数	累积频率
10 ~	13	13	4.14
40 ~	85	98	31.21
70 ~	83	181	57.64
100 ~	47	228	72.61
130 ~	40	268	85.35
160 ~	21	289	92.04
190 ~	14	303	96.50
220 ~	7	310	98.73
250 ~	2	312	99.36
280 ~	1	313	99.68
310 ~	1	314	100.00

血清甘油三酯含量过多属于异常情况，又根据频数表可知该资料为偏态分布，故应用百分位数法计算单侧参考值范围上限 P_{95}。

$$P_{95}=190+\left(\frac{314\times 95\%-289}{14}\right)\times 30=209.9\ (\text{mg/dl})$$

正常女性的血清甘油三酯含量的 95% 参考值范围为小于 209.9mg/dl。

（2）质量控制：医学研究中的许多指标，若影响某一数量指标的随机因素很多，而每个因素所起的作用不太大时，则这个指标往往服从正态分布，其随机波动属于随机误差。相反，如果除随机误差外，还存在某些影响较大的因素导致的误差（系统误差），这时指标的波动就不再服从正态分布。利用这一原理，人们可以进行测量过程的质量控制。可根据正态分布的特征常以 $\bar{x}\pm 2S$ 作为上、下警戒线，以 $\bar{x}\pm 3S$ 作为上、下控制线。若某一次测量的指标超过了上、下警戒线，甚至上、下控制线时，则有理由认为其指标的波动不仅仅是由随机测量误差引起的，可能存在某种非随机的系统性误差。

（3）正态分布是许多统计方法的理论基础：许多统计分析方法是在正态分布的基础上建立起来的，如 t 检验、方差分析等；另外，当样本含量较大时，有许多分布都近似于正态分布，可用正态近似的统计分析方法处理。

二、定性资料的统计描述

定性资料是先将观察对象的观察指标按性质或类别进行分组，然后计数各组观察指标的数目所得的资料。常见的数据形式是绝对数，但绝对数通常不具有可比性，因此，需要在绝对数的基础上计算相对数（relative number）。常用的相对数指标有率、构成比、相对比。

1. 常用的相对数指标

（1）率（rate）：说明某现象发生的强度或频率。计算公式为：

$$\text{率} = \frac{\text{某时期内发生某现象的观察单位数}}{\text{同期可能发生某现象的观察单位数}} \times K \qquad \text{（式 9-12）}$$

式中的比例基数，可以取 100%、1000‰和 10 万/10 万等，比例基数的选择主要根据习惯用法和使计算的结果能保留 1 ~2 位整数，以便阅读。

（2）构成比（proportion）：表示事物内部某一部分的个体数与该事物各部分个体数的总和之比，用来说明各构成部分在总体中所占的比重或分布。通常以 100% 为比例基数。计算公式为：

$$\text{构成比} = \frac{\text{某一组成部分的观察单位数}}{\text{同一事物各组成部分的观察单位总数}} \times 100\% \qquad \text{（式 9-13）}$$

（3）相对比（relative ratio）：简称比，是两个有关指标之比，说明两指标间的比例关系，通常以倍数或百分数表示，计算公式为：

$$\text{相对比} = \frac{\text{甲指标}}{\text{乙指标}} \qquad \text{（式 9-14）}$$

2. 应用相对数的注意事项

（1）不要把构成比与率相混淆。构成比是用以说明事物内部某种构成所占比重或分布，并不说明某现象发生的频率或强度，在实际工作中，经常会出现将构成比指标按率的概念去解释的错误。

（2）计算分母不宜小。计算相对数应有足够数量，如果例数较少就会使相对数波动较大；因此，例数很少的情况下最好用绝对数直接表示。

（3）注意资料的可比性。在比较相对数时，除了要对比的因素外，其余的影响因素应尽可能相同或相近。一般应研究个体同质、研究方法相同，以及时间、地区等的客观条件一致时，才能进行比较。

（4）要注意使用率的标准化。对于不同内部构成的资料应先进行标准化后再作比较。如若两组资料的年龄、性别等构成不同，可以分别进行同年龄别、同性别的小组率比较或对总率（合计率）进行标准化后再作比较。

（5）比较两个（或多个）样本率（或构成比）时，应进行假设检验。不能仅凭数字表面相差大小下结论，应考虑抽样误差的存在，对于样本之间的差异应作假设检验。

（6）正确计算合计率。观察单位数不等的几个率的合计率应将各个率的分子之和除以分母之和来求得。

（孙 忠 王 媛）

第三节　统计推断

一、参数估计

（一）均数的抽样误差和标准误

了解总体特征的最好方法是对总体的每一个体进行观察或试验，但这在医学研究中往往是不可行的，只能借助于抽样研究，通过样本指标来了解总体特征。但即使严格遵守随机化的原则，抽得的样本均数不太可能恰好等于总体均数；因此，通过样本推断总体会有误差，这种由抽样造成的样本统计量与总体参数的差异，称为抽样误差（sampling error）。在抽样研究中，抽样误差是不可避免的，由于其产生的根本原因是生物个体的变异性，故抽样误差分布具有一定的规律性，可以用统计方法来计算或估计其大小。

通常将样本均数的标准差称为均数的标准误（standard error），用 $\sigma_{\bar{X}}$ 表示，标准误反映样本均数间的离散程度，也反映样本均数与相应总体均数间的差异，说明了均数抽样误差的大小，公式为：

$$\sigma_{\bar{X}}=\frac{\sigma}{\sqrt{n}} \qquad \text{（式 9-15）}$$

在实际工作中，由于总体标准差 σ 常常未知，而用样本标准差 S 来估计。因此，均数标准误的估计值为：

$$S_{\bar{X}}=\frac{S}{\sqrt{n}} \qquad \text{（式 9-16）}$$

例 9.13　某市随机抽查 12 岁男孩 100 人，得身高均数为 139.6*cm*，标准差为 6.85*cm*，计算其标准误。

$$S_{\bar{X}}=\frac{S}{\sqrt{n}}=\frac{6.85}{\sqrt{100}}=0.685\ (cm)$$

均数标准误与样本含量 n 的平方根成反比，即在同一总体中随机抽样，当样本含量越大时，抽样误差越小，反之，抽样误差越大。可通过适当增加样本含量来减少均数的标准误，从而降低抽样误差。

（二）t 分布

t 分布主要用于总体均数的区间估计和 t 检验。

t 分布是一簇曲线，当自由度不同时，曲线的形状不同。t 分布有如下特征：①单峰分布，以 0 为中心，左右对称；②自由度越小，t 值越分散，t 分布的峰部越矮而尾部翘得越高；③当自由度逼近∞，t 分布逼近 Z 分布，故标准正态分布是 t 分布的特例（图 9-4）。

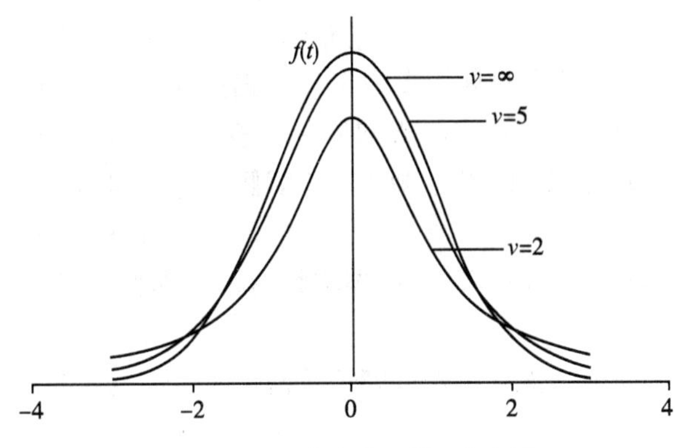

图 9-4　不同自由度下的 t 分布图

t 分布曲线和横轴之间的面积为 1，t 取值某个区间的概率 P 相当于横轴上该区间与曲线所夹面积。附表 2 t 界值表给出了 t 分布曲线下单侧和双侧尾部面积所对应的界值。在 t 界值表中，横标目为自由度，纵标目为概率 P。一侧尾部面积称为单侧概率或单尾概率，两侧尾部面积之和称为双侧概率或双尾概率，由于 t 分布以 0 为中心左右对称，表中只列出了正 t 值，故查表时，不管 t 值正负均用绝对值查表得概率 P 值。

例如由 t 界值表查出双侧 $t_{0.05/2,18}=2.101$，表示从正态总体中随机抽取 19 例作为样本，其 t 值服从 $\upsilon=n-1=19-1=18$ 的 t 分布，理论上 t 取值于（$-\infty$，-2.101）和（2.101，∞）的概率之和为 0.05。

（三）总体均数的估计

统计推断包括两部分内容：参数估计和假设检验。参数估计是指用样本指标值（统计量）推断总体指标（参数）。有两种方法：

1. 点估计（point estimation）　是用样本统计量直接作为其总体参数的估计值。方法简单，但未考虑抽样误差的大小。

如：为了解某地 1 岁婴儿的血红蛋白浓度，从该地随机抽取了 1 岁婴儿 25 人，测得其血红蛋白的均数为 123.7g/L，标准差为 11.9g/L。若用点估计法，则该地一岁婴儿的血红蛋白浓度的总体均数为 123.7g/L。

2. 区间估计（interval estimation）　按预先给定的概率（$1-\alpha$）所确定的包含未知总体参数的一个范围。该范围称为参数的可信区间或置信区间（confidence interval，CI）；预先给定的概率（$1-\alpha$）称为可信度或置信度，常取 95% 或 99%，如没有特殊说明，一般取双侧 95%。

3. 总体均数可信区间的计算　通常有 t 分布和 Z 分布两类方法。

（1）σ 未知：按 t 分布法计算　根据 t 分布的原理可得总体均数的 95% 双侧可信区间为：

$$\bar{x}\pm t_{0.05/2,\upsilon}S_{\bar{x}} \quad \text{（式 9-17）}$$

同理，总体均数的 95% 单侧可信区间为：

$$\mu>\bar{x}-t_{0.05,\upsilon}S_{\bar{x}}\text{或}\mu<\bar{x}+t_{0.05,\upsilon}S_{\bar{x}} \quad \text{（式 9-18）}$$

例 9.14　某医师测得 40 名老年性慢支病人尿中类固醇排出量均数为 15.19$\mu mol/dl$，标准差 5.03$\mu mol/dl$，试计算该种病人总体均数的 95% 可信区间。

$n=40$，$\bar{x}=15.19$，$S=5.03$，$\upsilon=n-1=39$，查 t 界值表 $t_{0.05/2,39}=2.023$，

$$\bar{x}-t_{0.05/2,39}S_{\bar{x}}=15.19-2.023\times5.03/\sqrt{40}=13.58\ (\mu mol/dl)$$

$$\bar{x}+t_{0.05/2,39}S_{\bar{x}}=15.19+2.023\times5.03/\sqrt{40}=16.80\ (\mu mol/dl)$$

该种病人总体均数的 95% 可信区间为（13.58～16.80）$\mu mol/dl$。

（2）σ 已知或 σ 未知但 n 足够大（$n>50$）时：按 Z 分布法计算

σ 已知，总体均数的 95% 双侧可信区间为：

$$\bar{x}\pm1.96\sigma_{\bar{x}} \quad \text{（式 9-19）}$$

σ 未知但 $n>50$，总体均数的 95% 双侧可信区间为：

$$\bar{x}\pm1.96S_{\bar{x}} \quad \text{（式 9-20）}$$

同理，总体均数的 95% 单侧可信区间为：

$$\mu>\bar{x}-1.96S_{\bar{x}}\text{或}\mu<\bar{x}+1.96S_{\bar{x}} \quad \text{（式 9-21）}$$

例 9.15　某市随机抽查 12 岁男孩 100 人，身高均数 139.6cm，标准差 6.85cm，计算该

地 12 岁男孩的 95% 可信区间。

$$n=100,\ \bar{x}=139.6cm,\ S=6.85$$

$$\bar{x}-1.96S_{\bar{x}}=139.6-1.96\times6.85/\sqrt{100}=138.3\ (cm)$$

$$\bar{x}+1.96S_{\bar{x}}=139.6+1.96\times6.85/\sqrt{100}=141.0\ (cm)$$

该地 12 岁男孩的 95% 可信区间为（138.3～141.0）cm。

（四）假设检验

在抽样研究中，即使是随机样本，观测到的样本均数与已知总体均数或两样本均数间差异也可能并不代表总体真实情况。之所以出现这种差异，其原因有二：第一种可能是总体均数不同；第二种可能是总体均数相同，但差别仅仅是抽样造成的。这就需要通过统计学上的假设检验来判断。

假设检验是根据“小概率事件在一次试验中一般不会发生”的原理和反证法的思想，先假设样本对应的总体参数与某已知总体参数相等，即建立假设，然后根据统计量的分布规律计算出检验统计量，再根据计算出来的检验统计量确定其概率 P 值，最后根据 P 值判断样本信息是否要支持检验假设，并对假设做出取舍决策，从而做出最终统计推断。可见，假设检验蕴含着自己独特的逻辑和统计学思维方式。

例 9.16　根据大量调查，已知健康成年男性血浆雄二醇的平均含量为 50.12（pg/ml），标准差为 18.64（pg/ml）。某医师现随机测定了 28 例男性肝癌患者血浆雄二醇含量，求得均数为 55.15（pg/ml），标准差为 24.36（pg/ml），可否认为男性肝癌患者血浆雄二醇含量水平与正常男性不同?

从所给的条件看，样本均数（55.15）与总体均数（50.12）不等，造成两者不等的原因有二：①非同一总体，即 $\mu\neq\mu_0$。肝癌患者与正常人的血浆雄二醇含量有本质差别，不完全是抽样误差的原因；②同一总体，即 $\mu=\mu_0$，肝癌患者与正常人的血浆雄二醇含量没有本质差别，但有抽样误差。要直接判断是否 $\mu\neq\mu_0$ 很难，但可利用反证法思想，从对立面 $\mu=\mu_0$ 出发间接判断是否 $\mu\neq\mu_0$。

假设检验的基本步骤

（1）建立检验假设，确定检验水准

H_0：$\mu=\mu_0$，即检验假设，常称为无效假设

H_1：$\mu\neq\mu_0$，即备择假设，常称为对立假设

对于检验假设，需要注意的是：

H_0 和 H_1 是相互联系、对立，且缺一不可；H_0 通常假定某两个（或多个）总体参数相等；H_1 的内容直接反映了检验的单双侧，单双侧检验的确定，首先根据专业知识，其次根据所要解决的问题来确定。一般认为双侧检验较保守和稳妥。

检验水准记为 α，属于 I 型错误范畴，是预先规定的概率值，它确定了小概率事件标准。在实际工作中常取 $\alpha=0.05$，且可根据不同研究目的给予不同设置。

（2）选择统计方法，计算检验统计量

应根据变量和资料类型、实际方案、统计推断的目的、方法的适用条件等选择检验统计量。如成组设计两样本均数的比较可根据资料特点选用检验统计量 t。

需要注意的是：所有的检验统计量都是在 H_0 成立的前提条件下计算出来的。

（3）确定 P 值，作出推断结论

P 的含义是指从 H_0 规定的总体随机抽样，其检验统计量（如 t、Z 等）等于或大于现有样本获得的检验统计量的概率。

根据计算出的检验统计量，查相应的界值表即可得概率 P，与事先规定的检验水准进行比较，看其是否为小概率事件而得出结论。若 $P<\alpha$，则结论为按所取的 α 检验水准，拒绝 H_0，接受 H_1，有统计学意义（统计结论），可认为……不同（专业结论）。若 $P>\alpha$，则结论为按 α 检验水准，不拒绝 H_0，无统计学意义（统计结论），尚不能认为……不同（专业结论）。

二、假设检验（t 检验）

（一）样本均数与总体均数比较的 t 检验

即样本均数所代表的未知总体均数 μ 与已知总体均数 μ_0 的比较。其检验统计量按下式计算：

$$t=\frac{\bar{x}-\mu_0}{S_{\bar{x}}}=\frac{\bar{x}-\mu_0}{S/\sqrt{n}},\quad \nu=n-1 \qquad \text{（式 9-22）}$$

例 9.17　大量检测已知正常人血浆载脂蛋白 E 的总体平均水平为 4.15*mmol/L*。某医师经抽样测得 41 例陈旧性心肌梗死患者的血浆载脂蛋白 E 平均浓度为 5.22*mmol/L*，标准差为 1.61*mmol/L*。据此能否认为陈旧性心肌梗死患者的血浆载脂蛋白 E 平均浓度与正常人的平均浓度不一致？

1. 建立假设检验，确定检验水准

H_0：$\mu=\mu_0$，陈旧性心肌梗死患者的血浆载脂蛋白 E 平均浓度与正常人相同。

H_1：$\mu\neq\mu_0$，陈旧性心肌梗死患者的血浆载脂蛋白 E 平均浓度与正常人不同。

$$\alpha=0.05$$

2. 计算检验统计量

$$t=\frac{\bar{x}-\mu_0}{S_{\bar{x}}}=\frac{\bar{x}-\mu_0}{S/\sqrt{n}}=\frac{5.22-4.15}{1.61/\sqrt{41}}=4.255$$

3. 确定 P 值，做出推断结论

本例自由度为 $41-1=40$，查表 $t_{0.05/2,40}=2.021$，本例 $t=4.255>2.201$，故 $P<0.05$，按 $\alpha=0.05$ 水准，拒绝 H_0，接受 H_1，有统计学意义，可以认为陈旧性心肌梗死患者的血浆载脂蛋白 E 平均浓度与正常人不同，陈旧性心肌梗死患者的血浆载脂蛋白 E 的平均浓度较高。

（二）配对样本均数比较的 t 检验

配对设计主要有以下情形：①两同质受试对象分别接受两种不同的处理；②同一受试对象分别接受两种不同处理；③同一受试对象一种处理前后，如治疗前后。

配对样本 t 检验的基本原理是：设两种处理的效应相同，即 $\mu_1=\mu_2$，即 $\mu_1-\mu_2=0$。（即已知总体 μ_0）。即看成是差值的样本均数 d 所代表的未知总体均数 μ_d 与已知总体均数 $\mu_0=0$ 的比较，因此，其检验统计量按下式计算：

$$t=\frac{\bar{d}-\mu_d}{S_{\bar{d}}}=\frac{\bar{d}-0}{S_{\bar{d}}}=\frac{\bar{d}}{S_d/\sqrt{n}},\quad \nu=n-1 \qquad \text{（式 9-23）}$$

式中，d 为每对数据的差值，$\bar{d}$ 为差值的样本均数，S_d 为差值的标准差，$S_{\bar{d}}$ 为差值样本均数的标准误，n 为配对样本的对子数。

例 9.18　为建立一种检测水中硝酸盐氮的新方法，某实验室对 10 份不同类型的水样，分别采用传统方法和新方法进行比较测定，结果见表 9-8。问两种方法的测定结果（mg/L）是否有差别？

表 9-8　两种方法测定 10 份水样硝酸盐氮含量结果（mg/L）

水样编号	传统方法	新方法
1	4.18	4.42
2	4.01	4.17
3	4.36	3.14
4	3.01	2.94
5	1.66	1.20
6	10.31	7.96
7	5.92	9.80
8	2.50	1.43
9	5.98	3.97
10	6.56	4.83

1. 建立假设检验，确定检验水准

H_0：$\mu_d=0$，两种方法的测定结果相同。

H_1：$\mu_d\neq0$，两种方法的测定结果不同。

$$\alpha=0.05$$

2. 计算检验统计量

$$\bar{d}=0.463,\quad S_d=1.776,\quad n=10$$

$$t=\frac{\bar{d}-\mu_d}{S_{\bar{d}}}=\frac{\bar{d}-0}{S_{\bar{d}}}=\frac{\bar{d}}{S_d/\sqrt{n}}=\frac{0.463}{1.776/\sqrt{10}}=0.824$$

3. 确定 P 值，做出推断结论

本例自由度 $\nu=10-1=9$，查表 $t_{0.05/2,9}=2.262$，本例 $t=0.824<2.262$，故 $P>0.05$，按 $\alpha=0.05$ 水准，不拒绝 H_0，无统计学意义，尚不能认为两种方法的测定结果不同。

（三）两独立样本均数比较的 t 检验

又称成组 t 检验，当两样本含量较小，且均来自正态总体时，要根据两总体方差是否不同而采用不同检验方法。这里仅介绍方差相等时的 t 检验，判定方差是否相等的方法和方差不等时采用的 t' 检验请参考医学统计学专著。

当两总体方差相等，即 $\sigma_1^2=\sigma_2^2$时，两样本 t 检验的检验统计量按下式计算：

$$t=\frac{\bar{x}_1-\bar{x}_2}{\sqrt{\frac{S_1^2\ (n_1-1)+S_2^2\ (n_2-1)}{n_1+n_2-2}\left(\frac{1}{n_1}+\frac{1}{n_2}\right)}},\quad \nu=n_1+n_2-2 \qquad \text{（式 9-24）}$$

例 9.19　某医师研究转铁蛋白测定对病毒性肝炎的临床意义，测得 12 名正常人和 15 名病毒性肝炎患者血清转铁蛋白的含量（*mg/dl*）如下。问患者和正常人转铁蛋白含量是否不同？

正常人：265.4　271.5　284.6　291.3　254.8　275.9　281.7　268.6　264.1　273.2　270.8　260.5

病毒性肝炎患者：235.9　215.4　215.8　224.7　228.3　231.1　253.0　221.7　218.8　233.8　230.9　240.7　256.9　260.7　224.4

1. 建立假设检验，确定检验水准

H_0：$\mu_1=\mu_2$，患者和正常人转铁蛋白含量相同。

H_1：$\mu_1\neq\mu_2$，患者和正常人转铁蛋白含量不同。

$$\alpha=0.05$$

2. 计算检验统计量

$$\bar{x}_1=271.87,\ S_1=10.40,\ \bar{x}_2=232.81,\ S_2=14.43$$

$$t=\frac{\bar{x}_1-\bar{x}_2}{\sqrt{\frac{S_1^2\ (n_1-1)+S_2^2\ (n_2-1)}{n_1+n_2-2}\left(\frac{1}{n_1}+\frac{1}{n_2}\right)}},\quad \nu=n_1+n_2-2$$

$$t=\frac{271.87-232.81}{\sqrt{\frac{10.40^2\times(12-1)+14.43^2\times(15-1)}{12+15-1}\times\left(\frac{1}{12}+\frac{1}{15}\right)}}=7.872$$

3. 确定 P 值，做出推断结论

本例自由度 $\nu=12+15-1=26$，查表 $t_{0.05/2,26}=2.056$，本例 $t=7.872>2.056$，故 $P<0.05$，按 $\alpha=0.05$ 水准，拒绝 H_0，接受 H_1，有统计学意义，可以认为患者和正常人转铁蛋白含量不同，正常人的转铁蛋白含量较高。

（四）Ⅰ型错误和Ⅱ型错误

Ⅰ型错误（Tpye Ⅰ error）：拒绝了实际上成立的 H_0，是“弃真”的错误，大小用 α 表示。α 可取单尾或双尾。假设检验时，研究者可根据不同研究目的来确定 α 值的大小。

Ⅱ型错误（Tpye Ⅱ error）：“接受”了实际上不成立的 H_0，是“取伪”的错误，其概率大小用 β 表示。β 只取单尾，β 值的大小一般未知。

从图 9-5 中可看出，样本含量一定时，α 越小，β 越大，反之亦然。若要同时减小Ⅰ型错误和Ⅱ型错误，唯一的方法就是增加样本含量 n。

（五）假设检验应注意的问题

1. 要有严密的研究设计　这是假设检验的前提。组间要均衡，保证均衡性的方法主要是从同质总体中随机抽取样本，或随机分组。

2. 不同的资料选用不同的检验方法　应根据分析目的、资料类型以及分布、设计方案的种类、样本含量大小等选用适当的检验方法。

3. 正确理解 P 值含义　P 值越小，拒绝零假设的理由越充分，故结论越可靠。所以既不

能把 P 理解为总体均数相同的可能性，也不能认为 P 越小总体均数的差别越大。

4. 正确理解统计推断的结论，不能绝对化　统计结论具有概率性质，故“肯定”、“一定”、“必定”等词不要使用。在报告结论时，最好列出检验统计量的值，尽量写出具体的 P 值或 P 值的确切范围，以便读者与同类研究进行比较。

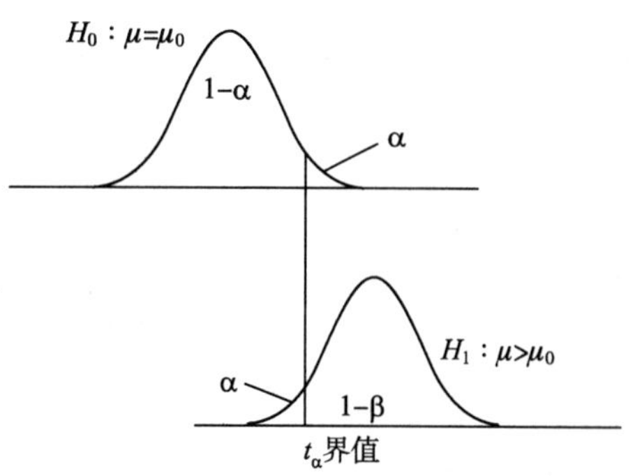

图 9-5　Ⅰ型错误和Ⅱ型错误

5. 正确理解统计“显著性”与医学/临床/生物学“显著性”　统计“显著性”对应于统计结论，而医学/临床/生物学“显著性”对应于专业结论。假设检验是为专业服务的，统计结论必须和专业结论有机地结合，才能得出符合客观实际的最终结论。

（孙　忠　王　媛）

第四节　方差分析

在试验研究中，将全部观察对象随机分为 k 个组，每个组给予不同的处理，当 $k=2$ 时，两组总体均数是否存在差别的假设检验可采用前面介绍的 t 检验；但当 $k>2$ 时，即检验两组以上总体均数是否存在差别，t 检验已不能满足要求，须采用本章介绍的方差分析（analysis of variance，ANOVA）。

一、方差分析的基本思想

方差分析的基本思想：根据实验设计的类型，将全部测量值总的离均差平方和及其自由度分解为两个或多个部分，除随机误差作用外，每个部分的变异可由某个因素的作用加以解释，如组间变异 $SS_{组间}$ 可由处理因素的作用加以解释。通过比较不同变异来源的均方，借助 F 分布做出推断，从而推论各种研究因素对实验结果的影响。

例 9.20　某医生研究不同疗法治疗缺铁性贫血的效果，选取 36 名缺铁性贫血病人随机分为 3 组，每组 12 例，分别给予 A、B、C 三种方法治疗，一个月后测量患者红细胞的升高数（$\times 10^{12}L$），请比较三种治疗方法的效果（表 9-9）。

表 9-9　三种方法治疗一个月后患者红细胞的升高数（$\times 10^{12}L$）

编号	A 疗法	B 疗法	C 疗法
x	0.81	1.32	2.35
	0.75	1.41	2.50

续表

编号	A 疗法	B 疗法	C 疗法
	0.74	1.35	2.43
	0.86	1.21	2.36
	0.82	1.26	2.44
	0.87	1.38	2.46
	0.75	1.40	2.40
	0.74	1.34	2.43
	0.72	1.46	2.21
	0.82	1.33	2.45
	0.80	1.43	2.38
	0.75	1.40	2.40
n	12	12	12
$\bar{x}_i$	0.79	1.36	2.40
$\sum x_i$	9.43	16.29	28.81
$\sum x_i^2$	7.44	22.17	69.23

表9-9中的36个数据各不相同，可以分为以下三个不同的变异：

1. 总变异　36名患者红细胞升高数各不相同，这种变异称为总变异（total variation），可以用离均差平方和表示，记为$SS_{总}$。它反映了所有测量值之间总的变异程度，该变异既包含了三种疗法的作用，又包含了随机误差。计算公式为：

$$SS_{总}=\sum(x-\bar{x})^2=\sum x^2-C,\ 其中\ C=\frac{(\sum x)^2}{N} \quad (式9\text{-}25)$$

2. 组间变异　三组患者由于接受疗法不同，各组患者红细胞升高数样本均数$\bar{x}_i$也各不相同，这种变异称为组间变异（variation among groups），记为$SS_{组间}$。该变异既包含不同处理组对实验结果的影响，也包含了随机误差。计算公式为：

$$SS_{组间}=\sum n_i(\bar{x}_i-\bar{x})^2=\sum\frac{(\sum x_i)^2}{n_i}-C \quad (式9\text{-}26)$$

3. 组内变异　在同一处理组中，虽然每个受试对象接受的处理相同，但红细胞升高数仍各不相同，这种变异称为组内变异（variation within groups），记为$SS_{组内}$。它反映随机误差的影响，计算公式为：

$$SS_{组内}=SS_{总}-SS_{组间} \quad (式9\text{-}27)$$

三种变异自由度计算公式为：$v_{总}=N-1$　$v_{组间}=k-1$　$v_{组内}=N-k$　（式9-28）

总变异、总自由度均被分解为：

$$SS_{总}=SS_{组间}+SS_{组内} \quad (式9\text{-}29)$$

$$v_{总}=v_{组间}+v_{组内} \quad (式9\text{-}30)$$

离均差平方和受到观察值个数多少的影响，因此，各部分离均差平方和不能直接比较，须将各部分离均差平方和除以相应的自由度，其比值称为均方（mean square，MS）。

组间均方和组内均方的计算公式为：

$$MS_{组间}=SS_{组间}/\upsilon_{组间} \tag{式 9-31}$$

$$MS_{组内}=SS_{组内}/\upsilon_{组内} \tag{式 9-32}$$

组间均方与组内均方的比值称为 F 统计量。

$$F=MS_{组间}/MS_{组内} \tag{式 9-33}$$

F 分布有两个自由度，分子自由度 $\upsilon_{组间}$，分母自由度 $\upsilon_{组内}$，查附表 3. F 界值表。若根据试验结果计算的 F 值偏大，则 $P<0.05$，拒绝 H_0，接受 H_1，说明各样本来自不全相同的总体，即认为各样本的总体均数不全相等。反之，则 $P>0.05$，不拒绝 H_0，还不能得出各样本的总体均数不等的结论。

二、方差分析的步骤

（一）完全随机设计资料的方差分析

完全随机设计（completely randomized design）是采用完全随机化的分组方法，将全部试验对象分配到 k 个处理组，各组分别接受不同的处理，试验结束后比较各组均数之间的差别有无统计学意义，推论处理因素的效应。

1. 完全随机设计资料方差分析的计算步骤　完全随机设计资料方差分析表见表 9-10。

表 9-10　完全随机设计资料的方差分析表

变异来源	SS	自由度	均方	F
总变异	$\sum(x-\bar{x})^2$	N－1		
组间变异	$\sum n_i(\bar{x}_i-\bar{x})^2$	k－1	$SS_{组间}/\nu_{组间}$	$MS_{组间}/MS_{组内}$
组内变异	$SS_{总}-SS_{组间}$	N－k	$SS_{组内}/\nu_{组内}$	

以例 9.20 为例，检验步骤如下：

（1）建立检验假设，确定检验水准

H_0：$\mu_1=\mu_2=\mu_3$，即三种疗法治疗贫血患者的红细胞升高数相同。

H_1：μ_1，μ_2，μ_3不全相同，即三种疗法治疗贫血患者红细胞升高数不全相同。

$$\alpha=0.05$$

（2）计算检验统计量

$$C=\frac{(\sum x)^2}{N}$$

$$SS_{总}=\sum(x-\bar{x})^2=\sum x^2-C=16.239$$

$$SS_{组间}=\sum n_i(\bar{x}_i-\bar{x})^2=\sum\frac{(\sum x_i)^2}{n_i}-C=16.094$$

$$SS_{组内}=SS_{总}-SS_{组间}=16.239-16.094=0.145$$

$$\nu_{总}=N-1=35 \quad \nu_{组间}=k-1=2 \quad \nu_{组内}=N-k=33$$

$$MS_{组间}=SS_{组间}/\nu_{组间}=8.047$$

$$MS_{组内}=SS_{组内}/\nu_{组内}=0.004$$

$$F = MS_{组间}/MS_{组内} = 1836.379$$

方差分析的结果见表9-11。

表9-11　完全随机设计资料的方差分析表

变异来源	SS	自由度	均方	F
总变异	16.239	35		
组间变异	16.094	2	8.047	1836.379
组内变异	0.145	33	0.004	

（3）确定 P 值，作出统计推断

F 分布有两个自由度，分子自由度 $\nu_{组间}$，分母自由度 $\nu_{组内}$，查 F 界值表，$F_{0.05(2,33)}$ = 3.28，本例 $F = 1836.379 > 3.28$，故 $P < 0.05$，按 $\alpha = 0.05$ 水准，拒绝 H_0，接受 H_1，有统计学意义，可以认为三种疗法治疗贫血患者红细胞升高数不全相同。至于多个总体均数中两两均数之间的差别，可用多个均数间两两比较的方法。

（二）随机区组设计资料的方差分析

随机区组设计（randomized block design）又称配伍组设计，是配对设计的扩展。具体做法是：先将受试对象按性质相同或相近配成 b 个区组，再分别将各区组内的受试对象随机分配到 k 个处理组或对照组。随机区组设计方差分析既要考察处理因素的作用，又要考察区组的作用，故又称为双向方差分析（two-way ANOVA）。由于区组内的个体特征比较一致，减少了个体间差异对研究结果的影响，一般而言，较完全随机设计更容易检验出处理间的差别，提高了研究效率。

1. 变异分解　试验数据有四个不同的变异：

（1）总变异 $SS_{总}$：反映所有测量值之间的变异。

（2）处理间变异 $SS_{处理}$：由处理因素的不同水平作用和随机误差产生的变异。

（3）区组间变异 $SS_{区组}$：由不同区组作用和随机误差产生的变异。

（4）误差变异 $SS_{误差}$：完全由随机误差产生的变异。

对总变异和自由度的分解，

$$SS_{总} = SS_{处理} + SS_{区组} + SS_{误差} \quad （式9-34）$$

$$\nu_{总} = \nu_{处理} + \nu_{区组} + \nu_{误差} \quad （式9-35）$$

随机区组设计资料方差分析表见表9-12。

表9-12　随机区组设计资料的方差分析表

变异来源	SS	自由度	均方	F
总变异	$\sum(x-\bar{x})^2$	$N-1$		
处理组	$\sum n_i(\bar{x}_i-\bar{x})^2$	$k-1$	$SS_{处理}/\nu_{处理}$	$MS_{处理}/MS_{误差}$
区组	$\sum n_j(\bar{x}_j-\bar{x})^2$	$b-1$	$SS_{区组}/\nu_{区组}$	$MS_{区组}/MS_{误差}$
误差	$SS_{误差}=SS_{总}-SS_{处理}-SS_{区组}$	$\nu_{误差}=\nu_{总}-\nu_{处理}-\nu_{区组}$	$SS_{误差}/\nu_{误差}$	

2. 随机区组设计资料方差分析的计算步骤

例 9.21　在抗癌药物筛选试验中，将 20 只小白鼠按体重相近者归为五个区组，每个区组各有 4 只小白鼠。分别观察四种药物对小白鼠移植性肉瘤的抑瘤效果，结果见表 9-13。问四种药物的抑瘤效果有无差别?

表 9-13　四种药物的抑瘤效果

区组号	A 药	B 药	C 药	D 药	$\sum x$	$\sum x^2$
1	0.80	0.36	0.17	0.28	1.61	0.88
2	0.74	0.50	0.42	0.36	2.02	1.10
3	0.31	0.20	0.38	0.25	1.14	0.34
4	0.48	0.18	0.44	0.22	1.32	0.50
5	0.76	0.26	0.28	0.13	1.43	0.74
$\sum x$	3.09	1.50	1.69	1.24		
$\sum x^2$	2.09	0.52	0.62	0.34		

（1）建立检验假设，确定检验水准

处理组：

H_0：四个总体均数相同，即四种药物的抑瘤效果相同

H_1：四个总体均数不全相同，即四种药物的抑瘤效果不全相同

区组：

H_0：五个总体均数相同，即五个体重组的抑瘤效果相同

H_1：五个总体均数不全相同，即五个体重组的抑瘤效果不全相同

$$\alpha = 0.05$$

（2）计算检验统计量

将数据带入表 9-12 的公式中，得到方差分析的结果，见表 9-14。

表 9-14　随机区组设计资料的方差分析表

变异来源	SS	自由度	均方	F
总变异	0.7412	19		
处理组	0.4108	3	0.1370	7.53
区组	0.1123	4	0.0281	1.54
误差	0.2181	12	0.0182	

（3）确定 P 值，作出统计推断

$F_{处理}$有两个自由度，分子自由度 $\upsilon_{处理}$，分母自由度 $\upsilon_{误差}$，查 F 界值表，$F_{0.05(3,12)} = 3.49$，本例 $F_{处理} = 7.53 > 3.49$，故 $P < 0.05$，按 $\alpha = 0.05$ 水准，拒绝 H_0，接受 H_1，有统计学意义，可以认为四种药物的抑瘤效果不全相同。$F_{区组}$有两个自由度，分子自由度 $\upsilon_{区组}$，分母自由度

$\nu_{误差}$，查 F 界值表，$F_{0.05(4,12)}=3.26$，本例 $F_{区组}=1.54<3.26$，故 $P>0.05$，按 $\alpha=0.05$ 水准，不拒绝 H_0，无统计学意义，还不能认为五个体重组的抑瘤效果不全相同。至于多个总体均数中两两均数之间的差别，需要用多个均数间两两比较进一步分析。

三、多样本均数的两两比较

当方差分析的结果为拒绝 H_0，接受 H_1 时，只说明 k 个总体均数不全相等。若想进一步了解哪两个总体均数不等，需进行多个样本均数间的两两比较或称多重比较。但应注意，若用前面介绍的两样本均数比较的 t 检验进行多重比较，将会加大犯Ⅰ类错误的概率。常用的多重比较的方法是：*LSD*-t 检验、*Dunnett*-t 检验、*SNK*-q 检验、*Duncan* 检验，本章主要介绍 *SNK*-q 检验。

SNK-q 检验法适用于多个样本均数两两之间的全面比较，适用于探索性研究，其检验统计量为 q，又称为 q 检验。公式为：

$$q=\frac{\bar{x}_A-\bar{x}_B}{S_{\bar{X}_A-\bar{X}_B}}=\frac{\bar{x}_A-\bar{x}_B}{\sqrt{\frac{MS_e}{2}\left(\frac{1}{n_A}+\frac{1}{n_B}\right)}},\quad \nu=\nu_e \qquad \text{（式 9-36）}$$

式中，分子为任意两个对比组 A、B 的样本均数之差，分母是差值的标准误，n_A 和 n_B 分别为 A 和 B 两个样本的例数，MS_e 为前述方差分析中算得的组内均方或误差均方。

例 9.22　对照例 9.20 资料三种疗法的红细胞升高数均值作两两比较。

（1）建立检验假设，确定检验水准。

H_0：$\mu_A=\mu_B$，即任两对比组的总体红细胞升高数均值相同

H_1：$\mu_A\neq\mu_B$，即任两对比组的总体红细胞升高数均值不同

$$\alpha=0.05$$

（2）计算检验统计量。

将三个样本均数由大到小排列，并编组次：

组次	1	2	3
均数	2.40	1.36	0.79
组别	C 疗法	B 疗法	A 疗法

例 9.20 资料的 q 检验结果如表 9-15 所示。

表 9-15　例 9.20 资料的 q 检验计算表

对比组 A 与 B (1)	两均数之差 $\bar{X}_A-\bar{X}_B$ (2)	两均数之差标准误 $S_{\bar{X}_A-\bar{X}_B}$ (3)	q (4) $=\frac{(2)}{(3)}$	对比组内包含组数（5）	q 临界值 0.05	q 临界值 0.01	P
1 与 3	1.61	0.01826	88.1709	3	3.49	4.45	<0.01
1 与 2	1.04	0.01826	56.9551	2	2.89	3.89	<0.01
2 与 3	0.57	0.01826	31.2158	2	2.89	3.89	<0.01

（3）确定 P 值，作出统计结论。

以计算 MS_e 自由度 33（取 30）和对比组内包含组数，查附表 4q 界值表，得 $q_{0.05,30}$ 和 $q_{0.01,30}$ 的界值，列于表 9-15，将计算得到的 q 值与相应 q 界值进行比较，得到各组的 P 值。本例结论：按 $\alpha=0.05$ 水准，拒绝 H_0，接受 H_1，可以认为两组疗法的红细胞升高数之间差异有统计学意义。

四、方差分析的前提条件和数据变换

（一）方差分析的前提条件

1. 各样本是相互独立的随机样本，均服从正态分布；

2. 相互比较的各样本的总体方差相等，即方差齐。

（二）数据变换

对非正态分布或方差不齐的资料，通常有两种处理方式：一是通过某种形式的数据变换以达到正态分布或方差齐性的要求；二是采用非参数统计方法，如秩和检验。常用的数据变换方式有：

1. 对数变换　将原始数据取自然对数或常用对数。其变换形式为 $X'=\ln X$ 或 $X'=\ln(X+1)$，用 X'' 作为原始数据进行统计推断分析。适用于：①对数正态分布资料，如抗体滴度、疾病潜伏期、果蔬中的农药残留量等；②标准差与均数成比例，或变异系数接近于某一常数。

2. 平方根变换　是将原始数据的算数平方根作为分析的数据，其变换形式有：$X'=\sqrt{X}$ 或 $X'=\sqrt{X+0.5}$。适用于方差与均数成比例的资料，如服从 Poisson 分布的资料。

3. 平方根反正弦变换　就是将原始数据的平方根取反正弦，其变换形式为：$p'=\sin^{-1}\sqrt{p}$。适用于百分比的数据资料。

（孙　忠　王　媛）

第五节　χ^2 检验

χ^2 检验（chi-square test，或称卡方检验）是用途非常广泛的一种假设检验方法。本节仅介绍卡方检验在分类变量上的应用，即用于推断两个或两个以上的总体率（或构成比）有无差别及配对设计资料的 χ^2 检验。

一、独立样本四格表资料的 χ^2 检验

例 9.23　某医生用 A、B 两种疗法治疗胃癌，3 年生存率结果见表 9-16。问两种疗法治疗胃癌病人的 3 年生存率是否相同？

表 9-16　A、B 两种疗法治疗胃癌的 3 年生存率资料

处理	生存	死亡	合计	生存率（%）
A 疗法	50（53.42）	20（16.58）	70	71.4
B 疗法	66（62.58）	16（19.42）	82	80.5
合计	116	36	152	76.3

表 9-16 中四个格子的数据是基本数据，其余的数据都是由这四个数据计算得来的。因此，习惯上称该资料为四格表（fourfold table）资料。

（一）χ^2 检验的基本思想

χ^2 检验的检验统计量为 χ^2 值，其基本公式为：

$$\chi^2 = \Sigma \frac{(A-T^2)}{T} \tag{式 9-37}$$

式中 A 为实际频数（actual frequency），如四格表中四个格子中的基本数据；T 为理论频数（theoretical frequency），是根据无效检验假设推算出来的。如上例中要作两个样本率的比较，无效假设为两种治疗方法的 3 年的总体生存率相同，我们可以假设都等于合计的生存率 76.3%（116/152）。据此，A 疗法治疗 70 人，理论上应该有 70 ×（116/152）= 53.42 人生存；B 疗法治疗 82 人，理论上应有 82 ×（116/152）= 62.58 人生存；同理，两组总体死亡率也一样，均为合计死亡率 36/152，依此算得两组理论死亡数为 70 ×（36/152）= 16.58 和 82 ×（36/152）= 19.42。理论频数的计算公式为：

$$T_{RC} = \frac{n_R n_C}{n} \tag{式 9-38}$$

式中　T_{RC} 表示 R 行（row）C 列（column）的理论频数，n_R 为相应的行合计，n_C 为相应的列合计，n 为总例数。

本例：

$$T_{11} = \frac{70 \times 116}{152} = 53.42 \qquad T_{12} = \frac{70 \times 36}{152} = 16.58$$

$$T_{21} = \frac{82 \times 116}{152} = 62.58 \qquad T_{22} = \frac{82 \times 36}{152} = 19.42$$

将实际数和理论数代入公式 9-37 即可计算出检验统计量 χ^2 值。χ^2 值反映了实际数与理论数的吻合程度，若无效假设 H_0 成立，则理论数与实际数相差一般不会很大，出现较大的 χ^2 值的概率 P 较小，若 $P \leqslant \alpha$，就怀疑无效假设 H_0 成立，因而拒绝它；若 $P > \alpha$，则没有理由拒绝它。χ^2 值的大小还与格子数（严格的说是自由度）有关，因此要根据自由度 ν 和检验水准 α 查附表 5 的 χ^2 界值表，然后作出统计结论。

（二）χ^2 检验的步骤

本例 χ^2 检验的步骤如下：

1. 建立检验假设　H_0：$\pi_1 = \pi_2$，两疗法总体 3 年生存率相同 H_1：$\pi_1 \neq \pi_2$，两疗法总体 3 年生存率不同

$$\alpha = 0.05$$

2. 计算理论数和 χ^2 统计量　理论数前面已经算出，代入公式 9-37 得

$$\chi^2=\frac{(50-53.42)^2}{53.42}+\frac{(20-16.58)^2}{16.58}+\frac{(66-62.58)^2}{62.58}+\frac{(16-19.42)^2}{19.42}=1.71$$

3. 确定 P 值和判断结果　$\nu=($行数$-1)($列数$-1)=(2-1)(2-1)=1$，根据自由度查 χ^2 界值表，见附表 5，$\chi^2_{0.05(1)}=3.84$，本例 $\chi^2=1.69<3.84$，$P>0.05$，不能拒绝无效假设 H_0，尚不能认为两种疗法治疗胃癌病人的 3 年生存率有差别。

（三）四格表资料专用公式

四格表资料进行 χ^2 检验还可以选用专用公式 9-39（由公式 9-37 推导而来），可以省去计算理论数的过程，使计算简化。

$$\chi^2=\frac{(ad-bc)^2n}{(a+b)(c+d)(a+c)(b+d)} \quad \text{（式 9-39）}$$

式中 a、b、c、d 分别为四格表中的四个实际频数，n 为总例数。仍用表 9-16 的资料为例，符号标记见表 9-17。

表 9-17　A、B 两种疗法治疗胃癌的 3 年生存率资料

处理	生存	死亡	合计	3 生存率（%）
A 疗法	50（a）	20（b）	70（$a+b$）	71.4
B 疗法	66（c）	16（d）	82（$b+d$）	80.5
合计	116（$a+c$）	36（$b+d$）	152（n）	76.3

$$\chi^2=\frac{(50\times16-20\times66)^2\times152}{70\times82\times116\times36}=1.71$$

计算结果同前。公式 9-37 和 9-39 算得的 χ^2 值也称为 Pearson χ^2，它要求四格表资料满足 $n\geqslant40$，所有 $T_{ij}\geqslant5$。

（四）四格表资料 χ^2 检验的校正公式

χ^2 界值表中的 χ^2 值是根据连续性的理论分布计算出来的。但定性资料的原始数据是离散型的，由此得到的 χ^2 值也是离散的。为改善四格表资料 χ^2 值的连续性，统计学家 Yates（1934）建议对 χ^2 值进行校正，称为连续性校正（correction for continuing），也称 Yates 校正。校正 χ^2 值的公式为：

$$\chi^2=\sum\frac{(|A-T|-0.5)^2}{T} \quad \text{（式 9-40）}$$

$$\chi^2=\frac{(|ad-bc|-n/2)^2n}{(a+b)(c+d)(a+c)(b+d)} \quad \text{（式 9-41）}$$

对于四格表资料，需根据不同情况作不同处理。

1. $1\leqslant T<5$，而 $n\geqslant40$ 时，需计算校正的 χ^2 值，或用 Fisher 确切概率法。

2. $T<1$ 或 $n<40$ 时，需用 Fisher 确切概率法（请参照统计学专著）。

例 9.24　甲、乙两种药物治疗糖尿病，副作用发生情况见表 9-18。问两种药物副作用发生率是否相同？

表 9-18　甲乙两种药物治疗糖尿病的副作用发生情况资料

药物	发生	未发生	合计	发生率（%）
甲药	2（4.67）	26（23.33）	28	7.14
乙药	5（2.33）	9（11.67）	14	35.71
合计	7	35	42	16.67

建立假设：

H_0：$\pi_1=\pi_2$，两药物总体副作用发生率相同

H_1：$\pi_1\neq\pi_2$，两药物总体副作用发生率不同

$$\alpha=0.05$$

本例至少有一个格子的理论数小于5，大于1，总例数 $n=42>40$，故用校正公式5-5计算χ^2值。

$$\chi^2=\frac{(|ad-bc|-n/2)^2n}{(a+b)(c+d)(a+c)(b+d)}=\frac{(|2\times9-26\times5|-42/2)^2\times42}{28\times14\times7\times35}=3.62<\chi^2_{0.05(1)}=3.84$$

$P>0.05$，在 $\alpha=0.05$ 的水准上尚不能认为两药物的副作用发生率有差别。

需要注意的是：若不计算校正χ^2，则$\chi^2=5.49$，$P<0.05$，会得出相反的结论。

二、多个独立样本行×列（R×C）列联表资料的χ^2检验

基本数据的行数或列数大于2的定性资料通常称为行×列表资料或R×C表资料。行×列表资料的χ^2检验主要用于解决两个以上的率（或构成比）差异的比较。其基本思想、χ^2值计算的基本公式和四格表相同。另外，为了省去计算理论频数的麻烦，也可以用公式9-42（由基本公式推导而来）计算χ^2值。

$$\chi^2=n\left(\sum\frac{A}{n_Rn_C}-1\right)\qquad（式9-42）$$

式中 n 为总例数，A 为每个格子里的实际频数，n_R和 n_c分别为与 A 值相对应的行和列的合计数。

例9.25　见表9-19为胃癌真菌病因研究中几种食物样品的真菌检出率，问不同食物的真菌检出率有无差别？

表 9-19　五种食物样品的真菌检出率

食物	生长真菌	未生长真菌	合计	真菌检出率（%）
大米	13（24.34）	17（5.65）	30	43.3
地瓜粉	29（24.34）	1（5.65）	30	96.7
豆酱	24（24.34）	6（5.65）	30	80.0

续表

食物	生长真菌	未生长真菌	合计	真菌检出率（%）
虾皮	18（14.61）	0（3.39）	18	100.0
咸酸菜	28（24.34）	2（5.65）	30	93.3
合计	112	26	138	81.2

H_0：五种食物的总体真菌检出率相同

H_1：五种食物的总体真菌检出率不全相同

$$\alpha = 0.05$$

按公式 9-42 计算χ^2值

$$\chi^2 = n\left(\sum \frac{A}{n_R n_C} - 1\right)$$

$$= 138\left(\begin{array}{l}\frac{13^2}{30\times112}+\frac{17^2}{30\times26}+\frac{29^2}{30\times112}+\frac{1^2}{30\times26}+\frac{24^2}{30\times112}+\frac{6^2}{30\times26}\\ +\frac{18^2}{18\times112}+\frac{0^2}{18\times26}+\frac{28^2}{30\times112}+\frac{2^2}{30\times26}-1\end{array}\right) = 39.90$$

ν =（行数 - 1）（列数 - 1）=（5 - 1）（2 - 1）= 4，查χ^2界值表，$\chi^2_{0.05(4)} = 9.49$，本例$\chi^2 = 39.90 > 9.49$，$P < 0.05$，按$\alpha = 0.05$水准拒绝H_0，接受H_1。可以认为五种食物的总体真菌检出率不全相同。

行×列表资料χ^2检验的注意事项：

1. 行×列表χ^2检验，一般要求不能有 1/5 以上的格子理论数小于 5，或者不能有一个格子的理论数小于 1，否则将导致分析偏性。出现这些情况时可采用以下处理方法：①在可能的情况下再增加样本含量，这是最好的办法；②专业上如果允许，可将太小的理论数所在的行或列的实际数与性质相近的行或列的实际数合并，但这样可能会损失信息；③删去理论数太小格子所在的行或列（最差的方法，不得已而为之）；④计算 Fisher 确切概率（手工无法计算，可由统计软件实现）。

2. 对于多个率或构成比比较的χ^2检验，结论如果为拒绝无效假设，只能认为各总体率或构成比之间总的来说有差别，但并不是说任意两组之间都有差别，如果想了解哪两组之间有差别，需进一步作两两比较（请参考统计学专著）。

3. 对于有序变量，在比较各处理组效应有无差别时，宜选用秩和检验进行分析，不能采用χ^2检验，因为χ^2检验不能体现等级效应的改变。

三、配对 2×2 列联表设计资料的χ^2检验

前面讲述的配对 t 检验，其设计类型为配对设计，由于收集的变量为定量数据，所以选用配对 t 检验进行假设检验；如果设计类型为配对设计，但收集的数据为定性数据，则需用配对计数资料的χ^2检验进行比较。本节仅介绍常用的配对 2×2 列联表资料的χ^2检验，配对 R×C 列联表资料的χ^2检验请参阅统计学专著。

例 9.26　用两种不同的方法对 60 例胃癌患者进行诊断，结果见表 9-20，问两种方法的

诊断结果有无差别？

表 9-20　两种方法诊断胃癌的效果比较

甲法	乙法		合计
	+	–	
+	30（a）	2（b）	32
–	18（c）	10（d）	28
合计	48	12	60

本例为配对设计的定性数据，检测结果分为四种情况：（a）甲$_+$乙$_+$，（b）甲$_+$乙$_-$，（c）甲$_-$乙$_+$，（d）甲$_{--}$乙$_-$。其中 a、d 为两种方法诊断结果一致的数目，b、c 为两种方法诊断结果不一致的数目，所以在比较两种方法诊断结果有无差别时，只需比较 b 与 c 即可。可以用公式 9-43（由基本公式推导而来）计算 χ^2 值。

$$\chi^2=\frac{(|b-c|-1)^2}{b+c},\quad \nu=1 \tag{式 9-43}$$

上式也称为 McNemar 检验，若 $b+c>40$，可用公式 9-44。

$$\chi^2=\frac{(b-c)^2}{b-c} \tag{式 9-44}$$

本例：H_0：总体 $B=C$，即两种方法的诊断结果无差别

H_1：总体 $B\neq C$，即两种方法的诊断结果有差别

$$\alpha=0.05$$

计算 χ^2 值，$\chi^2=\frac{(|2-18|-1)^2}{2+18}=11.25$

查 χ^2 界值表，$\chi^2_{0.05(1)}=3.84$，$\chi^2>\chi^2_{0.05(1)}$，$P<0.05$，按 $\alpha=0.05$ 水准拒绝 H_0，接受 H_1，可以认为两种方法的诊断结果有差别，从本例来看乙法检出率高于甲法。

（周晓彬）

第六节　秩和检验

秩和检验（rank sum test）是最常用的、基于秩次的一种非参数检验方法（nonparametric test）。非参数检验对总体分布无任何要求，也不对总体参数作出推断，又称为任意分布检验（distribution-free test）。而以假定的总体分布（如正态分布）为前提，对未知的总体参数进行推断的假设检验方法则称为参数检验（parametric test）（如 t 检验和方差分析）。秩和检验的应用范围较广，尤其适用于有序分类变量（也称等级资料），但检验效率相对来说略低于参数检验方法。

一、定量变量两样本比较的秩和检验

Wilcoxon 秩和检验是用于两样本定量变量或有序变量比较的一种常用的秩和检验，目的是比较两样本所代表的两个总体分布有无差异。

例 9.27　某研究者测得铅作业环境与非铅环境作业两组工人的血铅值（μg/100g），见表 9-21 第（1）和第（3）栏（已从小到大排列），问两组工人的血铅值有无差别？

表 9-21　铅环境作业与非铅环境作业两组工人的血铅值比较

非铅作业组		铅作业组	
血铅值 (1)	秩次 (2)	血铅值 (3)	秩次 (4)
5	1	17	9
5	2	18	10.5
6	3	20	12
7	4	25	14
9	5	34	15
12	6	43	16
13	7	44	17
15	8		
18	10.5		
21	13		
$n_2=10$	$T_2=59.5$	$n_1=7$	$T_1=93.5$

1. 建立检验假设：

H_0：两组工人血铅值的总体分布相同

H_1：两组工人血铅值的总体分布不同

2. 确定检验水准　$\alpha=0.05$

3. 计算检验统计量 T 值　将两组 17 个数据由小到大统一编秩，见表 9-21 第（2）、（4）栏；如遇相同数据在不同组须取平均秩次，如两组各有一个 18，均取原秩次 10、11 的均数 10.5，若相同数据在同一组，可不必取平均秩次，但仍可视为相同秩次。n_1 和 n_2 代表两组的样本含量，$N=n_1+n_2$，并规定样本含量小者为 n_1，以 n_1 组的秩和 T_1 为统计量 T 值，本例 $n_1=7$，$n_2=10$，$T=93.5$。若 $n_1=n_2$，可任取一组的秩和为 T 值。两组的秩和合计等于总秩和（$N(N+1)/2$），可用来验证秩和计算是否准确。

4. 确定 T 值

（1）查表法：当 $n_1 \leqslant 10$，$n_2 - n_1 \leqslant 10$ 时，查附表6.1的 T 界值表。若 T 值在界值范围内，其 P 值大于相应概率；若 T 值恰好等于界值，其 P 值等于相应概率；若 T 值在界值范围外，其 T 值小于相应概率。本例 $n_1 = 7$，$n_2 = 10$，$T = 93.5$，落在42-84范围外，得双侧 $P < 0.05$。

（2）正态近似法：当超出附表的可查范围时，可认为秩和的分布近似正态，可采用 Z 检验。

$$Z = \frac{|T - n_1(N+1)/2| - 0.5}{\sqrt{n_1 n_2 (N+1)/12}}, \qquad (式9\text{-}45)$$

当相同秩次较多时，采用校正公式 $Z_c = \frac{Z}{\sqrt{c}}$，（式9-46）

式中 $c = 1 - \frac{\sum (t_j^3 - t_j)}{N^3 - N}$，其中 t_j 为相同秩次的个数。

5. 作出结论　按 $\alpha = 0.05$ 水准，拒绝 H_0，接受 H_1，可以认为铅环境作业工人与非铅环境作业工人的血铅值有差别。

Wilcoxon 检验的基本思想：假定样本含量为 n_1 和 n_2 的两个样本来自同一总体（或分布相同的两个总体），则 n_1 样本秩和 T_1 与其理论秩和 $n_1(N+1)/2$ 相差不大；若相差悬殊，超出界值范围，表示在 H_0 成立的前提下抽得现有统计量 T_1 的概率很小，则有理由怀疑该假设，因而拒绝 H_0。

二、有序分类变量两组样本比较的秩和检验

例9.28　用某药治疗不同病情的老年慢性支气管炎病人，结果见表9-22，试比较该药对两种病情病人的疗效有无差别。

1. 建立检验假设

H_0：两组病人疗效的总体分布相同

H_1：两组病人疗效的总体分布不同

2. 确定检验水准　$\alpha = 0.05$

3. 计算检验统计量 T 值　将两组数据按等级顺序由小到大统一编秩，见表9-22。本例 $n_1 = 82$，$n_2 = 126$，$T = 8780.5$。

4. 确定 T 值，作出结论　本例 $n_1 = 82$，超出了 T 界值表可查范围，可采用正态近似法。

$$c = 1 - \frac{\sum (t_j^3 - t_j)}{N^3 - N} = 1 - \frac{(107^3 - 107) + (24^3 - 24) + (53^3 - 53) + (24^3 - 24)}{208^3 - 208} = 0.8442$$

$$Z = \frac{|8780.5 - 82(208+1)/2| - 0.5}{\sqrt{82 \times 126 (208+1)/12}} = 0.4974，\ Z_c = \frac{Z}{\sqrt{c}} = 0.5414 < Z_{0.05/2} = 1.96，$$按 $\alpha = 0.05$ 水准，不拒绝 H_0，尚不能认为该药对上述两种病情的病人疗效不同。

表 9-22　某药对两种病情的支气管炎的疗效对比

疗效	单纯性	单纯性合并肺气肿	合计	秩次范围	平均秩次	秩和	
						单纯性	合并肺气肿
控制	65	42	107	1～107	54.0	3510	2268.0
显效	18	6	24	108～131	119.5	2151	717.0
有效	30	23	53	132～184	158.0	4740	3634.0
无效	13	11	24	185～208	196.5	2554.5	2161.5
合计	126	82	208	—	—	12955.5	8780.5

三、定量变量多组样本比较的秩和检验

Kruskal-Wallis H 检验是用于多个样本（也可用于两个样本）定量变量或有序变量比较的一种秩和检验，目的是比较多个样本所代表的多个总体分布有无差异，也可称为 K-W 检验或 H 检验。

例 9.29　某医院肿瘤科用中医、西医和中西医结合三种方法治疗 15 例肝癌患者，治疗后病人生存月数资料见表 9-23，问三种疗法对肝癌患者的生存时间有无影响？

表 9-23　三种疗法肝癌病人的生存时间比较

中医		西医		中西医结合	
生存月数	秩次	生存月数	秩次	生存月数	秩次
5	2.5	4	1.0	7	4.5
7	4.5	5	2.5	8	6.0
9	7.0	10	8.0	13	12.5
11	9.0	12	11.0	14	14.0
11	10.0	13	12.5	15	15.0
R_i	33.0	—	35.0	—	52.0
n_i	5.0	—	5.0	—	5.0

1. 建立检验假设

H_0：3 种疗法患者生存时间的的总体分布相同

H_1：3 种疗法患者生存时间的总体分布不全相同

2. 确定检验水准　$\alpha=0.05$

3. 计算检验统计量 H 值　将 3 组数据由小到大统一编秩，见表 9-23，如遇相同数据在不同组须取平均秩次，若相同数据在同一组，可顺次编秩，不必取平均秩次，但仍可视为相同秩次。$\overline{R}_i=R_i/n_i$，$\overline{R}=(N+1)/2$。求各组秩和 R_i，计算 H 值：

$$H=\frac{12}{N\ (N+1)}\sum n_i\ (\overline{R}_i-\overline{R})=\frac{12}{N\ (N+1)}\sum\frac{R_i^2}{n}-3\ (N+1)$$

$$=\frac{12}{15\times(15+1)}\left(\frac{33^2}{5}+\frac{35^2}{5}+\frac{52^2}{5}\right)-3\ (15+1)=2.18$$

当有相同秩次时，须采用校正公式 $H_c=\frac{H}{c}$，式中 $c=1-\frac{\sum(t_j^3-t_j)}{N^3-N}$，其中 t_j 为相同秩次的个数。本例 $c=1-\frac{(2^3-2)+(2^3-2)+(2^3-2)}{15^3-15}=0.9946$，$H_c=\frac{H}{c}=2.19$。

4. 确定 P 值，作出结论　本例 $k=3$，各组例数皆为5，查附表6.2的 H 界值表，界值为 $5.78>2.19$，按 $\alpha=0.05$ 水准，不拒绝 H_0，尚不能认为3种疗法患者生存时间不同。当组数或各组例数超出了 H 界值表可查范围时，H 值近似地服从 $\nu=k-1$ 的 χ^2 分布，可查 χ^2 界值表确定 P 值。

Kruskal-Wallis H 检验的基本思想：假定多个样本来自同一总体（或分布相同的多个总体），则各样本平均秩次 $\bar{R}_i=R_i/n_i$ 与各样本合计的平均秩次（N+1)/2 相差不大；若相差很大，则有理由怀疑该假设，因而拒绝 H_0。

四、有序分类变量多组样本比较的秩和检验

例9.30　就表9-24资料，比较4种呼吸系统疾病患者痰液内嗜酸性粒细胞数有无差别？

表9-24　四种疾病患者痰液内的嗜酸性粒细胞比较

白细胞	支气管扩张	肺水肿	肺癌	病毒性呼吸道感染	合计	秩次范围	平均秩次
(1)	(2)	(3)	(4)	(5)	(6)	(7)	(8)
-	0	3	5	3	11	1~11	6
+	2	5	7	5	19	12~30	21
++	9	5	3	3	20	31~50	40.5
+++	6	2	2	0	10	51~60	55.5
R_i	739.5	436.5	409.5	244.5	—	—	—
n_i	17	15	17	11	60	—	—
$\bar{R}_i$	43.50	29.10	24.09	22.23	—	—	—

* 显微镜检查阴性者为“-”，阳性者由少到多分别为“+、++、+++”

1. 建立检验假设

H_0：4种疗效的的总体分布位置相同

H_1：4种疗效的的总体分布位置不全相同

2. 确定检验水准　$\alpha=0.05$

3. 计算检验统计量 H 值　将3组数据按等级顺序由小到大统一编秩，见表9-24。如遇相同数据在不同组须取平均秩次，若相同数据在同一组，可顺次编秩，可不必取平均秩次，但仍可视为相同秩次。求各组秩和 R_i，计算 H 值：

$$H=\frac{12}{N(N+1)}\sum\frac{R_i^2}{n}-3(N+1)$$

$$=\frac{12}{60\times(60+1)}\left(\frac{739.5^2}{17}+\frac{436.5^2}{15}+\frac{409.5^2}{17}+\frac{244.5^2}{11}\right)-3(60+1)=14.28$$

由于相同秩次较多，采用校正公式 $H_c=\frac{H}{c}=\frac{14.28}{0.92}=15.52$，

式中 $c=1-\frac{(11^3-11)+(19^3-19)+(20^3-20)+(10^3-10)}{60^3-60}=0.92$，

4. 确定 P 值，作出结论　本例 $\nu=4-1=3$，$\nu=4-1=3$，查 χ^2 界值表得 $\chi^2_{0.05(3)}=7.81<H_c=15.52$，$P<0.05$，按 $\alpha=0.05$ 水准拒绝 H_0，接受 H_1，可认为四种疾病患者痰液内的嗜酸性白细胞不全相同。

注意事项：有序变量整理出来的表格很像 χ^2 中的 R×C 表资料，因此，许多人采用 χ^2 检验，这样处理数据是不正确的，因为 χ^2 检验不利用有序变量的等级信息，当有序变量的顺序（也就是行或列）发生变化时（例如第 1 列和第 4 列交换位置），χ^2 值是不变的，但 H_C 值却是变化的。所以，在比较各处理组的效应有无差别时，除了必须使用 χ^2 检验比较处理组间在不同效应的构成比上有无差别之外，一般宜使用秩和检验。

多组比较的秩和检验，当判断结果表明差别具有统计学意义时，可以认为相比较的各总体不全相同，具体哪两组是不同的，还无法确定。这种情形与方差分析的结果十分相似。为此，如果需要了解哪两个总体不同，需要进行两两比较（请参考统计学专著）。

（周晓彬）

第七节　直线相关和直线回归

在前面的章节中已经介绍了单变量资料的统计分析方法，比如对某一变量进行统计描述、某一变量在两组或多组间差别有无统计学意义等等。但是在医学科研及实际工作中，还经常需要分析两个变量间的关系，如年龄与血压、空气质量与肺癌发病率、体温与脉搏、尿糖与血糖等。相关与回归就是研究这种关系的统计分析方法。相关分析是用于研究两个变量之间相关的方向和相关的密切程度，回归分析是研究变量间的数量依存关系。

一、直线相关分析

例 9.31　某研究组测量了 10 名 20 岁男大学生的身高（cm，x）与前臂长度（cm，y），见表 9-25，试分析身高与前臂长度之间是否有相关关系。

表 9-25　某地 10 名 20 岁男大学生身高及前臂长度测量资料

学生编号	x	y	x^2	y^2	xy
1	170	47	28 900	2209	7990
2	173	42	29 929	1764	7266
3	160	44	25 600	1936	7040
4	155	41	24 025	1681	6355
5	173	47	29 929	2209	8131
6	188	50	35 344	2500	9400
7	178	47	31 684	2209	8366
8	183	46	33 489	2116	8418
9	180	49	32 400	2401	8820
10	165	43	27 225	1849	7095
合计	1725	456	298 525	20 874	78 881

首先要获得两个变量成对观察值的样本数据，记为（x_1，y_1），（x_2，y_2），（x_n，y_n）。以横坐标表示变量 x，纵坐标表示变量 y，在直角坐标系中标出相应的点来，这样的图形称作散点图，用其观察坐标点的分布趋势，以了解两个变量之间线性关系如何。本例散点图见图 9-6。

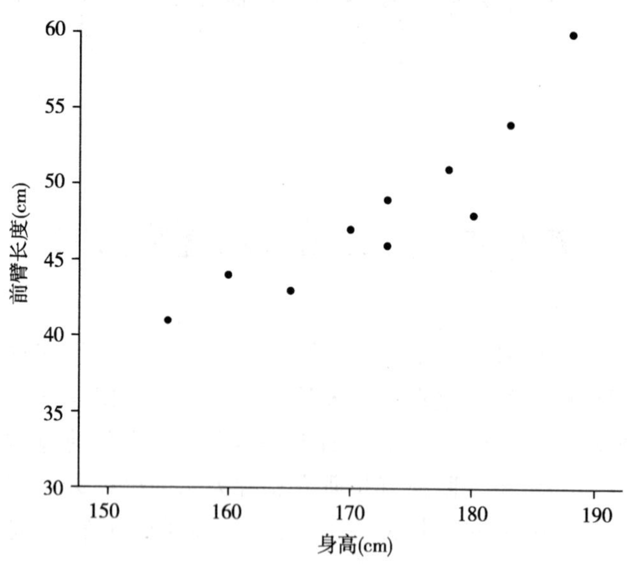

图 9-6　某地 10 名 20 岁男青年身高与前臂长度的关系

从例 9.31 的散点图中可看出，身高高的男青年前臂长度相对较长，而身高矮的男青年前臂长度较短，二者之间确实存在着线性趋势的关系，并且变化方向一致，两个变量间出现的这种线性趋势的关系称为线性相关或直线相关（linear correlation），又称简单相关（simple correlation）。考察两个随机变量之间有无线性关系，可通过绘制散点图直观地说明。根据散点图中点的分布，可归纳为图9-7所示的几种情况。

（1）正相关（positive correlation）：如图9-7中A、B所示，y 和 x 呈线性趋势，且 y 随 x 的增大而增大，y 随 x 的减小而减小，称为正相关。当所有的点都在一条直线上时，称为完全正相关。

（2）负相关（negative correlation）：如图9-7中C、D所示，y 和 x 呈线性趋势，且 y 随 x 的增大而减小，y 随 x 的减小而增大，称为负相关。当所有的点都在一条直线上时，称为完全负相关。

（3）零相关：如图9-7中F～H所示，两变量之间没有呈现伴随变化趋势，称不相关或零相关。

（4）非线性相关：见图9-7中E，图中各点的排列呈现出某种曲线趋势，虽然不是直线相关关系，但可认为存在非线性相关关系。

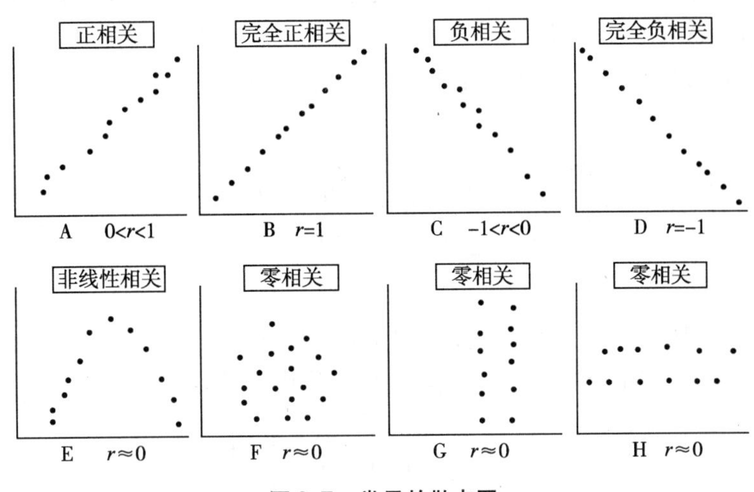

图9-7　常见的散点图

在实际应用中，完全相关的形式基本上不存在，大多是近似相关的形式出现。

对于研究中取得的两个变量之间关系的数据，用散点图只能粗略的判断两变量间是否有线性趋势，但是这种判断或多或少会受主观意识的影响，至于两变量间相关的密切程度如何则更难确定。相关系数（correlation coefficient）则是定量描述两个变量间直线相关方向和密切程度的统计指标。

（一）相关系数及其意义

相关系数（correlation coefficient）又称积差相关系数（coefficient of product-moment correlation），符号用 r 表示，也称为Pearson相关系数，是表示两个定量变量线性关系的方向和密切程度的指标。其计算公式为：

$$r=\frac{\sum(x-\bar{x})(y-\bar{y})}{\sqrt{\sum(x-\bar{x})^2\sum(y-\bar{y})^2}}=\frac{\sum xy-\sum x\sum y/n}{\sqrt{\left(\sum x^2-(\sum x)^2/n\right)\left(\sum y^2-(\sum y)^2/n\right)}}=\frac{l_{xy}}{\sqrt{l_{xx}l_{yy}}}$$

（式9-47）

r 没有单位，其值为 $-1\leqslant r\leqslant 1$，$r>0$，表示 x 和 y 之间呈正相关关系；$r<0$，表示 x 和 y 之间为负相关关系；$|r|=1$，表示 x 和 y 之间呈完全相关关系；$|r|$ 越接近于1，表示线性关

系越密切，越接近于0，线性关系越不密切；$r=0$，x 和 y 之间无线性关系。

（二）相关系数的计算

用例9.31的数据，分析身高和前臂长度之间的线性关系。令身高为变量 x，前臂长度为变量 y，基本数据见表9-25。

$\sum x=1725$，$\sum x^2=298\ 525$，$\sum y=456$，$\sum y^2=20\ 874$，$\sum xy=78\ 881$，$n=10$。代入公式9-47，得

$$r=\frac{78\ 881-\dfrac{1725\times 456}{10}}{\sqrt{(298\ 525-1725^2/10)\ (20\ 874-456^2/10)}}=0.79$$

表示身高与前臂长度呈正相关关系，且关系较密切。

（三）相关系数的假设检验

例9.31中仅有10名男大学生的资料，只是总体中的一个样本。样本资料得出的相关系数必然存在抽样误差。即使男青年身高和前臂长度间的总体相关系数为零（$\rho=0$），从该总体抽出的样本相关系数也可以不为零。因此要通过假设检验来判断样本所来自的总体相关系数是否为零。检验的方法有 t 检验和查表法。

1. t 检验

t 检验的公式为：$t_r=\dfrac{r-0}{s_r}=\dfrac{r-0}{\sqrt{\dfrac{1-r^2}{n-2}}}=r\sqrt{\dfrac{n-2}{1-r^2}}$，$\nu=n-2$ （式9-48）

上例：

（1）建立检验假设：H_0：$\rho=0$，H_1：$\rho\neq 0$；$\alpha=0.05$

（2）计算统计量：本例 $r=0.87$，$n=16$，代入公式9-48，得：

$$t_r=0.79\sqrt{\frac{10-2}{1-0.79^2}}=3.64$$

（3）确定 P 值和判断结果：查 t 值表 $t_{0.05(8)}=2.306$，本例 $t_r=3.64>t_{0.05(8)}$，$P<0.05$，按 $\alpha=0.05$ 的水准拒绝 H_0，接受 H_1，可以认为身高和前臂长度之间存在正相关关系。

2. 查表法 根据自由度查相关系数 r 界值表（附表7），查出 $r_{0.05(\nu)}$，若 $|r|<r_{0.05(\nu)}$，则 $P>0.05$，不拒绝 H_0，若 $|r|\geqslant r_{0.05(\nu)}$，则 $P\leqslant 0.05$，拒绝 H_0，接受 H_1。本例 $\nu=10-2=8$，查 r 界值表，$r_{0.05(8)}=0.632$，本例 $r=0.79>r_{0.05(8)}$，$P<0.05$，拒绝 H_0，接受 H_1，与 t 检验结论相同。

二、直线回归分析

在确定两个变量间确实存在直线相关关系的基础上，专业上又能够确定何为自变量、谁为应变量，如果想进一步了解两个变量在数量上是如何依存变化的，可以用回归分析，其中直线回归是最基本、最常用的一种回归分析。回归分析的目的是找出描述两变量数量依存关系的数学表达式，这种表达式在形式上与函数方程是一样的，但回归关系表达的是两个变量间存在的一种总的规律性或趋势，而函数方程表示的是两个变量间一一对应的函数关系。例如：总的来说，年龄愈大，血压愈高，50岁人的血压总的来说要比40岁的人高一些，但不是说50岁的人只能有一个血压值。表示回归关系的数学表达式称为回归方程（regression equation)：

(一) 直线回归方程及其计算

直线回归（linear regression）也称为简单回归（simple regression），是用来研究两个连续性变量 x 和 y 之间的数量依存关系。将自变量（independent variable）设定为 x，因变量（dependent variable）设定为 y，也称反应变量（response variable）。直线回归分析的主要任务是找出最能反映两变量变化规律、最合适的直线回归方程 $\hat{y}=a+bx$，以确定一条最接近于各实测点的直线，用以描述两个变量之间的回归关系。式中 $\hat{y}$ 是回归方程的预测值（predicted value），a 为回归直线在 Y 轴上的截距（intercept），b 为回归系数（regression coefficient），即直线的斜率（slope），表示自变量 x 每增加（或减少）一个单位，因变量 y 平均改变 b 个单位。截距 a 和斜率 b 的估计通常采用最小二乘原则，即保证各实测点至回归直线的纵向距离平方和 $\sum(y-\hat{y})^2$ 为最小。根据最小二乘法原则可导出 b 和 a 的计算公式为：

$$b=\frac{l_{xy}}{l_{xx}}=\frac{\sum(x-\bar{x})(y-\bar{y})}{\sum(x-\bar{x})^2}=\frac{\sum xy-\sum x\sum y/n}{\sum x^2-(\sum x)^2/n} \quad \text{（式 9-49）}$$

$$a=\bar{y}-b\bar{x} \quad \text{（式 9-50）}$$

仍以例 9.31 为例　$\sum x=1725$，$\sum x^2=298\ 525$，

$\sum y=456$，$\sum y^2=20\ 874$，$\sum xy=78\ 881$，$n=10$，代入公式 9－49、9－50，

得 $b=\dfrac{78\ 881-\dfrac{1725\times456}{10}}{298\ 525-1725^2/10}=0.2296$　$a=45.6-0.2296\times172.5=5.992$

直线回归方程为 $\hat{y}=5.992+0.2296x$

(二) 样本回归系数的假设检验

根据样本资料计算的回归系数 b 也会存在抽样误差，所以，需要对 b 进行假设检验，以判断样本回归系数 b 是否从总体回归系数为零（$\beta=0$）的总体中随机抽样得来的。可以证明，对同一组数据来说，相关系数假设检验的结果和回归系数假设检验的结果是完全等价的（即 $t_r=t_b$），所以同一组数据，如果相关系数有统计学意义，那么回归系数也有统计学意义。但是由于回归系数假设检验的方法在计算上比较复杂、繁琐，故在此不做介绍（请参阅统计学专著），本书回归系数的假设检验由相关系数代替。本例相关系数有统计学意义，所以回归系数亦有统计学意义，因此，在 $\alpha=0.05$ 的水准上拒绝 H_0，接受 H_1，可以认为身高和前臂长度之间有直线回归关系。

根据已求得的回归方程 $\hat{y}=5.992+0.2296x$，在 x 实测值的范围内取 x_1、x_2 两值带入回归方程，可求出 $\hat{y}_1$ 和 $\hat{y}_2$，用直线连接（x_1，$\hat{y}_1$）和（x_2，$\hat{y}_2$）两点，可以得到方程的回归直线。两坐标点之间最好要间隔远一些，以减少回归线的误差。

三、相关和回归分析中的注意事项

1. 进行回归和相关分析，首先应绘制散点图，当散点图确实呈直线趋势时，再进行相关或回归分析。另外，还要注意观察有无异常点（outlier），即明显远离其他散点的观察点。当存在异常点时，应慎重考虑和处理，必要时可以删除异常点。

2. 回归和相关说明的问题不同，但又有联系，相关表示变量间的相互关系，回归表示变量间数量依存关系。

3. 两变量间有相关关系，但并不一定是因果关系，也可能是伴随关系。但是，如果存在因果关系，则两变量间必然有相关关系。

4. 变量 x 和 y 不成正态分布或为有序变量时，分析二者之间的相关关系宜计算秩相关系数，也称等级相关系数（rank correlation coefficient）（请参阅统计学书籍）。

5. 相关和回归分析在实际应用时，尤其是在进行统计预测时，应在原始数据的范围内进行预测，不能随意外推。因为无法判断在此数据范围之外是否仍存在同样的直线关系。如无充分的依据，应避免外推。

6. 作相关与回归分析一定要有实际意义。不能把毫无联系的两个变量随意拿来作相关和回归分析。

（周晓彬）

第八节　统计表与统计图

统计表和统计图是对数据特征、分析结果进行描述的重要工具，可以代替冗长的文字叙述及直观、形象的呈现事物的数量关系和统计分析结果。

一、统　计　表

在科技报告中，常将统计分析的事物及其指标用表格的形式列出，称为统计表（statistical table）。通过统计表，可以对数据资料进行分析、对比以及进一步的计算。

（一）统计表的结构及制表的基本要求

制表的总原则是：突出重点，简单直观；层次清楚，主谓分明。具体有以下内容和要求。

1. 有标题，每张统计表都有一个标题概括地说明表的内容，置于表的上端，必要时应注明资料的收集时间和地点。

2. 有标目，用于说明表格内的项目。横标目说明各横行数字的含义，如表 9-26 中的“扭挫伤”、“腰肌劳损”，相当于一个句子的主语，代表被研究事物，通常列在表的左侧；纵标目说明各纵栏数字的含义，如表 9-26 中的“治疗例数”、“有效例数”和“有效率”，相当于一个句子的谓语，代表说明主语的各项指标，通常列在表的上方，主语和谓语连贯起来能读成一句完整而通顺的话。必要时在横标目或纵标目之上还冠以总标目，如表 9-27 中的“男性”、“女性”。

3. 有线条，不宜过多，一般包括顶线、底线、纵横标目分隔线，如有合计常用横线隔开，表内不宜有斜线、不应有竖线。

4. 有数字，用阿拉伯数字，上下要对齐，表内不留空格，数字暂缺或未记录用“…”表示，无数字用“—”表示，有相对数时，应将对应的绝对数一并列出。

5. 有时还有文字说明和备注。一般不列入表内。必要时用角标表示，并在表的下方用文字解释。

（二）统计表的种类

统计表可分为简单表（simple table）和复合表（combinative table）。只有一个变量分组的表称为简单表，如表9-26只按疾病进行了分类；将两个或两个以上变量结合起来分组，称为复合表，如表9-27按年龄和性别两个变量结合起来进行了分类。

表9-26 中医疗法治疗扭挫伤和腰肌劳损的疗效对比

疾病	治疗例数	有效例数	有效率（%）
扭挫伤	708	673	95.06
腰肌劳损	347	312	89.91
合计	1055	985	93.36

表9-27 某地1983年不同性别、不同年龄人群HBsAg阳性率

年龄组（岁）	男性		女性	
	调查数	阳性率（%）	调查数	阳性率（%）
0~	726	4.27（31/726）	1706	1.58（27/1706）
10~	1392	8.26（115/1392）	1013	4.64（47/1013）
20~	735	8.03（59/735）	614	6.03（37/614）
30~	574	9.93（57/574）	554	8.12（45/554）
40~	463	5.83（27/463）	384	4.95（19/384）
50~	232	4.31（10/232）	187	2.14（4/187）
60~	112	3.57（4/112）	72	2.78（2/72）
合计	4234	7.16（303/4234）	4530	4.00（181/4530）

二、统 计 图

统计图（statistical chart）是用直条的长短、点的位置、线段的升降、面积的大小或立体图形等形式描述数据特征的一种方式，它可以直观地反映数据的特征，但统计图对数据的表达较为粗略，所以一般使用统计图时，都附有统计表。由于现在绘制统计图都由统计软件、绘图软件或管理软件来完成，一般不需要人工绘制，所以选择正确的统计图交由软件来完成成为了首要的任务。

（一）绘图的基本要求

1. 依照分析目的和数据类型选择最合适的图形；

2. 要有标题，写在图的下方，内容与统计表的标题一致；

3. 在同一图内比较不同事物时，选用不同的图案或颜色表示，并附图例说明。图例一般放在右上角的空白处，也可放在图的下方；

4. 直条图、散点图、普通线图及直方图等有纵横轴的图形，一般以第一象限为准作图，要标明尺度，纵轴尺度由下而上，横轴尺度从左至右，数量一律由小到大，并等距标明。纵横两轴的比例一般以5∶7为宜。

（二）常用统计图

1. 直条图（bar chart） 用等宽直条的长短表示相互独立的各指标的数值大小，有单式和复式两种。统计指标按一个分组因素绘制的直条图称为单式直条图，如图9-8；按两个分组因素绘制的直条图称为复式直条图，如图9-9。

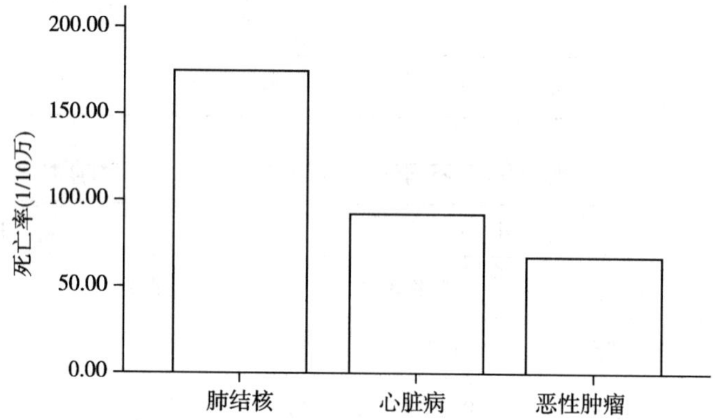

图9-8 某地1956年三种疾病的死亡率（1/10万）

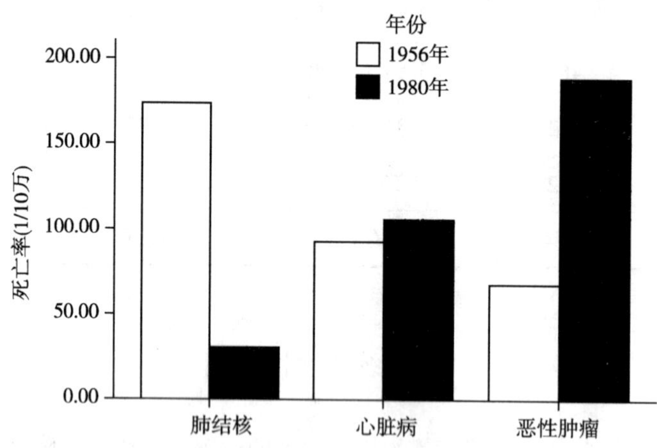

图9-9 某地1956年与1972年三种疾病的死亡率（1/10万）

2. 构成图 一个事物内部各组成部分所占的比重或分布称为构成比，构成比的数据可以选择绘制构成图，百分直条图和圆形图都可以用来表达构成比数据。

（1）百分直条图（percent bar chart）：如图9-10所示。

（2）圆形图（pie chart）：如图9-11所示。

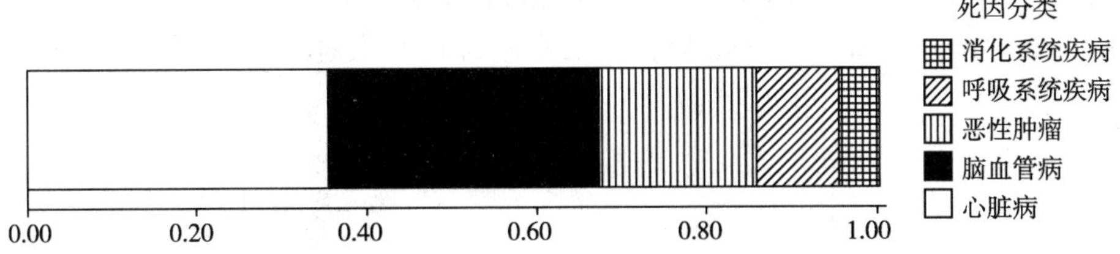

图 9-10 某地 1983 年五种主要死因构成

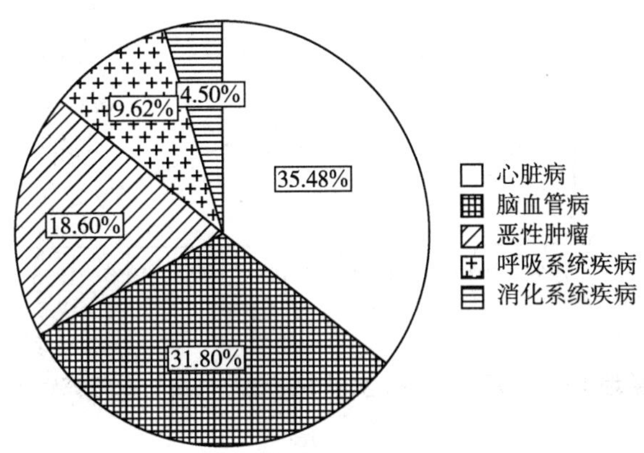

图 9-11 某地 1983 年五种主要死因构成

3. 普通线图（line chart） 又称线图，是用线段的上升和下降来表示某事物在时间上的发展变化，或某现象随另一现象变化的趋势，适用于连续性资料。线图的纵、横轴均为算数尺度。如图 9-12 所示。

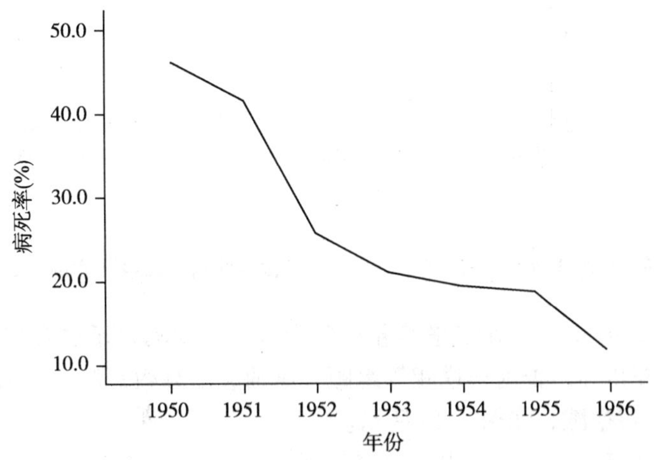

图 9-12 某地 1950～1956 年流行性乙型脑炎病死率（%）

4. 半对数线图（semilogarithmic line chart） 用于表示事物的发展速度（相对比），它是将线图绘在半对数坐标纸上（纵轴为对数尺度，横轴为算术尺度），线图上的数量关系就变为对数关系。如图 9-13 所示：两种疾病的下降速度相似，两条线基本平行；

若用普通线图表示，如图 9-14 表示，则给人结核病的下降速度快于白喉的一种错误印象。所以普通线图只是表示一种趋势，不宜用来比较变化速度，半对数线图则可以用来比较变化速度。

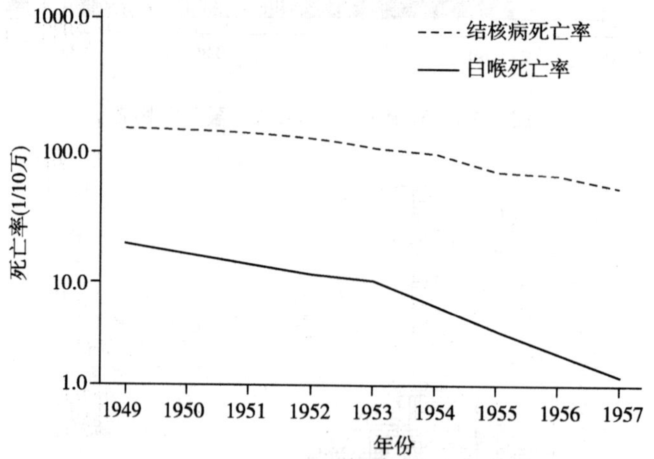

图 9-13　某地 1949～1957 年 15 岁以下儿童结核病与白喉死亡率（1/10 万）

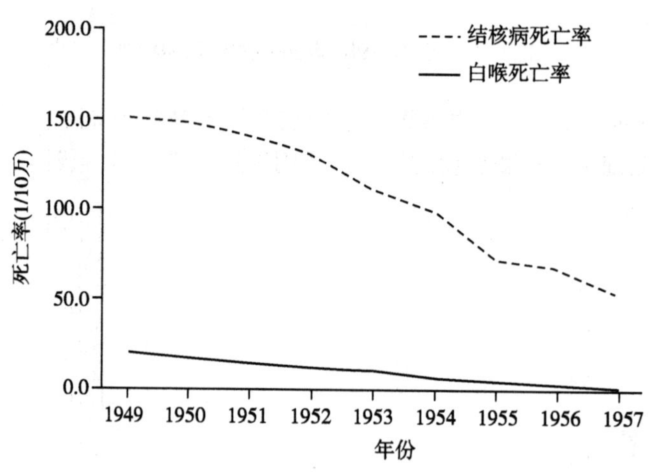

图 9-14　某地 1949～1957 年 15 岁以下儿童结核病与白喉死亡率（1/10 万）

5. 直方图（histogram）　表示连续变量的频数分布，横轴表示被观察的对象，尺度可以不从零开始，组距要相等，否则换成相等组距，纵轴表示频数、频率或频率密度（频率/组距），各矩形之间不留空隙，如图 9-15 所示。

6. 散点图（scatter diagram）　用点的密集程度和趋势来表示两个连续变量间的相关关系。横轴代表变量 x，纵轴代表变量 y，绘制方法与线图相似，点之间不要用线连接。如图 9-6。

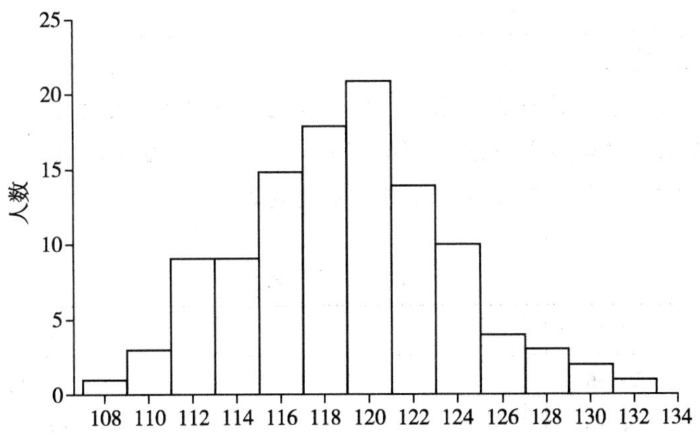

图 9-15　某地 110 名 7 岁男童的身高（cm）分布情况

本章小结

本章介绍了统计分析的基本概念和基本步骤。统计分析包括统计描述和统计推断。定量资料的统计描述可用反映集中趋势和离散程度的指标。定性资料的统计描述可用相对数。统计推断包括参数估计和假设检验。定量资料的参数估计可采用点估计和区间估计。假设检验是利用小概率反证法思想验证检验假设是否成立的统计推断方法，基本步骤为建立假设及确定检验水准、选择统计方法并计算统计量、确定 P 值进而做出统计结论。均数的假设检验可根据研究设计、资料的类型和应用条件，选用单样本 t 检验、配对 t 检验、两样本 t 检验。当样本数≥2 时，可采用完全随机设计方差分析或随机区组设计方差分析。

本章介绍了四格表、行×列表和配对 2×2 列联表资料的 χ^2 检验。应用 χ^2 检验时要注意是否符合其应用条件。

非参数检验的应用范围较广，但相对于参数检验来说统计效率略低，适用于：分布不明的资料；偏态分布且又无法转化为正态分布的资料；组间方差不齐且又无法转化为方差齐性的资料；一端或两端无确切数据的资料和有序变量资料（等级数据）。秩和检验是最常用的、用途广泛的一种非参数检验方法。

相关分析和回归分析是研究两个变量（或多个变量）之间关系的基本方法。本章介绍了两个定量变量间的 Pearson 相关系数和简单线性回归分析。可先画散点图，确定有线性趋势后，再计算相关系数或回归方程，然后进行假设检验。

在医学科研论文中，常使用统计表和统计图直观、形象的呈现事物的数量关系和统计分析结果。应根据制表原则编制规范的统计表，按照资料特点和分析目的选择正确的统计图。资料的 χ^2 检验。χ^2 值反映了实际数与理论数的吻合程度。应用 χ^2 检验时要注意是否符合其应用条件。

（孙　忠　王　媛　周晓彬）

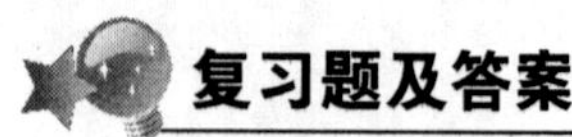

复习题及答案

1. 假设检验的基本步骤是什么？配对 t 检验和两独立样本 t 检验有何区别？

2. 计算题：在探讨硫酸氧钒降糖作用的实验中，测得两组动物每日进食量如下表所示。若该资料服从正态分布，试问两组动物每日进食量是否不同？

两组动物每日进食量

糖尿病加钒组	糖尿病组
26.46	46.89
25.19	47.21
28.70	42.42
23.70	47.70
24.48	40.75
25.19	41.03
28.01	45.98
23.70	43.46
26.10	44.34
24.62	45.32

计算题答案：应采用两样本 t 检验

（1）H_0：$\mu_1 = \mu_2$

H_1：$\mu_1 \neq \mu_2$

$$\alpha = 0.05$$

（2）$\bar{x}_1 = 25.61$　$s_1 = 1.71$　$\bar{x}_2 = 44.51$　$s_1 = 2.53$

$$t = \frac{\bar{x}_1 - \bar{x}_2}{S_{\bar{x}_1 - \bar{x}_2}},\ \nu = n_1 + n_2 - 2 \quad S_{\bar{x}_1 - \bar{x}_2} = \sqrt{\frac{S_1^2\ (n_1 - 1) + S_2^2\ (n_2 - 1)}{n_1 + n_2 - 2}\left(\frac{1}{n_1} + \frac{1}{n_2}\right)}$$

$$t = 19.573$$

（3）本例自由度为 18，查表得 $P < 0.05$，有统计学意义，按 $\alpha = 0.05$ 水准，拒绝 H_0，可以认为两组动物每日进食量不同。

3. 某医院收治胃溃疡患者 174 名，随机分为两组，分别用西医疗法和中西医结合疗法治疗。用西医疗法的 80 名患者中有 56 人有效，24 人无效；用中西医结合疗法的 94 名患者中有 80 人有效，14 人无效。试分析两种疗法的治疗效果有无差别？（答案：Pearson$\chi^2 = 5.78$，$P = 0.016$）

第十章

临床流行病学

学习目标

掌握：描述性研究、病例对照研究及队列研究原理及用途。病例对照研究及队列研究数据分析指标及意义。临床试验研究原理、设计原则及诊断试验评价指标。病因推断程序及病因判断标准。

熟悉：描述性研究、病例对照、队列研究、临床试验研究及诊断试验研究的设计步骤和分析方法。

了解：偏倚及偏倚的控制。预后研究方法。

第一节 临床流行病学概述

一、临床流行病学的概念

临床流行病学（clinical epidemiology）是应用流行病学原理和方法，通过对临床人群（主要是患者）的研究解决临床诊断、治疗、预后和医院管理等方面问题的一门学科。临床流行病学是将现代流行病学、医学统计学和社会医学的原理和方法应用到临床医学领域，从患病个体的临床诊治扩大到患者群体特征的研究，以探索疾病的病因、诊断、治疗、预防和预后等规律的一门方法学。

临床流行病学实质上是临床医学和流行病学相互渗透和相互结合的产物，具有双重的学科特征，是一门在临床医学的基础上发展起来的研究临床问题的方法学，临床流行病学的原理和方法主要来自流行病学，其目的和任务主要是提高临床科研的水平，提高临床研究的真实性和实用性。因此，我们可以将临床流行病学看成是一门临床医学的基础课，是流行病学的一个分支，是研究临床医学的方法学。

二、临床流行病学研究的方法

临床流行病学的研究方法可分为三大类：①观察性研究；②实验性研究；③数学模型研

究。目前，临床科研较常用的是前两类，本章主要介绍前两类研究方法。

（一）观察性研究（observational study）

基本原理是不能由研究者人为地控制实验条件，只能尽量控制非研究因素的影响，分组是自然形成的，研究方法有以下类型。

1. 描述性研究　通过调查、观察或检测的方法对疾病或临床事件的各种特征进行如实的描述，包括病例报告、病例分析、临床检测和经验总结等。描述性研究一般包括以下几种方法：

（1）横断面研究（cross-sectional study）：又称现况调查，是在某一公共卫生事件发展的过程中某一时点，或某一期间进行的调查，目的是将事件调查当时的断面现况展示出来，它所反映的是事件从过去发展到当时的累加现象，如果是对疾病调查则反映的是调查当时存活的新老病例的总和。具体实施的方法依据研究的目的和工作条件又可分为普查、抽样调查、筛查。

（2）个案调查（individual survey）是对个别病例及周围环境进行的调查研究，目的是查明该具体疾病的来龙去脉，从而找到发生该事件的原因和影响因素，为避免类似事件再次发生或促进健康提供线索，特别是对于传染性疾病，个案调查是追溯传染来源，防止疾病蔓延流行的重要方法。

（3）档案研究（archival study）：数据来源于已有资料，如医院的病历、卫生管理部门的疾病及死亡报告、统计或公安部门的人口资料、计划生育部门的出生记录、社区居民或企业职工健康档案等。近年来兴起的对既往资料进行二次利用综合分析的研究形式——系统评价，可以看做是档案研究的拓展。

2. 分析性研究　一般来说是在描述性研究所提出的病因假设基础上，进一步在选择的人群中探讨疾病发生的条件和规律，验证所提出的假设。由于设计严谨、规范并设有对照组，其论证强度高于描述性研究。采用分析性研究乃是临床研究的深入阶段。其基本研究方法可分为病例对照研究和队列研究两类：

（1）病例对照研究（case-control study）：是选择一批有代表性的病例，再选择一批和病例相匹配的对照，调查病例组和对照组在发生所研究结局之前对某一可疑致病因素的暴露情况，比较病例组和对照组含有该可疑致病因素比例的差异，从而推论该因素是否与疾病（或事件）有关。

（2）队列研究（cohort study）：基本方法是按照可疑致病因素的暴露情况将特定人群分为暴露组与非暴露组，随访追踪观察两组人群疾病状况，比较暴露组与非暴露组人群疾病频率的差别，从而确定该因素是否为疾病或事件发生的原因。

（二）实验性研究

又称实验流行病学（experimental epidemiology），它通过人为控制研究因素在人群中进行实验，以最终证实研究者所关心的因素是否为疾病的原因。这类研究分为以下三种：

1. 临床试验（clinical trial）　在医院中以临床病人为研究对象，主要观察某一药物或治疗措施治疗效果的一类试验，它是在某一新药上市之前，在毒理、药理等基础研究完成之后在一定范围和条件之下在人群中进行的系列试验。基本方法是将病人随机分为治疗组和对照组，经过一段疗程后对比较组间治疗效果的各项指标进行评价，从而判定该药物或治疗手段是否有效。临床试验设计的关键是遵循随机、对照和盲法的原则。

2. 现场试验（field trial） 是基于某一现场、社区、社团、工厂或学校，基本方法是在控制条件下将人群分为实验组和对照组，经一定时期之后对比较组间指标的差异进行分析，从而判定该预防措施是否确实有效。

3. 社区试验（community trial） 指在社区人群中通过改变可疑致病因素观察该人群疾病或健康状态是否发生变化的一种实验设计。

三、临床流行病学在临床工作中的应用

（一）病因探索

明确病因是找到针对性防治对策的关键步骤，这在许多传染病的预防和控制中已经得到证实。当临床医师在临床的医疗事件中发现或从个案报道中发现病因线索后，即可形成明确的病因学假说，通过一系列的病因学研究方法对假设加以验证，最终确定所研究因素与疾病的因果关系。临床流行病学研究将在病因探索和疾病预防中发挥越来越重要的作用。

（二）认识疾病的自然史，提高诊断、鉴别诊断水平

应用流行病学方法可得到各种类型的病例，从而可以了解个体和群体疾病的过程和结局，即该病的自然史。许多种疾病的临床症状表现差异较大，轻型病人很少到医院就诊，医院的医师经常把在医院内见到的“重症表现”作为疾病的“典型表现”。如果了解疾病的流行病学特点，就可以帮助鉴别诊断，提高疾病诊断的准确性，不易误诊或漏诊。

（三）用于疗效判断及治疗方法选择

传统的临床疗效判断或治疗方法的选择，多为借鉴他人的治疗经验，或根据在他人经验基础上自己积累的经验。但根据经验对疗效进行评判或决定治疗方法的选择并不完全可靠。但经由流行病学方法发现和证实的患者某种特征性变化，可做出具有相当价值的预后判断。如 Cochrane 等经 20 年之久的前瞻性研究表明，体质指数［体重/身高^2（g/cm^2）］与英国 55～64 岁妇女的缺血性心脏病死亡率之间呈强相关，对该年龄组该病妇女患者来说，体质指数是一项重要的预后指标。

（四）发现危险人群或人群中危险因素

流行病学的一项重要职能是发现疾病高风险人群或人群中的危险因素，这也是临床医学所追求的一个目标。临床流行病学有助于发现某种疾病的危险人群或发病的危险因素。譬如在手术后为预防深部静脉血栓形成常常需要皮下注射小剂量肝素，但这样做增加了出血的危险。如果肝素注射只应用于那些具有深静脉血栓形成的高危患者，将大大增加治疗的针对性。Chlayton 等人通过对一组手术病人几项临床指标的观察，演算出一种预测指数公式，据此在术前分辨易形成深静脉血栓的高危患者。Crandon 等又应用前瞻性研究证实了该预测指数的实际应用效能。经过一系列的临床流行病学研究方法，使术后肝素预防性处理建立在了更为合理的基础上。

（五）应用于医疗、卫生、保健服务的决策和评价

卫生决策（decision-making）包括政府有关部门制定各种法规及各项宏观防治疾病、保障健康的策略，也包括临床医师在处理疫情和具体疾病防治方案时做出正确的判断。对临床

诊断、治疗、管理措施的合理性、有效性进行评估和分析，有助于做出最佳决策、提高决策水平。如确定疾病最合理的住院期限，选择最为经济有效的治疗方案，评价疾病防控措施的效果等。

（六）循证医学的发展和应用

循证医学是指临床医务人员在防治疾病的医疗活动中，应用相关的最佳科学证据指导实践，与自己的临床经验结合，针对病人局部及全身情况，根据病人治疗需要做出临床决策。就科学证据的真实性（validity）和可靠性（reliability）而言，系统评价的偏倚（bias）相对小；随机对照研究，特别是样本较大的随机对照研究，在各种临床设计方案中被认为是最佳方案，其产生的结论属于最佳证据。循证医学实践就是由掌握临床流行病学理论和方法，并具备一定临床经验的医生，按照病人的实际病情和需求，获取目前国际上最新的研究证据，结合临床经验做出科学决策，达到最佳诊疗的效果。

（王凯娟）

第二节 疾病分布

疾病分布（distribution of disease）是指疾病在不同人群、不同地区、不同时间的发生频率和分布特征。通过正确描述疾病在群体水平的发生、患病和死亡状态，了解疾病的流行规律及影响因素，为探索病因和确定人群健康问题提供基础数据；为临床诊断及治疗决策提供重要信息；同时，也为制定和评价防治疾病和促进人群健康的策略和措施提供科学依据。描述疾病的分布特征是流行病学研究工作的起点和基础，也是研究疾病流行规律和病因的重要组成部分。

一、疾病频率常用的测量指标

（一）发病频率测量指标

1. 发病率

（1）发病率（incidence rate）是指一定时期内，一定人群中某病新病例出现的频率。

$$\text{发病率}=\frac{\text{一定时期内某人群中某病新病例数}}{\text{同时期暴露人口数}}\times K \qquad \text{（式 10-2-1）}$$

$$K=100\%，1000‰，100\ 000/10\text{万}$$

（2）应用及注意事项

1）用于描述疾病分布，测量发病危险度，以探讨发病的危险因素及评价防治措施的效果。

2）计算发病率时可根据研究目的与研究的问题选择时间单位，一般多以年为时间单位。以年龄、性别、职业、民族以及种族等特征分别计算发病率，称为发病专率。在对不同地区发病率进行比较时，应考虑年龄、性别等因素构成的影响，进行率的标准化。

3）分子的确定是指一定时期（一般指年）内的新发病人次数，若在观察期间某人多次发病，则应多次计为新发病例数。若发病时间很难判定，可以用初次诊断时间作为发病时间。分母的确定在理论上只有存在发病风险的人群才作为发病率计算的分母，但在实际工作中一般用该人群某时期内的平均人口数作为分母。

2. 罹患率

（1）罹患率（attack rate）是指小范围人群短时期内某病新病例出现的频率。

$$罹患率=\frac{观察期间内新发病例数}{同期暴露人口数}\times K \quad （式 10\text{-}2\text{-}2）$$

$$K=100\%，1000‰$$

计算罹患率时一般以日、周、旬、月或一个流行期为时间单位。

（2）应用及注意事项

1）罹患率的性质和发病率一样，也是反映人群新病例数的出现频率。与发病率最主要的区别是观察范围小、时间短，可以根据暴露程度精确地测量发病概率。适用于局部地区疾病的暴发或食物中毒、职业中毒、传染病暴发等情景中描述疾病的流行强度与探讨病因。

2）应用时应注意分子、分母的准确性，注明观察的时间长短。

3. 患病率

（1）患病率（prevalence rate）是指某特定时期内某特定人群中某病患者（包括新病例和旧病例）所占的比例。患病率可按观察时间的不同分为时期患病率和时点患病率。

$$患病率=\frac{特定时期某人群中某病新旧病例数}{同时期观察人口数}\times k \quad （式 10\text{-}2\text{-}3）$$

$$K=100\%，1000‰，10\ 000/万，100\ 000/10\ 万$$

（2）应用及注意事项：

1）患病率一般用于描述病程较长的慢性病存在或流行的频率，说明此类疾病流行的公共卫生学意义。在评价医疗卫生工作水平和卫生资源分配时可作为依据之一，但对于急性病和病程短的疾病价值不大，也不能用于病因的验证性研究。

2）患病率的分子是一定时期内的新、旧病例数；时点患病率观察时间一般不超过 1 个月，期间患病率的时间范围较长，通常超过 1 个月，但不超过 1 年；在对不同地区患病率进行比较时，应考虑年龄、性别等构成的影响，进行率的标准化。

3）患病率取决于两个因素，即发病率和病程。在两者均稳定的情况下，患病率等于发病率乘以病程。所有影响人群中新发病例和现患病例数量增减的因素均可导致患病率的变化。

4. 感染率

（1）感染率（infection rate）是指某时期内所检查的人群中某病现有感染者所占的比例。

$$感染率=受检者中阳性人数/受检人数\times K \quad （式 10\text{-}2\text{-}4）$$

$$K=100\%，1000‰\cdots\cdots$$

（2）应用及注意事项：

1）感染率用于评价某些传染病特别是具有较多隐性感染的疾病（如结核病、乙型病毒性肝炎、蛔虫病等）的流行情况和防治工作的效果，预测某病的流行趋势。

2）感染率的性质与患病率相似，可以通过病原学或血清学方法检测感染者。

（二）死亡频率的测量指标

1. 死亡率

（1）死亡率（mortality rate）也称粗死亡率（crude death rate），是指在一定时期内某人群中死于所有原因的频率。

$$\text{死亡率}=\frac{\text{某时期内（因某病）死亡总数}}{\text{同时期平均人口数}}\times K \qquad \text{（式 10-2-5）}$$

$$K=100\%,1000‰,10\,000/\text{万},100\,000/10\text{万}$$

（2）应用及注意事项：

1）死亡率是测量人群死亡危险最常用的指标。它反映一个人群的实际死亡水平，是衡量一个地区的居民健康状况和卫生保健工作水平的重要指标，可作为制订卫生保健工作计划的重要依据。

2）死亡率也可按病种、年龄、性别、种族、职业等分别计算，此称为死亡专率（specific mortality rate）。对于病死率高的疾病，可以用死亡专率代替发病率。死亡率计算时分母必须是与分子对应的人口。如，计算某地区 40 岁以上男性肺癌死亡率，分子为该地区 40 岁以上男性肺癌死亡人数，分母为该地区 40 岁以上男性人口数。

3）比较不同地区死亡率时，因人口构成不同，需要先对死亡率进行标准化。经过标准化的死亡率称为调整死亡率（adjusted mortality rate）或标化死亡率。它仅供相互比较使用，不能反映实际死亡水平。

2. 病死率

（1）病死率（fatality rate）是指一定时期内患某病人群中因该病而死亡的频率。常以百分率表示。

$$\text{病死率}=\frac{\text{某时期内因某病死亡人数}}{\text{同期患某病的病人数}}\times K \qquad \text{（式 10-2-6）}$$

$$K=100\%$$

（2）应用及注意事项：

1）病死率多用于急性疾病，较少用于慢性病。它可表明疾病的严重程度，反映当地的诊疗水平。

2）用病死率作为评价不同医院的医疗水平时，要注意不同医院间数据的可比性问题。病死率分母中患者情况不同，指标的意义亦不同，不能用医院的病死率代表所在地区的病死率。

3. 生存率

（1）生存率（survival rate）是指接受某种治疗的病人或患某病的人中，经若干年随访后，尚存活病人所占的比例。

$$\text{生存率}=\frac{\text{随访满 n 年的尚存活的病例数}}{\text{随访满 n 年的病例数}}\times K \qquad \text{（式 10-2-7）}$$

（2）应用及注意事项

1）生存率一般用于研究肿瘤、心脑血管病等慢性疾病的严重程度和远期疗效的评价。

2）计算生存率时，应明确起、止时间。一般以确诊日期、治疗或手术日期、出院日期作为起始时间，随访时间通常以 1、3、5、10 年计算。

（三）残疾失能的测量

1. 病残率

（1）病残率（disability rate）是指某时期内所调查人群中肢体或器官功能丧失者所占的比例。

$$病残率=\frac{病残人数}{调查人数}\times K \qquad（式 10-2-8）$$

K＝100%，1000‰，10 000/万，100 000/10 万

（2）应用及注意事项

1）病残率用于评估严重危害人群健康的具体病残的人群危害，是人群健康状况重要评价指标之一。

2）计算病残率一般是通过询问调查或健康检查，以确诊的病残人数除以调查人数。

2. 潜在减寿年数

（1）潜在减寿年数（potential years of life lost，PYLL）是指某病某年龄组人群死亡者的期望寿命与实际死亡年龄之差的总和，即死亡所造成的寿命损失。

（2）应用及注意事项：潜在减寿年数是疾病负担测量的一个直接指标和人群健康水平的一个重要指标。用于计算每个病因引起的寿命减少年数，并进行相互比较；在卫生事业管理中，作为筛选确定重点卫生问题或重点疾病的指标；用于防治措施效果的评价和卫生决策分析。

二、疾病流行强度

疾病流行强度是指某病在某地区一定时期内发病数量的变化及其特征，也称疾病的社会效应。描述疾病流行强度的常用术语有散发、流行、大流行、暴发。

（一）散发

散发（sporadic）是指某病的发病人数不多，而且病例间无明显的相互传播关系，或者在一定地区的发病率呈历年一般发病水平。一般以当地前 3 年该病的发病率水平作为参考，未明显超过已往的一般水平时，即可称为散发。

（二）流行

流行（epidemic）是指某病在某地区发病率显著超过该病历年散发发病率水平。一般为散发发病率的 3～10 倍。在疾病防制的实际工作中，应根据不同病种、不同时期和不同历史情况做出判断。

（三）大流行

大流行（pandemic）是指某病的发病率远远超过该病流行的水平。其显著特点是传播迅速、波及面广，常超越省界、国界甚至洲界。如流行性感冒、霍乱曾多次形成全球性大流行。

（四）暴发

暴发（outbreak）是指在集体单位或局部、小范围人群短时间内突然出现许多相似病例的现象。其特点是情况突然，罹患率高。如集体食堂发生的食物中毒等。

三、疾病的三间分布

（一）疾病的人群分布

疾病的人群分布是探讨不同性别、年龄、职业、民族、种族、家庭和行为生活方式等人群特征对发病率、患病率和死亡率的影响，为探讨病因和制定防治重点人群提供依据。

1. 年龄　在疾病人群分布中，年龄是影响疾病与健康状态在人群中分布最重要的因素之一，几乎所有疾病的发病率和死亡率都与年龄有关。不同类型的疾病可有不同的年龄表现。如慢性疾病存在随着年龄增长发病率增加的趋势，急性传染病的发病率则随着年龄的增长而降低。

大部分恶性肿瘤的发病率一般随着年龄的增加而升高，不同年龄组的发病与患病情况有所不同。如图 10-1 所示，美国甲状腺癌的发病率随着年龄增大，40～50 岁达到高峰后，又随年龄继续增长呈下降趋势；急性淋巴细胞性白血病儿童发病率高，何杰金氏病存在青年和老年两个发病高峰，胃癌的发病率则随着年龄增长呈持续增高趋势。随着暴露病原因子的变化，某些慢性病呈现出年轻化的趋势，如恶性肿瘤、糖尿病和高血压等。

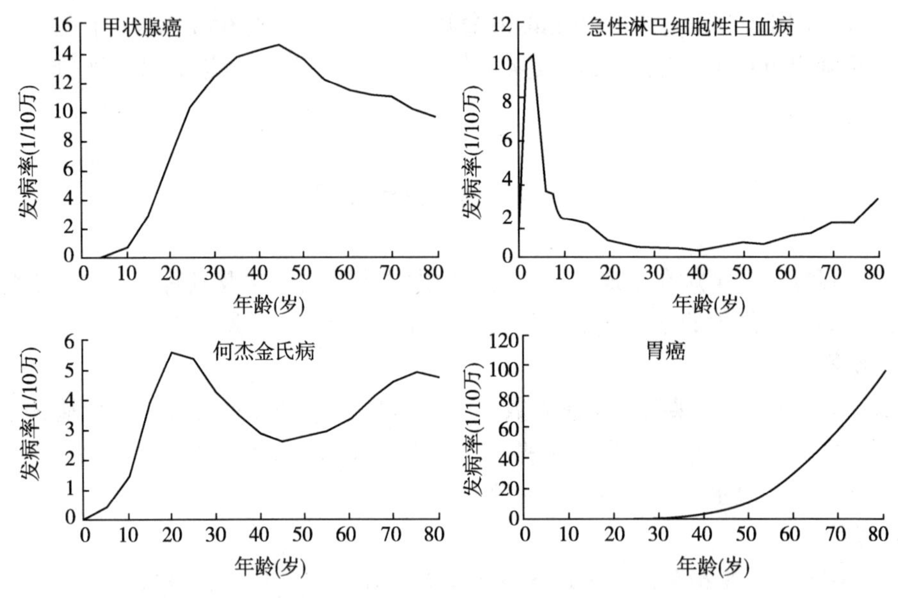

图 10-1　美国几种恶性肿瘤年龄分布

（Zheng TZ，2011，整编）

疾病年龄分布的分析方法有两种：横断面分析和出生队列分析，前者只能显示同一时期不同年龄死亡专率的变化和不同年代各年龄别死亡专率的变化，而不能说明不同年代出生者不同年龄的死亡趋势；后者则能更正确的显示致病因素与年龄的关系，了解发病或死亡随年龄而变化的趋势和不同出生队列的暴露特点对发病或死亡的影响。

导致疾病年龄分布出现差异的原因有：

（1）机体的免疫状况：接触病原因子的机会不同导致疾病年龄分布的差异。如，6 个月内的新生儿可以得到来自母体胎盘的抗体，获得被动免疫，很少发生麻疹、白喉、百日咳及水痘。心血管和某些癌症类疾病表现为随着年龄增高其发病率和死亡率升高现象。

（2）预防接种的实施：有效的预防接种可改变某些疾病固有的发病特征。如计划免疫全面实施后，麻疹发病的年龄分布发生了很大的变化，多见于大龄儿童、少年及20岁以上的成年人中。

2. 性别　许多疾病的分布存在性别差异。大多数恶性肿瘤的死亡率男性高于女性，而某些疾病的患病率如地方性甲状腺肿、胆石症、胆囊炎则以女性高于男性。

疾病分布出现性别差异的原因包括：①接触致病因素的机会不同；②男女两性的解剖、生理代谢及内分泌代谢等生物性特性不同；③职业暴露机会不同；④两性生活习惯、嗜好不同等可能引起某些疾病出现性别差异。

3. 职业　疾病职业分布不同主要是由疾病的职业分布与暴露机会或暴露于致病因素的机会不同所致。

职业反映了劳动者所处的社会经济地位和卫生文化水平；不同职业的体力劳动强度和精神紧张程度不同，在疾病的种类上也有不同的反映。如，制鞋工人接触苯易患白血病，煤矿工人易患尘肺，皮毛加工和畜牧工作者易患炭疽，接触化学物品联苯胺的工人易患膀胱癌等。

4. 民族和种族　不同民族和种族的人群因受遗传因素、地理环境、宗教信仰、风俗习惯和生活方式等方面的影响，疾病的发病率和死亡率有明显的差别。如，马来西亚3个民族癌症发病率明显不同。马来人易患淋巴瘤，印度人易患口腔癌，中国人则易患鼻咽癌和肝癌。如图10-2所示，六个不同国家的种族人群的睾丸癌发病率存在较大差异。

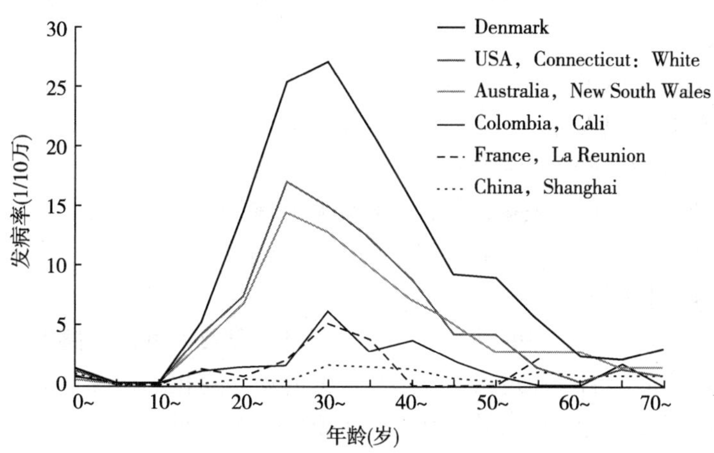

图10-2　六个不同国家的种族人群睾丸癌发病率分布

（Zheng TZ，2011）

5. 家庭和行为与生活方式　许多疾病与家庭状况、个人不良行为和生活方式有关。家庭生活压力事件是导致成年人发病率和死亡率增高的重要因素。恶性肿瘤、心脑血管疾病、糖尿病等慢性疾病的发生，60%~70%是由于不健康的行为和生活方式以及各种社会因素造成的。常见的不良行为有：吸烟、酗酒、吸毒、缺乏体力活动、偏食挑食、不洁性行为和不良的心理刺激等。

（二）疾病的地区分布

疾病的地区分布是探讨不同地区疾病的分布特点，分析特殊地理位置、地形与地貌、气象条件等自然环境因素，及当地人群的生活习惯和社会文化背景等社会环境因素对疾病地区分布的影响，为探讨疾病流行因素和病因提供重要线索，为制定防治对策提供依据。

1. 疾病在国家间和国家内的分布 有些疾病遍布全世界，但分布并不均匀，其发病率和死亡率可能有很大的差别。如黄热病仅限于南美洲和非洲，古典生物型霍乱多见于印度。胃癌死亡率以日本、智利等国家较高，澳大利亚、美国较低，肝癌则多见于亚洲、非洲，乳腺癌、肠癌多见于欧洲、北美洲。

疾病在同一国家内的分布也有差别。如我国血吸虫病仅限于在长江以南的一些省份流行，长江以北则未见此病，其分布与钉螺的分布相吻合。鼻咽癌多见于广东省，食管癌以河南、河北、山西三省交界的太行山地区的发病率最高。

2. 疾病的城乡分布 城市由于具有特殊的环境条件，如人口稠密、居住面积狭窄、交通拥挤、人口流动性大，导致呼吸道传染病如水痘、流行性腮腺炎、流行性感冒等易于传播。城市环境污染较严重，肺癌的发病率和死亡率均高于农村。

农村地区由于人口密度低、卫生条件差、交通不便，导致肠道传染病较易流行。呼吸道传染病在农村不易流行，但一旦有传染源进入，便可迅速蔓延，甚至可能引起暴发。

3. 疾病的地方聚集性 某病的发病率或死亡率明显高于周围地区的情况，称为地方聚集性。疾病的地方聚集性可提示某个感染或中毒等致病因素的存在，对探讨病因及采取相应的预防策略措施具有重要意义。

4. 地方性疾病 由于自然环境和社会因素的影响，使一些疾病无需从外地输入传染源，而局限于某些特定地区，称为地方性疾病，也称地方病。判断一种疾病是否属于地方性疾病的依据是：

（1）该地区的各类居民，任何民族发病率较高。

（2）其他地区的相似人群发病率较低，甚至不发病。

（3）迁入该地区的人群一段时间后，其发病率与当地居民一致。

（4）人群迁出该地区后，发病率较低或疾病症状减轻或自愈。

（5）除人之外，当地的易感动物也发生同样的疾病。

（三）疾病的时间分布

疾病的时间分布是探讨病因的种类或分布、环境状况及人群的易感性等随着时间的推移所发生的变化对疾病的影响。通过疾病与影响因素的动态变化的研究，为疾病的病因研究提供线索。疾病的时间分布是流行病学研究十分重要的一个方面。

1. 短期波动 短期波动（rapid fluctuation）也称暴发，是指在某集体单位或小范围人群短时间内某病发病数突然增多的现象。暴发常因许多人短期内暴露于同一致病因子而引起，如食物或水源受污染等。多数病例发生于该病的最长潜伏期与最短潜伏期之间。流行的高峰相当于该病的平均潜伏期，因此，可以根据发病时间推算出潜伏期，进而推算暴露时间，找出引起暴发的原因。传染病和非传染病均可表现短期波动或暴发。

2. 季节性 季节性（seasonal variation）是指疾病每年在一定季节内呈现发病率升高的现象。疾病有以下两种季节性特点：

（1）严格的季节性：某些传染病发病仅集中于一年中的某几个月内，其他月份则无病例发生。如疟疾、流行性乙型脑炎等虫媒传染病。

（2）季节性升高：许多疾病一年四季均可发病，但在一定季节发病率升高，如肠道传染病多见于夏秋季，而呼吸道传染病则在冬春季发病率升高。非传染病也有季节性升高的现象。如花粉热多发生于春夏之交，脑出血多发生于冬季。

3. 周期性　周期性（cyclic change）是指疾病的发生频率每隔一定时期出现一次高峰，通常每隔1～2年或几年后发生1次流行。某些呼吸道传染病呈现周期性流行。我国1965年大规模接种麻疹疫苗前，城市中每隔1年发生1次麻疹流行，易感人群普遍接种疫苗后，周期性流行规律也不复存在。流行性感冒每隔10～15年出现1次世界性的大流行。周期性流行的主要原因与人群免疫水平的消长及病原体的变异等有关。

4. 长期变异　长期变异（secular change）是指疾病经过一个相当长的时期后，其临床表现和发病率、死亡率等所出现的变动趋势。如近50年来，我国传染病发病率明显下降，但近年来部分传染病（如肺结核）又有上升趋势。

（四）疾病三间分布的综合描述

在实际工作中，由于人群生活在一定的地区环境中，其疾病的发生又与时间密切相关，为全面揭示疾病的群体现象的全貌，应将疾病的地区分布、时间分布和人群分布3个方面加以综合描述与分析，以得出更加丰富的信息，抓住疾病防治的重点，为进一步的病因探索提供更有意义的线索。

移民流行病学是“人、时、地”三间分布综合分析的范例。移民流行病学是指通过观察某种疾病在移民人群、移居地当地人群及原居住地人群的疾病发病率或死亡率的差别，以探索该病的发生与遗传和环境的关系。它是利用人群研究疾病分布，从而找出疾病病因的一种研究方法。常用于肿瘤、慢性病和一些遗传病的病因研究中。

（白亚娜）

第三节　描述性研究

一、概念与应用

（一）概念

描述性研究（descriptive study）又称描述流行病学，是指根据专门设计的调查或常规记录所获得的资料，按照不同地区、不同时间的人群特征分组，将人群中疾病或健康状况及其影响因素的分布特征真实地展示出来，为进一步的流行病学研究提供基础资料的一种观察性研究。描述性研究最主要的研究方法为现况调查。

现况调查是指收集特定时点（或时期）和特定范围内人群的有关特征、疾病及健康状态的资料，并对资料的分布、疾病与因素的关系进行描述。由于现况调查所获得的描述性资料是在某一时点或在一个短暂的时间内收集的，并客观地反映了该时点的疾病分布及人群某些特征与疾病之间的关联，好似时间上的一个横断面，因而也称之为横断面研究（cross sectional study）或横断面调查。此外，现况调查所用指标主要为患病率，故又称为患病率调查。

（二）用途

现况调查是描述性研究的基本方法，通过现况调查可以描述疾病的分布，是分析性研究的基础。其主要用途有以下几方面：

1. 描述目标人群中疾病或健康状况的“三间”分布　查明某种疾病在某地区的流行强度及分布特点，提出疾病防制的重点地区、时间及对象，为卫生行政部门制订预防策略和卫生政策提供依据。

2. 为建立病因假设提供线索　描述某些因素与疾病或健康状况之间的关系，寻找病因及流行因素线索，逐步建立病因假设。如探索乙肝病毒携带状态与肝硬化或肝癌之间的关联。

3. “三早”预防，确定高危人群　早期发现病人，以便早诊断、早治疗。

4. 监测疾病，研究其发展趋势，评价疾病防制措施的效果　进行疾病监测并为评价防治措施的效果提供参考信息；了解人群的健康水平，为卫生保健工作的计划和决策提供科学依据。

5. 确定各项生理指标和参考值范围　通过测定人群红细胞数、血压值，以确定各项正常生理指标及其正常值。

二、分类与特点

（一）分类

描述性研究主要包括横断面调查（现况调查）、疾病筛检、纵向研究、常规资料描述、生态学研究和无对照组回顾性研究等。根据流行病学研究的工作性质，描述性研究还包括暴发调查、病例分析、个案分析等研究方法。

这里主要介绍现况调查的种类。根据涉及研究对象的范围和目的，现况调查可采用普查和抽样调查。

1. 普查（census）　普查是指在特定时间内，对一定范围的人群中每一个成员均进行调查或检查。特定时间应较短，一般为1～2天或者1～2周，大规模的普查最长不应超过2～3个月。特定范围指某地区或某种特征的人群，或是某地区某单位的几个年龄组或从事某一职业人群的所有人。

普查的目的主要包括：①早发现、早诊断和早治疗病人，如妇女宫颈癌的普查；②了解慢性疾病的患病及急性传染性疾病的疫情分布，如高血压的普查；③了解某地居民健康水平，如营养状况调查；④了解人体各类生理生化指标的正常值范围，如青少年的身高、体重的调查。

普查的优缺点：具有能发现人群中的全部病例、较全面地描述疾病的分布情况和流行因素或病因线索、普及医学知识等优点；同时也存在工作量大、诊断不够准确、漏查难以避免、耗费人力物力、成本高、只能获得患病率或感染率而得不到发病率等缺点，不适用于患病率低或无简便诊断手段的疾病调查。

2. 抽样调查（sampling survey）　抽样调查是相对于普查的一种比较常用的现况研究方法，指通过随机抽样的方法，对特定时点、特定范围内人群的一个代表样本进行调查，以样本的统计量来估计总体参数所在范围，即通过对样本中研究对象的调查研究，来推论其所在总体的情况。

同普查相比，抽样调查是以小见大，以部分估计总体的调查方法，省时间、省人力、省经费、省材料，及调查覆盖面大而工作量小、调查工作易做得细致、调查质量易得到保证，适用于调查疾病发生频率较高的疾病等优点。但是，在设计、实施和资料分析等方面均较复杂，调查重复和遗漏不易发现。患病率低的疾病进行一个较小样本的抽样调查不适用，因为小样本不能提供足够的信息，而当样本扩大到总体的75%时，不如直接普查，也不适用于变异过大资料的调查。

（1）抽样方法：常用的抽样方法主要是随机抽样，有以下几种：

1）单纯随机抽样（simple random sampling）：又称简单随机抽样，是最简单、最基本的方法。该方法要求从总体 N 个对象中，利用抽签、随机数字表等方法抽取 n 个对象，构成一个样本。其基本原则是每个抽样单位被抽取选入样本的机会是均等的。抽样前需先对研究对象进行编号，再用随机方法如随机数字表、计算机（器）产生随机数等方法进行抽样。例如，某工厂在300名工人中随机抽查80名工人的白细胞数。首先对300名工人以0～299编号。然后随机地从随机数字表的某行某列开始，如每3个数字组成1个编号，连续查看80个编号，并记下号码，已经选入的号码不能再次列入，直到满80个为止。根据这80个号码找出名单中的工人，他们便是抽出的样本。

单纯随机抽样简便易行，但在实际工作中，当抽样范围较大时，由于工作量太大且所抽个体分布没有规律性导致资料收集困难等情况而难以被采用，如几万人的抽样调查很难采用单纯随机抽样。

2）系统抽样（systematic sampling）：也称机械抽样，是按照一定比例或一定间隔机械地抽取一个单位的抽样方法。其具体方法是：将总体中的每个个体按某种标志排列、连续编号，根据总体数 N 和确定的样本数 n，计算抽样比例（N/n），即抽样间隔为 $K=N/n$，每K个单位为一组，然后用单纯随机抽样方法在第一组中确定一个起始号，作为抽样的起点，从该起点开始，每隔 K 个单位抽取一个个体作为研究对象。例如总体有1000个单位，抽取100个，则比例为10%。可以从1～10中随机抽出1个数作为起点，如随机确定的初始起点为4，则其后每间隔10个抽取1个，即抽取4，14，24，34……依次类推，得到100个观察单位，即为抽出的样本。

系统抽样的优点是可以在不知道总体单位数的情况先进行抽样；在现场人群中较易进行，容易操作；代表性较好，样本的观察单位在总体中分布均匀。但是需要事先对总体的结构有所了解，才能正确地应用，如果总体中各观察单位的排列存在周期性规律，抽取样本的代表性可能较差。同时不适应于大型流行病学调查研究。

3）分层抽样（stratified sampling）：是将调查的总体按不同特征（如年龄、性别、职业、教育程度等）分层，然后在各层再作单纯随机抽样，组成一个样本的抽样方法。分层可以提高总体指标估计值的精确度，它可将内部变异很大的总体分成几个内部变异较小的层（次总体），每层内的个体变异越小越好，层间变异越大越好。例如，要了解某省婴幼儿死亡率，需调查10万人口的样本，则先将全省分为山区、平原和沿海3层，然后按比例在各层中抽取观察单位。如山区、平原和沿海的人口各占全省的50%、30%和20%，则分别按比例抽取5万、3万和2万。这样的分层抽样称作按比例分层抽样。

分层抽样不但能减少由各层特征不同而引起的抽样误差，代表性较好，而且对各层情况有清晰的了解。但是该方法同样具有当总体较大时，抽到个体分散，资料难以收集的缺陷，也不适用于大型流行病学研究。

4）整群抽样（cluster sampling）：是将总体分成若干群组，以群组作为抽样单位进行随机抽样，对被抽到的群体内所有个体进行调查，这样的抽样方法称为整群抽样。抽样单位不是个体而是群体，如班级、连队、工厂等为调查单位，对其中所有人进行调查的方法。例如，从200所小学中抽取5所小学调查学生吃早餐的习惯，对抽到的5所学校中的全部学生进行早餐习惯调查。

整群抽样要求抽样单位的人口数不能相差太大，否则需要先进行合并或拆分，再抽样。整群抽样使用比较方便，节约人力、物力，也易于被调查对象接受，多用于大规模调查。但是，其缺点是抽样误差较大。采用整群抽样时通常要比其他方法增加1/2的样本含量，以减少抽样误差。

5）多级抽样（multlple-stage sampling）：是指同时将上述几种抽样方法结合起来综合使用的方法，原则是优势互补。在实际工作中，尤其是大型调查中常被用到。把抽样过程分为几个阶段，先从总体中抽取范围较大的单元（如省、市），称为一级抽样；在每个样本群体中再随机抽取范围较小的单位（如县或街道），这就是二级抽样，还可依次再抽取范围更小的三级单位（村或居委会），此即多级抽样。例如要了解某省医生对医院感染的认知水平，先按医院的等级分层，在每个等级中抽取若干家医院，再在抽取的医院中按专业分层后抽取若干个科室，抽到科室的全体医生作为调查对象。我国进行的慢性病大规模现况调查大多数采用此方法。

（2）抽样原则：现况调查在抽样时，要遵循以下原则：①保证总体中每一个个体具有同等的机会被抽取作为研究对象；②必须遵循随机化抽样原则；③足够的样本含量，调查数据准确可靠，这样可以将调查结果推论到总体；④抽取的调查对象分布均匀，保证样本具有代表性。

（二）特点

1. 省时、省力，资料较易获得　不论普查还是抽样调查，所用时间均不会太长；而且现况调查所收集的资料基本上不是过去的记录，也不是随访的调查资料，而是调查当时所得到的现患和其他相关资料。

2. 不需要事先设计对照组　现况调查在设计实施阶段，根据研究的目的确定研究对象，然后查明该对象中个体在某一特定时点上的特征（暴露）和疾病的状态，最后在处理和分析资料阶段，才依据特征（暴露）的状态或是否患病来分组比较。

3. 所收集的资料较为广泛和粗糙。

4. 现况调查在确定因果联系时受到限制　现况调查所揭示的暴露与疾病之间的统计学联系，仅为建立因果联系提供线索，是分析性研究的基础，但不能做出因果推断，因为现况调查中，所调查的疾病或健康状态与特征或因素是同时存在的，即在调查时因与果是并存的。

三、现况调查的设计与实施

这里主要介绍抽样调查的设计与实施。

（一）确定调查目的

明确需要调查的疾病、健康状况或卫生事件等，并确定疾病诊断标准及有关定义或规定。根据研究所期望解决的问题，来明确本次调查所要达到的目的。

（二）确定调查对象

根据调查目的确定研究的总体，选择研究对象。选择合适的研究对象是顺利开展研究的关键环节，依据研究目的对调查对象的三间分布有个明确的界定，并结合实际情况明确在目标人群开展调查的可行性。在设计时可以将研究对象规定为一个区域的全部居民或其中的一部分，如由某一时点上的流动人员所组成，例如某年、月、日某医院的就诊个体；也可以采用某些特殊群体作为研究对象，如采用化学工作者来研究皮肤癌等。

（三）估计样本含量

抽样研究中，样本所包含研究对象的数量称为样本含量。样本含量适当是抽样调查的基本原则，样本过大或过小都是不恰当的。样本量较大浪费人力、物力，增加了工作量，并可能造成系统误差偏大。样本量较小则使抽样误差较大，导致样本的代表性不够，结果不真实。

样本含量大小主要取决于 4 个因素：①预期患病率（p）标准差：即在调查的人群中欲调查的某疾病患病率，若预期患病率低或标准差大，则所需样本量要大。反之，样本量要小；②调查结果的精确性：即以容许误差（d）表示，d 愈高，样本量越大；③显著性水平（α）：α 值越小，显著性水平要求愈高，则样本量要求愈大；④把握度（即 $1-\beta$）：亦称检验效能，如检验效能要求愈高，则样本量越大。反之，则样本量越小。

现况调查中，抽样调查的目的是以样本统计量估计总体参数所在的范围，因而要采用参数估计样本含量的计算方法。

1. 计量资料的样本含量估计方法　以样本均数估计总体均数时样本含量的计算公式：

$$n=(\mu_{\alpha}\sigma/\delta)^2 \quad （式 10-3-1）$$

n 为所需样本例数；μ_{α} 为正态分布确定 α 后的 μ 值，可查 μ 值表获得，$\mu_{0.05}=1.96$，$\mu_{0.01}=2.58$，为估计的总体标准差；δ 为允许误差，即允许样本均数与总体均数的相差所允许的限度。

当 $\alpha=0.05$，$1-\beta=0.90$ 时，$t=1.96\approx2$，S 为样本预期标准差，d 为容许误差。公式（10-3-1）可简化为：

$$n=4S^2/d^2 \quad （式 10-3-2）$$

例 10-3-1　某人需要调查钩虫病病人的血红蛋白含量（g/L），根据以往经验，标准差为 $20g/L$，这次希望容许误差不超过 $2g/L$，显著性水平 $\alpha=0.05$，把握度（$1-\beta$）为 0.90。问在此条件下需要调查多少人？

现 $S=20$，$d=2$，按公式（10-3-2）计算：

$$n=4\times20^2/2^2=400（人）$$

需要抽样调查 400 人。

2. 计数资料的样本含量估计方法　即以样本率估计总体率时样本含量的公式：

$$n=pq/(SE)^2=pq/(d/t)^2=t^2pq/d^2 \quad （式 10-3-3）$$

式中 n 为样本含量，SE 为标准误，p 为某病的患病率，$q=1-p$。样本患病率 p 与总体患病率之差为容许误差 d。流行病学现况调查中常用的抽样条件是：通常 α 取 0.05 水平，自由度为无限大时，$t\approx2$，容许误差 $d=0.1p$，则 $n=400q/p$，此即一般常用的估计样本含量的公式简化为：

$$n=400\times q/p \quad （式 10-3-4）$$

例 10-3-2　某社区有居民 5 万人，现需了解该地区吸烟率。该地区居民以往吸烟率为 40%，现采用随机抽样方法，要求容许误差为 $0.1p$，显著性水平 $\alpha=0.05$，把握度（$1-\beta$）为 0.90，请计算需抽样调查人数。

现 $d=0.1p$，$p=0.4$，$q=1-p=0.6$，按公式（10-3-4）计算：

$$n=400\times0.6/0.4=600\text{（人）}$$

需要抽样调查 600 人。

公式（10-3-3）、公式（10-3-4）仅适用于 $N\times P>5$ 的样本量估计情况，但当预期患病率太大或太小时，上面公式不适用。当 $N\cdot P\leqslant5$ 时，则宜用泊松（poisson）分布的办法估计样本含量。

简单随机抽样、系统抽样、分层抽样的样本含量均按上述公式计算。整群抽样由于其抽样误差较大，需要增大样本含量来减少抽样误差，因而样本量在按照以上公式计算的基础上，需增加 50%。

（四）现况调查资料的收集

1. 确定调查内容与项目，明确测量指标，拟定调查表。现况调查最基本的内容是调查对象有无某种疾病或特征，并且尽可能分级或者定量。信息多种多样，需要收集的资料包括：疾病、健康状态、行为特征、遗传学特征、人口学特征和对象所处的自然环境和社会环境等几方面。

2. 确定和培训调查员、测量员，统一调查方法、调查标准、实验检测条件等，保证收集资料方法和标准的一致性。

3. 随着资料信息特点不同，收集方法也不同。依据资料信息特点，确定收集资料的方法、有关检验测量的方法与操作规程。

4. 同时建立科学有效的质量控制措施，以保证调查工作的质量。在调查中应该注意调查对象的“无应答”率，它是影响数据质量的重要因素。一般认为调查的“无应答”率不得超过 30%，否则就会影响结果的真实性。

四、数据统计与分析

现况调查所获得的资料，在资料输入计算机进行分析前，应通过专人编码、审查，由训练有素的人员录入并核查、逻辑检查等做好数据检查工作，保证资料的完整性与数据的准确性。必要时可将资料重新分组、归纳、编码，使原始数据系统化和条理化，在此基础上计算各项指标。分类变量资料常用的有患病率、感染率、阳性检出率等；数值变量资料常用的为几何均数、中位数等。同时为了控制混杂偏倚和便于比较，常采用率的标准化方法。

现况调查经过统计学分析，应根据研究目的对所得结果进行解释。若目的是了解疾病分布，可以根据“三间”分布的特征结果，再结合有关因素来解释疾病的分布特点；若目的是提供病因线索，将描述性资料进行对比分析，寻找规律，为分析性流行病学研究建立假设提供依据。现况调查的结论是事件之间在时间横断面上是否存在统计学关联，而现况调查发现的统计学关联，以便为分析性研究提出病因线索，但是不能作因果关系分析。

五、现况调查的优点与局限性

（一）优点

1. 现况调查可对特定时点与人群的疾病或健康状态进行描述，且短时间内能获得结果。

2. 可信度较高，它既能对疾病和暴露现状做描述，其研究结果有较强的推广意义；又能在一定程度上对暴露与疾病的联系作分析，使结果具有可比性。

3. 能同时调查多种疾病和多种暴露因素，可为病因学研究提供线索。

（二）局限性

1. 现况调查不能得出确切的因果关系，收集的信息通常只能反映调查当时个体的疾病与暴露状况，难以确定暴露与疾病发生的时间顺序。

2. 调查获得的是某一时点是否患病的情况，不能得到发病率资料。

3. 易低估人群患病水平，由于调查时间短，对一些潜伏期和缓解期长的疾病，有可能把潜伏期与缓解期病例错划为非病例。

（冯向先）

第四节　队列研究

队列研究在流行病学中应用非常广泛，是分析流行病学研究中的重要方法之一。在病因线索探讨中，论证强度较高，所获结果的可靠性也较强。

一、概念与应用

（一）概念

队列研究是依据特定范围内的人群是否暴露于某因素及其暴露程度分为两组或不同暴露水平的亚组，随访观察一段时间内结局的发生情况，比较两组或不同亚组之间结局频率的差异，从而判定暴露因素与结局之间有无因果关联及关联强度的一种观察性研究。这里观察的结局主要是与暴露因子可能有关的结局。

暴露（exposure）是指研究对象接触过某种因素或具有某种特征（如年龄、性别等）或行为（如吸烟）。这些因素、特征或行为被称为暴露因素或研究变量（variable）。暴露既可以是有害的，也可以是有益的。

队列（cohort）是指具有共同经历或有共同暴露特征的一组人群，分为固定队列和动态队列。固定队列指人群在某一固定时间或较短时间内进入队列，或者是指一相对稳定或相对大的人群，在随访观察的整个过程中不再加入或基本上不加入新队员，即在观察期内队列相对固定；动态队列是确定某一队列后，原有队列成员可以随时退出，新的观察对象也可以不断进入队列。

危险因素（risk factor），又称危险因子，指能引起某特定不良结果（如疾病）发生，或使其发病率升高的因素，常被泛称为病因，包括个人行为、生活方式和环境等多方面的因素；保护因素是指影响人群发病率降低的内外环境因素。

（二）队列研究的应用

1. 检验病因假设　队列研究检验病因假设的能力较强，深入检验某个或某些病因假设是其主要用途。每次研究只检验一种暴露因素与一种或多种疾病的因果关系。

2. 评价自发的预防效果　某些情况下，有些暴露因素有预防疾病的效应。例如，前瞻性观察吸烟致肺癌的效应时，有一部分吸烟者会自动戒烟，结果发现戒烟人群较不戒烟人群的肺癌发病率有所降低。

3. 研究疾病的自然史　观察人群疾病的自然史，人群暴露于某因素后，观察疾病的发生、发展，直至结局（死亡、痊愈或残疾）的全过程。队列研究既可以观察个体疾病的自然史，也可以了解全人群疾病的发展过程。

4. 新药的上市后监测　在新药进行临床应用后，其进行严格的新药上市后监测可被认为是大规模的队列研究，这样就弥补了三期临床试验的不足。

二、分类与特点

（一）分类

队列研究依据研究对象进入队列时间及终止观察时间不同分为三种研究类型，即前瞻性队列研究（prospective cohort study）、历史性队列研究（retrospective cohort study）和双向性队列研究（ambispective cohort study）。三种类型的示意图见图 10-3。

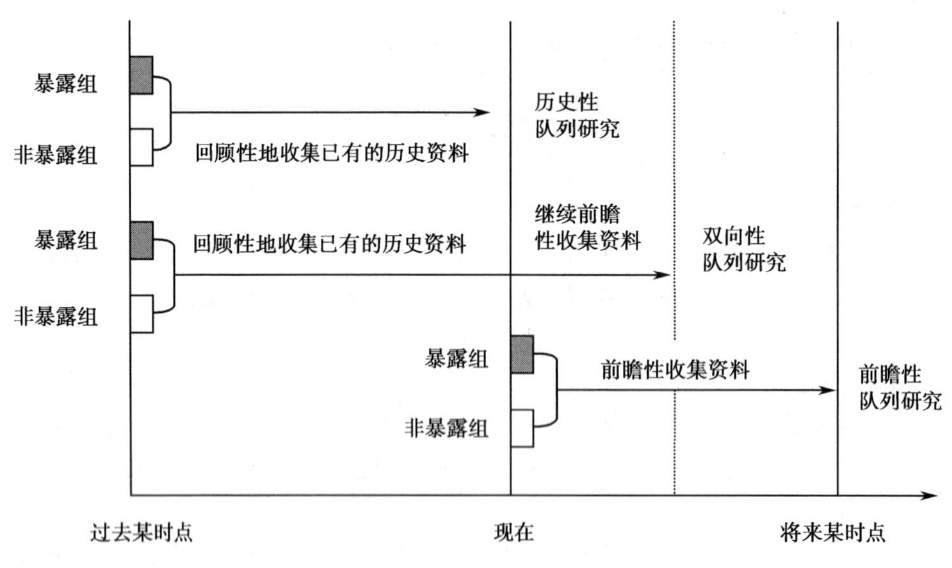

图 10-3　队列研究类型示意图

1. 前瞻性队列研究　为队列研究的基本形式，指研究对象的确定和分组是依据研究开始时的暴露状况而定，结局的获得需要追踪观察一段时间。前瞻性队列研究有时间先后顺序，这增强了因果推断的可信度，而且研究者可直接获得暴露与结局的第一手资料，因而资料偏倚较小，结果可信，同时可计算发病率。

2. 历史性队列研究 研究对象的确定和分组，是依据研究开始时研究者掌握的有关研究对象在过去某时刻暴露情况的历史资料进行的，不需要随访；研究的结局从已掌握的历史资料中获得，尽管搜集暴露于结局资料的方法是回顾性的，但其性质是属于前瞻性观察，是从因到果的。该法具有省时、省力、出结果快的特点，因而适宜于诱导期长和潜伏期长的疾病研究。其缺点是资料积累时未受到研究者的控制，内容上未必符合要求，并需要足够完整可靠的过去某段时间有关研究对象的暴露和结局的历史记录或档案材料，影响暴露与结局的混杂因素难以控制，因而影响到暴露组与非暴露组的可比性。

3. 双向性队列研究 也称混合型队列研究，在历史性队列研究的基础上，继续进行一段时间的前瞻性队列研究，它是将前瞻性队列研究与历史性队列研究结合在一起的一种研究，兼有两种研究的优点，在一定程度上弥补了两者的不足。

（二）特点

1. 属于观察法 队列研究的暴露在研究之前是客观存在的，这是队列研究与实验研究的根本区别。

2. 设立对照组 设立对照组以资比较，与病例对照研究相同，而有别于描述性研究。对照组人群可以与暴露组来自同一人群，也可与暴露组不同。

3. 由“因”推“果” 队列研究中，在探求暴露因素与疾病的因果关系上，先确定其因，再纵向观察其果，这与实验研究方法一致，与病例对照研究方法相反。

4. 能判断暴露与结局的因果联系 研究者能确切地掌握研究对象的暴露情况和结局的发生，并能准确地计算出结局的发生率，因而能判断其因果关系。

三、设计与实施

（一）确定研究目的

确定是否开展队列研究，应认真考虑：①是否有明确的假设供检验，检验的因素是否已经找准；②所研究疾病的发病率或死亡率高低；③是否规定了明确的暴露因素，暴露资料能否完整获得；④是否规定了明确的结局变量，有无简便可行的手段获得结局材料；⑤有无足够的研究人群；⑥随访人、财、物有无保证以及随访依从性如何等。

（二）确定研究结局

随访观察中将出现的预期结果事件被称为结局变量，也叫结果变量，简称结局。结局是队列研究观察的自然终点。结局不局限于发病、死亡，也包括某种健康状态和生命质量变化；其可以是最终结局（如发病或死亡），也可以是中间结局（如分子或血清的变化）；既可以是定性的（如发病等），也可以是定量的（如血清抗体滴度、尿糖及血脂等）。测量结局变量应有明确的、统一的标准，并在全过程中严格遵循。由于一种疾病可能有多种表现形式，因此结局变量的测定既可以按照国际或国内统一的判断标准，又可以按照自定的判断标准。

一次队列研究可以同时收集多种结局资料，因此可研究一种因素与多种疾病的关系，所以在确定主要结局的同时，还可收集多种可能与暴露有关的结局，从而提高研究效率。

（三）确定研究现场与研究人群

1. 研究现场 队列研究需较长的随访时间，故研究现场的选择不仅要考虑其代表性、现场是否有足够数量的符合条件的研究对象，还要考虑当地交通、人文情况、医疗状况，并能够得到当地领导重视和群众支持。符合这些条件的现场会使随访调查工作顺利进行，并能获得真实可靠的数据资料。

2. 研究人群　研究人群包括暴露组人群和非暴露组人群，有时暴露组人群中还有不同水平的暴露亚组。根据研究目的和研究方法选择适当的研究对象。

（1）暴露人群的选择：暴露人群是指暴露于某种待研究的因素中或已有某种暴露史的人群。

1）职业人群：在职业流行病学研究中，若研究某种职业因素与疾病或健康的关系，常选择相关职业人群作为暴露人群。如进行二硫化碳接触与冠心病的研究时，就选择粘纤厂的工人作为暴露人群。

2）特殊暴露人群：研究某些罕见的暴露就需要选择特殊暴露人群，如研究核辐射与白血病的关系，则可选择接受过放射治疗的人员作为研究人群。

3）一般人群：在进行常见疾病危险因素的队列研究中常选用某行政区域或地理区域范围内的全体人群作为研究对象。美国 Framingham 地区的心脏病研究就是一个具有代表性的例子。

4）有组织的人群团体：这类人群可看作是一般人群的特殊形式，如医学会会员，军人、学生、机关成员等。选择这些有固有组织系统的人群以便有效地收集随访资料，如 Doll 和 Hill 选择英国医师会员的吸烟者来研究吸烟与肺癌的关系。

（2）对照组人群的选择：为了更好地分析暴露因素的作用，队列研究必须设立对照组，以此来比较暴露组与非暴露组、不同暴露组间疾病发生的频率差别，从而验证病因假设。对照组人群除未暴露于研究因素外，其他因素或人群特征均应尽可能与暴露组相同，使其具有可比性。

1）内对照：选择一组研究人群，按照是否暴露于所研究的因素，将研究对象分为暴露组和对照组，即选定的一群研究对象中既包含了暴露组，又包含了对照组。

2）外对照：暴露组与非暴露组不在同一人群，即选定暴露组后，在其他人群中选择对照组。如研究射线致病作用时，以放射科医生为暴露组，可以选择不接触射线或接触较少的五官科医生为外对照组。

3）总人口对照：这种对照是利用整个地区现有的发病或死亡资料作为对照，即以全人口为对照，如利用全国或某市的统计资料作对照。其优点是对比资料易得，缺点是人群可比性差，对照组中可能包括暴露人群。

4）多重对照：也叫多种对照，即选择不同暴露程度的多组人群作为对照组，或同时选择上述两种或多种形式的多组人群为对照，旨在减少一种对照带来的偏倚，增强研究结果的可靠性。但多重对照加大了研究者的工作量。

（四）确定样本量

1. 样本量的影响因素

（1）一般人群（对照人群）中所研究疾病的发病率（p_0）：在暴露组发病率 $p_1 > p_0$，且（$p_1 - p_0$）一定的条件下，p_0越接近0.5，则所需样本量越大。

（2）暴露组与非暴露组人群发病率之差（d）：p_1表示暴露组人群发病率，则 $d = p_1 - p_0$ 为两组人群发病率之差，d 值越大，所需样本量越小。

（3）显著性水平：即检验假设时的第Ⅰ类错误 α 值。α 值越小，要求样本量越大。

（4）研究的把握度：又称效力，以 $1-\beta$ 表示，β 为检验假设时出现的第Ⅱ类错误的概率，$(1-\beta)$ 越大，即 β 值越小，则所需样本量越大。

2. 样本量计算　在暴露组和对照组样本量相等时，可用下式计算各组所需样本量大小。

$$n=\frac{\left(z_{\alpha}\sqrt{2\,\overline{p}\,\overline{q}}+z_{\beta}\sqrt{p_0q_0+p_1q_1}\right)^2}{(p_1-p_0)^2} \quad（式 10-4-1）$$

式 10-4-1 中，p_1代表暴露组的预期发病率，p_0代表对照组的预期发病率，$\overline{p}$ 为两个发病率的平均值，$q=1-p$，z_{α}和 z_{β}为标准正态分布下的面积，可查表求得。

例 10-4-1，用队列研究探讨孕妇暴露于某药物与婴儿先天性心脏病之间的联系。已知非暴露孕妇所生婴儿的先天性心脏病发病率（p_0）为 0.7%，估计该药物暴露的 RR 为 2.5，设 $\alpha=0.05$（双侧），$\beta=0.10$，求调查所需的样本量。

$$z_{\alpha}=1.96,\ z_{\beta}=1.282,\ p_0=0.007,\ q_0=0.993$$

$$p_1=RR\cdot p_0=2.5\times 0.007=0.0175,\ q_1=0.9825$$

$$\overline{p}=\frac{1}{2}(0.007+0.0175)=0.0123,\ \overline{q}=0.9877$$

将上述数据代入上式：

$$n=\frac{(1.96\sqrt{2\times 0.0123\times 0.9877}+1.282\sqrt{0.0175\times 0.9825+0.007\times 0.993})^2}{(0.0175-0.007)^2}=2310$$

即暴露组与非暴露组各需 2310 人。

若考虑失访的可能性，则要在此基础上增加 10% 的样本量，即两组实际各需样本量为 $n=2310\times(1+0.1)=2541$ 人。如果抽样方法不是单纯随机抽样，则需适当增加样本量。

（五）资料的收集与随访

1. 基础资料的收集　队列研究要求必须准确、详细的收集每个研究对象在研究开始前的暴露资料和个人的其他信息，即基线资料或基线信息。基线资料一般包括待研究因素的暴露情况，疾病与健康情况，人口学信息，个人行为以及家庭、社会环境等。基线资料可由以下方式获得：①查阅相关单位的记录或档案；②询问队列中的研究对象或其他能够提供信息的人；③对研究对象进行医学检查，包括体格检查和实验室检查；④环境测量资料。

2. 随访（follow up）　在将研究对象纳入并收集完基础资料之后，是确定各组研究结局变量发生情况的过程。随访是一项重大而艰巨的工作，因此事先计划并严格实施是非常必要的。

（1）随访对象与方法：不管是暴露组还是非暴露组的研究对象，都应采用同样的方法同时进行随访，并一直持续到观察的终止期。随访方法主要有：对研究对象进行面对面访问、自填问卷、电话访问、定期体检、环境与疾病监测等。随访的方法是依据随访对象、随访内容及研究的人力、物力等条件来确定的。

（2）随访内容：包括暴露因素、结局变量以及干扰因素等，最主要的是结局变量的收集。

（3）观察终点：是指研究对象出现了预期的研究结果，如发病、死亡，达到观察终点，随访终止。研究对象因其他原因而导致随访终止的，不能作为观察终点，而是失访。

（4）观察终止时间：观察终止时间是指全部观察工作截止的时间，在考虑研究诸多因素的基础上，应尽量缩短观察期，以减少人力、物力和失访。

（5）随访的间隔：随访间隔要视观察期的长短而定，观察期短的研究，可在终止时进行一次收集资料即可，而观察期长的研究，是要根据研究结局的变化速度、人力、物力等条件来确定。

（6）随访者：根据随访内容的不同，选用不同的调查员，如普通调查员、临床医生等。调查员是要经过严格培训并考核合格后才有资格进行调查。

四、数据统计与分析

在资料分析前，必须对资料进行核查，了解资料的正确性与完整性，若有错误，需进行修正或删除，然后才可输入事先建立好的数据库中进行分析。

（一）资料整理

将资料进行审核后，分析、整理成表 10-1 的模式。

表 10-1　队列研究资料归纳整理表

	病例	非病例	合计	发病率
暴露组	a	b	$a+b=n_1$	$I_1=a/n_1$
非暴露组	c	d	$c+d=n_0$	$I_0=c/n_0$
合计	$a+b=m_1$	$c+d=m_0$	$a+b+c+d=t$	

表中 I_1 和 I_0 分别为暴露组的发病率和非暴露组的发病率，是统计分析的重要指标。现举例说明以上表格的应用。

假设一项研究吸烟与冠心病发病危险性的队列研究中（表 10-2），调查组以 3000 个吸烟者和 5000 个非吸烟者为对象，所有这些对象在研究起点都没有冠心病。随访 1 年，两组分别发生 84 例和 87 例冠心病。则吸烟组和非吸烟组的冠心病发病率分别为 28.0‰和 17.4‰。

表 10-2　假设的吸烟和冠心病发病危险性队列研究结果

	发生冠心病	未发生冠心病	合计	发病率（‰）
吸烟组	84	2916	3000	28.0
非吸烟组	87	4913	5000	17.4

（二）人时的计算

队列研究时间较长，观察对象也处于动态之中，队列内研究对象被观察的时间可能有很大的差别，以人为单位计算率就不是很合理，若加入时间因素，以人时表示观察对象的暴露经历会较合理。常用的人时单位有人年和人月等，最常用的是人年（person year）。如 100 人观察 10 年等于 1000 人年；1000 人观察 1 年或 500 人观察 2 年也等于 1000 人年。人年的计算方法包括以个人为单位计算暴露人年（精确法）、近似法和寿命表法。

（三）率的计算

队列研究根据观察资料特点的不同，选择不同的指标，常用的指标有累积发病率、发病密度和标化比。

1. 累积发病率（cumulative incidence）　对研究人群数量较大且较稳定的队列研究，可以计算累积发病率或死亡率。计算公式为：

$$\text{累积发病率} = \frac{\text{观察期内发病人数}}{\text{观察开始时人口数}} \times \text{比例基数（K）} \quad \text{（式 10-4-2）}$$

2. 发病密度（incidence density）　对于动态队列，由于观察时间较长，研究人口不稳定，此时以总人数为单位计算发病（死亡）率是不合理的，较合理的方法是用人时为单位计算发病率。用人时为单位计算的发病率具有瞬时频率性称为发病密度。最常用的人时单位是人年，发病密度量值变化范围为 0 到无穷大。

3. 标化比（standardized mortality ratio，*SMR*）　在研究对象较少，结局发生率较低时，无论观察时间长短都不宜直接计算率，此时用标化死亡比表示，计算公式为：

$$SMR = \frac{\text{研究人群中的观察死亡数}}{\text{以标准人口死亡率计算出的预期死亡数}} = \frac{O}{E} \quad \text{（式 10-4-3）}$$

4. 显著性检验　队列研究多为抽样研究，如两组率有差别，需要考虑是否由抽样误差导致。当样本量较大，发病率不是特别低时，样本发病率的分布近似正态分布，则可用 U 检验进行率的显著性检验；当发病率较低时，则用二项分布或泊松分布进行显著性检验，详细方法可参阅有关书籍。

（四）效应估计

队列研究可以直接计算出研究对象的结局发生率，因而能够直接计算相对危险度和归因危险度，从而可直接评价暴露效应。

1. 相对危险度（relative risk，*RR*）也叫危险度比或率比，是暴露组发病率与非暴露组发病率之比。相对危险度是反映暴露与发病（死亡）关联强度最有用的指标。

$$RR = \frac{I_1}{I_0} = \frac{a/n_1}{c/n_0} \quad \text{（式 10-4-4）}$$

式 10-4-4 中 I_1 和 I_0 分别代表暴露组与非暴露组的率。*RR* 表明暴露组发病或死亡的危险是非暴露组的多少倍。*RR* 大于 1，说明暴露的效应越大，发病越多，暴露因素可能是疾病的危险因素。*RR* 等于 1，说明暴露因素可能与疾病无关联；*RR* 小于 1，说明暴露因素有可能是疾病的保护因素。

上述的相对危险度只是一个点估计，是一个样本值，要估计总体参数水平，可计算 *RR* 的 95% 可信区间（confidence interval，CI）。计算 95% 可信区间的方法较多，常用的是 Woof 法和 Miettinen 法。Woof 法计算 95% 可信区间的公式是：

$$Var\ (lnRR) = \frac{1}{a} + \frac{1}{b} + \frac{1}{c} + \frac{1}{d} \quad \text{（式 10-4-5）}$$

$lnRR$ 的 95% 可信区间 $= lnRR \pm 1.96\sqrt{var\ (lnRR)}$，其反自然对数即为 *RR* 的 95% 可信

区间。

2. 归因危险度（attributable risk，*AR*）又称特异危险度或率差，是暴露组发病率与非暴露组发病率的差值，表示危险特异地归因于暴露因素的程度。

$$AR = I_1 - I_0 = \frac{a}{n_1} - \frac{c}{n_0} \quad \text{（式 10-4-6）}$$

由于
$$RR = \frac{I_1}{I_0},\ I_1 = RR \times I_0 \quad \text{（式 10-4-7）}$$

则
$$AR = RR \times I_0 - I_0 = I_0\ (RR - 1) \quad \text{（式 10-4-8）}$$

RR 和 *AR* 都是反映关联强度的重要指标。*RR* 反映暴露者因暴露于某因素而增加了发病危险性的倍数，具有病因学的意义；*AR* 反映暴露者因暴露因素而增加的疾病的超额发生量，若消除暴露因素，可减少这一数量的疾病发生，具有疾病公共卫生和预防医学上的意义。现以表 10-3 为例说明两者的区别，由 *RR* 看，吸烟对肺癌的影响较大，两者关联强度大；但由 *AR* 看，吸烟与心血管疾病的联系较强，对其预防的社会效果将更大。

表 10-3　吸烟与肺癌和心血管疾病的 *RR* 与 *AR* 比较

疾病	吸烟者（1/10 万人年）	非吸烟者（1/10 万人年）	*RR*	*AR*（1/10 万人年）
肺癌	50. 12	4. 69	10. 7	45. 4
心血管疾病	296. 75	170. 32	1. 7	126. 4

3. 归因危险度百分比（attributable risk percent，*ARP*，*AR%*）又称病因分值（etiologic fraction，*EF*）或归因分值（attributable fraction，*AF*），指暴露人群中发病或死亡归因于暴露的部分占总发病或死亡的百分比。

$$AR\% = \frac{I_1 - I_0}{I_1} \times 100\% \quad \text{（式 10-4-9）}$$

或
$$AR\% = \frac{RR - 1}{RR} \times 100\% \quad \text{（式 10-4-10）}$$

由表 10-4-3 为例计算肺癌的 $AR\% = \frac{50.12 - 4.69}{50.12} \times 100\% = 90.6\%$，说明吸烟人群中发生肺癌有 90. 6% 归因于吸烟。

4. 人群归因危险度与人群归因危险度百分比（population attributive risk，*PAR*）也叫人群病因分值（population etiologic fraction，*PEF*）或人群归因分值，*PAR* 表明总人群发病率中归因于暴露的部分。人群归因危险度百分比（population attributive risk proportion or fraction，*PAR%*）是指 PAR 占总人群全部发病或死亡的百分比。*PAR* 与 *PAR%* 的计算公式如下：

$$PAR = I_t - I_0 \quad \text{（式 10-4-11）}$$

I_t表示全人群的率，I_0表示非暴露组的率。

$$PAR\% = \frac{I_t - I_0}{I_t} \times 100\% \quad \text{（式 10-4-12）}$$

PAR% 也可由下式计算：

$$PAR\% = \frac{P_1 (RR-1)}{P_1 (RR-1)+1} \times 100\% \quad \text{（式 10-4-13）}$$

P_1表示总体人群中某因素的暴露率。继续以表 10-3 为例，已知非吸烟者的肺癌年死亡率为 0.0469‰（I_0），全人群的肺癌年死亡率为 0.2836‰（I_1），则：

$$PAR = I_1 - I_0 = 0.2836‰ - 0.0469‰ = 0.2367‰$$

$$PAR\% = \frac{I_1 - I_0}{I_1} \times 100\% = \frac{0.2367}{0.2836} \times 100\% = 83.5\%$$

由计算结果可见，吸烟导致肺癌发生的原因占到了 90.6%，但因在该人群中吸烟者只占一部分，故其人群归因危险度百分比为 83.5%，表明若该人群都不吸烟，其肺癌死亡率将减少 83.5%。

五、队列研究的优点与局限性

（一）优点

1. 研究对象的暴露资料是在结局出现之前收集的，并由研究者观察或通过完整的记录得到的，因此，资料真实可靠，不存在回忆偏倚。
2. 可直接获得暴露组与非暴露组的发病率或死亡率，可以直接计算出相对危险度和归因危险度等指标。
3. 病因发生在前，疾病发生在后，暴露因素作用与疾病发生的时间顺序明确，偏倚少，也可直接计算疾病危险强度指标，因此，检验病因假设的能力较强，一般可证实病因联系。
4. 可同时分析一种暴露与多种疾病的关系。
5. 较适用于常见病。

（二）局限性

1. 所需样本量大，观察时间长，易产生失访偏倚。
2. 不适用于人群发病率很低的疾病，也不适用于有多种病因的疾病。
3. 在随访过程中，未知变量的进入和人群中已知变量的改变等情况，都可能影响结局，增加分析难度。
4. 研究设计要求严密，疾病除了主因外还有辅因，加大了实施难度。
5. 研究耗时间，费人力，开支大。

（冯向先）

第五节　病例对照研究

病例对照研究是分析性研究方法中最基本的研究类型之一，属一种观察性研究方法。病例对照研究按是否患有某种疾病将研究对象分为病例组与对照组，观察各组研究因素的差异以判断该研究因素与疾病之间有无关联。

一、概念与应用

（一）概念

病例对照研究是以确诊的患有某种疾病的人群为病例组，以不患该病但具有可比性的人群为对照组，调查各组人群过去暴露于某种或某些可疑危险因素的比例或水平，通过比较各组之间暴露比例或水平的差异，来判断研究因素是否与所研究疾病有关联及其关联程度大小的一种观察性研究方法。若病例组有暴露史的比例或暴露程度显著高于对照组，且经统计学检验有意义，则可认为该暴露与此疾病存在关联，如下图。

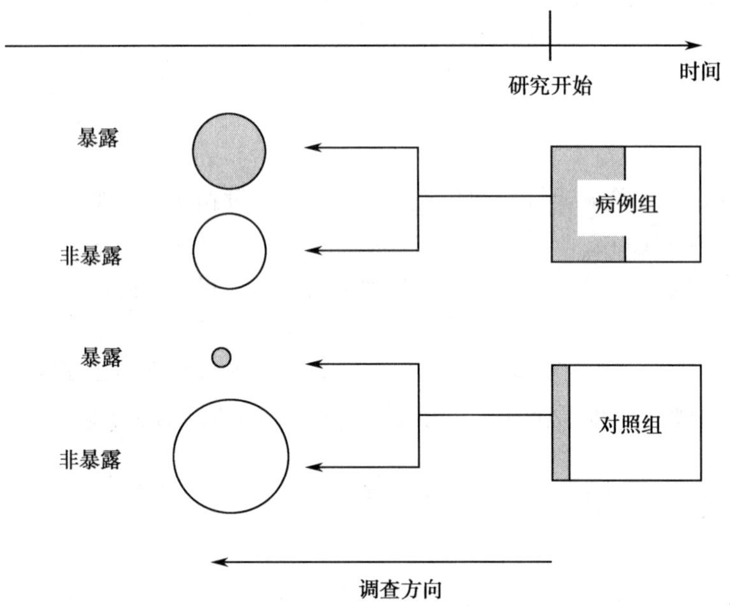

图 10-4 病例对照研究示意图（Greenberg，2002）

（二）应用

1. 提出病因假设和线索　在病因不明确、范围局限时，可用病例对照研究广泛筛选相关因素，经过分析提出病因假设和线索。如在食物中毒调查中，因致病因素仅存在于几小时前所摄入的食物中，可直接用病例对照研究的方法，比较病例组与非病例组某时间段的食谱差别，从而推断出食谱中可能的致病食物。

2. 初步检验病因假设　可通过把可疑危险因素作为暴露因素，比较病例组与对照组暴露比例或水平的差别来检验病因假设是否成立。如描述性研究提出吸烟是肺癌的可疑危险因素，病例对照研究中通过比较肺癌组与非肺癌组吸烟暴露率或暴露水平的差异，来判断吸烟与肺癌有无关联。

3. 提供进一步研究的线索　病例对照研究的结果为进一步进行队列研究或实验流行病学研究提供明确的线索。

4. 评价预防策略和措施的效果　通过比较病例组与对照组中接受某干预措施的比例或水平，来判断干预措施有无作用。

二、分类与特点

(一) 分类

1. 非匹配病例对照研究　在所研究的病例与对照人群中随机抽取一定数量的研究对象，仅要求对照组人数等于或多于病例组人数。

2. 匹配病例对照研究　匹配或称配比，即要求对照在某些因素或特征上与病例保持一致，目的是对两组进行比较时排除匹配因素的干扰。如以年龄为匹配因素，要求病例组与对照组年龄相差不超过5岁，以排除由于年龄构成差别所带来的影响。匹配分为频数匹配与个体匹配。

(1) 频数匹配：要求匹配变量所占比例在病例组与对照组中基本相同的匹配称为频数匹配。如在病例对照研究中，性别为分类变量，年龄为分层变量，若病例组中男女各半，各男女年龄层比例一定，则对照组中也应男女各半，且各男女年龄层比例与对照组的一致或相近。

(2) 个体匹配：以病例和对照个体为单位进行的匹配称为个体匹配。一个病例可以匹配1个及以上对照，即1:1、1:2、1:3、1:4……1:M，其中1:1匹配又称配对。

病例对照研究中采取匹配的目的有两个：一是提高研究效率，因为每位研究对象提供的信息量增加，所需的样本量就会减少；二是控制混杂因素，因匹配的因素或特征必须为已知的混杂因子或有充分理由怀疑的混杂因子，这样就会避免混杂因素的干扰。

匹配因子的选择一定要恰当，某因素或特征一旦作为匹配因子后，就不能再分析它与疾病之间的关系，也不能分析它与其他因子之间的交互作用。如果把不必要的因素列入匹配，企图使病例与对照尽量一致，就可能陡然丢失信息，增加工作难度，结果反而降低了研究效率，这种情况称为匹配过度（over-matching）。

3. 衍生的研究类型　近年来，病例对照研究又衍生出了许多研究类型，如巢式病例对照研究、病例队列研究、病例交叉研究等。

巢式病例对照研究（nested case-control study）又称套式、嵌入式病例对照研究，是指按队列研究的方式选择研究对象，在开始时收集研究对象的基线资料并采集研究所需的生物学样本储存以备用，然后随访观察，直至满足病例对照研究所需病例数为止。将这些病例作为病例组，再从同一队列中选择匹配条件（如年龄、性别等）相近的非病例作为对照组，收集他们的基线资料并采集所需的生物学样本，所得的数据进行病例对照分析。

(二) 特点

1. 只是收集研究对象的暴露情况而不给予任何干预措施，为一种观察性研究方法。

2. 要追溯研究对象既往可疑危险因素的暴露史，是一种回顾性研究方法，是由“果”到“因”的，因此其验证因果关联的能力有限，一般只用于初步检验病因假设。

3. 是按有无疾病分为病例组与对照组，其研究因素可根据需要选择，因而可以观察一种疾病与多种因素之间的联系。

三、设计与实施

（一）明确研究目的

明确通过本次研究需要解决的具体问题，如需要解决的是广泛探索病因还是初步验证病因假设，或者两者兼有。

（二）提出病因假设

依据已掌握的疾病分布特点和已知的相关因素，在广泛阅读相关文献的基础上，根据研究目的提出病因假设。

（三）确定对照形式

依据研究目的选择对照形式，如目的为广泛探索病因，可采用不匹配或频数匹配的方法；依据实际情况选择对照形式，如所研究的是罕见病例或获得的合格病例数极少，可采用个体匹配的方法，因匹配比不匹配的统计学检验效率高；依据以较小样本量获取较大检验效率的原则选择对照形式，如1∶*M*的匹配方法，*M*值越大，效率越高。按Pitman效率递增公式$2M/(M+1)$，1∶1匹配的效率为1，1∶2匹配的效率为1.3，随着*M*值的增大，效率增加。但是我们会发现当*M*值大于4时，效率的增值幅度越来越小，而工作量却明显增大。因此*M*值不宜大于4。

（四）选择研究对象

研究对象均应是其总体的随机样本。病例与对照的基本来源有两个：一个来源是医院的现患病例或门诊病例或已出院的既往病例等，这样来源的设计称为以医院为基础的病例对照研究；另一个来源是社区、社区监测或普查资料、抽查资料等，这样来源的设计称为以社区为基础的病例对照研究。

1. 病例的选择　选择病例时需要考虑：

（1）疾病的诊断标准：病例对照研究按有无某种疾病分组，因此，疾病的判断标准极为重要。有些疾病很容易判断如唇裂，有些疾病则需要明确的诊断标准，尤其是适应于本次研究的标准，并应以书面形式作为研究计划的附件。制定疾病标准时应注意：①尽量采用国际通用或国内统一的诊断标准；②需自订标准时，应注意均衡诊断标准的假阳性率及假阴性率；③有时研究因素的暴露程度与疾病严重程度有关，或病因只与某种病理型别有关等，而在这种情况下，还需要明确规定疾病的分期、分型。

（2）病例的类型：根据病例的确诊时间可以分为新发病例、现患病例和死亡病例。由于新发病例刚刚发现，还未接受任何干预措施，加之与调查的时间较近，回忆的信息会比较准确且全面，应作为病例的首选。现患病例已经接受干预措施，且其确诊前的行为习惯可能已经改变，加之时间久远，回忆的信息可能不准确甚至漏掉许多重要的信息，应尽可能不选。死亡病例只能从医学记录或他人处获得信息，因此误差更大，尽量不用。

（3）病例的代表性：抽样调查的目的是用样本来推断总体，样本一定要有代表性。在病例对照研究中，这就要求在所有符合条件的病例人群中随机抽取一定量的样本。这要求不仅在所研究疾病方面有代表性，同时在人口学特征（如年龄、性别、种族等）、社会环境、生活环境等与疾病发生有关的诸多方面也有代表性。以社区来源的病例代表性最好，但实施难度大，费用花费多，获得的信息可能不完整或不准确；以医院来源的病例容易获得并且愿意合作，得到的信息较完整准确，且费用花费较少，但容易发生选择偏倚。

2. 对照的选择　对照是病例来源的人群中未患所研究疾病的人。与病例的选择相比，对照的选择将更复杂和困难。但对照的选择极为重要，关系到整个研究结果的真实性，选择时需考虑：

（1）选择标准：对照是来源于病例源人群中经与病例相同的诊断技术确定的未患该病的人。

（2）代表性：对照是从符合标准的人群中随机抽取一定数量的研究对象。即病例来源的总体中，未患该病的人群的一个随机样本。在以医院为基础的病例对照研究中，病例来源于医院，对照应该从在医院就诊的未患该病的所有人中随机抽取。

（3）可比性：除了研究因素之外，其他与疾病发生有关的因素在病例与对照中要均衡可比。还应注意对照不应患有与所研究因素有关的其他疾病，如吸烟与肺癌及慢性支气管炎均有关，在研究吸烟与肺癌关系的病例对照研究中，对照就不能选择慢性支气管炎的病人。为保证研究结果的真实性，可同时选择两种以上对照，即从一般人群中选择对照和从医院就诊人群中选择对照，若两种结果一致，则结果可靠性强；若结果不一致，分析造成这种差异的原因，找出存在的偏倚，重新严格设计一次，再看结果。这样做的目的是增强结果的说服力。

根据研究设计的需要，对照多来源于同一或多个诊疗机构中确诊的其他病例；社区中未患该病的人；病例的家属、同事、邻居等未患该病的人。不同来源的对照说明的问题不同，邻居对照可均衡社会经济地位、居住环境等，同胞对照可均衡遗传因素等等。

（五）计算样本量

病例对照研究多是研究某病与多个因素之间的关联，比较的指标可能既有暴露剂量也有暴露率，这种情况多用暴露率来估计样本含量。这是因为分类变量资料所需样本量大于数值变量资料。影响样本量的因素有：①研究因素在对照组中的暴露率 P_0；②相对危险度 RR 或暴露的比值比 OR（odds ratio，OR）；③检验的显著性水平，即犯第一类错误的概率 α；④检验的把握度（$1-\beta$），β 即犯第 II 类错误的概率。

病例对照研究匹配设计不同，所需的样本量计算公式也不同（表 10-4）。

表 10-4　α 和 β 对应的 Z 值表

α 或 β	Z_α（单侧检验） Z_β（单侧和双侧）	Z_α（双侧检验）
0.001	3.09	3.29
0.005	2.58	2.81
0.010	2.33	2.58
0.025	1.96	2.24
0.050	1.64	1.96
0.100	1.28	1.64
0.200	0.84	1.28
0.300	0.52	1.04

1. 非匹配且病例组与对照组相等的病例对照研究样本含量　按下式计算：

$$n_1 = n_2 = 2\overline{pq}\ (Z_\alpha + Z_\beta)^2/(p_1 - p_0)^2 \quad \text{（式 10-5-1）}$$

其中，$p_1 = \dfrac{p_0 RR}{1 + p_0\ (RR - 1)}$，$\bar{p} = 0.5 \times\ (p_1 + p_0)$，$\bar{q} = 1 - \bar{p}$

式中 p_1 为病例组的暴露率，p_0 为对照组的暴露率，Z_α 和 Z_β 可通过查表 10-4 获得，也可查表 10-5 直接获得 n。

表 10-5　病例对照研究样本含量（非匹配、两组人数相等）

（$\alpha = 0.05$（双侧），$\beta = 0.10$）

RR	p_0						
	0.01	0.10	0.20	0.40	0.60	0.80	0.90
0.1	1420	137	66	31	20	18	23
0.5	6323	658	347	203	176	229	378
2.0	3206	378	229	176	203	347	658
3.0	1074	133	85	71	89	163	319
4.0	599	77	51	46	61	117	232
5.0	406	54	37	35	48	96	194
10.0	150	23	18	20	31	66	137
20.0	66	12	11	14	24	54	115

例 10-5-1：拟进行一项吸烟与肺癌关系的病例对照研究，估计吸烟者发生肺癌的相对危险度为 2.0，人群吸烟率约为 20%，设 $\alpha = 0.05$（双侧），$\beta = 0.10$，估计样本含量 n。

已知：$p_0 = 0.20$，估计 $RR = 2.0$，查表得 $Z_\alpha = 1.96$，$Z_\beta = 1.282$，则

$$P_1 = (0.2 \times 2) / (1 + 0.2 \times 1) = 0.333$$

$$\bar{p} = (0.2 + 0.333) \times 0.5 = 0.267$$

$$\bar{q} = 1 - 0.267 = 0.733$$

代入式 10-5-1 得：

$$n = 2 \times 0.267 \times 0.733 \times (1.96 + 1.282)^2 / (0.333 - 0.2)^2 = 232$$

即病例组与对照组均需要 232 位研究对象。

若直接查表 10-5，得 $n = 229$。

2. 非匹配且病例与对照不等的病例对照研究样本含量　按下式计算：

设：病例数∶对照数 = 1∶c，则需要的病例数

$$n = (1 + 1/c)\ \overline{pq}\ (Z_\alpha + Z_\beta)^2/(p_1 - p_0)^2 \quad \text{（式 10-5-2）}$$

其中，$p_1 = \dfrac{p_0 RR}{1 + p_0\ (RR - 1)}$，$\bar{p} = (p_1 + cp_0)/(1 + c)$，$\bar{q} = 1 - \bar{p}$

对照数 = $c \times n$。

3. 1∶1 匹配病例对照研究样本量　按下式计算：

$$\mathrm{r} = \left[Z_\alpha/2 + Z_\beta\sqrt{p\ (1 - p)}\right]^2/(\mathrm{p} - 1/2)^2 \quad \text{（式 10-5-3）}$$

其中，$p = OR/(1 + OR) \approx RR/(1 + RR)$

r 为暴露状况不一致的对子数，因此需要的总对子数

$R = r/(p_0q_1 + p_1q_0)$，p_0 和 p_1 分别代表病例组与对照组的估计暴露率：

$p_1 = p_0RR/[1 + p_0(RR - 1)]$

$q_1 = 1 - p_1$，$q_0 = 1 - p_0$

例 10-5-2：一项口服避孕药与先天性心脏病关系的配对研究，设 $\alpha = 0.05$（双侧），$\beta = 0.10$，对照组的暴露率为 30%，估计的 RR 为 2.0，试估计样本含量 R。

已知：$p_0 = 0.3$，估计 $RR = 2.0$，查表得则 $Z_\alpha = 1.96$，$Z_\beta = 1.282$，则

$p_1 = 0.3 \times 2/[1 + 0.3 \times (2 - 1)] = 0.46$，$p = 2/(1 + 2) = 2/3$，

$r = [1.96/2 + 1.282\sqrt{2/3(1 - 2/3)}]^2/(2/3 - 1/2)^2 = 90$，

$R = 90/(0.3 \times 0.54 + 0.46 \times 0.7) = 186$，因此需要的总对子数 R 为 186。

4. 1∶M 匹配的病例对照研究样本量　按下式计算：

设一个病例有 M 个对照，则病例数

$$n = \left[Z_\alpha\sqrt{(1 + 1/r)\bar{p}(1 - \bar{p})} + \sqrt{p_1(1 - p_1)/r + p_0(1 - p_0)}\right]^2/(p_1 - p_0)^2$$

（式 10-5-4）

其中，$p_1 = (OR \times p_0)/(1 - p_0 + OR \times p_0)$，$\bar{p} = (p_1 + rp_0)/(1 + r)$

例 10-5-3：研究再生障碍性贫血的危险因素，用 1∶4 匹配的病例对照进行研究，假设对照组某种危险因素的暴露率为 20.1%，$OR = 5.0$，设 $\alpha = 0.05$（单侧检验），$\beta = 0.10$，试估计病例组与对照组的人数。

已知：$p_0 = 0.201$，$OR = 5.0$，查表得 $Z_\alpha = 1.64$，$Z_\beta = 1.282$，将其代入式 10-5-4 得：

$P_1 = 0.557$，$\bar{p} = 0.2722$，最终 $n = 16$

即病例组需要 16 位研究对象，对照组需要 $16 \times 4 = 64$ 位研究对象。

（六）收集资料

研究对象确定以后，按事先设计好的研究内容进行资料的收集。注意用同样的方法收集病例与对照组的资料，如相同的调查表、相同的环境、相同的提问方式等，以免产生不必要的信息偏倚。

四、数据统计与分析

（一）资料的整理

1. 原始数据的核查　对原始数据进行审查、修正、验收、归档等一系列步骤，以保证资料的完整性及准确性。

2. 原始数据的录入　对核查后的资料进行适当的编码，通过双人或多方录入，以确保录入的准确性。

（二）资料的分析与结果解释

1. 统计描述　进行统计描述的目的一是说明本研究结果所适应的人群；二是检查研究设计是否均衡。

(1) 描述研究对象的一般特征：描述各组研究对象在年龄、性别、居住环境、职业等方面的分布特征，匹配资料还应描述匹配情况，如频数匹配时要描述匹配因素的频数比例。一

般选用构成比、均数进行描述。

（2）均衡性检验：除研究因素外，比较病例组与对照组其他基本特征分布情况是否相似或齐同，目的是检验两组的可比性。多采用单因素分析方法，如 t 检验、χ^2 检验等。若经检验某特征在两组之间的分布差异有意义，在分析时就应该排除它可能带来的影响。

2. 统计推断　病例对照研究分析的中心内容是暴露率在两组中的差异有无统计学意义，及由此推断出暴露与疾病的关联程度。本节只介绍几种单因素分析方法来阐明病例对照研究中资料分析的基本思路。

（1）成组病例对照研究资料的分析：非匹配及频数匹配病例对照研究资料的分析。

1）列出四格表：按有无暴露，将资料整理成如表 10-6 格式。

表 10-6　成组病例对照研究资料整理表

暴露史	病例组	对照组	合计
有	a	b	$a+b=n_1$
无	c	d	$c+d=n_2$
合计	$a+c=m_1$	$b+d=m_2$	$a+b+c+d=N$

2）假设检验：进行 χ^2 检验，推断暴露率在两组中的差异有无统计学意义，见下式。

$$\chi^2=\frac{(ad-bc)^2n}{(a+b)(c+d)(a+c)(b+d)} \qquad \text{（式 10-5-5）}$$

上式适合于 n 不小于 40，且每格预期值不小于 5 的情况下，当 n 不小于 40，但有一格的预期值大于等于 1 且小于 5 时，得用校正公式：

$$\chi^2=\frac{(|ad-bc|-n/2)^2n}{(a+b)(c+d)(a+c)(b+d)} \qquad \text{（式 10-5-6）}$$

若两组差异有统计学意义，说明暴露与疾病的关联很可能不是由抽样误差造成的。

3）计算暴露与疾病的关联强度：病例对照研究中用比值比（OR）来表示暴露与疾病间的关联强度。OR 也称比数比、优数比或交叉乘积比。所谓比值（odds）是指某事物发生的可能性与不发生的可能性之比。

在病例对照研究中：

$$\text{病例组的暴露比}=\frac{a/(a+c)}{c/(a+c)}=a/c \qquad \text{（式 10-5-7）}$$

$$\text{对照组的暴露比}=\frac{b/(b+d)}{d/(b+d)}=b/d \qquad \text{（式 10-5-8）}$$

因此，

$$OR=\frac{\text{病例组的暴露比}}{\text{对照组的暴露比}}=\frac{a/c}{b/d}=\frac{ad}{bc} \qquad \text{（式 10-5-9）}$$

由于病例对照研究不能计算发病率，因此，也不能计算相对危险度（RR），只能用 OR 作为反映关联强度的指标。OR 与 RR 的含义近似，指暴露者患某病的危险度是非暴露者的多少倍。若 $OR>1$，说明暴露因素为疾病的危险因素，暴露与疾病呈正相关；若 $OR<1$，说明暴露因素为疾病的保护因素，暴露与疾病呈负相关；若 $OR=1$，说明暴露与疾病无关。但是，在不同患病率和不同发病率的情况下，RR 与 OR 是有区别的。仅当疾病率小于5%时，RR 与 OR 的值较接近。

病例对照研究一般为抽样调查，所得的结果仅是这一类人群中暴露与疾病关联程度的一个点估计。这难免会存在抽样误差，解决这一问题的方法就是按一定的概率来估计总体 OR 值所在范围，即 OR 值的可信区间。其中，当 $OR\neq1$，其95%的可信区间包含1，说明总体的 OR 值可能为1，即暴露与疾病无关。常用的 OR 值可信区间估计方法有 Miettnen 法和 Woolf 法。

Miettnen 法公式为：$(OR_L,\ OR_U)=OR^{(1\pm Z\alpha/\sqrt{\chi^2})}$　　（式 10-5-10）

Z 为正态离差值，当估计 OR95% 可信区间时，$Z=1.96$，当估计 OR90% 可信区间时，$Z=1.645$。

例 10-5-4：Doll 和 Hill 在1950年报告吸烟与肺癌关系的病例对照研究结果见表 10-7，资料分析如下：

表 10-7　吸烟与肺癌关系的成组病例对照研究资料整理表

吸烟史	病例组	对照组	合计
有	688	650	1338
无	21	59	80
合计	709	709	1418

第一步，进行 χ^2 检验，检验两组的吸烟情况差异有无统计学意义。将上表数值代入公式 10-5-5 得　$\chi^2=\dfrac{(688\times59-650\times21)^2\times1418}{709\times709\times1338\times80}=19.13$

已知 $\chi^2_{0.005(1)}=7.88$，本例 $\chi^2=19.13>7.88$，则 $P<0.005$，拒绝无效假设，即认为两组的吸烟率差异有统计学意义。

第二步，计算 OR 值，将上表数值代入公式 10-5-9 得　$OR=\dfrac{688\times59}{650\times21}=2.97$

第三步，OR95% 可信区间的计算，本例用 Miettinen 法进行计算，将得到的 χ^2 值及 OR 值代入公式 10-5-10 得：$(OR_L,\ OR_U)=2.97^{(1\pm1.96\sqrt{19.13})}$

$OR_L=1.83$，$OR_U=4.90$，即 OR95% CI 为（1.83，4.90），得到的结论，吸烟与肺癌呈正相关，即吸烟是肺癌的一个危险因素。

（2）配对病例对照研究资料的分析：在此类研究资料的分析中，依每对的暴露状态可出现4种情况，两者都暴露、两者都不暴露、病例组中暴露而对照组中不暴露、病例组中不暴露而对照组中暴露，因此按对子的暴露情况可整理成下表 10-8。其分析步骤与成组资料相同，但计算公式不同。

1）列出四格表：

表 10-8　配对病例对照研究资料整理表

对照	病例		对子数
	有暴露史	无暴露史	
有暴露史	a	b	$a+b$
无暴露史	c	d	$c+d$
对子数	$a+c$	$b+d$	$a+b+c+d=N$

2）假设检验：进行χ^2检验公式如下：

$$\chi^2=\frac{(b-c)^2}{b+c} \qquad (式 10\text{-}5\text{-}11)$$

当 b + c <40 时，应该使用校正公式：

$$\chi^2=\frac{(|b-c|-1)^2}{b+c} \qquad (式 10\text{-}5\text{-}12)$$

由上式可以看出，配对χ^2检验考虑的是暴露不一致的对子数，若差异有统计学意义，则表示病例组有暴露史而对照组无暴露史的对子数与病例组无暴露史而对照组中有暴露史的对子数差异不是由于抽样误差造成的。

3）计算暴露与疾病的关联强度 OR：公式如下

$$OR=\frac{病例组有暴露而对照组无暴露的对子数}{病例组无暴露而对照组有暴露的对子数}=\frac{c}{b}\ (b\neq0) \qquad (式 10\text{-}5\text{-}13)$$

4）计算 OR 的 95% 可信区间：其计算方法与成组资料的相同。

五、病例对照研究的优点和局限性

（一）优点

1. 所需的研究对象数量少，花费较少，容易组织，能在较短时间内得出结果。

2. 适用于罕见病的研究，在某些情况下是研究罕见病的唯一选择。

3. 应用范围广，可以同时研究一种疾病与多种因素的关系，不仅适用于病因探讨，还可用于如暴发调查、疫苗免疫效果评估等。

4. 伦理问题少，该研究开始时疾病已发生，不对研究对象采取任何干预措施，是一种观察性研究，对研究对象多不造成任何损害。

（二）局限性

因病例对照研究收集的是过去的资料，故其存在许多局限性。

1. 不适用于研究人群中暴露率很低的可疑危险因素，因需要的样本量大。

2. 选择研究对象时，无法避免选择偏倚；获取既往信息时，难以避免回忆偏倚。

3. 难以判断暴露与疾病的时间先后，因此论证因果关系的能力不强。

4. 不能计算发病率、死亡率等，因此不能直接分析相对危险度。

（冯向先）

第六节 临床试验

一、临床试验的定义及应用

临床试验是运用随机分配的原则将试验对象（患者）分为试验组和对照组，试验组给予某种治疗措施，对照组则不给予这种措施或给以安慰剂，随访观察一定时间后评价两种措施效果的一种前瞻性研究。临床试验的主要目的是评价某一药物或某一治疗方法的治疗效果。其基本原理是首先从具有临床症状的大量病人中选出合适的研究对象，按照随机化原则分为试验组和对照组。试验组给予某种干预措施（新药或新疗法），对照组给予安慰剂或常规疗法。随访一定的期限，收集两组的临床过程及转归等资料，比较两组的结局指标，如病死率、致残率、治愈率、好转率等指标，从而评价干预措施的效果（图 10-5）。

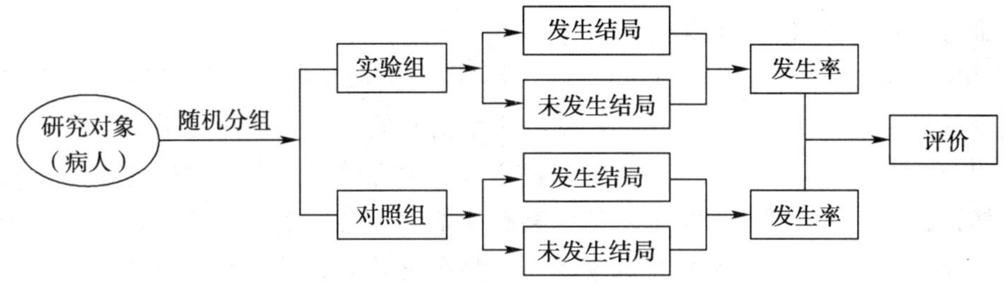

图 10-5 临床试验原理示意图

临床试验的主要适用范围包括：新药安全性、有效性的检测，评价某种药物或疗法的实际效果、发现特定疾病的病因以及治疗方案对于患者预后的研究等。

二、临床试验的基本特征

临床试验属于流行病学实验研究，与观察性研究（观察描述法、比较分析法）具有明显的不同，基本特征如下：①前瞻性：即必须随访研究对象，研究对象虽不一定从同一天开始，但必须从同一个确定的起始点开始跟踪，至某一观察终点结束，如手术后至术后一年等；②随机化：两组研究对象必须是来自同一总体的一个随机样本，分组时必须严格遵守随机化原则；③设立对照组：要求在均衡和齐同的条件下设立对照组，即对照组除无研究的干预因素外，其他有关各方面必须与实验组近似或可比，这样试验结果的组间差别才能归之于干预处理的效应；④干预措施：由研究者对实验对象施加某种干预措施，或称为处理因素，它可以是某种新的治疗药物、治疗方法、疫苗接种或膳食补充剂。

三、临床试验设计的原则

（一）对照的原则

对照是临床试验设计最重要的原则，是临床试验比较的基础。我们在临床中观察到的现象或结果往往是多种因素的效应交织在一起的综合作用，设立合理的对照能成功地将干预措施的真实效应客观地、充分地暴露或识别出来，排除处理因素以外其他因素的影响，从而使研究者做出正确评价。理论上，对照组的要求，除了不给予所要研究的处理因素（治疗措施）外，在疾病的诊断、分期、病情轻重、预后因素以及年龄、性别等方面尽量一致，以达到均衡可比的原则。对照组和试验组还应同步进行。

1. 设立对照的意义

（1）更客观地显现干预因素的效应结局：人类生物学因素又称为自身的因素，包括：一般特征，如年龄、性别、种族、人体的免疫状态、遗传因素及精神心理状态等。由于个体自身因素差异的客观存在，往往导致同一种疾病在不同个体中表现出来的症状、体征不一致，即疾病的发生、发展和结局的自然史不一致。不同的研究对象，对干预措施的效应可能也不同，如接受药物预防疟疾的一组人群其效果好，可能与该组人群原自身免疫水平高有关。对于一些疾病自然史不清楚的疾病，其效应也许是疾病发展的自然结果，不设立可比的对照组，则很难与预防措施的真实效果区分开来。

（2）消除霍桑效应（Hawthorne effect）：指人们因为成了研究中特别感兴趣和受注意的目标而改变其行为的一种趋势，与他们接受的干预措施的特异性作用无关。某些研究对象因迷信有名望的医生和医疗单位，而产生的一种心理、生理效应，对干预措施产生正面效应的影响。当然，有时因为厌恶某医生或不信任某医疗单位也会产生负面效应。这种由于受到别人的关注而导致的人为夸大客观效果的现象，称为霍桑效应。设立对照组，使不采用新药的对照者也受到同样的关注和重视，通过比较可消除此效应。

（3）消除安慰剂效应（placebo effect）：安慰剂是指与试验药物在外形、颜色和气味等方面相同，但不含有效成分，也无不良效应的制剂。在患者信任的情况下给予安慰剂，由于患者的心理作用变化，可以使近1/3的人感到原有的不适症状有所减轻，这就是所谓的安慰剂效应。因此，当以主观感觉的改善情况作为干预措施效果评价指标时，其效应中可能包括有安慰剂效应在内。设立对照组，能够消除这种非特异性的安慰剂作用，从而得出药物特异性的治疗作用。

（4）消除其他潜在的或未知因素的影响：如患者的某些测量指标在初次就诊时往往处于较高的异常水平，在未给与医学干预的条件下，也可能恢复到正常水平，这属于一种自然回归现象。再如，在临床试验的新药疗效评价时，部分患者可能会出现不同程度的异常反应，判断异常反应是疾病本身的表现，还是药物的毒副作用，只有与对照组比较才能做到。

2. 设立对照的常用方式

（1）标准疗法对照（有效对照）：是临床试验中最常用的一种对照方式，是以常规或现行的最好疗法（药物或手术）作对照。研究药物的疗效时，可用公认的常规有效疗法作为对照。

（2）安慰剂对照：安慰剂通常用乳糖、淀粉、生理盐水等成分制成，不加任何有效成分，但外形、颜色、大小、味道与试验药物或制剂极为相近，仅凭肉眼不能区分。

(3) 自身对照：即研究对象自身治疗前、后进行比较。每个研究对象既是试验对象又是对照者。自身平行对照指在同一受试对象的不同部位，分别给予试验处理和对照处理，如左右眼分别作为试验组和对照组；自身前后对照指以患者接受处理前的情况作为接受处理后情况的对照。

(4) 交叉对照：即在试验过程中将研究对象随机分为A、B两组，在第一次试验中，A组为试验组，B组为对照组，在第二次试验中，两组对换，即B组为试验组，A组为对照组，这样，每个研究对象均兼做试验组和对照组成员，但这种对照必须有一个前提，即第一阶段的干预一定不能对第二阶段的干预效应有影响，这在许多试验中难以保证，因此，这种对照的应用受到一定限制。

(5) 历史对照：临床试验时不设立专门的对照组，而是将现在的治疗药物或手段的效应进行对比，在采用历史对照时，选择的历史对照与试验的时间间隔越短，各方面的变化越小，试验效率将越高。由于历史对照资料来源于医学文献或是病案等历史记载，因而其可比性往往受到影响。除了非研究因素影响较小的少数疾病（如恶性肿瘤）外，一般不采用此法。

（二）随机原则

采用随机的方法分组，目的是使所有受试对象有同等机会被分配到试验组或对照组，此法可使处于试验组和对照组的某些已知和未知因素、能被测量和不能被测量的因素基本相等，同时能避免研究者或受试者主观意愿的干扰，平衡混杂因素，减少偏倚的干扰，增强两组间的可比性。

临床试验中应用的随机化分组方法通常有以下几种：

1. 简单随机分组（simple randomization）　简单随机是将每一个研究对象利用随机方法确定其应当归属于实验组或对照组。如投掷硬币法、抽签法、查随机数字表法、计算器随机数字法等。

2. 分层随机分组（stratified randomization）　按研究对象的特征，如年龄、性别、病情、病程等，先进行分层，然后把每层内的研究对象随机地分配到实验组和对照组。分层的因素一般是可能产生混杂作用的混杂因子。

3. 整群随机分组（cluster randomization）　以社区、单位或团体为基本单位，按随机方法将其分配到实验组或对照组。一般来说，随机分配的基本单位越小，单位数越多，两组的可比性越强。但对于整群随机分组，如果基本单位太小，则失去整群随机分组方便、快速、易于实施的特征。

（三）盲法原则

1. 盲法的原则及意义　在临床疗效评价中，值得注意的是来自研究对象和研究者本人的主观偏倚。这种偏倚可产生在设计阶段、收集资料阶段、资料分析与报告阶段。在临床试验中，如果试验的研究者或受试者都不知道试验对象分配所在组，接受的是试验措施还是对照措施，这种试验方法称为盲法试验（blindness 或 masking）。盲法可以有效地避免研究者或者受试者的测量性偏倚和主观偏见。

2. 盲法的种类　盲法试验可分为单盲法试验、双盲法试验和三盲法试验。

(1) 单盲（single blind）：只有研究者了解分组情况，研究对象不知道干预措施的分组情况，即不知道自己接受的是何种干预措施。这种盲法的优点是研究者可以更好地了解研究对象，在必需时及时恰当地处理研究对象可能发生的意外问题，使研究对象的安全得到保障；缺点是避免不了研究者这方面带来的主观偏倚，易造成试验组和对照组的处理不均衡。单盲的目的是避免来自研究对象的信息偏倚。

（2）双盲（double blind）：研究对象和研究者都不知道干预措施实施的分组情况，而是由研究设计人员来安排和控制全部试验。其优点是可以避免研究对象和研究者的主观因素所带来的偏倚，缺点是方法复杂，较难实行，且一旦出现意外，较难及时处理，因此，在实验设计阶段就应慎重考虑该方法是否可行。双盲的目的是避免来自研究对象、资料收集者的偏倚。

（3）三盲（triple blind）：研究对象、资料收集者和资料分析者都不知道干预措施实施的分组情况。其优缺点基本上同双盲，从理论上讲该法更合理，但实际实施起来很困难。目的是避免来自上述三方面的偏倚。

与上述盲法相对应的是非盲法，又称开放试验（open trial），即研究对象和研究者均知道试验组和对照组的分组情况，试验公开进行。这多适用于有客观指标的试验，例如，改变生活习惯（包括饮食、锻炼、吸烟等）的干预效果的观察；比较手术治疗与保守治疗对某种疾病的疗效。其优点是易于设计和实施，研究者了解分组情况，便于对研究对象及时做出处理，其主要缺点是容易产生偏倚。

3. 盲法的实施步骤　盲法的实施步骤是用盲法对受试者随机编码，随机分组；药物编码分配、包装；保存盲底文件，准备应急信件；分次揭盲。第一次：试验终止，数据录入锁定后，公布分组情况；第二次：数据分析完成，总结报告形成后，公布处理内容。在临床试验中，由于患者的病情可能会发生紧急情况，所以就应该采取破盲。所谓破盲是为了在紧急情况下医生能知道患者所用药物，以便进行抢救。常用的方法是准备一个有患者编号的信封，内部有患者所用药物的详细说明，在情况紧急时，打开信封，就可以使医生了解患者的服药情况，这称为紧急破盲。调用盲法记录时，必须注明调用的日期、理由，签名并通知研究者。

（四）重复原则

重复性是指临床试验的结果应当经得起重复检验，这就要求在试验时尽可能克服各种主客观误差，设计、实施和分析阶段均要注意排除偏倚。应当对各种误差有足够的认识，并在试验设计时给予排除，才能保证试验结果的重复性。例如要求研究样本对于相应的总体具有代表性，要求纳入的研究对象具有相同范围、性质和特征，还要求样本在“数量”上要足够，即足够的样本含量；分配病例时采取随机化法，以排除病例分配时主、客观因素导致的不均匀性；治疗方法等干预措施的规定采用双盲，避免研究者和病人对病情和治疗效果的主观偏倚；判断标准必须尽可能地细化和明确，避免或降低不同研究者判断标准上的不一致。尤其对多中心临床试验，各研究中心应当采取统一的试验条件和判断标准，才能保证试验结果的重复性。

（五）伦理学原则

自从1964年赫尔辛基宣言发表之后，人们更加注重保护受试者的利益。临床试验应做到：研究计划应经过有关部门批准；试验结果应对人类有益；受试者必须知情同意；不得进行已知有伤残或死亡可能的试验；作为试验的空白对照、安慰剂对照的受试者，试验不会使其病情加重或者延误治疗，不会给其带来不良后果；设计时应制定终止标准，尽量避免对受试者的不利影响；所有研究人员应掌握有关的专业知识；要制定对受试者损害的赔偿办法。

四、临床试验的基本类型

（一）随机对照试验

随机对照试验（randomized control trial，RCT）是按照随机方法将研究对象分为试验组和对照组，使非处理因素在两组之间保持均衡，对试验组施加某些措施，给予对照组安慰剂或不给予任何措施，在两组可比的条件下，前瞻性地观察、评价两组之间结局的差异的临床试验。RCT 主要适用于新疗法与标准疗法的比较、暂且不予治疗不影响预后的疾病或用于病因验证。

RCT 是当前临床试验中论证强度最高的试验，由于其在实验设计时，严格按照临床试验的随机、对照、盲法原则进行，并有严格的纳入和排除标准以及统一的观察指标及结果判定，所以其研究结果可比性好，可以有效地消除选择偏倚，试验结果真实可靠、科学性高。另外，本研究方法要求高，样本量大，费时费力；由于严格的纳入标准和剔除标准，其研究结果的外推受到一定的限制；在不给对照组任何措施情况下，注意医学伦理问题。

（二）非随机同期对照试验

试验对象的分组是由主观决定或是不同医院或是不同地区、不同单位进行分组，如以一所医院的病例作为试验组，以另一所医院的病例作为对照组，或某一地区的患者作为对照组。非随机对照简便易行，易于被医患双方接受，但由于试验组和对照组的患者来源不同，则两组之间的基本特征分布不一致，均衡性差，导致研究结果产生偏倚。

（三）历史对照试验

历史对照是将研究组的结果与过去某一时期的同类病例的治疗效果作为对照，即将新疗法组患者的疗效与过去接受标准疗法患者的疗效进行比较。历史性对照的资料多来源于文献和医院病历资料。是一种非随机、非同期的对照研究，因此，多用于预后差、无特效治疗手段疾病新疗法疗效的初步评价。此法易出现系统误差，应尽量少用。

（四）交叉设计试验

交叉试验属于自身前后对照试验。是指每个受试者在两个不同试验阶段分别接受指定的处理（试验药或对照药），进行自身比较的试验方法。第一阶段接受何种处理应是随机的，每个受试者需经历准备阶段、第一试验阶段、洗脱期阶段、第二试验阶段。前后两个阶段的治疗观察时间要相等，两阶段之间应有间隔时间，应当采用盲法。

这种设计不仅有组间对照，而且有自身前后对照，从而降低了两组的变异度，提高了评价疗效的效率，同时也可以用较少的样本完成试验。

交叉设计应注意前阶段处理措施不能对后阶段处理措施有任何影响，这在临床实际中很难做到；两阶段之间要有间隔时间（洗脱期）；不适用于病程较短的急性病治疗效果的研究；容易发生受试对象前阶段接受有效治疗后便退出试验而严重影响研究结果的现象。

（五）序贯试验

序贯试验（sequential trial）设计事先不规定样本量，而是每试验一对研究对象后，立即分析，在决定下一步试验，到可以作出结论时即可停止试验。这样就可以避免由于不切实际地增加样本量或研究对象数量过小造成的缺陷。

序贯试验适合患者陆续就医的临床实际，无需预先凑够人数，即可进行试验。节省研究对象人数，节省人力、物力，缩短研究周期，并可及时下结论，判断结果简单：无效时可立即停止，避免对患者造成伤害，更符合伦理学要求；当确实存在差异时，序贯分析可较早地得出结论，如有效可及时推广，使更多患者受益。

序贯试验的缺点是：①只适用于单指标试验。②不适用于大样本试验和慢性病疗效观察。

五、临床试验的分期

临床试验分为Ⅰ、Ⅱ、Ⅲ、Ⅳ期。

Ⅰ期临床试验：初步的临床药理学及人体安全性评价试验。观察人体对于新药的耐受程度和药代动力学，为制定给药方案提供依据。包括：①耐受性试验：初步了解试验药物对人体的安全性情况，观察人体对试验药物的耐受及不良反应。②药代动力学试验：了解人体对试验药物的处置，即对试验药物的吸收、分布、代谢、消除等情况。

Ⅱ期临床试验：治疗作用初步评价阶段。其目的是初步评价药物对目标适应证患者的治疗作用和安全性，也包括为Ⅲ期临床试验研究设计和给药剂量方案的确定提供依据。此阶段的研究设计可以根据具体的研究目的，采用多种形式，包括随机盲法对照临床试验。

Ⅲ期临床试验：治疗作用确证阶段。其目的是进一步验证药物对目标适应证患者的治疗作用和安全性，评价利益与风险关系，最终为药物注册申请的审查提供充分的依据。试验一般应为具有足够样本量的随机盲法对照试验。

Ⅳ期临床试验：新药上市后由申请人进行的应用研究阶段。其目的是考察在广泛使用条件下的药物的疗效和不良反应、评价在普通或者特殊人群中使用的利益与风险关系以及改进给药剂量等。

六、临床试验研究的实施

（一）明确研究目的

临床疗效研究的目的主要是为了探讨治疗药物、治疗方案的效果。在研究设计实施时，首先必须明确研究的目的、达到的预期结果，并据此建立研究假设。

（二）选择研究方案

研究方案要结合研究的目的来选择，应结合临床实际，尽可能选择论证强度高的研究设计，可提高研究结果的真实性和可靠性。在临床疗效研究的研究方法中，以随机对照试验最常用，效率也比较高。

（三）选择研究对象

选择研究对象是临床试验研究中的一个重要问题，研究对象一般是指按照规定条件选择参加临床试验的病人，是由研究目的所决定的具有某种特征的个体所组成的群体，是研究因素所作用的对象。

研究对象的选择，一般要考虑以下原则：

1. 有明确的诊断标准 由于试验对象均为某病患者，故对该病必须有公认的明确的诊断标准和比较客观的诊断指标，尽可能按国际疾病分类标准（如 ICD10）或是全国性学术会议规定的诊断标准来选择患者。因为这些标准具有权威性，以便得出的结果能与他人的结果进行比较，并推广应用。若研究的疾病尚无公认的诊断标准，研究人员可自行拟订。此时应尽量采用客观指标，如病原学、实验室结果等，并且要对指标的灵敏度和特异度进行分析。

2. 制定明确的入选标准和排除标准 制定入选标准时应考虑：①尽量选择对治疗措施有反应的病例，以便较易获得结果。如选择新发病人。②对研究对象的范围进一步限定，如年龄、性别、某特定病情等。③自愿参加，知情同意。

建立排除标准时，应排除以下受试对象：①所选病例患有另一种影响疗效的疾病；②患有研究疾病以外的其他严重的疾病；③已知对研究药物有不良反应的；④不能主诉症状、神志不清。如一项用呋喃唑酮治疗消化性溃疡的研究中，排除患有严重肝病的、伴有胃癌的、对呋喃唑酮过敏的患者。

3. 被选择的对象应能从临床试验中受益 研究因素若为药物，应当经过严格的动物实验，确属治疗效果明显且安全可靠，才能用于研究对象。

4. 选择发病频繁、症状明显的受试对象 如观察抗心律失常药物的效果时，研究对象应选近期发作频繁的病人，而不是偶尔发作一次的病人。

5. 选择依从性好的受试对象 避免因受试对象不遵守规定或中途退出较多而带来的偏倚。

6. 不选择对研究因素易出现不良反应的受试对象 在新药临床试验中，常将老人、儿童、孕妇从研究对象中排除。

（四）样本含量估计

1. 影响样本含量的因素主要有：①干预措施的效力，即实施前后发病率变化程度、研究组与对照组率的差别等。如果干预措施实施前后发病率差别越大，所需样本含量越小；研究组与对照组结局发生率差别越大，所需样本含量越小；反之，所需样本含量大。②第Ⅰ型错误的概率（α）和第Ⅱ型错误的概率（β）。通常要求 α 为 0.05 或 0.01，α 要求越小，所需样本含量越大；一般将 β 定为 0.20、0.10 或 0.05，1－β 为把握度，把握度要求越高，所需样本含量越大。③单侧或双侧检验。单侧检验比双侧检验所需样本含量小，但在实验前必须确定实验组比对照组的效果好。④研究对象的分组数量。研究对象被分的组越多，需要的样本含量越大。尤其是评价多种干预措施的效果时，需要考虑。

2. 样本含量的估计

（1）数值变量资料样本估计：数值变量是指连续变量，如身高、体重、血压、血糖等，所获得的资料为数值变量资料（计量资料）。两组例数相等的样本均数比较样本含量计算：

$$N=\frac{2\ (Z_{\alpha}+Z_{\beta})^{2}\sigma^{2}}{d^{2}} \qquad \text{（公式 10-6-1）}$$

式中：σ 为估计的标准差；d 为两组数值变量均值之差；Z_{α} 为 α 水平相应的标准正态差；Z_{β} 为 1－β 水平相应的标准正态差；N 为计算所得的每组样本例数。该公式适用于 N≥30 的情况（表 10-9）。

表 10-9　不同 α、β 水平的 Z_α 和 Z_β 值

α	Z_α（单侧检验）	Z_α（双侧检验）	1 - β	Z_β
0.2	0.84	1.28	0.80	0.84
0.1	1.28	1.64	0.90	1.28
0.05	1.64	1.96	0.95	1.64
0.025	1.96	2.33	0.975	1.96
0.010	2.33	2.58	0.990	2.33
0.005	2.58	2.81	0.995	2.58

例：某药物治疗矽肺病人，可能会使病人尿矽排出量平均增加到 1.8mg/100ml，已知常规治疗方法使尿矽排出量为 1.2mg/100ml，标准差为 1.0mg/100ml，要求 α = 0.05，β = 0.10，如欲使两组差别具有显著性（双侧检验），问两组各需要多少人？

本例中，σ = 1.0，d = 1.8 - 1.2 = 0.6，α = 0.05、β = 0.05；双侧检验，查表 10-9 得：Z_α 为 1.96，Z_β 为 1.64，代入公式 10-6-1：

$$N = \frac{2\ (1.96 + 1.64)^2 \times 1.0^2}{0.6^2} = 72.2$$

每组需要样本 73 例。

（2）分类变量资料样本估计：分类变量是指非连续变量，如发病、死亡、有效、治愈等，所获资料为分类变量资料（计数资料）。两组例数相等的样本率的比较样本含量计算：

$$N = \frac{[Z_\alpha \sqrt{2\bar{p}\ (1 - \bar{p})} + Z_\beta \sqrt{p_1\ (1 - p_1) + p_2\ (1 - p_2)}]^2}{(p_1 - p_2)^2} \qquad \text{（公式 10-6-2）}$$

式中：p_1 为对照组发生率；p_2 为实验组发生率；$\bar{p} = (p_1 + p_2)/2$；Z_α、Z_β 和 N 的含意同数值变量资料样本估计。

例 10-6-1：对照组的发病率为 40%，假设实验组通过干预可使发病率下降到 30%；要求 α = 0.05、β = 0.10，双侧检验，如欲使两组差别具有显著性，问两组各需要多少人？

本例：α = 0.05、β = 0.10，$p_1 = 0.4$，$p_2 = 0.3$，$\bar{p} = (p_1 + p_2)/2 = (0.4 + 0.3)/2 = 0.35$；双侧检验，查表得：$Z_\alpha$ 为 1.96，Z_β 为 1.28，代入公式 10-6-2：

$$N = \frac{[1.96\ \sqrt{2 \times 0.35 \times 0.65} + 1.28\ \sqrt{0.4 \times 0.6 + 0.3 \times 0.7}]^2}{(0.4 - 0.3)^2} = 480$$

每组需要样本 480 例。

（五）设立对照

对照是临床试验设计最重要的原则。只有通过与对照组的比较，才能确定试验效应是否是处理因素所产生，通过衡量试验组与对照组之间的差异，从而得出结论。通过对照组可排除处理因素以外的其他因素的影响。设立对照的原则，就是两组要均衡可比，即对照组除不给予研究的处理因索外，其他条件均应与试验组均衡。设立对照组的方法有：①标准对照；②安慰剂对照；③自身对照；④ 交叉对照；⑤ 历史对照等。

（六）随机化分组

随机化分组的原则是指每个研究对象都有同等的机会被分配到试验组和对照组中去，且

分组过程不受人为因素的影响。随机分组时减少和控制混杂作用的一种方法，目的是保证治疗组和对照组具有相似的临床特征和预后因素，即具有充分的可比性，但不能保证重要的混杂因素一定均衡可比。随机化分组方法见前文。

（七）临床试验效果的主要评价指标

评价临床试验效果的指标，应根据试验目的而选择。但基本原则是：①尽可能用客观的定量指标；②确定方法有较高的真实性（信度）和可靠性（效度）；③要易于观察和测量，且易为受试者所接受。

具体评价治疗措施效果的主要指标如下：

1. 计数资料　如果结局变量是痊愈、好转、无效、死亡、生存等计数资料，则评价指标一般用率，而不用绝对数，如治愈多少人等。最常用的率有以下六种：

（1）有效率（effective rate）：总治疗人数中治疗有效者所占的百分比。

$$有效率=\frac{治疗有效例数}{治疗的总例数}\times 100/\% \qquad （公式 10-6-3）$$

治疗有效例数包括治愈人数和好转人数，治愈和好转需有明确的判定标准。

（2）治愈率（cure rate）：治疗人数中治愈者所占的百分比。

$$治愈率=\frac{治愈人数}{治疗人数}\times 100/\% \qquad （公式 10-6-4）$$

（3）病死率（case fatality rate）：在一定时期内患某病人群中因该病而死亡的频率。常以百分率表示。

$$病死率=\frac{因某病死亡人数}{因某病治疗人数}\times 100/\% \qquad （公式 10-6-5）$$

（4）复发率（recurrence rate）：疾病经过一定的缓解或痊愈后，又重复出现的患者数占观察患者总数的百分比。

$$复发率=\frac{复发的患者例数}{接受观察的总患者例数}\times 100\% \qquad （公式 10-6-6）$$

复发率适用于病程较长而易于复发的疾病，如老年性慢性支气管炎、再生障碍性贫血、慢性粒细胞性白血病等。

（5）致残率（disability rate）：发生肢体或器官功能丧失者与观察患者总数的百分比。

$$致残率=\frac{致残患者例数}{接受观察的总患者例数}\times 100\% \qquad （公式 10-6-7）$$

（6）生存率（survival rate）：从病程的某一时点（诊断或治疗）起，随访若干时间后仍存活的患者数占观察患者总数的百分率，常用 3 年或 5 年生存率。

$$N 年存活率=\frac{N 年存活的病例数}{随访满 N 年的病例数}\times 100/\% \qquad （公式 10-6-8）$$

随访满 N 年的病例数包括：N 年存活的病例数、N 年内因该病死亡的病例数。如果失访人数较多，分母中也要给予适当估计。为了避免由于失访带来的困难，可以使用寿命表法计算。

采用频率指标描述疗效时应注意的问题：①对患者的随访期应足够长，以在此期间能观察到所有可能的结局，任何短于规定随访期的研究，都将使观察到的率较实际情况偏低；②涉及死亡的率，应排除其他原因造成的死亡；③注意其可比性，对所研究患者的年龄、性别及其他预后特征应有所规定；④起始时点不同，对率的影响很大。如在普查中通过筛检发现的乳腺癌病例其死亡率低于主动就诊时发现的病例，因前者往往处于病程的早、中期，而后者则常常已发展到中晚期。在预后研究中应尽可能选择处在疾病早期的患者，至少应是处于同一病程的患者；⑤单一的“率”所反映的信息较少，在相同率的背后可以隐藏很大的预后差异。

2. 计量资料　如果结局变量是血压、血脂、血糖、血红蛋白等计量指标，除了仍可按照某些标准（如痊愈、好转、无效）将其转换成计数资料处理外，可对两组每个对象治疗前后观察指标值的差（如血压下降多少）的均数进行比较。另一种方法是计算下降或升高的比例，如收缩压从 200mmHg 降至 140mmHg，可表示为下降了 60mmHg，也可表示为下降了 30%。

选用哪种评价指标，要结合事件的性质来决定。但无论选择哪一种评价指标，最重要的是要明确规定观察的起止时间和结局事件的判断标准。

此外，治疗措施效果的考核还可用病情轻重、病程长短及病后携带病原状态、后遗症发生率、复发率等指标评价；考核病因预防可用疾病发病率、感染率等指标评价；对慢性非传染性疾病评价指标常用以下中间结局变量：①人群认知、态度、行为的改变。②行为危险因素的变化，如控烟、合理膳食、体育运动、高危人群的生活指标等。③生存质量的变化，包括生理（身体）功能、心理功能、社会功能、疾病的症状体征、对健康总的感受和满意程度等主要方面；④干预投入、产出效果评价等。

（八）组织实施、收集资料

在临床试验的实施过程中，使用盲法实施干预措施和收集效应资料对防止偏倚具有重要的意义，常用的盲法有单盲、双盲和三盲。有些情况下不能使用盲法，只能进行开放试验，如比较手术治疗与保守治疗对某种疾病的疗效，评定生活习惯的改变对发生冠心病的影响等。开放试验的优点是容易实施，容易发现试验过程中产生的问题而给予及时处理，缺点是容易产生偏倚。

（九）结果分析

结果分析包括统计描述和假设检验两部分。在进行效应指标的显著性检验以前，必须对比较组间进行均衡性检验，以验证随机化分组的效果，说明各比较组间具有可比性。如果试验组与对照组间的随机化不够理想，则会影响试验结果的有效性。

对于组间计数资料（如有效率）或计量资料（如血压值）的比较，需作统计学检验以确定差异是否有统计学意义。对于两个率的比较，可以用χ^2检验，具体见统计学专著。

（十）得出结论，撰写试验报告或研究论文。

七、临床试验的注意事项

（一）临床依从性

临床依从性（compliance）指患者执行医嘱的程度，又称遵医行为。全面认真地执行医嘱，按规定的药物剂量和疗程接受治疗者，称为依从性好，反之为依从性差。为了保证研究质量，不依从者应控制在 10% 以内。提高患者的依从性可以从以下几个方面入手：

1. 当患者进入试验时，对患者详细说明治疗方案及试验的意义，获得患者的充分合作。

2. 提高管理、医疗、服务水平，使患者对医生产生信任，从而得到其合作。

3. 随访间隔要适当，时间太长易失访，时间太短则引起患者厌烦。

4. 治疗方案采用患者易于接受的剂量、剂型等，使患者不易遗忘服药。

5. 在临床试验前，进行预试验，对患者的依从性进行评价，找出依从性不高的原因。

（二）失访

失访（loss to follow-up）指研究对象因迁移或由于其他疾病死亡等而造成失访。在流行病学实验研究中应尽量减少失访，一般要求失访率不超过10%，在实验中出现失访时，尽量采取相应的措施加以弥补，如通过电话、信函或专门访视等进行调查。

在资料分析时，应考虑两组失访率的差异，若失访率不同，则资料的分析结果可能产生偏倚。即使两组失访率相同，但失访原因或失访者的特征不同，对两组的结果也可能产生影响，所以在进行分析时还应分析两组失访者的特征有无差异。

（三）沾染和干扰

沾染（contamination）是指对照组的患者额外地接受了试验组的药物，从而人为地造成一种夸大对照组疗效或缩小两组疗效差异的现象。

干扰（co-intervention）是指试验组或对照组的患者额外地接受了类似药物的某种有效制剂，从而人为地造成一种夸大疗效的假象。

（王凯娟）

第七节 诊断试验的研究与评价

一、诊断性试验概述

（一）诊断试验

诊断试验（diagnostic test）是指应用各种实验、医疗仪器等手段对病人进行检查，以确定或排除疾病的试验方法。

广义的诊断试验泛指临床上所采用的各种实验室检查（如生化、血液学、细菌学、病毒学、免疫学以及病理学等检查）；仪器诊断（如心电图、纤维内镜、影像学检查）；以及病史、体检所获得的各种临床资料等。

（二）诊断试验评价的意义

1. 评价诊断试验的应用价值　临床医生对每个患者的正确诊断取决于临床诊断试验的准确性，而正确的诊断将指导临床治疗方案的选择，并决定疾病的治疗效果。因此，科学地分析和评价诊断试验的临床应用价值具有非常重要的意义。

2. 合理选用诊断试验和正确解释试验结果　临床医生通过对诊断试验的科学分析和评价，掌握诊断试验的临床应用价值，有助于帮助临床医生正确选择诊断方法，简化诊断步骤，合理解释试验结果，缩短确诊时间，降低医疗费用，提高诊断水平和治疗效果，促进新的诊断方法的研发及推广。

二、诊断性试验的设计

（一）确定标准诊断方法

要建立并评价新诊断方法，就必须与标准诊断方法比较。所谓标准诊断方法，即当前医学界公认的诊断疾病最客观、可靠的诊断方法，也称之为“金标准”。使用“金标准”的目的就是准确区分受试对象是否为某病患者。

目前常用的标准诊断方法主要有病理学诊断（包括组织活检和尸体解剖）、外科手术探查、特殊影像学诊断（如冠状动脉造影诊断冠心病）、病原学诊断、临床综合判断和长期随访的结果等。如果目前尚无特异诊断方法，应采用由专家共同制定的公认的综合诊断标准，如诊断系统性红斑狼疮的美国风湿病学会（ARA）标准等。

（二）选择研究对象

诊断试验的研究对象应为临床上所见到的病人，包括两类人群：一类是用“金标准”确诊“有病”的病人（病例组人群），另一类是用“金标准”证实为“无病”的患者（对照人群），研究对象应具有较好的代表性。

选择研究对象要点：

1. 病例组能代表该病患者的总体，包括目标疾病的各种不同临床类型和病期的病例，如不同病情严重程度的（轻、中、重）、不同病程阶段的（早、中、晚期）、临床表现典型和非典型的，以及有无并发症和有无治疗史等。

2. 对照组与病例组具有可比性，应选择标准诊断方法证实没有目标疾病的其他病例，对照组在年龄、性别及某些重要的生理状态等方面与病例组要有可比性。

3. 病例组、对照组均应是同期进入研究的连续样本或者是按比例抽样样本，不能由研究者随意选择。

（三）估计样本含量

样本量的估计可按照抽样调查估计总体率的样本量计算公式或查阅相应的样本量表。

1. 当灵敏度和特异度接近50%时，可用下列公式计算：

$$n=\frac{u_a^2\times p\ (1-p)}{\delta^2} \qquad 式（10\text{-}7\text{-}1）$$

公式（10-7-1）中：

n：为所需样本含量；

u_a：为正态分布中累积概率为 $\alpha/2$ 时的 u 值；

δ：为容许误差，一般取值范围是0.05～0.10；

p：为待评价诊断试验的灵敏度或特异度，一般以灵敏度估计病例组样本量，以特异度估计对照组样本量。

2. 当预期的灵敏度或特异度小于20%或大于80%时，资料呈偏态分布，需对率进行平方根反正弦转换，并用公式10-2计算样本量。

$$n=\left[\frac{57.3u_a}{\sin^{-1}\ (\delta/\sqrt{p\ (1-p)}\ )}\right]^2 \qquad 式（10\text{-}7\text{-}2）$$

三、诊断性试验的评价指标

评价一个新的诊断试验时首先需要确定对比的标准，即“金标准”。对同一批研究对象，应用“金标准”和待评价的诊断试验进行检测，以“金标准”确诊的目标疾病分为患者和非患者，“金标准”和待评价试验检测结果会出现4种情况。“金标准”确诊为患者，待评价诊断试验判为有病（真阳性，A）或无病（假阴性，C）；而“金标准”确诊为非患者，待评价诊断试验确认为有病（假阳性，B）或无病（真阴性，D），所得数据可以整理成以下四格表（表10-10）。

表10-10　诊断试验评价四格表

诊断性试验	金标准（标准诊断方法）		合计
	患者	非患者	
阳性	真阳性 A	假阳性 B	A + B
阴性	假阴性 C	真阴性 D	C + D
合计	A + C	B + D	N

（一）诊断试验真实性的评价

真实性（validity），亦称准确度（accuracy）和效度。是指诊断性试验所获得的测量值与实际值的符合程度，反映客观事物的正确程度，是诊断试验评价的最主要内容。评价真实性的常用指标如下：

1. 灵敏度与假阴性率　灵敏度（sensitivity）又称真阳性率指实际有病而按该诊断性试验的标准被正确地判为有病的百分比，即真阳性数占病人数的百分比。它反映了诊断试验发现病人的能力。

$$灵敏度 = \frac{A}{A+C} \times 100\% \qquad 式（10-7-3）$$

假阴性率（false negative rate）又称漏诊率指实际有病而被诊断试验错判为无病的百分比，即假阴性数占病人数的百分比。

$$假阴性率 = \frac{C}{A+C} \times 100\% \qquad 式（10-7-4）$$

灵敏度与假阴性率互补，即灵敏度越高，假阴性率越低；反之亦然。

2. 特异度和假阳性率　特异度（specificity）又称真阴性率指实际无病按该诊断标准被正确地判为无病的比例，即真阴性数占非病人数的百分比。特异度反映了该诊断实验排除非病例的能力。

$$特异度 = \frac{D}{B+D} \times 100\% \qquad 式（10-7-5）$$

假阳性率（false positive rate）又称误诊率指实际无病而被该诊断实验错误地判断为有病的百分比，即假阳性数占非病人数的百分比。

$$假阳性率 = \frac{B}{B+D} \times 100\% \quad 式（10-7-6）$$

特异度与假阳性率互补，即特异度越高，假阳性率越低；反之亦然。

3. 约登指数（Youden's index，YI）　又称正确指数是灵敏度与特异度之和减去1，反映了诊断试验发现病人和非病人的总能力。约登指数综合了灵敏度、特异度的信息。当灵敏度与特异度被看作同等重要时，可使用这一指标。约登指数于0～1之间变动，其值越大，诊断实验的真实性越好。

$$YI = 灵敏度 + 特异度 - 1 = 1 - （漏诊率 + 误诊率） \quad 式（10-7-7）$$

4. 符合率（agreement rate）　指诊断试验中真阳性和真阴性之和占总受检人数的比例，即诊断试验的结果与“金标准”结果的符合程度。反映了正确诊断患者与排除非患者的能力。

$$符合率 = \frac{A+D}{N} \times 100\% \quad 式（10-7-8）$$

5. 似然比（likelihood ratio，LR）　指诊断试验阳性或者阴性的结果分别在患者中出现的概率与非患者出现的概率之比。说明病人出现该结果的机会是非病人的多少倍。由于试验结果通常分为阳性和阴性，因此似然比也相应地分为阳性似然比和阴性似然比。

（1）阳性似然比（positive likelihood ratio，+LR）是真阳性率（灵敏度）与假阳性率（也为1-特异度，误诊率）之比，说明正确判断阳性的可能性是错误判断阳性可能性的倍数，表明诊断试验结果呈阳性时实际患病与不患病机会的比。阳性似然比越大诊断价值越高。

$$+LR = \left[\frac{A/(A+C)}{B/(B+D)}\right] = \frac{Se}{1-Sp} \quad 式（10-7-9）$$

（2）阴性似然比（negative likelihood ratio，-LR）是假阴性率（也为1-灵敏度，漏诊率）与真阴性率（特异度）之比，表示错误判断阴性的可能性是正确判断阴性可能性的倍数，即诊断实验结果为阴性时患病与不患病机会的比。其比值越小，试验结果阴性时为真阴性的可能性越大，诊断价值越高（表10-11）。

$$-LR = \left[\frac{C/(A+C)}{D/(B+D)}\right] = \frac{1-Se}{Sp} \quad 式（10-7-10）$$

表10-11　人群某病诊断结果

诊断试验	金标准诊断结果		合计
	患者	非患者	
阳性	165	80	245
阴性	45	730	775
合计	210	810	1020

$$灵敏度 = \frac{165}{165+45} \times 100\% = 78.6\% \qquad 假阴性率 = \frac{45}{45+730} = 5.8\%$$

$$特异度 = \frac{730}{80+730} \times 100\% = 90.1\% \qquad 假阳性率 = \frac{80}{80+730} = 9.9\%$$

$$约登指数 = 78.6\% + 90.1\% - 1 = 0.69 \qquad 符合率 = \frac{165+730}{1020} \times 100\% = 87.7\%$$

$$阳性似然比=\frac{78.6\%}{9.9\%}=7.94 \qquad 阴性似然比=\frac{21.4\%}{90.1\%}=0.24$$

（二）诊断性试验可靠性的评价

可靠性（reliability），也称信度、精确度（precision）或可重复性（repeatability）是指在相同条件下用某测量工具（如诊断试验）重复测量同一受试者时获得相同结果的稳定程度。评价诊断试验可靠性的方法和指标如下：

1. 标准差和变异系数　当某试验是作定量测定，可做标准差和变异系数（coefficient variance，CV）来表示可靠性。标准差和变异系数的值越小，表示可重复性越好，精密度越高；反之，可重复性就越差，精密度越低。变异系数为标准差与算术均数之比。

$$变异系数（CV）=（标准差/算术均数）\times 100\% \qquad 式（10\text{-}7\text{-}11）$$

2. 符合率　符合率（agreement rate，consistency rate）又称一致率，当某试验是做定性测定时，同一批研究对象两次诊断结果均为阳性与均为阴性的人数之和占所有受检人数的比率（见公式10-7-12）。符合率可用于比较两个医师诊断同一组病人，或同一医师两次诊断同一组病人的结果。符合率还可以进行调整，此时计算的符合率称调整一致率（adjusted agreement）。

$$调整一致率=\frac{1}{4}\left(\frac{A}{A+B}+\frac{A}{A+C}+\frac{D}{C+D}+\frac{D}{B+D}\right)\times 100\% \qquad 式（10\text{-}7\text{-}12）$$

3. Kappa值　Kappa值用于评价两种检验方法和同一方法两次检测结果的一致性，是分析不同操作者对同一试验结果，或同一操作者不同时间判断同一批结果一致性强度的指标。该分析考虑了机遇因素对一致性的影响并加以纠正。Kappa值的取值范围介于 -1 和 +1 之间，如 $K<0$，说明由机遇所致一致率大于观察一致性；$K=0$，表示观察一致率完全由机遇所致；$K=-1$，说明两结果完全不一致。如 $K>0$，说明观察一致性大于因机遇所致一致的程度；$K=1$，说明两结果完全一致。可参照Kanidis和Koch提出的标准，判断一致性的强度（表10-12）。Kappa值的计算可用下式：

$$Kappa=\frac{N(A+D)-[(A+B)(A+C)+(C+D)(B+D)]}{N^2-[(A+B)(A+C)+(C+D)(B+D)]} \qquad 式(10\text{-}7\text{-}13)$$

根据表10-11的数据，计算Kappa如下：

$$Kappa=\frac{1020（165+730）-[245\times 210+775\times 810]}{1020^2-[245\times 210+775\times 810]}=0.65$$

表10-12　Kappa值判断标准

Kappa值	一致性强度
<0	弱
0～0.2	轻
0.21～0.40	尚好
0.41～0.60	中度
0.61～0.80	高度
0.81～1	最强

4. 影响诊断试验可靠性的因素

（1）受试对象生物学变异：由于个体生物周期等生物学变异，使得对于同一受试对象在不同时间获得的临床测量值有所波动，例如血压在一天内的不同时间测量也有波动。这种波动大多不是随机的，是由于生物节律的变化所致。

（2）观察者变异：测量者之间以及同一测量者在不同时间的技术水平不一、认真程度不同、生物学感觉差异、预期偏倚等均可导致重复测量的结果不一致。例如血压测量者的不一致性，X线读片与化验结果判断的不一致性等。

（3）实验室原因：重复测量时，测量仪器不稳定，或试验方法本身不稳定，或不同厂家、同一厂家生产的不同批号试剂盒的纯度、有效成分的含量、试剂的稳定性等均有不同，由此可能引起临床测量误差。

（三）预测值

预测值（predictive value，PV）是反映应用诊断结果来估计受检者患病和不患病可能性的大小的指标。根据诊断的阳性与阴性结果分别称为阳性预测值和阴性预测值。

1. 阳性预测值（positive predictive value，PPV）是指诊断试验阳性者中患目标疾病的可能性。

$$\text{阳性预测值}=\frac{A}{A+B}\times 100\% \qquad \text{式（10-7-14）}$$

2. 阴性预测值（negative predictive value，NPV）是指诊断试验阴性者中不患目标疾病的可能性。用公式表示为：

$$\text{阴性预测值}=\frac{D}{C+D}\times 100\% \qquad \text{式（10-7-15）}$$

根据表10-11的数据，计算该诊断人群目标疾病的：

$$\text{阳性预测值}=\frac{165}{165+80}\times 100\% =67.3\%$$

$$\text{阴性预测值}=\frac{730}{45+730}\times 100\% =94.2\%$$

诊断试验的灵敏度越高，阴性预测值越高；诊断试验的特异度越高，阳性预测值越高。预测值还与受检人群目标疾病患病率（P）的高低密切相关。阳性预测值、阴性预测值与患病率、灵敏度和特异度的关系用以下公式表示：

$$\text{阳性预测值}=\frac{\text{灵敏度}\times\text{患病率}}{\text{灵敏度}\times\text{患病率}+（1-\text{患病率}）（1-\text{特异度}）} \qquad \text{式（10-7-16）}$$

$$\text{阴性预测值}=\frac{\text{特异度}\times(1-\text{患病率})}{\text{特异度}\times(1-\text{患病率}）+（1-\text{灵敏度}）\times\text{患病率}} \qquad \text{式（10-7-17）}$$

（四）诊断试验的实用性评价

对一项新的诊断试验进行真实性与可靠性评价后，还要结合临床实际应用的情况作出实用性评价。

诊断试验实用性评价的主要内容包括：

1. 诊断方法的实用性和可操作性；病人及医护人员的可接受性；临床推广应用价值的评价。

2. 成本-效果、成本-效益、成本-效用评价。

四、诊断阈值及确定

诊断阈值（testing threshold）又称分界值（cut off value）、截断点、临界点指划分诊断试验结果正常与异常的标准。许多诊断试验，特别是实验室诊断结果多为连续性的数据指标，对于连续变量需要选择一个正常与异常的分界值，分界值的确定是否恰当，将对诊断试验的真实性产生明显的影响。

在诊断试验中常用的确定分界值的方法有下列几种：

（一）均数加减标准差

目前临床和统计学上常采用均数加减2倍标准差作为正常值范围（表示实测值的95%的参考值范围），在此范围内的测量值为正常值。

（二）百分位数法

当诊断试验测定值呈偏态分布或分布类型不确定时，可采用百分位数法制定正常与异常的分界值。

（三）临床判断法

通过大量的临床观察和系列追踪观察某些致病因素对健康损害的阈值，作为诊断正常水平的分界值。如收缩压≥140mmHg为异常，舒张压≥90mmHg为异常，这个界值标准是在长期的高血压病治疗实践中得出的公认结论。

（四）截断值确定法

临床诊断的目的是应用诊断试验的方法对可疑的患者进行明确诊断，以找到临床医生采取针对性的治疗方案，达到治愈病人的目的。

一个理想的诊断试验，应是灵敏度、特异度都能达到100%，假阳性率和假阴性率均为0，即无一漏诊和误诊。但实际上这种情况不大可能，对于绝大多数诊断试验而言，患者与非患者检查结果的分布总有不同程度的重叠现象。筛检试验阳性结果的截断值（cut off point）或临界点的确定，与筛检试验测得病人与非病人的观察值分布有关（图10-6）。

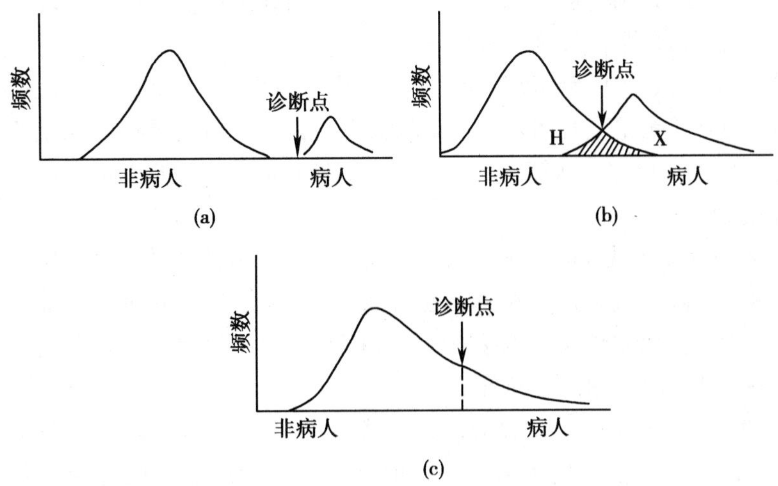

图10-6　病人与非病人观察值分布类型（曾光，2002）

图 10-6 所示，病人与非病人的测量值成两个独立的分布曲线，无重叠处。如将临界点选在病人中的最小值，筛检试验的灵敏度和特异度均可达到 100%。图 10-6（c）所示病人与非病人的测量值呈一连续分布曲线。同（a）情况一样，如将临界点选在病人中的最小值，筛检试验的灵敏度和特异度均可达到 100%。

通常遇到的是如图 10-6（b）中所示的情况，病人与非病人的测量值呈两条相交的分布曲线，两条曲线下有一重叠区域。H 为病人的最低值，X 为正常人的最高值，在 H 和 X 之间既有病人又有非病人，形成一个重叠区。如果将病人与非病人的分界定在 H，固然不会漏掉病人，但会把较多的非病人划入病人组中，出现假阳性；如果把病人和非病人的分界定在 X，虽然没有将非病人误诊为病人，但又漏掉了大部分的病人。这种情况下，无论临界点选在何处，筛检试验的灵敏度和特异度均不可能同时达到 100%。

灵敏度和特异度随着诊断试验标准的改变而改变，且二者呈互为消长的关系。若要提高试验的灵敏度就必然以降低特异度为代价；反之亦然。至于要把诊断试验的诊断标准选择在何处，必须权衡假阴性或假阳性带来的后果以及诊断试验的目的，通常选择诊断标准的原则如下：①如疾病的预后差，漏掉病人可能带来严重后果，且目前又有可靠的治疗方法，应提高灵敏度，尽量把病人检测出来。但此时特异度会同时降低，假阳性增多，增大了进一步确诊的成本；②如疾病的预后不严重，且现有治疗效果不理想，而误诊将会对病人造成严重的心理、生理和经济上影响，应提高特异度的水平，尽量排除非病人。但此时灵敏度会同时降低，假阴性增加；③如果灵敏度和特异度同等重要，可将诊断试验的临界点定在灵敏度和特异度均高的位置，一般可把诊断临界点定在“灵敏度 = 特异度”的分界处。

（五）ROC 曲线法

受试者工作特征曲线（receiver operating characteristic curve，ROC）简称 ROC 曲线，它是以灵敏度（真阳性率）为纵坐标，1 - 特异度（假阳性率）为横坐标作图所得的曲线，可以反应灵敏度与特异度的关系，常用该曲线来决定最佳的诊断试验分界值。

1. ROC 曲线决定最佳临界点　如图 10-7 所示，曲线上的任意一点代表某项诊断试验的特定阳性标准值相对应的灵敏度和特异度对子。

随着灵敏度的上升，1 - 特异度值增加，即特异度下降；反之亦然。提出将最接近 ROC 曲线左上角那一点定位为最佳临界点。在此临界点上，可同时满足诊断试验的灵敏度和特异度最优。如图中的 A 点可定为血糖诊断试验最佳阳性临界点，该点对应的诊断试验的灵敏度为 85%，特异度为 88%。

ROC 曲线是评价诊断试验的一种全面、准确、有效的方法，并可用于比较两种或多种诊断试验的诊断价值。除了直观比较法外，还可以计算 ROC 曲线下面积。曲线下面积反映了诊断试验价值的大小，面积越大，越接近 1.0，诊断的真实度越高；越接近 0.5，诊断的真实度越低；当等于 0.5 时，则无诊断价值。

2. 比较两种或两种以上诊断试验的诊断价值　将两种或两种以上诊断试验 ROC 曲线绘制在同一坐标中，可直观地判断优劣。曲线顶点与纵坐标顶点最接近者，为最好的诊断试验。也可以分别计算各个试验的 ROC 曲线下面积，哪一种实验的 ROC 曲线下面积最大，则哪种试验价值最大。

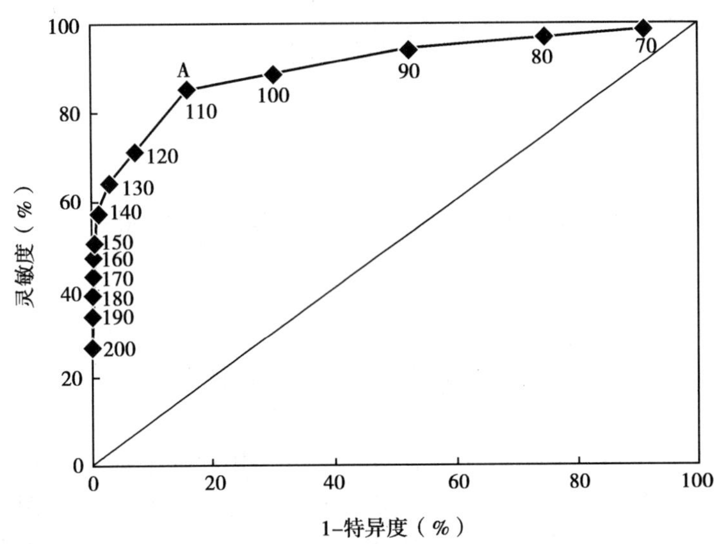

图 10-7　糖尿病血糖试验的 ROC 曲线

五、诊断试验的收益

收益（yield）也称收获量指经诊断后能使多少原来未发现的病人得到诊断治疗。在疾病的诊断过程中，临床医师都希望在较短的时间内采用最少的检查手段使患者获得准确而及时的诊断。

为提高诊断试验的收益，可从以下几个方面加以考虑。

（一）选择患病率高的人群（即高危人群）　当诊断试验的灵敏度和特异度不变时，患病率与诊断试验的阳性预测值成正比。在应用诊断试验前需要估计疾病的患病率，用于患病率高的危人群时可明显提高诊断试验的效率。

（二）为提高临床诊断效率，可采用联合诊断试验方法。联合试验分为并联试验（parallel test）和串联试验（serial test）

1. 并联试验或称平行试验是指同时做几项诊断试验，其中有任何一项阳性，即可诊断为患病。如乳腺癌诊断，可先用触诊检查，再用乳房 X 线摄片检查，两种方法检查有一种结果阳性即可诊断为乳腺癌。并联提高了灵敏度，可以减少漏诊率，却降低了特异度，增加误诊率。

临床工作中遇到以下情况，可以采用并联方法。①必须迅速做出诊断；②目前尚无一种灵敏度很高的诊断试验；③灵敏度高的试验费用昂贵且安全性差；④漏掉一个病人时后果严重。

2. 串联试验或称系列试验是指在一系列多项诊断试验中，每一项诊断试验均为阳性，最后才能判为患病。如冠心病的诊断，可先做运动心电图试验，然后将所有阳性者再做超声心动图，两者均为阳性才诊断为冠心病。串联提高了特异度，可以减少误诊率，却降低了灵敏度，增加漏诊率。

临床工作中遇到以下情况，可以选用串联方法。①不必迅速做出诊断，但需要增加诊断的正确性；②目前针对该病的几种诊断方法特异度均不太高；③必须做某些昂贵或不安全的试验；④误诊一例带来许多麻烦或不必要经济损失。

（白亚娜）

第八节 疾病预后的研究与评价

一、疾病预后的基本概念

预后是指疾病发生后的转归或结局，包括存活和死亡两个结局。存活者还可分为治愈、缓解、迁延、慢性化、恶化、复发、残疾及发生并发症等结局（图10-8）。疾病的转归和结局除了受病情的严重程度、诊断和治疗水平的影响外，还受病人生理、心理和各种外界环境因素的影响。通过对疾病的预后及影响因素的研究，可以了解疾病的自然史和疾病的危害程度，提高判断疾病预后的准确性，帮助临床医生选择治疗方案，提高临床治疗水平。

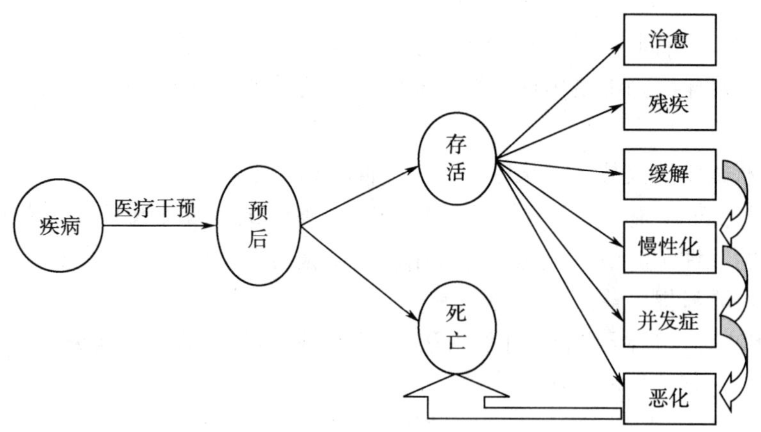

图10-8 疾病预后示意图

二、疾病自然史

疾病自然史（natural history of disease）是指在没有任何干预的情况下，疾病自然发生和演变的过程。包括生物学发病期、亚临床期、临产期和结局四个时期。

疾病自然史因疾病的不同而有所不同，目前对常见的传染病及部分慢性病的自然史已有较清楚的认识，这在很大程度上帮助了临床医生对疾病的预后进行准确的判断，但对一些新发疾病的自然史还缺乏了解，影响了临床医生对预后的推断。而有些疾病的自然史会随着自然环境、社会和经济条件的变化而有所改变，疾病结局及转归也会发生相应的变化。因此，进行疾病预后的研究对于了解疾病的自然史具有重要作用。

三、疾病的病程

疾病病程（clinical course）是指首次出现症状和特征，一直到最后结局所经历的全过程。因疾病的病程长短不同，其预后会有所不同。病程因受到医疗干预而发生改变，从而影响疾病的预后。若在疾病早期采取积极的医疗干预措施，可以改善预后，在疾病的晚期采取医疗干预措施，其预后较差。因此，临床医生对疾病预后的准确估计，离不开对疾病临床病程的估计。

四、影响预后的因素

疾病的预后受多种因素的影响，不同的因素对疾病预后所产生的影响有所不同，有些因素可促进疾病恢复，而有些因素可促使疾病恶化。因此，临床医生在观察疾病预后时，应充分认识预后因素对疾病结局的影响。

（一）预后因素的概念

预后因素（prognostic factors）是指能影响疾病结局的因素，若患者具有这些因素，其病程发展过程中出现某些结局的概率就有可能发生改变。了解预后因素，有助于临床医生对疾病进行有效的干预，包括疾病筛查、及时诊断、积极治疗和改变影响患者健康的行为等，从而改善患者的预后。

（二）常见影响疾病预后的因素

1. 患者的机体状况　患者的年龄、性别、营养、体质、免疫功能、心理状态等对疾病的预后具有一定的影响。如婴幼儿、老年人或青壮年虽患同样的疾病，但临床表现不同，预后也不同。一般前者预后较差，后者预后较好。

2. 疾病本身的特点　不同的疾病具有不同的特点，也决定了预后的不同。

1）自限性疾病：此类疾病无需治疗可以自愈，而且疾病的预后良好。如上呼吸道感染。

2）能被有效治疗的疾病：某些疾病通过有效的防治措施，干预致病因素对机体的作用或改变其大小，可改善预后。如败血症虽重，但采用有效抗生素治疗便有可能治愈。

3）尚无有效治疗措施的疾病：某些疾病至今尚缺乏行之有效的治疗方法，尽管采用了一些治疗手段，但其预后极差。如晚期癌症广泛转移、艾滋病等。

3. 患者的病情　在同一种疾病，由于患者的病情轻重不同，其患者的预后也有所不同。如恶性肿瘤类疾病，肿瘤的大小、生长部位、生长方式、浸润深度、病理组织类型、癌细胞分化程度、是否转移、转移部位等；感染性疾病，除机体状况外，浸入机体的病原体的特征，如病原体的数量、种类、亚型、毒力、侵袭力、繁殖力以及入侵门户、定植部位等因素都可影响病情，也与疾病预后密切相关。

4. 疾病的早诊断及早治疗　疾病能否被早期确诊，并得到及时合理的治疗，是影响疾病预后的重要因素。如恶性肿瘤类疾病，若早期发现和及时诊断，获得手术治疗机会，往往预后较好；若发现时已到癌症晚期，即使采取了相应治疗，其预后也会很差。

5. 医疗条件　医疗条件的优劣是影响疾病预后的重要因素。医疗设施先进，服务质量高，防治效果好，则疾病的预后也较好。

6. 社会、家庭因素　社会经济发展水平、医疗卫生条件、社会保障体系、家庭关系等都会影响疾病的预后。社会因素对疾病的影响，尤其是对传染病的影响最为明显。

五、疾病预后研究常用方案

疾病预后影响因素的研究可以根据研究目的的不同选择适当的研究方法，包括：描述性研究、病例对照研究、回顾性队列研究和前瞻性队列研究。

（一）常用设计方案

预后因素的研究方法和疾病危险因素的研究方法相似，可应用描述性研究方法筛选影响疾病预后的可疑因素，然后通过病例对照研究和队列研究对可疑的预后影响因素加以验证，以确定是否为预后因素。预后研究的最基本方法是队列研究，包括回顾性队列研究和前瞻性队列研究。当经过研究确定为疾病预后因素时，还需要分析这些预后因素对疾病结局产生何种影响及其影响程度。研究疾病预后因素时，一般先从单因素分析方法开始，然后进行多因素分析。

（二）常用的评价指标

预后研究使用的指标包括反映疾病致死程度的指标，反映疾病恢复情况的指标，反映疾病结局构成的指标，反映生存情况的指标。在实际应用中常使用的指标有：病死率、治愈率、复发率、功能丧失率、生存率等。

计算预后指标时，首先要对观察的病人进行随访，收集患者资料。每个病人均应填写统一调查表，调查表内容要简明扼要，便于计算。

在使用上述各指标时，要注意以下几个问题：

1. 随访的期限　随访期限应以研究对象出现某种结局为止。

2. 病人的死亡　应排除其他原因导致的死亡。

3. 明确各指标计算的起点　上述各率的计算都应将病程的某一点作为零点，其计算方法有以下几种：①疾病确诊日期；②接受治疗日期（手术、放化疗、中药等）；③手术后存活出院的日期（排除手术时及手术后短期死亡的病例）。在一个研究中不要几种计算方法混用，应结合具体情况选用一种。

4. 率的比较　两个率或多个率进行比较时，必须注意它们之间的可比性及有无比较的意义，因为疾病预后受年龄、治疗、精神心理和行为等因素的影响。如果两个率或多个率的性质不同，不能进行比较。

疾病预后的研究可归结为两类：一是对疾病的预后状况进行客观描述，一是对影响预后的因素进行研究。在疾病治疗效果的研究中，如以疾病预后作为疗效判定指标，则相当于将治疗措施作为影响因素而进行的预后研究。

（三）生存分析

对预后进行评价不仅要了解疾病的最终结局，还要了解在观察期内不同时间患者的变化情况，将两者综合考虑进行分析，反映疾病在不同时期的预后情况。生存分析（survival analysis）是目前进行疾病预后研究的主要方法之一。

1. 生存分析适用范围　在疾病预后研究中，生存分析主要用于临床远期疗效的评价。如肿瘤治疗后生存期，器官移植后生存时间，死亡率较高的慢性病（心肌梗死、脑卒中等）医疗干预后的生存时间等。

2. 生存分析的步骤　预后研究的设计应遵循临床疗效研究的设计原则，结合研究目的对研究对象、研究因素及观察指标做出详细规定。

1）规定随访时间：病人是陆续进入随访的，按研究设计以诊断日、治疗开始日或出院日作为随访开始时间。根据所研究疾病的特点，如在短期内即可出现结局的疾病，可以规定统一的随访时间，如规定对每个观察对象都观察 3 年、5 年或 10 年等。

2）规定随访的方式和减少失访的措施：随访方式有面访法、信访法和电话访问法，根据研究条件确定随访方式。在预后研究中一般都要随访很长时间，在随访中有些人因种种原因退出，造成失访。失访人数太多有可能影响研究结果，所以在研究前和随访过程中要制定防止失访的措施，尽可能减少或避免失访。

3）收集资料：随访前要制定统一的调查表，随访过程中，要按调查表的内容做好记录。

4）资料分析方法：随访资料收集后，运用统计学方法计算病后不同时间患者的生存率，以判断疾病的预后，此即生存分析。常用的生存率计算方法有两种：直接法和间接法。

①直接计算法：直接计算法计算的结果称粗生存率（crude survival rate）法，因其计算简单而被广泛应用。在样本量大，抽样误差较小的情况下，可获得较满意的结论；如样本量较小，抽样误差较大时，可出现后一年生存率高于前一年的不符客观实际情况的现象，应加以注意。

②间接计算法：间接计算法也称寿命表（life table）法，此法是应用队列寿命表法的基本原理，先求出病人经治疗后不同时间的生存概率，然后根据概率乘法定理将逐年生存概率相乘即可求出不同年限的累积生存率。寿命表法可应用于死亡和生存者，还可应用于病后出现的其他结局，如某种特殊的症状出现。如果观察或随访肿瘤病人术后复发时间的长短，可用复发率取代生存率。此外，应用寿命表法也便于比较不同时间和不同地区的生存率。生存率的计算方法可参见统计学书籍。

六、疾病预后研究的评价标准

（一）研究对象的定义是否明确

1. 是否详细介绍了病例来源，研究对象是否来自不同级别医院；
2. 病例的确定是否有统一的诊断标准，有无明确的纳入与排除标准；
3. 研究对象的具体特征如何，是否具有对该病总体的代表性；
4. 病例来源是否存在集合偏倚、转诊偏倚和诊断条件偏倚等。

（二）观察疾病预后的起始点是否统一

1. 研究对象是否都处于疾病的早期或疾病病程的同一阶段；
2. 所观察疾病的预后是否都采用统一的起始点或零点时间；
3. 存在不同零点时间时有无进行分层分析。

（三）预后因素的定义及因果时间顺序是否明确

1. 研究是否对预后因素考虑周密，是否有明确的定义；

2. 对预后因素暴露时间与程度是否明确，因果的时间顺序是否肯定。

（四）样本含量是否足够

1. 研究开始前是否根据研究目的对研究样本进行了合理的估计；

2. 是否对研究预期分析内容及分层分析的层数进行充分考虑。

（五）观察期限及观察终点是否明确

1. 是否事先确定观察期限；

2. 是否事先确定了预后观察终点；

3. 判断结局的指标和标准是否明确。

（六）随访时间和资料是否完整准确

1. 根据疾病自然史，随访时间是否足够长；

2. 是否所有的研究对象都随访到研究预期终点；

3. 失访率是多少，失访原因是什么，失访者与未失访者的重要人口学特征与临床特征是否进行了比较；失访对结果真实性的影响如何。

（七）评定预后的指标是否客观真实

1. 预后评定指标是否能以客观方法记录；

2. 预后评定指标是否能充分反映研究目的；

3. 预后评定指标能否充分反映预后因素的作用及预后因素的效应。

（八）预后评定是否采用盲法

在结局的观察与判断中是否采用盲法收集数据，以避免疑诊偏倚和期望偏倚。疑诊偏倚即研究者竭力去寻找观察组中存在被研究的预后因素的证据，而对待对照组则不然。期望偏倚即凭主观印象判断预后。

（九）预后估计的精确度怎样

1. 是否报告了预后结局概率的95%可信区间；

2. 是否报告了整个病程的预后结局，而不是某一时点的结局。即不仅报告某一时点的生存率，还要展示生存曲线，以描述不同时点的生存率；

3. 对预后因素的 *RR* 值是否计算可信区间。

（十）是否对其他影响因素进行了控制和校正

1. 是否应用统计学方法对预后因素之外的其他因素的影响进行了校正；

2. 是否采用分层分析及多因素分析方法对影响因素进行了控制。

（十一）研究结果是否实用和重要

1. 预后研究结果是否反映临床真实情况，与真实情况越相似，临床借鉴意义越大；

2. 预后研究结果是否有助于临床医生对临床治疗作出决策；

3. 预后研究结果是否有助于临床医生向病人及家属解释其所患疾病的预后情况。

（白亚娜）

第九节　病因及其推断

一、病因的定义

因果关系的模型、推理方法和判定标准一直处于发展之中。流行病学研究中的病因和病因推断，实际上是分析流行病学的指导框架和评价准则，对于形成因果思维和正确理解研究结果也是至关重要的。在人类与疾病的斗争中，无论是预防疾病或治疗疾病，首先必须明确发病原因，不然人们永远不可能有效地预防和治疗疾病。因为只有消除或控制了病因，才能消除或控制疾病的发生和发展。所以，病因研究也就成为医学工作者在防治疾病、促进健康过程中的重要内容。

现代社会的发展，使人们逐渐认识到，人的进化来自自然，人又不同于自然界一般的生物，即人有思维，有语言，有社会活动等，从而产生了社会-心理-生物医学模式，也就形成了发病的环境、宿主、病因的失衡学说，这里的病因是指与发病具有密切关系的某些环境因素和宿主因素的总和。

病因（cause of disease）是指能使人们某病发病概率增加的因素。在流行病学研究中，通常把尚未最后确定的病因因素称为危险因素（或危险因子）。

二、病因分类

1. 按病因的性质分类　可分为环境因素和宿主因素两大类。其中，环境病因包括生物因素、物理因素、化学因素及社会因素等。宿主病因包括遗传因素、免疫因素及心理因素等。

2. 按病因的作用分类

（1）必要病因因素：任何一种事件的发生，都具有一定的原因和条件，即“有果必有因”，疾病的发生也是如此。但在诸多病因因素中，有些因素是必需的。也就是说，结果发生必具有（或几乎都具有）该因素。对必要病因因素定义是：某种疾病的发生必具有某（些）因素，则这个（些）因素被称为该病的必要病因因素。如霍乱弧菌与霍乱的关系。霍乱发生必然具有霍乱弧菌，因为没有霍乱弧菌不可能发生霍乱，则霍乱弧菌是霍乱的必要病因因素。

（2）促成病因因素：在疾病的发生过程中，有些因素不是必要病因因素，但它们的存在同样可以引起疾病发生概率增加，如上述的霍乱，仅有霍乱弧菌存在并不一定都发生霍乱，还需要有其他因素，如饮用生水、胃酸被稀释、饭前不洗手、缺乏免疫力等原因，这些因素可能会在部分病人中出现，而且导致他们所在群体发病概率增加。再比如肺结核，结核杆菌是肺结核的必要病因因素，但并非暴露于结核杆菌的人均患肺结核，其他因素如机体免疫状态低下、营养不良、过度疲劳、遗传因素等都可能影响肺结核是否发生。在慢性非传染性疾病中，如吸烟与肺癌，吸烟可以引起肺癌发生概率增加，但肺癌病人不一定都吸烟。对这一类病因因素，定义是：如果某个（些）因素存在，可能导致某病发生的概率增加，但该病发生并非一定具有该因素，则这个（些）因素称为该病的促成病因因素。

可以这样认为，除必要病因因素以外，其他任何能引起发病概率增加的因素都是促成病因因素，只是各种促成病因因素在决定疾病发生概率中的作用大小或出现频率不同而已。

三、疾病发生类型

（一）因单果型

即一种（组）因素仅可引起一种疾病或结局，而且该疾病或结局只由该因素引起。这种情况实际上是不存在的。

（二）单因多果型

即一种（组）因素可以引起几种疾病或结局；如吸烟可以引起肺癌，也可引起慢性支气管炎和膀胱癌等。

（三）多因单果型

这种类型可有如下几种方式，多种（组）因素都可独立引起一种疾病或结局；多种（组）因素协同作用引起一种疾病或结局；多种（组）因素因果相连引起一种疾病或结局。

（四）多因多果型

即多种（组）因素可以引起多种疾病或结局。

以上仅是简要说明问题。事实上，在疾病的发生中，多个病因因素之间的作用方式及相互关系常常很复杂。

四、病因研究的程序

探索病因是对病因不明疾病进行研究的重要内容，是发病机制研究、早期诊断、治疗、预防以及康复等工作的基础。一般情况下，进行病因探索需要经过如下研究步骤。

（一）描述疾病分布

描述疾病分布是流行病学工作的基础，也是病因探索的先导。一般来说，疾病分布高水平的地区和人群，也应当是暴露因素（病因）分布高水平的地区和人群，即疾病的分布与暴露因素的分布的一致性。所以，通过描述疾病的分布，可以为病因研究提供重点范围。比如，食管癌的分布是河南林县发病水平较高，因此我们可以重点在林县寻找可疑的食管癌病因。描述疾病分布的方法主要有：现况调查（抽样和普查）、疾病监测、生态学研究、疾病登记和报告、历史资料分析等。根据疾病分布的描述，以及对高分布地区和人群中某些环境和人群特征的了解，使研究者对可能的病因有一个初步的设想，进而可以提出一系列病因假说。

（二）提出假说

根据疾病分布特点和环境、人群等特征，研究者可以获得许多病因线索。通过逻辑推理提出病因假说，然后应用流行病学方法检验这些假说。假说形成可以参考下列逻辑推理方法。

1\. 求同法　这种推理判断方法主要是找出不同条件下，事物的共性，也即不同条件下找出高发人群、病人以及高发地区的共同特点。如 1958 年川西平原发生大规模不明热流行，调查发现农民罹患率高、参加过支农的干部发病者也甚多。继之调查发现这两种人群近期内都曾下水田劳动和垦荒。假设形成：下水田劳动或垦荒可能是发病和流行的重要因素。进一步研究表明：这是一次罕见的钩端螺旋体病大流行，传播途径就是接触疫水。

2. 求异法 根据疾病发生的因果关系，患者和非患者，高发人群和非高发人群，高发地区和非高发地区等必然存在病因分布差异。因此注意寻找它们之间的差异，即低发人群（或地区）没有，而高发人群（或地区等）所具有的特异因素无疑可能是疾病危险因素。如在西北某地区，察布查尔病只发生在锡伯族，而不发生在当地的其他民族。比较该地锡伯族和其他民族之间的差异，经过筛选和权衡，提出该病可能与锡伯族的民族特殊食品“米送乎乎”（自制甜面酱的半成品）有关。后经证实为米送乎乎污染肉毒毒素所致。

3. 共变法 从某病在不同时间、地区发病率的变化中，找出哪些因素也在发生变化；揭示和核实发病率的变动与这些因素的变动在人群、时间和地区分布的一致性，从而可以形成病因假设。也即在暴露较低的人群（或地区、时间）发病率水平较低，而在暴露高的人群中发病水平较高。如美国人均烟草消耗量越高的州，其冠心病死亡率也越高，反之，则死亡率较低。因此可以形成吸烟是冠心病危险因素的假设。

4. 类比法 如果某种病因不明疾病的分布与某已知病因的疾病或事件的分布一致，则可考虑它们的共性，经过筛选确定发病危险因素。如 Burkitt 发现，非洲 Burkitt 淋巴瘤的分布与黄热病的分布很一致，则可考虑它们具有共同危险因素。由于黄热病由蚊虫传播，则考虑本病可能也是由埃及伊蚊传播的病毒性疾病。后研究证明，在 Burkitt 淋巴瘤细胞中有人类疱疹（EB）病毒存在；但 EB 病毒在世界上传播广泛，它不需经蚊虫传播。因此 Burkitt 又设想本病的发生是否是婴儿期感染 EB 病毒，以后又感染疟疾导致 Burkitt 淋巴瘤；因为在非洲，黄热病的流行区与疟疾的流行区相重合。事实证明这样的思路是正确的。

5. 排除法 在研究病因时，有时往往可以获得很多病因线索，给流行病学研究带来很大困难。此时应用排除法的逻辑推理和科学上因果不能成立的排除手段，可以缩小病因研究范围，提高研究的效力。

（三）检验假说

一旦建立病因假说，就要对这些假说进行验证。常用的研究方法是病例对照研究、队列研究以及流行病学实验和现场干预研究。这些研究旨在分析暴露和疾病之间是否存在联系以及联系强度和特异性等。病例对照研究的核心是比较病例人群与对照人群（非病例）危险因素的暴露比例是否具有差异及其程度。队列研究是比较危险因素的暴露组与非暴露组的发病率（或死亡率）水平是否具有差异及其程度。实验研究和干预研究都是人为控制暴露因素（干预因素或处理因素），在完全可比的情况下，比较暴露组（干预组）与非暴露组（非干预组）的发病或死亡率的差异。从而证实病因假设的真实性。

五、疾病因果关联推断

通过流行病学病因的初步研究，可以基本确定一些发病危险因素，也即建立了疾病的因果联系。但这些联系是否为真实的病因，尚需进行科学推论和判断。因为在研究过程中，由于设计、资料搜集、资料分析等多方面都可能会发生人为的和客观的误差，从而造成虚假联系。因此，在确定真实病因时，首先要排除各种误差与错误、间接联系之后，再判断因果联系的真实性。

（一）误差与错误

误差（error）是指测量值与真实值之差。病因研究中可以产生的误差很多。因此，避免和控制误差至关重要。

1. 人为误差　又称过失误差；在病因研究过程中，研究者常常由于工作失误，比如测量结果记录错误、抄录错误、分析错误等产生误差而导致研究结果与真实情况不符。在因果关联的判断时，应首先排除这类误差。

2. 抽样误差与统计推断错误　在进行流行病学研究中，通常研究其中的一部分（样本），这就需要进行抽样；根据统计学原理可知，由于个体变异，抽样就会出现抽样误差，因为研究者不可能每次抽样都获得与总体完全相同的指标。如一个发病率为10%的人群，在抽样时，第一次可能抽到的样本发病率为8%，而第二次抽到的样本发病率可能是9%或12%。再者，在进行假设检验时，首先作出检验假设，然后计算统计量和P值，根据是否$P<0.05$或$P<0.01$，拒绝检验假设或不拒绝检验假设；这里是可以犯第一类错误与第二类错误的。虽然犯错误的概率很小，比如小于5%，但在多因素分析中，多次检验发生错误的概率必须予以认真考虑。因此，确定一种因素与疾病的联系，需要多次同质的研究结果的综合分析，方可获得真实的结论。

3. 偏倚　是指随机误差以外的误差即系统误差。偏倚是有方向性的，理论上说，偏倚可以测量，也可以避免或控制。常见的偏倚主要有以下三类。

（1）选择偏倚：由于在选择研究对象方法上的错误，结果导致样本不能代表总体，而产生偏倚。通常发生在设计阶段，有时也发生在实施阶段，如在病例对照研究中，病例组仅选择现患者而不考虑死亡者，如果死亡者暴露较严重则可产生偏倚。再如，队列研究中，如果暴露组和对照组的失访者中发病率不同，忽略失访者可造成偏倚。此外还有入院率、检出率偏倚等，在研究中要注意控制和避免。

在临床研究中，有时也可发生这样一种选择偏倚，即轻病人应用新疗法，较重的病人作为对照等。类似这样的非随机分组在临床研究中造成偏倚经常发生。

（2）信息偏倚：指资料收集过程中，由于测量暴露和结局的方法有缺陷或不准确，而产生系统误差。在各类研究中都可以出现，回忆偏倚主要是被比较的两组在回忆过去的暴露史或既往史时，其完整性和准确性存在系统误差。如有人调查类风湿性关节炎的家族聚集性发现：患者与一般对照相比，家族史是易患因素；当选择患者为病例组，患者的同胞（非患者）为对照，两组间事实上不应该出现差异，但同样出现家族史是易患因素；而患者的同胞组和一般人群对照组相比却没有这种联系；这显然是患者可以提供详细的家族患病史，而其同胞（非患者）对家族患病史关注不够，从而产生偏倚。此外，信息偏倚还有调查偏倚、测量偏倚等。

在临床研究中还容易发生一种信息偏倚，即研究者想当然地认为某种疗法优于另一种疗法。在进行疗效评价时，由于没有客观指标，效果全凭病人感受和医生主观判断；结果即使这一新疗法没有明显效果，也可能出现疗效很好，因为医生对研究组病人给予更多的关心，获取更多的“疗效”信息，而对照常不受重视，因此发生信息偏倚。

（3）混杂偏倚：是由于在病因研究中，没有排除研究因素以外的其他因素的影响而引起的。混杂因素是与疾病和暴露都有联系，并能曲解暴露和疾病之间联系的因素。如随着年龄的增加，白发也增加，而随着年龄的增加，恶性肿瘤的发生率也增加；如果研究白发与肿瘤的相互联系，两个研究组中年龄分布又不均衡，则可能会产生阳性结果；很显然它们之间没有因果联系，其关联性是由于年龄等混杂因素造成的。

（二）间接联系

许多事物之间虽然没有直接的因果联系，但由于其他相关因素的存在，使它们之间常常可以具有统计学联系。这种联系是客观的，但不是直接的，而是一种间接联系。在病因学研究中对这类间接联系要给予足够重视。如事物A既与事物B有联系，又与事物C有联系，则在事物B和C之间也将存在统计学联系。如吸烟可以引起肺癌，也可引起胃溃疡，当研究胃溃疡与肺癌的联系时，很容易获得它们之间的关联，但这显然是间接联系。

（三）因果联系真实性的判断

在排除了因素与结局之间的关系可能是人为联系、统计误差、偏倚以及间接联系等以后，还需要对它们之间的因果关联进行推断和论证，以下准则可供参考。

1. 联系的强度　联系的强度一般用相对危险度（RR）或比值比（OR）来衡量。相对危险度越高，则联系的强度越大，研究因素和结局的因果关系可能性越大。当相对危险度很高时，一般可以认为研究因素与结局之间具有因果联系。因为这种情况由各种虚假联系和间接联系而致的可能性较小。

2. 时间性顺序　如果可疑因素是疾病的病因，则暴露应在疾病发生之前。但对于潜伏期较长的慢性病来说，确定暴露发病的时间先后顺序并不是一件容易的事。

3. 剂量反应关系　当研究的可疑致病因子（或特征）可以定量或分级，而且这些因子量的变化影响人群中发病率的相应变化，则二者之间可能存在因果关系。比如研究表明，平均每日吸烟支数愈多的人，死于肺癌的概率越大，对判断吸烟与肺癌的因果联系具有说服力。但不出现剂量反应（或效应）关系也不能完全排除因果关系，因为有可能存在阈值效应或饱和效应，或者由于暴露水平测定分类错误等。

4. 联系的一致性　如果在不同人群、不同地区、不同场合由不同的研究者所得到的研究结果相同或类似，即某（些）因素与某病有联系，则这种联系可能是真实的。

5. 分布相符性　研究的可疑致病因子的分布（即人群分布、时间分布和地区分布）与疾病的分布相符合或基本符合，则它们可能是因果联系。如传播疟疾的按蚊的地区分布与疟疾分布基本符合。

6. 生物学合理性　在判断因果关系时，应根据已知的生物学和医学知识，以及其他的研究证据，来论证研究所得的可疑病因和疾病的因果关系是否具有生物学上的合理性和可阐释性。

7. 联系的特异性　在传染病的病因研究，常可确立病原体和疾病的特异性因果联系；而对于非传染病来说，大多数情况下不易确立研究因素与疾病联系的特异性。因为大多非传染病的病因复杂，而且常常是一种原因与多种疾病有联系，如吸烟与慢性支气管炎、溃疡病、心血管病等有联系，与肺癌、膀胱癌、口腔癌等也有联系。随着研究的深入，人们对病因因素分类越来越具体，对疾病的早期效应越来越分子化，联系的特异性在疾病因果关系判断中的作用还是很重要的。一般地说，联系的特异性是因果推断的有力证据，但当不存在联系的特异性时，并不能因此而排除因果关系。

上述是病因推断的一些重要准则，但并非绝对。在病因研究和推断中要掌握其精髓，对众多的研究结果去伪存真，去粗取精；综合分析，灵活运用，以在复杂的病因研究中，尽早求得真正的病因。图 10-9 是病因推断的主要步骤示意图。

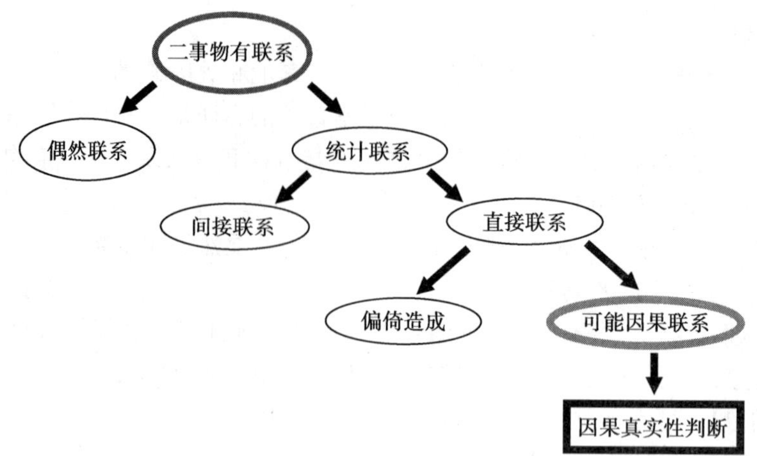

图 10-9 二事物是否有关联的判定步骤

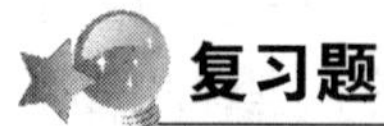

本章小结

通过描述性研究方法，应用各种疾病测量指标，展示人群疾病的时间、地区和人群分布状态，为疾病的病因研究提供病因线索，建立病因假说。

在描述性研究的基础上，应用病例对照研究及队列研究方法对病因假说进行检验性及验证性研究，以检验或验证病因假说。通过病因的逻辑推断方法，准确判断疾病的病因，为疾病的有效预防及控制提供重要的科学依据。

通过临床试验研究、诊断试验研究及预后研究获得临床医生所面临的疾病诊断、治疗及预后判断等科学数据，并准确判断与评价临床应用价值，整体促进医疗水平的提高。

（王凯娟 冯向先 白亚娜）

复习题

1. 何谓疾病的三间分布、包括哪些内容？
2. 简述描述性研究分类、用途及抽样方法。
3. 简述病例对照和队列研究原理、研究对象的选择、分析指标及意义。
4. 简述病例对照及队列研究在病因研究中的作用及异同点。
5. 简述临床试验研究的原理及设计原则。
6. 简述诊断试验及预后研究的评价指标及意义。

第十一章

转化医学的概述与应用

学习目标

熟悉：转化医学的概念与应用。
了解：转化医学的发展简史与各国转化医学发展的概况。

20 世纪以来，随着物理学、计算机科学和生物学的发展，医学取得了根本性的进步，为现代医疗技术奠定了基础。进入 21 世纪后，随着基因组学、蛋白质组学、分子生物学和生物信息学等前沿科学和技术的不断创新，医学基础研究达到前所未有的深度和广度，同时加大了基础研究和临床应用间的脱节，大多数研究成果没有真正被及时地应用到临床实践当中，因而没有真正地体现其应有的价值。在这一背景下，转化医学（translational medicine）的理念被提了出来。其目的就是将基础医学的进展快速地转化到临床实践中，为人类健康造福，这已成为近十年来国际生命科学界的一大热点。

一、转化医学的概述

转化医学是指把生物基础研究的最新成果快速有效地转化为临床医学技术的过程，即从实验室到病床（Bench to Bedside）再从病床到实验室（Bedside to Bench）的连续过程，简称为“B-to-B 或 B2B”。

转化医学是实验室与临床研究之间双向转化的研究体系，是一个双向、不断循环向上的永无止境的研究过程，最终目的是更好地促进人类健康。转化医学有助于理论与实践的结合，加快科技成果转化。其最初的目的是打破基础研究与临床医学之间的屏障，实现基础研究成果向临床治疗应用的快速转换，促进基础研究成果快速为临床医学服务，为疾病防治和完善政府公共卫生政策服务。

转化医学可分为三个层次：一是将实验室、临床研究成果用于提高疾病防治效果；二是将研究成果用于制定预防、保健决策；三是将实验与临床研究作为制定卫生法规的依据。转化医学的基本特征是多学科交叉合作，不仅涉及分子生物学、细胞生物学、病理生理以及药理学等领域，还涉及信息、计算、统计、物理、化学、模型、网络和纳米等学科。它还是一个立体的，涉及微观和宏观、人文科学与自然科学交叉的系统。转化医学的实现需要由综合性转化医学团队共同完成，包括转化医学中心或转化型研究机构、医院、预防与保健机构、社区服务机构和医药企业等。其中，转化医学中心是这一团队的枢纽，转化医学中心与转化医学团队的其他成员为合作关系。旨在加快整合基础与临床研究，推动科研机构和企业实体共同协作，促进研究成果转化并迟早进入临床实践，从而为患者服务。

二、转化医学的发展简史

（一）转化医学产生的背景

1. 临床实践滞后于技术进步 尽管科学界在生命科学的前沿领域取得了许多重大成果，但人类健康的实际状况并未得到显著的改善。科研领域人力、物力的投入与问题解决之间并不对应，投入大产出少。以肿瘤为例，从1975年到2005年这30年间，肿瘤的总死亡率并没有发生太大的变化。从1976年到2000年的25年间，肺癌的5年生存率仅提高了25%（从12%提高到15%），结肠癌提高了28%（从50%到64%）。2003～2006年，美国国立健康研究院（NIH）耗资15亿美元用于基因治疗研究，这项巨额的投资换来了25000篇的研究论文。但是要把这项技术运用到临床治疗之中还有很长的路要走。美国在1990年10月启动人类基因组计划（HGP），2003年4月完成人类基因组测序。但是，测序完成后人们期望了解自身秘密的愿望并没有实现，而只是在了解人类自身的道路上迈出了第一步。很显然生物体是复杂的，基础科学研究与临床实践脱节明显存在，两者之间建有“篱笆”。如何拆除这种篱笆，促进基础研究与临床应用之间的完美结合是人们关注的焦点。

由于人体的复杂性和现代科技的迅速进步，基础研究和临床实践之间的屏障越来越大。许多基础研究所取得的成果，不知道能解决什么样的临床问题；临床中遇到的难题，无法合理利用现有的基础研究成果去解决或者不知道如何引导基础研究为临床服务。转化医学的任务就是减少基础研究和临床应用间的屏障，架起基础科研工作者和临床医生间的桥梁，使得基础科学的成果能及时为临床应用，临床中所亟待解决的问题，能及时反馈给基础研究者，引导其研究方向，最终使病人受益。

2. 疾病谱变化带来的沉重医疗负担 近年来，基础研究领域成果斐然，动物克隆、人类基因组计划完成、干细胞治疗以及组织工程研究为未来医学发展奠定了坚实的基础。诚然，基础研究对阐明单因素疾病（如单基因病和某些传染性疾病）的病因并对其进行准确诊断和有效防治发挥了巨大作用。然而，随着人类疾病谱的明显改变，以肿瘤、心血管疾病、遗传和代谢性疾病等为代表的多因素疾病的危险性正在急剧上升，基础研究越来越感到无能为力。即使像我国这样的发展中国家，随着经济的快速发展，已从急性病转向以慢性病为主，兼有发达国家和发展中国家两种疾病谱的特征。随着寿命的延长，慢性病发病率的升高，使医疗消耗不断增加，医疗负担越来越沉重。因此，疾病的预防和早期干预将成为一个重要的课题。传统的单因素研究方法已无法满足慢性病的防治需要。慢性病的防治需要包括基础和临床等多学科的合作研究，采用多因素研究模型的思路；要从临床和预防出发，缩短基础研究到临床和公共卫生应用的时间，使新技术尽快转化为低成本、高科技含量的适宜技术。

3. 基础研究和药物开发及医学实践三者需要整合 根据美国食品药品管理局（FDA）的资料，临床前期疗效良好的新药，只有30%能通过Ⅲ期临床试验。更多的药物由于药物的毒性、体内分布等种种原因，没有体现出比现有药物更好的疗效而遭淘汰。为了降低新药开发的巨大风险，就需要转化医学的研究，比较动物实验与人体临床研究的差异，加快新药的研发速度。

（二）转化医学概念的提出

转化医学的背景源于临床实践滞后于科学发现和技术研发。转化医学包含“从实验室到病床”和“从病床到实验室”的双向转化研究。其中“从实验室到病床”的概念最早在1992年由美国《Science》杂志提出，1996年《Lancet》杂志首次在标题中应用“转化医学”这一名词。2003年美国国立卫生研究院（NIH）提出“转化研究”这一概念，其核心是要将医学生物学基础研究成果迅速有效地转化为可在临床实际应用的理论、技术、方法和药物，它要在实验室到病房之间架起一条快速通道，从而推动基础研究成果的快速临床转化和反馈。

（三）各国转化医学发展的概况

转化医学概念的提出，引起了世界各国的高度重视。美英等国家及欧共体均提出了转化医学发展规划和鼓励计划，建立了综合性转化医学中心。

2006年，美国NIH开始实施临床与转化科学基金（CTSA）计划，以加速和提高新药和诊疗方法的开发；加速实验室发现用于患者治疗的过程，有效缩短了疾病治疗手段开发的时间；鼓励相关单位参与临床研究；对临床和转化研究人员实施培训。截至2009年7月，已有23个州的39家医学研究机构获得CTSA资助，从事临床与转化科学研究工作。2008年NIH投资4.62亿美元用于该计划，约占NIH当年预算资金的1.60%。

英国国家健康研究院（NIHR）也于2007年开始，成立健康研究战略协调办公室（OSCHR），整合医学研究理事会（MRC）和国家健康研究所（NIHR）的研究工作，构建英国健康研究新策略，确定MRC、NIHR、NHS研究主题和优先领域。OSCHR职责包括转化医学研究、公共卫生研究、电子健康档案研究、方法学研究、人力资源发展等5个方面，明确提出基础研究新发现，转化为新的治疗方法、服务于临床实践的医学研究战略，成立了转化医学委员会（TMB）、电子健康档案研究委员会（EHRRB）、公共卫生研究委员会（PHRB）。在TMB的组织下，英国的转化医学研究进展显著。构建了临床研究机构领域战略协调论坛；启动了药物发现与早期研制、诊断学、方法学、实验医学、大规模临床试验和卫生技术评估等领域新规划；资助治疗路径创新研究，改变了该研究原有资金短缺的局面。

学术界同样给予了高度关注，2006年以来一系列转化医学专业期刊相继创刊，如Journal of Translational Medicine、American Journal of Translational Research。2009年9月初，美国科学促进会（AAAS）在国际权威杂志《Science》创办了针对该领域的子刊《Science-Translational Medicine》。

（四）我国转化医学的发展

目前，国内转化医学整体水平正在不断提高，全国各地也逐渐建立了转化医学研究中心，召开转化医学高峰论坛，传播其方法和理念，而且其已越来越受到政府部门的重视。《中共中央关于制定国民经济和社会发展第十二个五年规划的建议》、《国家“十二五”科学和技术发展规划》、《医药“十二五”规划》、“健康中国2020”战略研究等政策与规划，都涉及转化医学的发展。转化医学研究机构建设方面也有较快的进展，先后成立了70余家转化研究中心或转化医学中心。此外，我国还启动了一些转化医学重大资助项目和行动。但客观而言，我国转化医学研究目前还处于初期推进阶段，发展还面临巨大挑战。例如如何将转化医学、基础研究、临床医学、公共卫生结合起来，转化医学怎样为医疗改革服务，如何通过转化医学提高临床医学水平和人们的健康水平，如何将转化医学与我国具体国情结合起来，如何利用转化医学进一步发展传统的中医药学等。

三、转化医学的应用

（一）转化医学在疾病预防中的应用

生物标志物的应用是转化医学应用在疾病预防中的中心环节，如 BRCA1 和 BRCA2 基因检测在乳腺癌和卵巢癌中的预测。世界卫生组织的统计表明乳腺癌和卵巢癌的发病率位居女性恶性肿瘤前列，已经成为严重威胁女性健康的疾病。BRCA1/2 属于抑癌基因，有研究表明具有 BRCA1/2 异常基因变异的女性在 70 岁时有高达 85% 的几率患有乳腺癌，具有 BRAC1 的突变个体会比正常个体患有卵巢癌的概率增加 55%，因此及时的检测该标志物对预防乳腺癌和卵巢癌具有重要意义。

疫苗对于疾病的预防有着重要的意义。今天的疫苗研发得益于多学科、多层次的交叉融合。目前在全世界范围内，宫颈癌是仅次于乳腺癌对女性威胁最大的恶性肿瘤，其发病率和死亡率在发达国家和发展中国家存在较大差异，发展中国家明显较高。人乳头瘤状病毒（HPV）是宫颈癌的主要病因，特别是 HPV16 和 18 型。因此，研发 HPV 疫苗来预防 HPV 感染，从而预防宫颈癌的发生具有重要意义。在微生物学、免疫学、流行病学、分子生物学及临床试验的紧密合作下，HPV 疫苗已经完成了由实验室向人群应用的转化。

（二）转化医学在疾病诊断、治疗中的应用

在我国，随着人口的老龄化以及社会经济发展所引起的生活方式的变化，慢性病已成为威胁人类健康的主要原因。位于死因顺位前列的恶性肿瘤、心脑血管病及糖尿病等大多数慢性病是多病因疾病，其发病机制复杂、疾病异质性很大。因此，单一治疗方法对于这些疾病并不适用。基于患者的遗传学特征、分子生物学特征和疾病基本特征进行分型，以此为基础实施个体化的治疗是现代医学的目标。随着基因组测序技术的进展，在针对患者个体的疾病类型、基因分型及分子生物学特征进行综合分析的基础上，临床医师可以合理选择最优化的治疗方案，即“根据每位患者具体情形而采用恰当的药物及剂量进行治疗”，以达到高效率，低成本，低风险的治疗效果。如巯嘌呤甲基转移酶（TPMT）基因多态性会影响硫代嘌呤类药物的代谢，这些药物可用于治疗急性白血病和器官移植排斥等，约有 11% 的白血病患者 TPMT 活性低于正常人，如果不经基因检测就贸然给这些患者使用正常剂量的巯嘌呤会使得药物在这些低酶活性患者体内累积而产生严重的副作用。

（三）转化医学在药物临床试验及药物研发中的应用

为了降低新药开发的巨大风险，就需要转化医学的研究，比较动物实验与人体临床试验的差异，加快新药的研发速度。转化医学倡导整合分子生物学、代谢组学、药物基因组学和生物信息的数据，推动药物临床试验和新药的研发。例如以药物靶点为基础的研发可以有效地降低临床试验中药物靶点验证性的失败率，从而降低成本，缩短研发周期。

目前，转化医学在临床医学、药学、预防医学及中医学等各个领域已经展开，致力于弥补基础实验研发与临床和公共卫生应用之间的鸿沟，为开发新药品、研究新的治疗方法等开辟出了一条具有革命性意义的新途径。它的发展将推动医学研究从以治疗为主，转向预测、

预防和个性化医学，加快医学应用科学的发展，为新世纪医学发展带来根本性的改变。

本章小结

转化医学是把生物基础研究的最新成果快速有效地转化为临床医学技术的过程，即从实验室到病床，再从病床到实验室的连续过程，简称为“B-to-B”或“B2B”。

转化医学产生的背景是：①临床实践滞后于技术进步；②疾病谱变化带来的沉重医疗负担；③基础研究和药物开发及医学实践三者需要整合。

转化医学在疾病预防、疾病诊断、疾病治疗、药物研发与临床试验等领域有着广阔的应用前景。

（马　莉）

复习题

简述转化医学的概念及应用。

第四篇 疾病预防与控制

第十二章

疾病预防的策略与措施

学习目标

掌握：疾病预防策略的概念；疾病三级预防措施的内容，疾病监测的定义和几个基本概念。

熟悉：预防保健策略与措施；疾病监测的组织与实施；疾病监测的意义。

了解：预防策略与措施的区别、辩证关系，疾病监测常见类型；我国疾病监测体系。

任何疾病的发生、发展都有其自身规律，医务工作者必须掌握这些规律，才能有效地预防和控制疾病，最终消灭疾病、促进健康。研究疾病预防的策略与措施，是医学不可忽视的重要内容。疾病的预防和控制工作，大致包括两个方面，一是提出疾病的预防策略和措施；二是进行疾病监测。策略与措施是否科学正确，必须依靠疾病监测来检验，同时监测还可为疾病的预防策略和措施提供可靠的信息。

第一节 疾病预防的策略与措施

疾病的预防工作必须贯彻“预防为主”，加强组织领导、坚持群众路线、依靠科学技术、讲究工作策略，才能取得实际效果。半个多世纪以来，我国医务工作者通过贯彻“预防为主”的卫生工作方针，积极开展了疾病的预防工作，取得了举世瞩目的成就。例如20世纪50～60年代就消灭和消除了天花、鼠疫、黑热病等；大多数传染病的发病率和死亡率大幅度下降；地方病的发病率和死亡率也显著下降。虽然疾病预防控制工作取得了显著成绩，但近年来，鼠疫出现了局部暴发；性传播疾病发病持续上升；结核病、血吸虫病病人总数居高不下；SARS、致病性禽流感等新发传染病出现流行，疾病预防与控制仍然面临巨大挑战，重大疾病仍严重威胁公众健康。

一、疾病预防策略的概念

疾病预防策略是根据疾病的具体情况而制订的全面指导防病工作的方针，是预防疾病的战略性问题。预防疾病犹如对敌作战，要讲究工作策略，慎选预防措施。只有在正确的预防策略指导下，采用合理措施，才能达到预期的预防效果。

1. 预防为主，解决健康相关问题　疾病的预防策略要坚持“预防为主”的方针，切实分析和解决影响健康的主要问题。从病因学的观点系统论述影响健康与疾病的危险因素，可以为预防策略提供科学依据。现代医学认为，影响健康的主要因素包括不健康的行为因素和生活方式、环境因素、生物学因素和现有卫生保健系统的缺陷，在制订预防策略时就要着重考虑这些因素。预防疾病需要收集疾病的详细资料，依靠流行病学调查研究的结果和公共卫生的基础资料，通过社区诊断来确定一个地区乃至全国的主要疾病和健康问题。在确定防病工作的重点时，还要综合考虑资源的承受能力，以及该疾病或健康问题是否易于被检测和是否有有效的防制对策等。

2. 健康教育与健康促进策略　要通过各种有效途径大力开展卫生宣传教育和健康促进战略。截至 2012 年 10 月 31 日，全国累计报告艾滋病病毒感染者和病人 49 2191 例；存活的感染者和病人 383 285 例。一些艾滋病病人在患病之前，对艾滋病几乎一无所知。应该让公众了解和认识多数常见疾病的危险因素、危害和预防措施，因此健康教育与健康促进是疾病预防的重要战略措施。

3. 依据疾病的流行病学特点来制定预防策略　疾病的流行状况具有迅速变化的特性，各种疾病的预防策略制定也需要根据形势的不断变化而反复进行实践，以调整、改进策略计划，使之适应新的形势需要。需根据每种疾病在不同时间、不同地点的流行病学特征来制定预防策略。

4. 开展初级卫生保健，实现人人享有卫生保健的战略。

5. 加强地区协作和国际合作，通过协同作战，消灭和消除危害人类健康的主要疾病。

二、预防策略与预防措施的辩证关系

策略是根据具体情况而制定的指导全面工作的方针，如基本原则、主要策略和组织机构等；措施是实现预期目标所需要采取的具体行动方法、步骤和计划。策略着眼全局，措施立足局部，策略和措施虽然不同，但是相互联系，密切相关的。不考虑措施可行性制定策略，则策略会落空；而仅凭局部经验，缺少策略指导的措施，其疾病预防效果必然甚微。

预防措施与预防策略二者之间是相互依存、相辅相成的关系。预防措施是否得力关系到预防结果的成败，预防策略是否适宜则关系到预防措施的效率，策略的改进是以效果评价为依据的。所以，关心预防措施的同时必须关心预防策略，只有在科学正确的预防策略指导下，采取合理的措施，才能达到最佳的效果。

三、预防保健策略和措施

（一）疾病预防的宏观策略

对某种疾病流行的预防与控制，必须结合当地的自然和社会背景、疾病的流行病学特点、该病对公众健康和社会经济的危害程度、综合考虑某种疾病有无特效的防治方法以及当地对预防控制该病的支持程度，来制定疾病预防控制的宏观策略。

1. 卫生工作方针 卫生工作方针是疾病预防总的策略，是开展疾病预防控制工作的指导思想，也是制定预防保健策略的主要政策依据。1997 年《中共中央 国务院关于卫生改革与发展的决定》提出我国新时期的卫生工作方针为："以农村为重点，预防为主，中西医并重，依靠科技和教育，动员全社会参与，为人民健康服务，为社会主义现代化建设服务。"把农村卫生和预防放在首位，明确了疾病预防策略的重点。2002 年《中共中央 国务院关于进一步加强农村卫生工作的决定》确定的我国农村卫生工作的指导思想是："从农村经济社会发展实际出发，深化农村卫生体制改革，加大农村卫生投入，发挥市场机制作用，加强宏观调控，优化卫生资源配置，逐步缩小城乡卫生差距，坚持因地制宜，分类指导，全面落实初级卫生保健发展纲要，满足农民不同层次的医疗卫生需求，从整体上提高农民的健康水平和生活质量。"2012 年党的十八大报告中明确提出，到 2020 年，我国实现人人享有基本医疗卫生服务的总体目标；提高人民健康水平，要坚持预防为主、以农村为重点、中西医并重；健全农村三级医疗卫生服务网络和城市社区卫生服务体系。这些都是指导我国今后卫生工作的基本方针或行动指南。

2. 医学模式 医学模式的转变对疾病预防控制工作产生了深远影响，应用传统的生物医学模式已经不能完全解决许多疾病的防治问题。对这些疾病的预防控制策略和措施是否有效，社会因素常常起到决定性作用。当前的生物-心理-社会医学模式正是适应了医学环境的变化而形成的，在这种医学模式下，社会、经济和文化背景广泛地影响着个体的生物行为和社会行为。生物行为和社会行为往往是疾病传播和流行的决定因素；因此社会、经济和文化背景既影响着个体对疾病的易感性，也决定着疾病流行的特点和发展趋势。现代生物-心理-社会医学模式为宏观决策提供了最佳的思维方式，以预防为导向的服务模式是符合现代医学模式的最佳服务模式。

3. 社会大卫生观念 卫生工作不但不是单纯的技术工作，而且也不能仅依靠卫生部门来完成。健康是群众和政府的共同目标，卫生工作要与社会和经济的发展同步。因此，在开展疾病预防控制工作时，必须动员和依靠全社会的力量，通过政府领导、多部门协作，全社会共同参与，才能达到保护公众健康、预防和控制疾病的目的。

4. 初级卫生保健 初级卫生保健（primary health care）是社区内的个人和家庭能够普遍获得的基本卫生保健，这类保健的获得要采取他们能够接受且充分参与的方式，并且社区和国家能够承担所发生的费用。初级卫生保健既是国家卫生体系的核心组成部分，也是社区总体社会和经济发展的不可分割内容。初级卫生保健工作的实施应该贯彻合理分配和利用卫生资源、政府重视、公众参与、预防为主以及采取适宜的技术以开展卫生保健服务的原则。其任务是进行健康教育和健康促进，开展疾病预防和保健服务，对患有疾病的人则进行基本的治疗和康复。以健康促进初级卫生保健工作为标志的全球性健康行动又称"新公共卫生运动。"

5. 社区干预与卫生服务 社区卫生服务（community-based health care）是在政府领导、社区参与、上级卫生机构指导下，以基层卫生单位为主体，全科医师为骨干，合理使用社区资源和适宜技术，以人的健康为中心、家庭为单位、社区为范围、需求为导向，以妇女、儿童、老年人、慢性病病人以及残疾人等为重点，以解决社区主要卫生问题、满足基本卫生服务需求为目标，将预防、医疗、保健、康复、健康教育、计划生育技术等融为一体的，高效、经济、方便、综合、连续的基层卫生服务模式。社区卫生服务要坚持以需求为导向的原则，根据社区各自的需求来确定健康问题的重点，寻求解决问题的办法，并根据自己所拥有的资源制定适合于自己社区特点的健康项目，并在执行过程中加强监测和评价。由于它强调工作的计划性，故又称为有计划的社区健康。其操作模式分为五个阶段，即：社区动员、社区诊断、确定需优先解决健康问题的重点、制定和实施干预计划以及评估。

作为预防和控制疾病的重要手段，以社区为基础的干预行动已越来越多地受到各国政府、非政府组织以及有关医学、社会学和预防医学工作者的重视。不同国家和地区因政治、经济、文化上的差异而采取了不同的干预策略和政策措施。在西方发达国家，以健康促进理论和实践为标志的“新公共卫生运动”正方兴未艾，大量社区干预项目的实施有效地控制了当地威胁健康和生命的主要疾病；而大多数发展中国家也在逐步顺应医学模式转变的潮流，开创适合本国国情的社区行动计划。(参考第十五章第二节)

(二) 疾病的分级预防

任何疾病，无论其病因确定与否，在不给予任何治疗和干预的情况下，从发生、发展到结局的整个过程称为疾病的自然史，可分为疾病前期、发病期和疾病后期。针对疾病的自然史，采取不同的措施来阻止疾病的发生、发展或恶化，即疾病的三级预防措施（图 12-1）。第一级预防为病因预防，第二级预防为“三早”预防，第三级预防为对症治疗、防止伤残和加强康复工作。

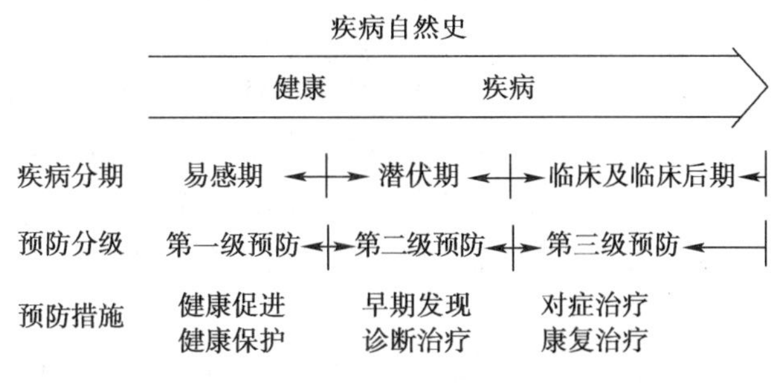

图 12-1 三级预防与疾病自然史的关系示意图

1. 一级预防　一级预防主要是在疾病尚未发生时针对致病因素（或危险因素）采取措施，是预防疾病和消灭疾病的根本措施。WHO 提出的人类健康四大基石“合理膳食、适量运动、戒烟限酒、心理平衡”是一级预防的基本原则，包括以下几个方面的内容。

(1) 健康促进：健康促进是通过创造促进健康的环境使人们避免或减少对致病因子的暴露，改变机体的易感性，保护健康人免于发病，包括卫生教育、政策、环境。健康促进是针对整个人群的，而不是只对高危人群或病人的策略，是使公众为了更健康的生活而从事的有益健康的活动。健康促进是目前公共卫生所要追求的一个理想。

健康促进的内容主要包括：营养、烟草、酒及其他药物、计划生育、体能活动、心理健康与心理失调、暴力性与虐待性行为、教育与社区组织计划。

健康促进的途径：个体途径和群体途径。个体健康促进途径主要通过增加一定的环境资源，尤其是通过免疫、健康教育和咨询等，从而改变个人生活方式，达到增强体质、心理和社会的健康潜能；社区健康促进途径主要通过政治的、立法的、行政管理的策略和方法，改善社会经济、文化、自然和技术等健康资源和改进个人生活方式，以达到增强个人和群体的健康潜能。

可以采取以下方式达到健康促进的目的。

1）健康教育：健康教育是一项通过传播媒介和行为干预，促使人们自愿采取有益于健康的行为和生活方式，避免影响健康的危险因素，达到促进健康的目的。大量研究结果证明，心脑血管疾病、恶性肿瘤及呼吸道感染等，都与行为和生活方式密切相关，可以通过健康教育和各种法规、政策、组织等环节的支持，促使公众自觉地采纳有益于健康的行为和生活方式，消除或减轻影响健康的危险因素，而达到促进健康和提高生存质量的目的。

2）自我保健：自我保健是指在机体发病前，就进行干预以促进健康，增强机体的生理、心理素质和社会适应能力。自我保健是个人为其本人或家庭利益所采取的有利于健康的行为。例如不吸烟、健康的饮食和体育锻炼等、不性乱以及远离毒品等。

3）环境保护与监测：环境保护旨在保障公众免受生活和生产环境的空气、水、土壤不受"工业三废"（废气、废水、废渣）和"生活三废"（粪便、污水、垃圾），以及农药、化肥等的污染，是健康促进的重要措施。环境监测是以国家颁布的标准如大气卫生标准、三废排放标准、饮水及饮食卫生标准、农产品农药残留限量标准等为依据，监测环境中有害物质含量是否超过国家标准，以期作为改善环境，保护公众不受致病因子的危害的根本保证。

（2）健康保护：健康保护是对有明确病因或危险因素或具备特异预防手段的疾病所采取的措施，在预防和消除病因上起主要作用。如通过长期食用碘盐来预防地方性甲状腺肿；增加饮水中的氟含量来预防儿童龋齿的发生；改进工艺流程，降低生产环境有害粉尘的浓度，以减少尘肺和肺癌的发生等。

（3）免疫接种：免疫接种主要是针对某些传染病的预防，但近年来的其他疾病的预防也有采用该措施的趋势。通过接种疫苗，达到提高对某种疾病免疫力的策略和措施。对某些疾病的预防，免疫接种是最经济、最方便、最有效的措施。随着免疫学、生物化学、生物工程技术的发展，现今的疫苗将不断得到改进，新疫苗将会不断出现，疫苗可以预防的疾病范畴将逐步得到扩大。

一级预防的开展经常采用双向策略（two pronged strategy），即把对整个人群的普遍预防和对高危人群的重点预防结合起来，即人群策略（population strategy）和高危策略（high risk strategy）相结合来提高预防效率。人群策略旨在降低公众对疾病危险因素的暴露水平，是通过健康促进来实现的；高危策略旨在消除具有某些疾病危险因素人群的特殊暴露，是通过健康保护实现的。

2. 二级预防　二级预防又称"三早"预防，即早发现、早诊断、早治疗，是防止或减缓疾病发展而采取的措施。大多数慢性病病因不完全清楚，要完全做到一级预防是不可能的。但慢性病的发生大都是致病因素长期作用的结果，因此做到早发现、早诊断并给以早治疗是可行的。可以选用普查、筛检、定期健康检查以及设立专门的防治机构等不同方法来实现。

癌前病变不是癌，但及早发现和治疗癌前病变属二级预防。常见的癌前病变有：宫颈糜烂、萎缩性胃炎、黑痣及肠管、食道、胃息肉等。产前检查可对染色体异常和隐性致病基因携带者作出早期诊断，进而终止妊娠，避免有遗传病的患儿出生。属于遗传病的二级预防措施。

3. 三级预防　又称临床预防。主要是通过对症治疗和康复治疗措施防止伤残和促进功能恢复，提高生存质量，延长寿命，降低病死率。

疾病预防既是预防医学的综合实践，也是把基础医学、临床医学和康复医学与预防医学紧密相连的纽带，又是使医学走向预防为主的必由之路。

第二节　疾病监测

疾病监测（surveillance of diseases），又称公共卫生监测（public health surveillance）或流行病学监测（epidemiological surveillance），是疾病预防与控制的重要对策和措施。在制定和执行疾病预防的策略与措施的同时，必须进行疾病监测，将监测资料加以科学的分析，以便对对策和措施不断地进行恰当的评价，并提出修改意见，使疾病的防治措施更加完善，从而提高疾病预防与控制的效率和水平。

一、疾病监测概述

（一）定义

疾病监测是指长期地、连续地收集、核对、分析疾病的动态分布和影响因素的资料，并将信息及时上报和反馈，以便及时采取干预措施并评价其效果。疾病监测只是了解疾病分布的手段，其最终目的是为预防和控制疾病服务。

20 世纪 40 年代末，美国疾病预防控制中心率先开展了疾病监测工作。1968 年第 21 届世界卫生大会讨论了国家和国际传染病监测问题。20 世纪 70 年代以后，许多国家广泛开展了疾病监测工作，观察传染病疫情动态，以后又扩展到非传染病，而且逐渐从单纯的生物医学角度转向生物-心理-社会方面进行监测。

1950 年，我国正式建立了内地所有省份的疫情报告系统，主要报告法定管理传染病，这一系统在我国传染病防治工作中发挥了举足轻重的作用。自 1978 年开始，我国陆续建立了流行性感冒、乙脑、流脑、副霍乱、流行性出血热、鼠疫、钩端螺旋体病等单病种的监测系统。1979 年在北京、天津试点，以后逐步推广。1980 年，在我国建立了长期综合疾病监测系统，开展了以传染病为主并逐渐增加非传染病内容的监测工作。1989 年初，提出了第二阶段疾病监测总体设计方案的原则，即按分层整群随机抽样的方法，在全国不同类别的地区，按真实人口分布建立疾病监测点，对监测人群的出生、死亡、法定传染病的发病、儿童计划免疫的接种情况进行监测。此后，大多数省建立健全了组织机构，在省防疫站设立了疾病监测小组，并制订了实施方案和实施细则。1990 年 1 月 1 日起开始执行以传染病为主的“四卡”、“四册”登记报告制度，即出生报告卡、册，死亡报告卡、册，甲、乙、丙类传染病报告卡、册，以及计划免疫报告卡、册。部分地区进行了“居民健康档案”的建档工作。

（二）种类

疾病监测分为传染病监测、非传染病监测、症状监测、事件监测等。

1. 传染病监测　传染病监测是对特定环境、人群进行流行病学、血清学、病原学、临床症状以及其他有关影响人体健康因素的调查研究，预测有关传染病的发生、发展和流行规律，并采取必要的预防控制措施。监测目的是及早发现传染病或传染源，并及时采取有效的防制措施，防止传染病的传入传出及发生和流行，保护人们的身体健康，促进社会建设的顺利发展。WHO 规定流行性感冒、疟疾、脊髓灰质炎、流行性斑疹伤寒和流行性回归热 5 种疾病为国际间监测传染病。我国根据具体情况增加了登革热为国际监测传染病。随着对外开放政策的实施，我国已把艾滋病列为国境检疫监测的传染病。《中华人民共和国传染病防治法》规定传染性强、危害大的非典型肺炎、炭疽中的肺炭疽和人感染高致病性禽流感三种乙类传染病可以直接采取甲类传染病的预防、控制措施。

2. 非传染病监测　随着疾病谱的改变，近年来，有的国家已把监测范围扩大到非传染病，包括出生缺陷、职业病、流产、吸烟与健康，营养监测、婴儿死亡率监测、社区和学校健康教育情况监测、围产期监测以及食品卫生、环境、水质和医学气象监测等，范围很广，监测内容根据监测目的而异。我国部分地区已对恶性肿瘤、心脑血管病、高血压、出生缺陷等非传染病开展了监测。

3. 症状监测　近年来，为了早期发现新发传染病而开展了症状监测，如建立发热门诊等。

4. 事件监测　为了早期发现疾病的发生或流行，有些地区开展了事件监测，如药品销售量监测，如果某地区某种药品销售量明显上升，则提示有可能发生某疾病的流行。事件监测为疾病的早期预警提供了依据。

（三）与疾病监测有关的概念

1. 被动监测与主动监测　下级单位常规向上级机构报告监测数据和资料，而上级单位被动接受，称为被动监测（passive surveillance）。根据特殊需要，上级单位亲自调查收集或要求下级单位严格按照规定收集资料，称为主动监测（active surveillance）。各国常规法定传染病报告属于被动监测。但被动监测不能包括未到医疗机构就诊的病人，对于诊断的疾病可能错误分类，特别是发生了某种异常的疾病时更是如此。各地疾病控制中心开展传染病漏报检查，以及按照统一要求对传染病和非传染病进行重点监测，提高报告率和报告质量，均属主动监测范畴。主动监测的质量明显优于被动监测，只有通过漏报调查这种主动监测方式，才有可能掌握疾病的实际发生情况。

2. 监测的直接指标和间接指标　监测得到的统计数据，例如发病数、死亡数、发病率以及死亡率等指标称为监测的直接指标。有的情况下，直接指标不易获得，如对每一例流感病例都给予确诊是困难的，即使仅对流感死亡做出诊断，因存在疾病死因归类的问题，也很难完全划清病人因流感死亡还是因肺炎死亡。这种情况下可以用“流感和肺炎的死亡数”作为监测流感疫情的间接指标。

3. 实际病例与监测病例　疾病与健康之间有时没有严格的界限，如果按照一定的临床诊断标准做诊断就很可能会发生一定比例的漏诊和误诊。在大范围的疾病监测中，要确定一个统一的、可操作性强的临床诊断标准来观察疾病的动态分布。按照相应诊断标准诊断的病例称为监测病例，它可能漏掉一些实际病例，也可能将健康人或其他疾病误诊为该病例。有些监测病例的诊断标准与实际病例的标准相差很大，例如流行性感冒的病例被称为“流感样病例”，而不称为流感病例。在疾病监测中应逐步提高监测病例中实际病例的比例，而且应估计这一比例的变化。

4. 静态人群与动态人群　在研究过程中无人口迁出、迁入的人群为静态人群（fixed population）。在研究过程中人口频繁迁出、迁入的人群为动态人群（dynamic population）。计算疾病频率指标时，静态人群采用平均人口数作分母，动态人群采用人时数做分母。

5. 常规报告系统与哨点监测系统　常规报告系统是指国家和地方的常规报告系统，如我国的法定传染病报告系统，由传染病义务报告人上报传染病病例。但有时也可以根据疾病流行特点，选择花费少、效益高的其他方式，由各地区的哨兵医生对高危人群进行定点、定时、定量的监测，称之为哨点监测（sentinel surveillance）。如全国建立的艾滋病哨点监测系统，选择某些大城市或开放城市中的一些区域，抽样检查人群血清的 HIV 感染情况，大致可以了解我国居民 HIV 感染情况。

（四）疾病监测的意义

1. 可积累精确的基本卫生资料、定量估计公共卫生问题的严重性，为制定公共卫生计划提供依据。

2. 评价疾病预防控制策略和措施的实施效果，提高疾病预防和控制的水平。

3. 疾病监测点既是疾病控制工作人员的培训基地，又是理想的科研现场。

二、疾病监测的组织与实施

开展疾病监测工作应建立专门的组织机构，该机构应有行政职权和调查研究的能力，负责疾病监测工作的实施。目前，世界范围的疾病监测任务是由 WHO 承担的，下设的专门机构包括血清保存中心、流行性感冒中心、虫媒病毒中心及现场监测队伍等。许多国家都设有专门从事疾病监测工作的组织机构，如美国疾病预防控制中心（美国 CDC）、英国中央公共卫生实验室隶属的传染病监测中心（CDSC）、中国 CDC 等。

国家疾病监测信息系统是公共卫生信息系统建设的重要组成部分，对疾病控制事业有着非同一般的作用。我国的疾病监测信息系统建设是在总结 2003 年 SARS 防治工作基础上，逐步发展完善而成的。现行的中国疾病监测体系由疾病报告管理信息系统、重点传染病监测系统、病媒生物监测系统、死因监测系统、症状监测系统和健康相关危险因素监测系统等组成，各监测系统的信息经整合后，汇总至指挥决策系统（图 12-2）。

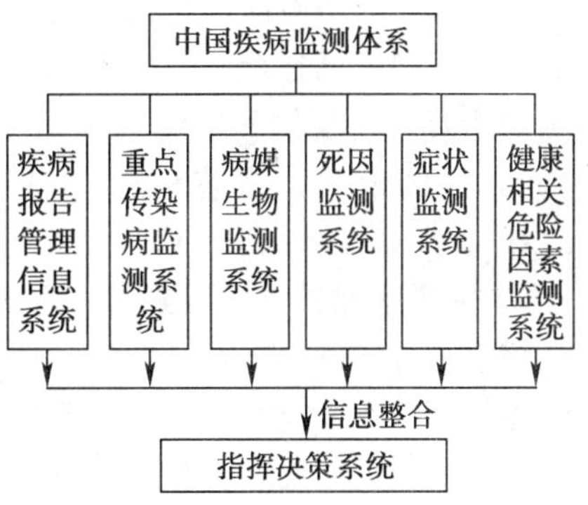

图 12-2　中国疾病监测体系

（一）疾病报告管理信息系统

2002 年 1 月，我国启动了以法定传染病报告为主要内容的国家疾病报告管理信息系统（NDRS）。该系统是疾病预防控制工作的基础性工程，也是实施和推行疾病报告信息现代化、管理科学化的重要内容。该系统建立了历史数据库，整合了不同来源数据，能够预测传染病的发病趋势和暴发，实现了传染病自动预警。

（二）重点传染病监测系统

2005 年，我国启动了重点传染病监测自动预警信息系统，开展了 31 个省份的重点传染病监测工作，建立国家级监测点 782 个，省级监测点 1693 个，使传染病疫情报告的完整性、及时性、准确性得到了明显的提高。该系统充分利用监测信息资源，能够在疫情暴发流行早期及时发现并采取快速的应对措施。监测的内容包括：常规病例报告及暴发调查；相关因素监测（自然因素、社会因素），如病原学监测（病例、健康人群病原体的类别、变异、毒力）、免疫水平监测、动物宿主及病媒生物监测（种类、密度、季节消长、病原体携带情况等）、耐药情况监测、环境因素监测、基础信息搜集（生态环境资料和社会基础资料）等。监测的病种包括：鼠疫、霍乱、乙型肝炎、血吸虫病、肠出血性大肠杆菌 O_{157}：H_7、疟疾等重点传染病。

（三）病媒生物监测系统

病媒生物监测是指以科学的方法，长期、连续、系统地收集鼠类、蝇类、蚊虫和蟑螂等病媒生物，对其种类、数量、分布和季节变化等资料进行整理分析，并对结果进行解释和反馈，供卫生行政部门和疾病预防控制机构制定、实施、评价和调整病媒生物控制的策略和措施。监测系统由国家卫生和计划生育委员会、地方各级卫生行政部门、各级疾病预防控制机构组成。监测内容包括：鼠密度监测、蚊密度监测、蝇密度监测、蟑螂密度监测、钉螺密度监测，以及带毒、带菌监测等。自 2005 年以来，我国已经在 17 个省 40 个县（市）设立了病媒生物监测点。

（四）死因监测系统

死因信息是反映人群健康状况、确定人群疾病控制优先领域、指导卫生资源有效配置的基础信息，是制定我国人口和卫生政策的重要依据。死因监测系统的监测内容包括：居民死亡原因监测、健康相关因素监测和调查以及其他基本公共卫生数据的收集等。至今，我国设立了 161 个监测点，分布在 31 个省（自治区、直辖市），覆盖人口达 7300 多万。

（五）症状监测系统

症状的分类和对症状的诊断是症状监测系统的基本组成部分。症状监测系统的数据来源于全国范围内的所有医疗机构的监测报告。监测的重点是急性呼吸道感染的监测和腹泻症候群的监测。国家已在全国设立了 197 个国家级流感监测哨点医院，63 家流感网络实验室。对于腹泻病人，应收集和检测有关稀便、黏膜便、水样便、血便等发生的相关信息，通过门（急）诊病例记录、住院病例信息和大便常规检查记录，及早发现肠出血性大肠杆菌 O_{157}：H_7、小肠结肠炎耶尔森菌病等肠道传染病。

（六）健康相关危险因素监测系统

该系统包括营养与食品安全、环境与健康两部分内容。营养与食品安全监测系统主要涉及营养与食品安全监测网络、营养与食品安全的危险性评估；环境与健康系统涵盖全国水质监测系统、环境污染及其健康危害的监测网络和预警体系、健康相关产品的监测与评价体系等。

除上述综合监测系统外，还有各种传染病和非传染病的监测系统。

建立畅通的疫情信息网络，对于疾病监测的组织与实施是十分必要的。利用现代通信手段，在全国建立统一、高效、快速、准确的疫情报告系统，形成纵横贯通的信息报告网络，完善卫生信息网络与医疗机构信息网络互联互通，制定疫情和突发公共卫生信息发布制度，根据需要向社会及时发布，增强公众的预防意识，督促各地区采取积极的应对措施。目前，我国已经建立了网络直报系统（图 12-3），基本实现了“横向到边，纵向到底；个案直报，动态监控；整合系统，及时准确；集成平台，信息共享”的机制。

三、疾病监测工作方法和内容

开展疾病监测就是通过常规报告、实验室检测、人群统计调查和现场实验等方法获取大

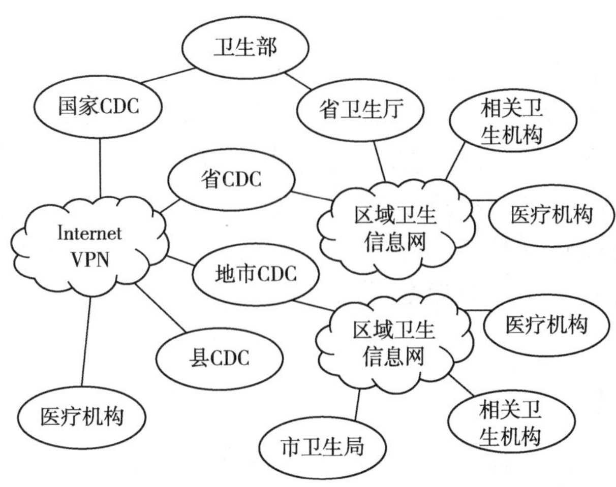

图12-3　我国网络直报系统

量有关人群健康与疾病联系的医学和社会信息，从群体生态学角度，用联系的、转换的观点，用概率语言描述、分析、认识疾病，预防和控制疾病的发生。

（一）监测点的工作步骤

1. 建立监测点　监测点的选择可采用分层整群抽样的方式，按居民平均收入、文化水平及部分重要的卫生指标，将农村地区的县分为4类，即富裕、发达、不发达、贫穷；城市则根据人口数分为3类，即100万人以上、50万~100万和50万人以下。将全国分为东北、西北、华北、华中、华东、华南、西南7片区，每片区各类的监测人口按该片该类人口的1%确定。根据传染病的发病率，每个监测点的监测人口为10万~20万。

2. 开展监测调查项目　逐步开展一些以传染病为主的监测调查项目。

3. 依法报告传染病　传染病监测信息主要通过传染病报告卡采集，并通过《中国疾病预防控制信息系统》进行网络直报。

4. 扩大监测内容　除传染病外，慢性病的监测、健康及卫生服务等内容也逐步列为监测的内容。

（二）监测点的基本工作

1. 信息资料的收集　统一标准和方法，制定规范的工作程序，建立完善的资料信息系统，长期收集和管理有关疾病的信息资料，包括发病报告、死亡登记、疾病流行及个案调查、病原和血清学监测及与疾病有关的其他各类基础数据，如疾病在人、时、地的动态变化，社会学、人口学、气象学和生物学等各类资料。疾病预防控制机构的现场调查人员在发现法定传染病时，由当地乡镇卫生院或社区卫生服务中心参与调查的专业人员填写报告卡，按规定时限和程序进行报告。

2. 资料的整理和分析　综合监测点上和面上的资料，进行全面分析。内容包括确定疾病的自然史、发现疾病变化的趋势和影响疾病分布的因素，确定疾病流行的薄弱环节。揭示不同地区人口构成、出生和死亡频率、婴幼儿及孕产妇的健康指标。描述不同疾病的发病水平和人群图像以及城乡居民的死亡谱。反映重点人群计划免疫状况和血清抗体水平并对主要预防措施的经济效益和社会效益进行评价。传染病日、周、月、年的报告分析以《疾病监测信息报告管理系统》的统计数据为准。疫情分析所需的人口资料使用《疾病预防控制基本信息系统》的数据。

3. 监测信息的交流及其反馈　将收集的疾病监测信息，经整理、分析，定期进行交流和反馈。例如WHO的《疫情周报》（WER）、美国CDC的《发病和死亡周报》（MMWR）和中国CDC的《疾病监测》等，及时将各方面的监测资料加以整理、分析、综合、评价，反映各地传染病等的发病和死亡资料及疫情动态，交流各地疾病监测工作的经验。监测信息流通使有关人员能快速获得相关信息，便于及时提出主动监测方案，或对重要疫情做出迅速反应，为制定预防控制疾病的策略和措施提供依据。

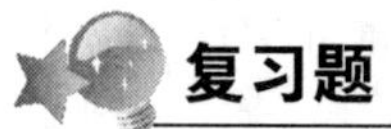

本章小结

疾病预防策略是根据疾病的具体情况而制订的全面指导防病工作的方针，是预防疾病的战略性问题。预防措施与预防策略二者之间是相互依存、相辅相成的关系。对某种疾病流行的预防与控制，必须结合当地的自然和社会背景、流行病学特点来制定相应的策略与措施。针对疾病的自然史，采取不同的措施来阻止疾病的发生、发展或恶化。疾病分级预防的第一级预防为病因预防，第二级预防为“三早”预防，第三级预防为对症治疗、防止伤残和加强康复工作。疾病监测是疾病预防与控制的重要对策和措施，分为传染病监测、非传染病监测、症状监测、事件监测等。许多国家都设有专门从事疾病监测工作的组织机构，世界范围的疾病监测任务由WHO承担。

（龙鼎新　马　莉）

复习题

1. 名词解释　疾病预防策略；疾病监测；一级预防；被动监测与主动监测；哨点监测。
2. 简述疾病监测的种类及意义。
3. 简述疾病监测工作方法和内容。

第十三章

传染性疾病预防与控制

学习目标

掌握：常见的传染源、传播途径及影响人群易感性的因素；潜伏期、传染期的概念及流行病学意义；疫源地及流行过程；影响传染病流行过程的因素；传染病预防与管理；计划免疫的定义、我国儿童基础免疫程序。

熟悉：流行过程、传染源、传播途径、人群易感性、医学观察、留验和消毒、控制、消除与消灭等概念；病毒性肝炎、结核病、艾滋病、新发传染性疾病、手足口病几种常见传染病的预防与控制措施。

了解：病毒性肝炎、结核病、艾滋病、SARS、人禽流感、手足口病等几种常见传染病的流行特征与危险因素。

第一节　传染病流行病学概述

传染病是指由病原体感染人体后产生的具有传染性的疾病。传染病流行病学（infectious disease epidemiology）是研究人群中传染病的发生、发展和传播规律，以及制定预防、控制和消灭传染病的策略和措施的科学。用传染病流行病学的理论和方法去研究这些传染病的流行特点、流行过程和流行规律，并研究预防控制的策略和措施，有助于控制传染病在人群中的流行。自1854年John Snow对伦敦霍乱流行进行经典的流行病学调查以来，传染病流行病学对人类消灭天花、脊髓灰质炎及预防控制人类一些常见的传染病和寄生虫病作出了巨大的贡献。

一、传　染　源

传染源（source of infection）是指体内有病原体生长、繁殖并能排出病原体的人和动物。包括患传染病的病人、病原携带者和受感染的动物。

（一）受感染的人作为传染源

1. 病人　病人是最重要的传染源，因为病人体内通常存在大量病原体，而且具有疾病所特有的症状与体征如咳嗽、腹泻等有利于病原体向外扩散。对于不存在病原携带者的传染病，病人是唯一的传染源，如麻疹，水痘等。

传染病的病程可分为潜伏期、临床症状期和恢复期。各个时期作为传染源的意义不同，主要取决于传染源是否排出病原体及排出的数量和频度，及病人的活动性。

（1）潜伏期：指自病原体侵入机体到最早出现临床症状的这段时间。不同传染病的潜伏期长短不一，短则数小时，如细菌性食物中毒；长则数年甚至数十年，如艾滋病、狂犬病等。同一种传染病有固定潜伏期。通常潜伏期指的是平均潜伏期。潜伏期的变动可能与进入机体的病原体数量、繁殖能力、毒力以及机体的抵抗能力等因素有关。

了解传染病的潜伏期具有重要的流行病学意义和用途：①有助于判断患者受感染的时间，追踪传染源并确定传播途径；②确定接触者的留验、检疫或医学观察期限；③确定免疫接种的时间；④评价某项预防措施的效果；⑤影响疾病的流行特征。

（2）临床症状期：此期是传染病病人出现特异性症状和体征的时期，传染性最强。由于这一时期病原体在病人体内繁殖最多，病人具有促进病原体排出的症状，病人在发病期间常需他人护理与探视，若隔离条件不佳，容易导致疾病的传播，因此临床症状期具有重要的流行病学意义，此期病人作为传染源的意义最大。

（3）恢复期：此期病人的临床症状已经消失，传染性逐渐消失，一般已不再作为传染源，如麻疹、水痘等；但有些传染病在恢复期仍能排出病原体并继续充当传染源，如痢疾、乙型肝炎以及伤寒等。有些疾病病人排出病原体的时间很长，甚至终身，如伤寒。

病人排出病原体的整个时期称为传染期。它是决定传染病病人隔离期限的重要依据，其长短在一定程度上可影响传染病的流行特征。传染期短的疾病，续发病例常成簇出现；传染期长的疾病，续发病例陆续出现且持续时间可能较长。

2. 病原携带者（carrier）　是指没有任何临床症状但能排出病原体的人。根据其携带病原种类的不同分别称为带菌者、带病毒者和带虫者。按照携带状态和临床分期的关系，病原携带者可分为三类：

（1）潜伏期病原携带者：指在潜伏期内携带病原体并可向体外排除病原体的人。仅有少数传染病如白喉、麻疹、伤寒、痢疾以及霍乱等存在这种病原携带者。这类携带者多数在潜伏期末即可排出病原体。

（2）恢复期病原携带者：是指临床症状消失后，在一定时间内仍能向体外排出病原体者。如伤寒、痢疾、白喉及乙型肝炎（简称乙肝）等存在这种携带状态。携带病原体在3个月内者称为暂时性病原携带者；超过3个月者称为慢性病原携带者。慢性病原携带者因其携带病原体时间长，流行病学意义较大。

（3）健康病原携带者：指整个感染过程中无明显临床症状与体征而排出病原体的人。如乙肝、流行性乙型脑炎（简称乙脑）及流行性脑脊髓膜炎（简称流脑）、脊髓灰质炎等的健康病原携带者等。病原携带者作为传染源的意义大小主要取决于其排出的病原体数量、持续时间、携带者的职业、个人卫生习惯、社会活动范围、环境的卫生条件等。

（二）受感染的动物作为传染源

许多动物性传染病可以传染给人类，又称为人畜共患病（zoonosis）。有人畜共患病的病原体在自然界中的动物之间传播，在一定条件下可以传染给人类，所致疾病称为自然疫源性疾病，如鼠疫、狂犬病及森林脑炎等。有些人畜共患病是在动物和人之间传播的，并由共同的病原体引起，主要靠人延续，如阿米巴病、人型结核等；有些人畜共患病，如血吸虫病，人与动物作为传染源的作用并重；还有些人畜共患病的病原体的生活是必须在任何动物体内协同完成，如猪绦虫病及牛绦虫病等。

受感染的动物作为传染源的意义，一方面取决于人和受感染的动物接触的机会和密切程度；另一方面取决于是否有传播条件和媒介存在及作为传染源的动物的种类、密度和数量。此外，也与人们的卫生知识水平和生活习惯等因素有关。

二、传播途径与机制

（一）传播途径

病原体从传染源体内排出后，侵入新的易感宿主机体之前，在外界环境中所经历的全过程，称为传播途径（route of transmission）。病原体在外环境中必须依附于一定的媒介物（如空气、水、食物、蝇及日常生活用品等），这些参与病原体传播的媒介物称为传播因素。传染病可通过一种或多种途径传播，传播途径分以下几种。

1. 经空气传播　传播方式包括经飞沫、飞沫核和尘埃。

（1）经飞沫传播：当病人呼气、咳嗽和打喷嚏时，含有大量病原体的飞沫排出体外。受飞沫传播的对象仅限于传染源周围的密切接触者。一些对外环境抵抗力较弱的病原体，如脑膜炎双球菌、百日咳杆菌及流行性感冒病毒等常经此方式传播。

（2）经飞沫核传播：飞沫核是飞沫与周围空气接触时，失去水分后由残余蛋白质和病原体组成。白喉及结核等耐干燥的病原体可以通过飞沫核传播。

（3）经尘埃传播：病人排出的较大飞沫或分泌物落在地面，干燥后随尘土重新飞扬悬浮于空气中，易感者吸入后即可感染。如结核杆菌和炭疽杆菌芽胞等耐干燥的病原体，可经此途径造成疾病传播。

经空气传播的传染病的流行特征为：①传播广泛，发病率高；②一般以冬、春季高发；③儿童多发；④受人群免疫水平的影响；⑤流行强度与居住条件、人口密度等密切相关。

2. 经水传播　传播方式包括经饮水和经疫水传播。一般肠道传染病经此途径传播。

（1）经饮水传播：是消化道传染病最常见的传播途径之一。饮用水源可能通过各种方式遭受污染，例如，地面的粪便、污物、污水等被冲入水源；自来水管道的破损导致饮水被污染；生物恐怖主义者对饮用水源的刻意污染等等。

经饮水传播的传染病的流行特征有：①有饮用同一水源的历史，不饮者不发病；②若水源经常被污染，病例可长期不断；③停用污染水源或对水源采取净化措施后，暴发或流行即可平息；④除哺乳婴儿外，发病无年龄、性别及职业差别，饮生水者发病较多。

（2）经疫水传播：由于接触了含病原体的疫水而引起的传播。常见的有钩端螺旋体病、血吸虫病等。

经疫水传播的传染病的流行特征有：①病人均有接触疫水史；②发病有地区性、季节性及职业性特点；③大量易感者进入疫区与疫水接触后，可发生暴发或流行；④对疫水采取处理措施或加强个人防护后，疾病暴发和流行即可得到迅速控制。

3. 经食物传播　多见于肠道传染病。某些寄生虫病、个别呼吸道传染病（如结核病、白喉）及少数人兽共患病（炭疽病、布鲁菌病）等也可经此途径传播。

经食物传播的传染病的流行特征有：①患者有进食同一食物的历史，不吃者不发病；②如系一次大量污染，在用餐者中可呈暴发或流行；③停止供应该食物后，暴发或流行即可平息。

4. 经接触传播　分为直接接触传播和间接接触传播。

（1）直接接触传播：是指传染源与易感者直接接触而未经任何外界因素导致的传播。如性病、狂犬病。直接接触传播一般只能形成个别病例，以散发为特点。

（2）间接接触传播：是指易感者接触了被病原体污染的物品所造成的传播。被污染的日常生活用品，如毛巾、餐具、门把手等可起到传播病原体的作用。多见于肠道传染病、体表传染病及结核病等。

间接接触传播的传染病的流行特征为：①病例多以散发为主，但可形成家庭及同住者之间的传播；②流行过程缓慢，无明显的季节性；③个人卫生习惯不良及卫生条件较差的地方发病较多；④加强对传染源管理及严格消毒制度后，可减少病例的发生。

5. 经节肢动物传播（arthropod borne infection）　是指以苍蝇、蚊子、跳蚤、虱子及蜱、螨等节肢动物作为媒介所造成的传播，又称为虫媒传播。包括机械携带传播和生物性（吸血）传播两种方式。

（1）机械携带传播：节肢动物通过接触、反吐和粪便污染食品或食具，感染接触者。如痢疾杆菌、伤寒沙门菌等可以在苍蝇、蟑螂等节肢动物的体表和体内存活数天。

（2）生物性（吸血）传播：即节肢动物通过叮咬感染者，将病原体吸入节肢动物体内，在其相应器官经过发育、繁殖后再叮咬易感者造成疾病传播的方式。该方式具有生物学的特异性，其特点是一种病原体只能通过一定种属的节肢动物媒介进行传播，如按蚊传播疟疾，只有按蚊属的若干种才是疟疾的重要媒介。

经节肢动物传播的传染病的流行特征为：①有明显地区性；②有一定的季节性；③有明显的职业性及年龄分布特点，如森林脑炎多见于伐木工人；④一般无人与人之间的相互传播。

6. 经土壤传播　是指易感人群接触了被病原体污染的土壤所致的传播。经土壤传播疾病的意义大小主要取决于病原体在土壤中存活的时间以及人们与土壤的接触机会及个人的卫生习惯和劳动条件等。如某些寄生虫虫卵必须在土壤中发育到一定阶段才能感染人；一些能形成芽胞的病原体在外环境中存活时间可达数十年，倘若破损皮肤与之接触即能造成感染。

7. 医源性传播　有两种类型：一是易感者由于接受了不合格的检查、诊疗或预防措施所造成的感染，多见于检查用内窥镜、针头、针筒、采血器等医疗器具消毒不严或被污染；二是由于生物制品和药物遭受污染而引起。

上述七类传播途径均是病原体在人与人之间相互传播，故可统称为水平传播。

8. 垂直传播　指病原体通过母体传给子代，又称母婴传播。

（1）经胎盘传播：指受感染的孕妇通过胎盘血液将病原体传给胎儿。如风疹、乙肝、艾滋病等病原体均可经胎盘传播。

（2）上行性传播：指病原体经阴道抵达绒毛膜或胎盘引起的胎儿感染。如白色念珠菌、葡萄球菌、单纯疱疹病毒等。

（3）分娩引起的传播：如产妇产道污染严重，分娩时胎儿易被感染，如淋球菌疱疹病毒感染，均可通过这种方式传播。

（二）传播机制

病原体不断更换其宿主的过程称为传播机制（mechanism of transmission）。每种病原体的传播机制都有各自的特点，可概括为三个阶段：①病原体自宿主机体内排出；②病原体停留在外界环境中；③病原体侵入新的易感宿主。

三、人群易感性

人群作为一个整体对传染病的易感程度称为人群易感性（herd susceptibility）。判断一个人群的易感性高低取决于这个群体中易感个体所占比例与机体的免疫程度。一般可通过了解历年在该人群中的流行情况、预防接种情况及对人群抗体水平的测定结果等途径来判断人群对某一传染病易感水平的高低。人群易感性是以人群中非免疫人口占全部人口的百分比来表示的。而人群免疫性（herd immunity）是指人群对传染病病原体的侵入和传播的抵抗力，以人群中免疫人口占全部人口的百分比来衡量的。

人群易感性高，为传染病暴发或流行准备了条件。但是仅有人群易感性高尚不足以引起疾病流行，必须要有传染源暴露于易感性高的人群，才能引起传染病流行。

（一）影响人群易感性升高的主要因素

1. 易感人口的迁入　某些地方病或自然疫源性疾病，流行区的常住居民，因患病或隐性感染而获得该病免疫力。一旦大量的非流行区居民迁入流行区后，因这部分人群缺乏相应免疫力，而使流行区的人群易感性相对升高。

2. 新生儿增加　新生儿出生6个月以上未经人工免疫者，因自身获得性免疫尚未形成，对许多传染病易感。个别传染病如百日咳6个月以下的婴儿也易感。

3. 免疫人口免疫力的自然消退　许多传染病（包括隐性感染）病后免疫或人工免疫后，经一段时间其免疫力逐渐降低，逐渐又成为易感人口，使得人群易感性升高。

4. 免疫人口死亡　免疫人口的死亡可以使人群易感性相对升高。

（二）影响人群易感性降低的因素

1. 计划免疫　对易感人群按规定免疫程序，实施计划免疫及必要时强化免疫接种，是降低人群易感性最重要的措施。全球消灭天花最重要的对策是实施痘苗接种计划。

2. 传染病流行　一次传染病流行后，有相当数量的易感者会因病而获得免疫力，免疫人口增加，人群对该病的易感性降低。

3. 隐性感染　通过隐性感染可以获得免疫力，免疫人口增加，使人群对该病的易感性降低。但一般认为这种免疫不甚牢固。

四、疫源地与流行过程

（一）疫源地

传染源及其病原体向四周播散所能波及的范围称为疫源地（epidemic focus）。每个传染源都可单独形成一个疫源地。在一个疫源地内也可同时存在一个以上的传染源。根据疫源地的范围大小，可分为疫点和疫区。范围较小的疫源地或单个疫源地称为疫点。当若干疫源地连成片时或较大范围的疫源地称为疫区。

疫源地形成的条件是必须有传染源和传播途径的存在。疫源地的范围常随病种及时间而变动，主要取决于四个因素：①传播途径的特点；②传染源的活动范围；③传染源的存在时间；④周围人群的免疫状况。

疫源地消灭的条件是：①传染源被移走（隔离治疗或死亡）或消除了排出病原体的状态（痊愈）；②病原体被杀灭；③所有的易感接触者均已度过了该病的最长潜伏期，且未出现新的病例或感染。

（二）流行过程

流行过程是传染病在人群中发生和蔓延的过程，也是疫源地连续不断发生的过程，是一种群体现象。每个疫源地都是源自于前一个疫源地，同时又是形成后一个新的疫源地的基础。流行过程由传染、传播途径和易感人群三个环节相互连接，协同作用发生的一系列新旧疫源地的过程。若疫源地被消灭，也就意味着流行过程的终止。以显性感染为主的传染病，其流行过程可以被看成是传染病在人群中连续发生且不断传播的过程。但以隐性感染为主的传染病，单从传染病病人的发生过程不能反映出流行过程全貌，必须借助于特殊的血清学及病原学检查，才能反映出该病在人群中真实的传播过程。

五、传染病的预防与控制

（一）传染病的预防

传染病的预防是指未出现传染病疫情以前，针对可能受病原体威胁的人群或可能存在病原体的环境、物品、媒介昆虫及动物所采取的措施。属于一级预防，目的是防止疫情的发生。

1. 健康教育　通过健康教育可以改变人们不良的行为习惯特别是卫生习惯从而切断传染病的传播途径。如饭前、便后洗手，不随地吐痰等卫生习惯的养成不仅是文明生活的具体内容之一，也是减少肠道和呼吸道传染病的重要措施。健康教育的形式、方法多种多样，可以通过专业讲座、墙报、大众媒体等手段，针对不同病种按照流行的季节性有计划、有目的地宣传传染病的症状及防治方法，从而达到普及卫生常识、预防疾病的目的。

2. 预防接种　又称人工免疫，是将生物制品（抗原或抗体）接种到人体内，使机体产生对某种传染病的特异性免疫力，以提高人群免疫水平，预防传染病的发生与流行。预防接种是预防和控制甚至是消灭传染病的重要措施。

（1）预防接种的种类：①人工自动免疫：是免疫预防的主体。指以病原微生物或其代谢产物制成的生物制品接种人体，使人体产生特异性免疫力。其制剂可分为减毒活疫苗、灭活疫苗、类毒素、亚单位疫苗、重组疫苗、DNA 疫苗和多联多价疫苗等。②人工被动免疫：以含抗体的血清或细胞因子等制剂接种人体，使人体立即被动获得现成的抗体而受到保护。由于抗体半衰期短，因而难保持持久而有效的免疫水平，也易发生变态反应。主要在有疫情时使用。常用的制品有：抗病毒、抗菌、抗毒素的免疫血清，如破伤风抗毒素、白喉抗毒素、抗狂犬病血清等；由健康产妇的胎盘、脐带血或健康人血制成的免疫球蛋白（丙种球蛋白），可作为麻疹、甲肝易感接触者预防接种使用。③被动自动免疫：兼有被动及自动免疫的优点，使机体在迅速获得特异性抗体的同时产生持久的免疫力。只是在有疫情时用于保护婴幼儿及体弱接触者的一种免疫方法，有时也用于少数传染病，如破伤风发生时，同时接种破伤风抗毒素和破伤风类毒素。

（2）预防接种的实施：有定点接种和分散接种两种方式，凡有条件和可能的地区都应实行定点接种，以保证接种质量和降低疫苗损耗。城镇由基层保健人员构成预防保健科（组）、乡镇卫生院防保组（股、站）负责实施接种；农村由乡镇卫生院防保组或乡村医生负责实施接种。

使用有效疫苗，正确的接种剂量和接种途径是保证免疫成功的关键。接种途径大致可分为口服、气雾、注射（包括皮下、皮内、肌肉）等。如接种剂量与途径不当，可造成接种事故。因此，在现场接种前应详细阅读疫苗使用说明书，严格按照说明书上的要求执行。有WHO 规定的常规免疫禁忌证者不应接种相关疫苗。

由于疫苗对机体是一种异物，接种后虽能引起机体产生有益的免疫反应，但也可产生有害的不良反应或变态反应。预防接种的副作用主要有：①一般反应：接种 24 小时内接种部位有局部红、肿、痛、热等炎症反应，有时附近淋巴结肿大。一般反应是人体的正常免疫反应，不需作任何处理，1 ~2 天内即可消失；②异常反应：少数人在接种后出现如晕厥、过敏性休克、变态反应性脑脊髓膜炎、过敏性皮炎、血管神经性水肿等并发症。应及时给予抗过敏和对症治疗，同时注意收集材料，进行分析，并向上级卫生机构报告；③偶合疾病：偶合疾病与预防接种无关，只是因为时间上的巧合而被误认为由接种疫苗所引起。因疫苗质量问题或消毒及无菌操作不严密或接种技术（部位、剂量、途径）有误而引起预防接种事故，易被误认为接种反应。

（3）计划免疫：是根据传染病疫情监测结果和人群免疫状况的分析，按照科学的免疫程序，有计划地使用疫苗进行预防接种，提高人群免疫水平，最终达到控制和消灭相应传染病的目的。

计划免疫的主要内容是“四苗防六病”，即对 7 周岁及以下儿童进行卡介苗、脊髓灰质炎三价糖丸疫苗、百白破混合制剂和麻疹活疫苗四种疫苗的基础免疫和以后适时的加强免疫，使儿童获得对结核、脊髓灰质炎、百日咳、白喉、破伤风和麻疹的免疫力。1992 年初，国家规定将乙型肝炎疫苗纳入计划免疫范畴。部分地区还将流行性乙型脑炎、流行性脑脊髓膜炎和流行腮腺炎等传染病的预防接种纳入计划免疫工作。

计划免疫的免疫程序是根据有关传染病的流行病学特征、免疫因素、卫生设施等条件，由国家对免疫接种作出的统一规定。免疫程序的内容包括：初种（初服）起始月龄、接种生物制品的间隔时间、加强免疫时间和年龄范围等。目前，我国实施的儿童基础免疫用的生物制品有 4 种，要求在 12 个月内完成，即脊髓灰质炎三价混合疫苗 3 次，百白破混合制剂 3 针，麻疹活疫苗 1 针，卡介苗 1 针。最短间隔时间为 1 个月，其免疫程序见表 13-1。

表 13-1　我国儿童基础免疫程序

年（月龄）	接种疫苗（针次）
出生 24 小时内	卡介苗、乙肝疫苗（第 1 次）
1 月龄	乙肝疫苗（第 2 次）
2 月龄	脊髓灰质炎三价混合疫苗（第 1 次）
3 月龄	脊髓灰质炎三价混合疫苗（第 2 次），百白破混合制剂（第 1 针）

续表

年（月龄）	接种疫苗（针次）
4月龄	脊髓灰质炎三价混合疫苗（第3次），百白破混合制剂（第2针）
5月龄	百白破混合制剂（第3针）
6月龄	乙肝疫苗（第3次）
8月龄	麻疹活疫苗（初种）
1.5~2岁	百白破混合制剂（加强）
4岁	脊髓灰质炎三价混合疫苗（复服）
7岁	卡介苗（复种）、麻疹活疫苗、乙肝疫苗、白破二联（加强）
12岁	卡介苗（农村，加强；城市12岁儿童是否作卡介苗加强，根据当地结核病流行情况决定）

（4）扩大免疫规划：1974年，世界卫生组织开展了全球扩大免疫规划（expanded program on immunization，EPI），要求各成员国发展与坚持免疫方法与流行病学监测相结合，防制白喉、百日咳、破伤风、麻疹、脊髓灰质炎和结核病，到1990年，全世界所有的儿童接种率至少达到90%。我国在1980年正式参加了EPI活动。《中国儿童发展纲要（2001－2010年）》要求全国儿童免疫接种率以乡（镇）为单位达到90%以上，将乙型肝炎接种纳入计划免疫，并逐步将新的疫苗接种纳入计划免疫管理。

（5）冷链：冷链（cold chain）是指疫苗从生产单位到使用单位，为了保持疫苗效价不受损害，在贮存、运输、直到接种全过程中，均需妥善保存在规定的冷藏温度条件下。冷链是保证疫苗接种质量的重要措施之一。

（6）预防接种效果评价：免疫效果评价的具体内容包括免疫学效果评价、流行病学效果评价和计划免疫管理评价。免疫学效果评价通过观察接种者免疫指标的变化状况来评价；流行病学效果评价包括不良反应观察和疫苗对人群的实际保护效果，常采用保护率和效果指数来评价；计划免疫管理评价主要是评价计划免疫工作质量的好坏，常用建卡率、接种率、四苗覆盖率、冷链设备完好率等指标体现。

3. 改善卫生条件　对外环境中可能存在病原体的实体应采取的措施通过各种途径，消灭外环境中的疾病传播因子或使其无害化，是预防传染病的根本性措施。具体内容包括：改善饮用水条件，实行饮水消毒；结合城乡建设，搞好粪便无害化、污水排放和垃圾处理工作；建立健全医院及致病性微生物实验室的规章制度，防止致病性微生物扩散和医院感染；贯彻《中华人民共和国食品安全法》以及进行消毒、杀虫、灭鼠工作。

4. 国境卫生检疫　为防止鼠疫、霍乱、黄热病等传染病由国外传入和由国内传出，在一个国家国际通航的港口、机场、陆地边境和国境进出口岸设立国境检疫机关，对进出国境人员、交通运输设备以及货物、行李、邮包等实施医学检查、卫生检查和必要的卫生处理，这种措施称为国境卫生检疫（frontier health and quarantine）。目前我国设立海港、航空和陆地边境等三种国境检疫机关，根据我国对外政策及《中华人民共和国国境检疫法》和《中华人民共和国检疫条例实施细则》所规定的各项办法实施国境卫生检疫。我国规定的检疫传染病的病种及检疫期限为鼠疫6天；霍乱5天；黄热病6天。若发现检疫感染者，应当立即将其隔离，隔离期限根据医学检查结果确定；对检疫传染病疑似患者应将其留验。留验期限根据传染病的潜伏期确定。因患检疫传染病而死亡的尸体，必须就近火化。

（二）传染病的管理

1. 疫情管理　疫情管理是控制和消除传染病的重要措施，也是传染病监测的手段之一。主要通过疫情报告（传染病报告）获得传染病管理的重要信息。

（1）报告病种和类别：根据《中华人民共和国传染病防治法》规定，法定报告传染病分为甲类、乙类和丙类，共37种。

甲类传染病：鼠疫、霍乱。

乙类传染病：传染性非典型肺炎、艾滋病、病毒性肝炎、脊髓灰质炎、人感染高致病性禽流感、麻疹、流行性出血热、狂犬病、流行性乙型脑炎、登革热、炭疽、细菌性和阿米巴性痢疾、肺结核、伤寒和副伤寒、流行性脑脊髓膜炎、百日咳、白喉、新生儿破伤风、猩红热、布鲁氏菌病、淋病、梅毒、钩端螺旋体病、血吸虫病、疟疾。

丙类传染病：流行性感冒、流行性腮腺炎、风疹、急性出血性结膜炎、麻风病、流行性和地方性斑疹伤寒、黑热病、包虫病、丝虫病，除霍乱、细菌性和阿米巴性痢疾、伤寒和副伤寒以外的感染性腹泻病。

（2）责任报告人和时限：各级各类医疗机构、疾病预防控制机构、采供血机构均为责任报告单位；其执行职务的人员和乡村医生、个体开业医生均为责任疫情报告人。应当遵循疫情报告属地管理原则，按照国务院规定的或者国务院卫生行政部门规定的内容、程序、方式和时限进行网络直报。

责任报告单位和责任疫情报告人发现甲类传染病和乙类传染病中的肺炭疽、传染性非典型肺炎、脊髓灰质炎、人感染高致病性禽流感的病人或疑似病人时，或发现其他传染病和不明原因疾病暴发时，城镇应于2小时内，农村应于6小时内通过传染病疫情监测系统进行网络直报；未实行网络直报的责任报告单位应于规定的时限内以最快的通讯方式（电话、传真）向当地县级疾病预防控制机构报告，并同时寄送出传染病报告卡。对其他乙类传染病病人、疑似病人和伤寒副伤寒、痢疾、梅毒、淋病、乙肝、白喉及疟疾的病原携带者在诊断后，城镇应于6小时内，农村应于12小时内进行网络直报；对丙类传染病和其他传染病，应在24小时内进行网络报告。县级疾病预防控制机构收到无网络直报条件责任报告单位报送的传染病报告卡后，应于2小时内通过网络直报。

其他符合突发公共卫生事件报告标准的传染病暴发疫情，按《突发公共卫生事件信息与传染病疫情监测信息报告管理办法》要求报告，即责任单位发现突发公共卫生事件时应在2小时内向所在地县级人民政府卫生行政部门报告，接到报告的卫生行政部门应于2小时内向本级人民政府报告，并同时通过突发公共卫生事件信息报告管理系统向卫生部报告。

2. 防疫措施　防疫措施是指疫情出现后，采取防止扩散、尽快平息的措施。

（1）对传染源的措施：

1）对病人的措施：关键在早发现、早诊断、早报告、早隔离、早治疗。

健全初级保健工作，提高医务人员的业务水平和责任感，普及群众的卫生常识是早期发现和诊断病人的关键。

将病人隔离是防止传染病在人群中扩散的有效方法。隔离期限依各种传染病的最长传染期，并参考检查结果而定。隔离要求因病种而异。甲类传染病和乙类传染病中艾滋病、肺炭疽、SARS病人及其病原携带者，必须隔离治疗。如拒绝或不治疗、隔离期未满擅自离院或脱离隔离治疗的，诊治单位可提请公安部门协助隔离治疗。乙类传染病患者可根据病情住院或隔离由医生指导治疗。丙类传染病中的瘤型麻风病人应当经过临床和微生物检查证实痊愈才可恢复工作和学习。

2）对接触者的措施：接触者指曾接触过传染源并有可能受到感染者。对接触者进行以下措施可以防止其发展为传染源。

隔离或留验：对甲类传染病的接触者必须严加隔离，限制其行动自由，在指定地点进行诊察、检验和治疗。

医学观察：对某些较严重的传染病接触者每日视诊、测量体温、病原学检查和必要的卫生处理。

药物预防：对某些药物防治有特效的传染病，必要时可用药物预防，如以抗疟药乙胺嘧啶、氯喹预防疟疾，用青霉素或磺胺药物预防猩红热等。

应急接种：对接种疫苗产生免疫快、潜伏期较长的传染病，可对其接触者进行免疫接种，如麻疹暴发时对儿童接触者可注射麻疹疫苗，对体弱婴幼儿可注射丙种球蛋白或胎盘球蛋白。

3）对病原携带者的措施：对病原携带者主要应做好登记和管理工作，并定期随访，经2～3次病原检查阴性时可予解除管理。对某些特殊职业如饮食服务行业、食品工业、托幼机构工作的病原体携带者，需暂时脱离工作岗位进行治疗。艾滋病、乙肝、丙肝和疟疾的病原携带者严禁献血。

4）对动物传染源的措施：对绝大部分染病的野生动物在无经济价值时，采取杀灭措施；有传染病的动物尸体应焚烧或深埋；危害不大而有经济价值的病畜，可以由兽医部门进行隔离和治疗。对家畜的输出应建立必要的检疫制度，防止瘟疫蔓延。疫区的家畜、畜产品或动物原料必须经过检疫才准许外运。

（2）对传播途径的措施：不同传染病因传播途径不同而采取的措施各不相同。肠道传染病由于病人排出的粪便污染环境，故防制措施的重点在被污染物品及环境的消毒；经呼吸道传播传染病主要通过空气污染环境，其重点在于空气消毒、个人防护（戴口罩）和通风；经水传播传染病的措施重点在改善饮水卫生及个人防护；防制虫媒传染病的重点在杀虫。

1）消毒：消毒是指采用化学、物理、生物的方法消除或杀灭外环境中的病原体，并非要求杀灭一切微生物。消毒可分为预防性消毒及疫源地消毒。预防性消毒包括预防性措施中的饮水消毒、空气消毒、乳品消毒等。疫源地消毒指对现有或曾有传染源的疫源地进行的消毒，目的是杀灭由传染源排出的致病性微生物。疫源地消毒又可分为随时消毒及终末消毒，随时消毒是指对有传染源的疫源地对其排泄物及分泌物或所污染的物品、场所及时进行消毒，以迅速杀灭病原体。终末消毒是指传染源痊愈、死亡或离开后，对疫源地进行一次彻底的消毒，目的是彻底清除传染源所播散、留下的病原体。

2）杀虫：杀虫是指采用物理、化学或生物的方法杀灭外环境中传播病原体的媒介节肢动物。与消毒一样，杀虫也可分为预防性和疫源地杀虫，疫源地杀虫又分为随时杀虫和终末杀虫。

（3）对易感人群的措施

1）提高人群非特异性免疫力的措施：大力推广健康教育，使易感人群养成健康的生活方式和良好的卫生习惯，以及通过改善营养及加强体育锻炼等措施也可提高机体的非特异性免疫力。

2）提高人群特异性免疫力的措施：通过预防接种提高人群特异性免疫力，是预防传染病非常重要的措施，包括主动免疫和被动免疫。

3）药物预防：在传染病流行时给予易感者某些有防治特效的药物，可作为一种应急措施，但药物预防作用时间短、效果不巩固而且易产生耐药性，应用具有较大局限性。

4）加强个人防护措施：在传染病流行季节或易感者进入疫区时，对易感者可采取一定防护措施，避免受到感染。如用蚊帐或蚊虫驱避剂可防止蚊虫叮咬，以预防疟疾、乙型脑炎等疾病；在接触血吸虫污染的“疫水”中时，可在皮肤裸露部位涂擦防护剂（如含2%氯硝柳胺的脂肪酸涂剂），或者穿用氯硝柳胺浸渍过的布料缝制的防蚴裤、袜，以避免感染尾蚴。

根据《中华人民共和国传染病防治法》规定，某个地区有传染病暴发或流行时，当地政府报经上一级政府批准决定，可以宣布为疫区。在疫区内应立即组织力量积极防治，通过以上相应措施控制传染源，切断传播途径，保护易感人群。必要时，可采取以下紧急措施：限制或停止集市、集会、演出或其他人群聚集活动；停工、停业、停课；临时征用房屋、交通工具；封闭被传染病病原体污染的公共饮用水源。除上述措施外，并可对出入疫区人员、物资和交通工具实施卫生检疫。

（三）传染病的控制与消灭

目前，被大家广泛接受的传染病控制目标有控制、消除和消灭。

1. 控制（control）　即在局部地区降低传染病的发病率、患病率、死亡率及病死率，使某种传染病不再成为严重的卫生问题。有些传染病的控制效果明显，对策与措施一旦实施，发病率下降显著，如脊髓灰质炎疫苗对脊髓灰质炎，麻疹疫苗对麻疹，改善饮水供应对慢性水型伤寒流行。也有些疾病或由于流行环境复杂，或现阶段尚缺少有效对策与措施，故即使采取措施，效果并不明显。目前尚有不少疾病属于此种情况。

2. 消除（elimination）　即在局限的区域内采取有效的预防策略与措施，使某种传染病的发病率为零或者是没有发生感染，即疾病消失。局限地区的范围可大至一个国家、一个洲，但并非全球。

3. 消灭（eradication）　是传染病控制目标的最高等级。消灭是指在全世界的范围内，某传染病的传播自消灭之日起永远终止，并达到全球所有国家永不再发生该种传染病。消灭不仅指临床症状的病例，更指的是一种传染病的病原微生物作为一个物种被彻底消灭，即使不再进行预防接种或采取其他任何预防措施，人群再也不会遭受该病的危害。只有在这种条件下，才能被认为该传染病已经消灭。目前达到消灭要求的只有天花一个病种。

各种传染病因其特异的流行环节、特征及不同的外界环境，因而防制目标也有很大的差异。目前，绝大多数传染病只能以“控制”为目标。极少数疾病由于条件成熟，措施有效，可以达到“消除”的要求。极个别的疾病在条件成熟的前提下，在全世界各国共同努力下，可以达到“消灭”的目标。为了预防疾病，促进健康，人们期望目前不易控制的疾病逐步得到控制，在此基础上逐渐迈向消除，最终达到消灭的目标。这既是人类美好的理想，也是医学工作者极其艰巨的奋斗历程。

第二节 病毒性肝炎

病毒性肝炎是由五种不同的嗜肝病毒（肝炎病毒）引起的以肝脏炎症和坏死病变为主的一组传染性疾病，呈世界范围流行，具有传染性较强、传播途径复杂、流行面广、发病率高等特点，是对人类健康危害最严重的传染病之一，《中华人民共和国传染病防治法》将其定为乙类传染病。目前已确定的有甲型、乙型、丙型、丁型及戊型病毒性肝炎五种类型。此外，还有一些不能被病原学分型的病毒性肝炎约占肝炎病例的10%左右。部分乙型、丙型和丁型肝炎患者可演变成慢性，并可发展为肝硬化和原发性肝细胞癌，对健康危害甚大。

一、病毒性肝炎的流行特征

（一）甲型肝炎

甲型肝炎（简称甲肝）传染性强，发病率高，占各型病毒性肝炎之首。其流行情况与当地的卫生状况密切相关。我国是高发区。甲肝病人预后良好，病死率低，绝大部分病人于6个月内恢复健康。目前未发现慢性甲肝病人。

1. 季节性和周期性　有明显的周期性和季节性流行特点。周期性表现为在不同国家和同一国家的不同地区周期性升高的时间及间隔并非一致。如在我国北京市的流行周期间隔是6～7年、河南省是8～9年。美国等国家的流行周期与北京相近，而东欧地区的间隔时间为3～4年。周期间隔的长短与易感者积累的速度有关。本病的季节性高峰在北半球各国主要为秋冬季，但也有地区表现为春季高发。近年来，由于接种甲肝疫苗的普及，我国部分地区已见不到明显的季节性。

2. 地区分布　甲肝的分布遍及世界各地，但各国的流行情况相差较大。以中国、非洲、南美洲各国、印度次大陆及东南亚等国为高流行区，而北美、北欧和西欧等发达国家为低流行区，东欧、日本及前苏联等国家为中度流行区。我国的调查结果显示，甲肝分布具有北高南低及西高东低的特点。甲肝各地流行率的高低差别与经济及卫生条件的好坏等因素密切相关。

3. 年龄、性别分布　任何年龄的人群均可感染甲型肝炎病毒（HAV）。我国的调查显示，以往HAV的感染以学龄前儿童为主。在高流行区，甲肝的发病以婴幼儿主，5～14岁发病率最高，14岁以上随着年龄的增加而下降；而在低流行区，甲肝病以成人占比例较高。近年来，随着我国经济水平的提高，卫生条件的改善和甲肝疫苗的推广，我国甲肝的发病年龄也有后移现象。男女对甲肝的易感性无差别。

4. 传播途径　多为生活接触传播，主要通过粪－口途径感染。被感染者常在潜伏期后10天从粪便中排出病毒，至发病后2周停止排毒。水源、食品、用具等被含甲肝病毒的粪便污染可引起流行。

（二）乙型肝炎

乙型肝炎（简称乙肝）是已知各型病毒性肝炎中危害最严重的一个型别，作为严重的公共卫生问题已被WHO列为要加强控制并最终消灭的传染病。乙肝呈世界范围流行，我国是高流行区。

1. 时间分布　发病无明显的季节性。20 世纪 90 年代以来，我国乙肝报告发病率呈明显上升趋势，已成为现阶段各型病毒性肝炎中的最主要型别。

2. 地区分布　由于人群对乙肝普遍易感，所以本病遍及全球，但不同地区流行强度差异很大。WHO 将乙肝在世界各地的流行情况划分为低、中、高 3 类流行区，乙肝病毒携带率分别为 <2%，2%～7%，≥8%。北美、西欧和澳大利亚为低流行区，HBsAg 阳性率为 0.1%～0.5%，抗-HBs 阳性率为 4%～6%；东欧、地中海、南美和中东为中度地方性流行区，HBsAg 阳性率为 2%～7%，抗-HBs 阳性率为 20%～55%；中国、东南亚、热带非洲、南美为高地方性流行区 HBsAg 阳性率为 8%～15%，抗-HBs 阳性率为 70%～95%。我国属乙肝病毒感染高流行区，1992 年全国大范围调查结果显示，我国乙肝病毒携带率热带地区高于温带，江南地区明显高于江北地区，东部沿海地区均匀为 10.8%，高于西北边疆地区 8.58%；华北地区相对低，为 5.5%，中南和华东部分省市为最高携带率地区，乡村为 10.49%，城市为 8.08%。

3. 年龄、性别分布　乙肝病毒感染从新生儿开始即普遍存在，感染流行随年龄的增长而增长，但 50 岁以后呈逐渐下降趋势。1～5 岁幼儿组的年递增率明显高于其他年龄组。乙肝病毒感染率男性高于女性，我国感染率男性为 11%，女性则为 8%。

4. 职业分布　据报道，医务人员、托幼机构儿童、滥用毒品者、性工作者和同性恋者乙肝感染率高。我国医务人员的乙肝感染率较高，比其他职业人群高 3～6 倍。

5. 种族与民族分布　不同种族、民族间的乙肝感染率有差别。国内调查发现，HBsAg 的亚型具有一定民族性，汉族 adr 为多，adw 次之；蒙古族、维吾尔族、哈萨克族、回族是 ayw 亚型，几乎无 adr 亚型者，这对 HBV 的传播和演变规律的研究具有重要意义。

6. 家庭聚集性　乙肝的感染有明显的家庭聚集性。在高地方性流行区尤为明显，尤其是居住拥挤、人口众多的家庭更为明显。家庭聚集性高可能是长期密切接触所致，也可能与垂直传播有关。

近年来，由于 HBV 不同流行区之间的人口流动增加；HBV 疫苗接种使人群对 HBV 的免疫力提高；社会经济状况改善，医疗服务项目增多，增加了医源性传播；生活水平提高使家庭内传播减少；生活方式改变，如静脉内注射毒品、性乱行为等增加了 HBV 水平传播；乙型肝炎的各种治疗药物和治疗方法导致 HBV 变异株的发生等因素，乙型肝炎流行病学特点发生了明显改变，以往由母婴传播乙肝的比例正在逐渐下降，但同时医源性传播、性传播、肠道外传播却在明显上升。

（三）丙型肝炎

丙型肝炎（简称丙肝）感染在世界各地基本呈散发流行，但不均衡，在特殊人群如供血员、接受血制品人群可出现暴发流行。

1. 时间分布　发病无明显的季节性。

2. 地区分布　非洲丙肝病毒（HCV）感染率较高，亚洲次之，欧洲的 HCV 感染率较低。我国丙肝发病率从 1997 年的 0.7/10 万上升到 2003 年的 1.6/10 万。

3. 年龄、性别分布　HCV 感染可发生于任何年龄，但各年龄组感染率有一定差异。一般来说，儿童和青少年 HCV 感染率较低，中青年次之，老年人较高。性别分布上，男性 HCV 感染率高于女性。

4. 职业分布 供血员、受血者、透析人群、HIV 感染者、各种肝病患者、同性恋者、静脉药瘾者等为 HCV 感染的高危人群。

（四）丁型肝炎

丁型肝炎（简称丁肝）感染呈全球分布，大部分与乙肝的地方性流行区一致。如地中海、意大利、非洲部分地区、巴尔干半岛、阿拉伯国家等地区为高流行区；北美、西欧、澳大利亚为丁肝的低流行区。我国虽为乙肝的高流行区，但丁肝病毒（HDV）的感染率并不高（平均感染率为 1.15%），最高的为 5%（安徽省、西藏自治区），东部沿海地区为 0%，是世界上丁肝感染的极低区。丁肝病毒感染率城市高于农村，无年龄和性别差异。

（五）戊型肝炎

戊型肝炎（简称戊肝）主要发生在亚洲、非洲和中美洲的一些发展中国家。特别是一些贫穷落后、卫生习惯较差的地区。在欧美发达国家尚无大规模暴发和流行，仅有散发病例报道。我国是戊肝的高流行区，戊肝发病率和戊肝病毒（HEV）感染率均较高。戊肝在我国呈散发流行状态，各地区 HEV 感染率分布不均衡，华北、东北地区可能高于南方地区、东部地区高于西部地区。戊肝有明显的季节性，多见于雨季或洪水后。戊肝多发生于青壮年，儿童和老年人发病率较低，孕产妇戊肝罹患率高，病死率也高。一般男性发病略高于女性。

二、病毒性肝炎的危险因素

（一）饮食

不洁饮食是甲肝和戊肝的主要危险因素。生吃受到病毒污染的水产品，如毛蚶、泥蚶、蟹、虾等，易患甲肝和戊肝。在我国的宁波及上海等城市都曾发生过由生食泥蚶而引起甲肝暴发流行的事件。诸多的调查表明，饭前便后不洗手、在外就餐以及就餐的卫生条件差是甲肝和戊肝发病的主要危险因素。

（二）职业

有调查资料显示，农民、禽类养殖等人群患甲肝和戊肝的风险高于一般人群。外科医生、牙医、护士等有可能接触血液的职业人群，其乙肝、丙肝、丁肝等的感染风险高于一般人群。

（三）献血与输血

献血和输血是最主要的直接危险因素，献血、输血的次数与乙肝、丙肝、丁肝等的感染呈正相关。乙肝可以经血液和血制品（血清、血浆、全血以及血液制品）传播，包括输血及血制品、血液透析、手术、拔牙、静脉注射、预防接种、针灸、文身、扎耳环孔、共用针头或针筒、剃刀、牙刷和医务人员的意外刺伤等。经此途径的感染多属于医源性传播。

（四）静脉吸毒等不安全注射

静脉吸毒、不安全使用注射器（共用针头或针筒）是乙肝和丙肝主要危险因素之一。

（五）不洁性生活史

多个性伴侣、不使用安全套是乙肝、丙肝危险因素之一，是丁肝的最主要危险因素。

（六）母亲感染

由于乙肝和丙肝均可以通过母婴垂直传播，因此母亲感染是该病的危险因素之一。以乙肝为例的母婴传播，主要是通过以下三种途径实现：①产前或宫内感染；②分娩过程中；

③产后感染。其中以分娩过程中传播危险最大，感染机会最高。

三、病毒性肝炎的防治对策与措施

（一）甲型肝炎

1. 非特异性预防　甲肝的非特性预防措施应采取以切断传播途径为主的综合性预防措施。

（1）传染源管理：对病人要做到早发现、早诊断、早隔离、早治疗。对急性肝炎患者的隔离期应从发病之日算起为3周，对疑似、确诊的患者需及时报告，并同时需对疫源地进行消毒。对易感的接触者应进行医学观察45天。从事饮食服务行业和保育人员的甲肝患者，必须痊愈后才能恢复工作。

（2）切断传播途径：广泛开展健康教育，做好个人卫生，注意饭前便后洗手，进行经常性的食具消毒。加强粪便的无害化处理及饮水消毒工作，加强对生食尤其是贝类食品的生产、销售的卫生监督等均能有效地预防甲肝的发生。

2. 特异性预防　目的是保护易感人群。

（1）主动免疫：推广接种甲肝疫苗是预防甲肝流行的重要措施。国内外均已成功制备出灭活疫苗和减毒活疫苗，其安全性和保护性已获得证实与肯定。

（2）被动免疫：在一些情况下，除对易感者接种疫苗进行主动免疫外，还需采用人血免疫球蛋白（HAIG）对易感接触者进行被动免疫，但保护期限短，主要用于应急预防。

（二）乙型肝炎

乙肝的预防措施是加强传染源管理（乙肝病人、HBsAg携带者、献血员等）、切断传播途径（医源性传播、母婴传播、加强血制品的管理等）、保护易感人群（接种乙肝疫苗、注射乙肝免疫球蛋白等），即以免疫接种乙肝疫苗为主、防治兼顾的综合性防制对策。

1. 管理传染源　乙肝病例确诊后，应立即报告并采取隔离措施。隔离期限可根据具体情况而定。住院病例只要病情稳定不必等HBsAg阴转或肝功能完全恢复即可出院；对于从事饮食服务行业、幼教保育人员的病例应及时调离工作岗位，并隔离治疗，痊愈后应观察半年，无异常者方可恢复工作。HBsAg携带者不按现症肝炎处理，除不能作为献血员、食品行业从业人员和保育员外，可正常工作和学习，但要加强随访。另外，HBsAg携带者需加强个人卫生、经期卫生，防止通过自身体液和用品传播乙肝病毒。

2. 切断传播途径

（1）防止医源性传播：医院应指定严格的消毒和隔离制度。注射要实行一人一针一管制，医疗器械应实行一人一用一消毒，严格对血液污染物品的处理和血液透析病房的管理。

（2）阻断母婴传播：孕妇产前应做HBV血清学标志物检测，对HBsAg阳性特别是HBeAg也阳性的母亲，要设专用床分娩。分娩过程中，尽量防止损伤胎儿，以防母婴传播。对HBsAg阳性的母亲所生的婴儿，可用乙肝免疫球蛋白HBIG和（或）乙肝疫苗加以阻断。

（3）阻断接触性传播：鼓励婚前HBsAg检查、推广安全套使用等措施有效避免接触传播。

（4）杜绝经血传播：严格执行《中华人民共和国传染病防治法》、《中华人民共和国献血法》、《医疗废物管理条例》、《医疗卫生机构医疗废物管理办法》及有关消毒工作技术规范地规定和要求，加强对采血机构和血制品生产单位的监督和治理，做好医疗废物回收处理工作，加强对理发、美容、修脚等公共场所的消毒管理；打击毒品犯罪活动。

3. 保护易感人群

（1）乙肝疫苗预防接种：乙肝疫苗是预防乙肝的有效手段和根本途径。自 2002 年起，我国已将乙肝疫苗纳入儿童计划免疫，有力地推动了乙肝防制工作的深入开展。目前我国使用的主要是重组基因疫苗预防乙肝及 HBV 感染。

（2）乙肝免疫球蛋白：乙肝免疫球蛋白（HBIG）主要用于阻断母婴传播和意外暴露者的预防。可单独使用，也可与乙肝疫苗联合免疫，联合应用的效果较单独使用好。HBIG 只能在体液中而不能进入肝细胞，因此它只能在病毒进入肝细胞前中和病毒而发挥作用，所以，注射 HBIG 的时间越早越好。

（三）丙型肝炎

因病毒变异频繁，目前丙肝尚无疫苗研制成功。丙肝预防原则与乙肝基本相同，主要预防措施以切断传播途径（血液传播）为主。具体包括：加强对采血机构和血制品生产的监管力度，加强人群监测与传染源管理；大力开展健康教育，加强宣传，提高人群特别是高危人群如医务人员、吸毒者、受血者等的自我保护意识等。

（四）丁型肝炎

主要防治措施同乙肝。主要是对易感者接种乙肝疫苗，消除 HDV 感染所必须的条件。另外，应加强献血员的筛选和管理工作，防止 HBV 携带者和 HDV 携带者的密切接触，以切断 HDV 的传播途径。

（五）戊型肝炎

主要预防措施同甲肝，采取以切断粪-口传播途径为主的综合性预防措施。主要是保护水源，防止被粪便污染。改变饮水习惯，不喝生水，特别是在雨季或洪水过后，开展健康教育，注意个人卫生。目前，戊肝仍无特异性的预防办法，普通免疫球蛋白无预防戊肝作用。

第三节　结　核　病

结核病（tuberculosis）是由结核分枝杆菌复合群（mycobacterium tuberculosis complex，简称结核分枝杆菌或结核菌）引起的慢性感染性疾病，可累及全身多个器官系统，最常见的患病部位是肺脏，占各器官结核病总数的 80%~90%，也可以累及肝、肾、脑、淋巴结等器官。结核病传播途径有经呼吸道、消化道、皮肤和子宫，但主要是通过呼吸道。

一、结核病的流行特征

结核病是严重危害人类健康的慢性传染病，以肺结核最为常见。

该病广泛流行于世界各地。目前，全球约有 1/3 的人口感染了结核杆菌，活动性肺结核病人达 2000 万，每年约有 800 万 ~ 1000 万新发结核病人，有 300 万人死于结核病。结核病流行在不同地区有明显的差异。结核病负担最大的国家是印度、中国和印尼。全球 22 个结核病高负担国家多为发展中国家。

我国结核病流行有如下特点：①高感染率：中国是世界上仅次于印度的结核病高负担国家；②高患病率：目前我国结核病年发病人数约为130万，占全球发病的14.3%，位居全球第2位；③高死亡率：每年死于结核病的人数达13万，占传染病总死亡的50%；④高耐药率：目前我国结核患者耐多药率为6.8%，与其他国家相比仍十分严重；⑤低递降率：我国人口基数大，增长快，实际发生的结核病例数下降不明显，结核病疫情下降缓慢；⑥结核病患者的年龄分布主要位于15～54岁之间，青壮年结核病患病和死亡比例高；男女性别比例约为2∶1；⑦疫情地区间差异显著。西部地区疫情高发，农村的疫情高于城市。由于农村转入城市的流动性人口急剧增加，必然引起城市结核病疫情的回升，影响城市结核病控制工作的开展。

二、结核病的危险因素

（一）贫困

结核病在贫穷落后的国家和地区流行严重。在我国，越是贫困的地方，结核的发病率越高，我国80%的结核病人在农村。结核病患者由于贫困而无法接受正规治疗，进而导致耐药。结核病已成为因穷致病，因病返穷的重要原因。

（二）人口流动

人口的城市化流动和国际间流动使结核病的传播范围扩大。流动人口的增加，造成结核病发病后难于治疗和管理，导致更多、更为严重的耐药结核传播。

（三）耐药

耐药结核是指结核病人体内的结核菌对抗结核药物异烟肼、利福平、乙胺丁醇、吡嗪酰胺、链霉素等中任何一种发生耐药。耐多药结核，指至少对异烟肼和利福平两种药物耐药，是一种更为严重的结核病耐药类型。耐多药率高于耐单药率。耐药性的发生与结核病人的治疗管理过程和病人本身诸多因素有关。

（四）结核病合并艾滋病病毒感染

艾滋病病毒（HIV）感染者一旦感染结核菌，患结核病的机会是常人的30倍。全球结核病合并HIV感染比例上升很快，从1990年占所有结核患者的4.2%，上升到2000年的13.8%。与没感染HIV的人相比，艾滋病病人患活动性结核危险高170倍，HIV携带者患活动性肺结核危险高113倍。HIV感染流行已经使HIV和结核菌双重感染的流行陷入了互为助长的恶性循环之中，成为全球结核病控制遇到的最严重的挑战。

三、结核病的防治对策与措施

（一）现代结核病控制策略

WHO推行的国家结核病控制规划（NTP）特别强调控制结核病的核心是推行现代结核病控制策略（DOTS策略）用以控制传染源。其基本要素包括五个方面。

1. 政府承诺　各国政府应将结核病列入重点防治疾病，加强对结核病控制工作的领导和支持，提供足够的人力和财力。

2. 以痰结核菌检查为病例发现的主要手段　对有咳嗽、咳痰3周以上的肺结核可疑症状者，进行痰结核菌检查（痰涂片），一旦结果阳性即可确诊。

3. 推行医护人员监督下的短程督导化疗　对痰结核菌检查阳性者国家应提供免费抗结核药物，并实施在医护人员监督下的短程化疗。

4. 定期不间断提供抗结核药物　国家对于抗结核药物实行有效地管理和供应，以保证病人需要。

5. 监测系统　国家应建立健全结核病人的登记报告制度和评价监控系统，及时反馈信息，指导和改进工作。

（二）健康宣教

加强健康教育，掌握预防结核病的知识，保持个人卫生，不随地吐痰。教育病人不散布病菌，病人家属学会隔离、处理病人痰液等知识。对易染人群应定期进行体格检查。

（三）新生儿卡介苗接种

接种卡介苗在预防结核病，特别是可能危及儿童生命的严重类型结核病，如结核性脑膜炎、粟粒性结核等方面具有相当明显的作用。卡介苗接种的主要对象是出生后健康的婴幼儿。

（四）病例发现和化学疗法

病例发现和化学疗法是目前结核病防治的最重要的措施，因为它可直接控制结核病的传染源。这个措施成功的关键是：①有结核病症状的人应尽快到当地的结核病防治机构就诊，及早进行确诊；②一旦确诊为活动性肺结核，要按照医生的治疗方案进行治疗，治疗成功的关键是完成全疗程，不能中途停药。

（五）未感染者的预防治疗

对于开放式肺结核家庭中结核菌素试验阳性且与患者密切接触的成员、结核菌素试验新近转为阳性的儿童可服用抗结核药来预防结核病。

第四节　艾　滋　病

艾滋病称为获得性免疫缺陷综合征（acquired immunodeficiency syndrome，AIDS），是人类因为感染人类免疫缺陷病毒（human immunodeficiency virus，HIV）后导致免疫缺陷，并发一系列机会性感染及肿瘤，严重者可导致死亡的综合征。目前，艾滋病已成为严重威胁世界人民健康的公共卫生问题。

一、艾滋病的流行特征

自从1981年美国报告首例艾滋病以来，目前该病已广泛分布于世界各地。联合国艾滋病规划署发布的《2012艾滋病疫情报告》报告，2011年全球艾滋病病毒感染者仍有3400万人，其中新增感染者为250万，另有170万人死于与艾滋病有关的疾病。此外，还有680万感染者无法及时得到医治。全球在艾滋病防治方面采取空前力度的应对行动已产生了积极效果，在25个中低收入国家中，新的艾滋病病毒感染人数的增速减少了50%以上，另外，与艾滋病相关的疾病死亡率也连年出现下降。自2001年以来，在非洲一些高感染率国家，其降幅最为明显，比如马拉维、博茨瓦纳的降幅都在70%以上。

我国自1985年发现首例艾滋病患者以来，总体上呈低流行趋势，但在局部地区及特定人群中存在高流行趋势，疫情从高危人群向一般人群传播。中国疾病预防控制中心（CDC）估计，截至2011年年底，我国存活HIV携带者及艾滋病患者约78万人（62～94万人），女性占28.6%；艾滋病（AIDS）病人15.4万人（14.6～16.2万人）；全人群感染率为0.058%（0.046%～0.070%）。估计2011年全年新发艾滋病病毒（HIV）感染者4.8万人（4.1万～5.4万人），2011年艾滋病相关死亡2.8万人（2.5万～3.1万人）。疫情已覆盖全国所有省、自治区、直辖市（表13-2）。

表13-2　2005-2011年中国艾滋病疫情估计主要结果

	2005年	2007年	2009年	2011年
HIV携带者及艾滋病患者人数（万人）	65（54～76）	70（55～85）	74（56～92）	78（62～94）
AIDS病人数（万人）	7.5（6.5～8.5）	8.5（8.0～9.0）	10.5（9.7～11.2）	15.4（14.6～16.2）
艾滋病相关死亡人数（万人）	2.5（2.0～3.0）	2.0（1.5～2.5）	2.6（2.2～3.0）	2.8（2.5～3.1）
HIV新发感染人数（万人）	7.0（6.0～8.0）	5.0（4.0～6.0）	4.8（4.1～5.5）	4.8（4.1～5.4）
全人群HIV感染率（%）	0.050（0.042～0.058）	0.054（0.042～0.065）	0.057（0.043～0.071）	0.058（0.046～0.070）

来源：卫生部《2011年中国艾滋病疫情估计》

中国艾滋病流行特点：

1. 全国艾滋病疫情依然呈低流行态势，部分地区疫情严重　全国累计报告感染者和病人数超过50 000的省份有5个，低于5000人的省份有12个，占全国报告总数的4.8%。疫情严重的9个省区累计感染者和病人数占全国的79.9%。15～24岁青少年和50岁以上老年人感染人数逐年上升。

2. HIV感染者、AIDS病人和死亡数量增加　新发感染人数保持在较低水平。近年，我国每年新发现的AIDS病人以及由HIV感染者转化为AIDS病人的人数均呈现上升趋势，说明一些既往HIV感染者进入发病高峰期。2012年1～10月，报告的病例数为34157例，较2011年同期增加12.7%，死亡人数为17 740例，较2011年同期增加8.6%。

3. 传播途径以性传播为主，所占比例继续增高　三种传播途径并存，性传播途径已经成为主要的传播途径，男男同性性传播比例上升明显。

4. 感染人群多样化，流行形势复杂化　艾滋病由吸毒、暗娼等高危人群向一般人群扩散。经采供血传播和经吸毒传播所占的比例将有所下降；性传播所占的比例会有所上升。男性同性恋人群由于基数较大、危险行为普遍、具有一定的感染率，将会成为艾滋病流行的重点人群之一。

二、艾滋病的危险因素

艾滋病主要是通过不洁性行为、静脉注射方式的药物滥用、母婴垂直传播及诊疗器械污染等途径传播的。

（一）不洁性行为

是本病的主要传播途径，包括阴道、肛门和口腔性交等几种方式。生殖器患有性病（如梅毒、淋病、尖锐湿疣）或溃疡时，会增加感染病毒的危险。艾滋病病毒感染者的精液或阴道分泌物中有大量的病毒，通过肛门性交、阴道性交，就会传播病毒。口交传播的概率比较小，除非健康一方口腔内有伤口，艾滋病病毒就可能通过血液或者精液传染。

1. 同性性行为　多指男同性恋者之间的传播，女同性恋之间的传播不是主要传播方式。由于一个同性恋者往往有多个性伙伴，因此可以互相传播。

2. 异性性行为　在非洲的部分国家，艾滋病的流行和传播主要通过异性性交方式，艾滋病病人和感染者中的男女性别之比为1∶1。女性性工作者在传播艾滋病上起重要作用。在异性性接触传播过程中，妇女比男子更易通过性交感染。

（二）静脉注射方式的药物滥用

静脉药瘾者共用针头或注射器可传播 HIV。由于血液中含有高浓度的 HIV，因此只要注射器或针头中含有少量的 HIV 感染者的血液，直接给他人注射，即可产生传播。使用被 HIV 污染而未消毒的针头和注射器是静脉注射毒品者传播艾滋病的重要途径。

（三）母婴传播

女性艾滋病患者中大部分为育龄妇女，而这些妇女所生育的婴儿感染 HIV 的可能性约为50%。目前认为，HIV 经母亲传染给婴儿的途径主要有 3 种：①婴儿出生前在子宫内通过血液经胎盘感染；②分娩过程中，污染的血液或其他体液（如阴道分泌物）输入或被婴儿吸入体内而受感染；③哺乳时经污染的母乳传播给新生婴儿。婴幼儿可通过上述一种或多种方式感染 HIV。

（四）血、血制品及诊疗器械污染

艾滋病能经血液制品及血液而传播给他人。其中以血制品中含有淋巴细胞、红细胞、血小板及全血浆比较危险。随着全世界对艾滋病的认识逐渐加深，基本上所有的血液制品都必须经过艾滋病病毒的检验，所以在发达国家的血液制品中含有艾滋病病毒的可能性几乎为零。此外，医护人员使用被血液污染而又未经严格消毒的注射器、针灸针、拔牙工具，都有可能被传染。

（五）其他途径传播

目前，尚不能证明 HIV 可以通过空气、食物、餐具、水、吸血节肢动物或日常生活接触而传播。但如果刷牙后接吻、长时间接吻或有口腔黏膜破损而又深度接吻（有体液交换），仍应认为可以传播 HIV。

三、艾滋病的防治对策与措施

艾滋病防治是联合国千年发展目标所确定的八项任务之一。这一目标要求到 2015 年，遏止并开始扭转艾滋病病毒及艾滋病的蔓延，向所有需要者提供必要的治疗。

（一）管理传染源

我国禁止艾滋病病人和 HIV 感染者入境。对于已入境者，由国境卫生检疫机构实施隔离，对患者血液、排泄物和分泌物进行随时消毒和终末消毒。对于疑似患者，由卫生检疫机关实施留验，进行血清学检查，结果阴性方能放行。对国内确认的 HIV 感染者或艾滋病经当地卫生行政部门的允许应选择适当的时机和方式通知受检者本人，同时鼓励感染者告知配偶或家属，通知时要给予心理咨询并提供预防再传播的技术指导。确诊病例应收入当地指定医院隔离治疗。要做好流行病学调查，建立个人档案，定期随访（艾滋病病人每季一次，HIV感染者每半年一次），同时对其家属进行医学观察、预防和护理指导，设专人负责管理档案资料，严格保密。不能歧视艾滋病患者，以免使得患者和感染者隐瞒病史，因而难以早期发现和管理。

（二）切断传播途径

洁身自爱，遵守性道德是预防性途径传播的根本措施。提倡一夫一妻制。取缔娼妓，禁止性乱交。减少与已感染性伴侣暴露的频度。促进安全套的使用。及早治疗和治愈性病可减少感染艾滋病的危险。

严格检查血液制品，推广一次性注射器的使用。医疗单位对患者使用过的物品或医疗器械应严格消毒，可用10%的次氯酸浸泡，用0.2%次氯酸消毒地板、桌、椅。

共用注射器吸毒是传播艾滋病的重要途径。要开展禁毒宣传，教育青少年要拒绝毒品。对吸毒者要通过教育改变其吸毒方式，如变静脉吸毒为口吸，培训指导其如何消毒针具与注射器等，以减少共用注射器吸毒传播 HIV 的危险。

（三）保护易感者

1. 健康宣教　在目前尚无有效的治疗方法和特异性预防手段（疫苗）的情况下，为了保护健康人群免受 HIV 感染，最有效的途径是进行健康教育。艾滋病的几种传播途径都与人的行为密切相关，通过实行健康教育，使人们学会如何选择健康行为可以保护自己免受 HIV 感染，就能达到阻断艾滋病在社会上流行的目的。教育部门已将预防艾滋病知识作为学校教育的一项内容，在大学生中开展广泛的艾滋病教育。

2. 疫苗　国内外研究人员都认为安全、有效的疫苗是阻止艾滋病流行的唯一可行的方法。目前，世界各国研制了许多 HIV 疫苗，包括合成多肽疫苗、重组亚单位疫苗、基因重组疫苗、DNA 疫苗和抗独特型疫苗等，有些已进入临床试验。

3. 其他措施

（1）不与艾滋病病人或怀疑为艾滋病的病人发生性接触，提倡使用安全套；

（2）不共用牙刷、剃须刀或其他可能被血液污染的物品；

（3）在进行各种治疗或预防注射时，要使用一次性注射器；

（4）输血时，尽可能使用做过 HIV 抗体检测的血液；

（5）器官移植时，要确认捐献者为 HIV 抗体阴性。

4. 监测　监测是为了及时掌握艾滋病的流行动态，了解其传染来源，调查各方面的影响因素，考核防治效果，为国家和地区制定艾滋病防治对策和评价干预措施的效果提供科学依据。监测提供的流行病学资料是制定国家和地方艾滋病预防和控制规划的基础，也是预测艾滋病流行趋势和社会发展影响的重要依据。

监测的种类包括：①病例报告；②常规监测；③哨点监测；④行为学监测；⑤专题调查。

监测对象包括：①高危人群，如艾滋病患者的密切接触者、疑似艾滋病症状和体征者、性传播疾病门诊就诊者、有偿献血者、吸毒、性乱者等；②重点人群，如长途运输司机、出入境人员、娱乐服务场所从业人员、流动人员等；③一般人群，指孕产妇、人工流产者、婚检人员、申请生育指标的育龄妇女等；④与艾滋病相关疾病，如性病、乙肝、丙肝患者以及肺结核患者等。

第五节 手足口病

手足口病（hand foot and mouth disease，HFMD）是由肠道病毒71型（EV71）A组、柯萨奇病毒A16型（Cox A16）和埃可病毒（Echo）等多种人肠道病毒引起的一种儿童常见传染病，又名发疹性水疱性口腔炎，是我国法定报告管理的丙类传染病。该病大多数患者症状轻微，以发热和手、足、口腔等部位的皮疹或疱疹为主要症状。少数患者可出现无菌性脑膜炎、脑炎、急性弛缓性麻痹、神经源性肺水肿和心肌炎等，个别重症患儿病情进展快，可导致死亡。近年来在我国部分省市发生了较大的暴发、流行。

一、手足口病的流行特征

（一）地区性和季节性

手足口病是全球性传染病，世界大部分地区均有此病流行的报道。该病流行无明显的地区性。1957年新西兰首次报道该病。1958年分离出柯萨奇病毒，1959年提出手足口病命名。早期发现的手足口病的病原体主要为CoxA16型，1969年EV71在美国被首次确认。此后EV71感染与CoxAl6感染交替出现，成为手足口病的主要病原体。1972～1973年、1986年和1999年澳大利亚均发生过EV71流行。英国1994年暴发了由CoxAl6引起的手足口病流行。意大利、法国、荷兰、西班牙、德国等国家也经常发生由各型柯萨奇、埃可病毒和EV71引起的手足口病。日本是手足口病发病较多的国家，历史上有过多次大规模流行。

1969～1970年的流行以CoxAl6感染为主。1973和1978年的2次流行均为EV71引起。1997～2000年手足口病在日本再度活跃，EV71、CoxAl6均有分离。

我国于1981年上海首次报道手足口病，此后，北京、河北、天津、福建、吉林、山东、湖北、青海和广东等省份均有报道。1983年天津发生CoxA16引起的手足口病暴发，5～10月间发生了7000余病例，1986年再次暴发。香港地区1987年发生过EV71流行。1995年武汉病毒研究所分离出EV71。1998年，我国台湾地区发生EV71感染引起的手足口病和疱疹性咽峡炎流行，监测哨点共报告129 106例病例。当年共发生重症病人405例，死亡78例，大多为5岁以下的幼儿。

该病流行无明显的时间性。一年四季均可发病，发病高峰主要为夏秋季，冬季的发病较为少见。该病流行期间，可发生幼儿园和托儿所集体感染和家庭聚集发病现象。

（二）传染源和传播途径

人是肠道病毒唯一宿主，患者和隐性感染者均为手足口病的传染源。肠道病毒主要经粪-口和/或呼吸道飞沫传播，亦可经接触病人皮肤、黏膜疱疹液而感染。是否可经水或食物传播尚不明确。发病前数天，感染者咽部与粪便就可检出病毒，通常以发病后一周内传染性最强。在急性期，病人粪便排毒3～5周，咽部排毒1～2周。健康带毒者和轻型散发病例是流行间歇和流行期的主要传染源。病人粪便、疱疹液和呼吸道分泌物及其污染的手、毛巾、手绢、牙杯、玩具、食具、奶具、床上用品、内衣以及医疗器具等均可造成本病传播。

（三）易感性

人对肠道病毒普遍易感，显性感染和隐性感染后均可获得特异性免疫力，持续时间尚不明确。病毒的各型间无交叉免疫。各年龄组均可感染发病，但以≤3 岁年龄组发病率最高，具有明显的年龄特点和人群特点。

二、手足口病的危险因素

（一）年龄

年龄小于 3 岁，尤其是 7 ~ 12 个月年龄组高发。这是因为 3 岁以下人群的抗体水平普遍较低。

（二）接触史

与患者有接触史者发病率高，这可能与现症患者病毒载量大、有多种传播模式有关。

（三）卫生条件和卫生习惯

饭前洗手少或不洗手可增大感染发病的危险性。

（四）居住地

有研究表明，居住地为农村的儿童病例数显著高于居住城市的儿童。这可能与农村总体卫生条件、居民的卫生意识较城市差有关。

（五）流动人口

尤其是外来务工人员，因为在当地居住往往是临时的，对居住地的卫生要求均较低。

三、手足口病的预防控制措施

手足口病传播途径多，婴幼儿和儿童普遍易感。做好手足口病现场调查处置、做好儿童个人、家庭和托幼机构的卫生是预防本病感染的关键。

（一）现场调查处置

发现手足口病聚集性病例、重症或死亡时，县（区）级及以上疾病预防控制机构要立即组织开展现场调查处置。医疗机构要协助疾病预防控制机构对病例进行流行病学调查。

1. 流行病学调查　主要有以下几种调查方式。

（1）聚集性病例调查：了解聚集性病例的临床表现、流行特征，以分析流行因素，为采取防控措施提供依据。要对首发或指示病例开展流行病学调查，填写《手足口病个案调查表》。

（2）重症或死亡病例调查：详细了解病例的基本信息、临床症状、发病就诊治疗过程、感染传播情况、病原检测结果，以分析重症及死亡病例的主要危险因素，填写《手足口病重症或死亡病例个案调查表》。调查结束后，各省级疾病预防控制中心应将结果录入统一数据库，报送中国疾病预防控制中心。

（3）专题调查：根据当地手足口病疫情特点及流行特征，可开展专题调查，以了解当地的主要传播方式以及感染危险因素等，为制定干预措施提供依据。专题调查的方案及其内容，应根据调查目的专门设计。

2. 传染源的管理 患儿应及时就医，并遵医嘱采取居家或住院方式进行治疗。居家患儿的家长或监护人应在社区（村）医生的指导下，密切关注患儿的病情变化，如发现神经系统、呼吸系统、循环系统等相关症状时，应立即送医院就诊，同时要尽量避免与其他儿童接触。住院患儿应在指定区域内接受治疗，防止与其他患儿发生交叉感染。

管理时限为自患儿被发现起至症状消失后1周。

乡镇卫生院/社区卫生服务中心、村卫生室/社区卫生服务站等负责本辖区居家治疗的手足口病患儿的随访工作，掌握居家治疗患儿的病情进展情况。

3. 标本采集和检测

（1）所有重症和死亡病例均要采集标本，可以采集咽拭子、粪便或肛拭子、疱疹液、脑脊液、血清等，死亡病例还可采集脑、肺、肠淋巴结等组织标本。聚集性病例至少要采集2例病例标本开展病原学检测。

（2）医疗机构负责样本采集，疾病预防控制机构应指导医疗机构进行相关生物学标本的采集。

（3）疾病预防控制机构根据本地的技术能力，对采集的标本开展核酸检测、病毒分离；不具备技术条件时，及时送上级机构进行检测。

4. 消毒措施 病家、托幼机构和小学的消毒应在当地疾病预防控制机构的指导下，由单位及时进行消毒，或由当地疾病预防控制机构负责对其进行消毒处理。医疗机构的消毒由医疗机构安排专人进行。

5. 健康教育 各级医疗卫生机构应在政府领导下，与当地教育、宣传、广电等部门密切合作，充分利用12320公共卫生公益热线、广播、电视、报纸、网络、手机短信、宣传单/宣传画等多种方式，开展手足口病防治知识的宣传工作，通过加强风险沟通和健康教育，提高群众的知晓水平，减少恐慌，维护社会稳定。

（二）重点人群及重点机构的预防控制措施

为降低人群手足口病的发病率，减少聚集性病例，避免医院感染，各地要做好以散居儿童为主的重点人群和以托幼机构、医疗机构为主的重点场所的预防控制工作。

1. 散居儿童的个人预防措施

（1）饭前便后、外出后要用肥皂或洗手液等给儿童洗手，不要让儿童喝生水、吃生冷食物，避免接触患病儿童。

（2）看护人接触儿童前、替幼童更换尿布、处理粪便后均要洗手，并妥善处理污物。

（3）婴幼儿使用的奶瓶、奶嘴使用前后应充分清洗。

（4）本病流行期间不宜带儿童到人群聚集、空气流通差的公共场所，注意保持家庭环境卫生，居室要经常通风，勤晒衣被。

（5）儿童出现相关症状要及时到医疗机构就诊。居家治疗的儿童，不要接触其他儿童，父母要及时对患儿的衣物进行晾晒或消毒，对患儿粪便及时进行消毒处理；轻症患儿不必住院，宜居家治疗、休息，以减少交叉感染。

2. 托幼机构及小学等集体单位的预防控制措施

（1）本病流行季节，教室和宿舍等场所要保持良好通风。

（2）每日对玩具、个人卫生用具、餐具等物品进行清洗消毒。

（3）进行清扫或消毒工作（尤其清扫厕所）时，工作人员应穿戴手套。清洗工作结束后应立即洗手。

（4）每日对门把手、楼梯扶手、桌面等物体表面进行擦拭消毒。

（5）教育指导儿童养成正确洗手的习惯。

（6）每日进行晨检，发现可疑患儿时，要对患儿采取及时送诊、居家休息的措施；对患儿所用的物品要立即进行消毒处理。

（7）患儿增多时，要及时向卫生和教育部门报告。根据疫情控制需要当教育和卫生部门可决定采取托幼机构或小学放假措施。

3. 医疗机构的预防控制措施

（1）疾病流行期间，医院应实行预检分诊，并设立专用诊室（台）接诊疑似手足口病人，引导发热出疹患儿到专门诊室（台）就诊，候诊及就诊等区域应增加清洁消毒频次，室内清扫时应采用湿式清洁方式。

（2）医务人员在诊疗、护理每一位病人后，均应认真洗手或对双手消毒。

（3）诊疗、护理病人过程中所使用的非一次性的仪器、物品等要擦拭消毒。

（4）同一间病房内不应收治其他非肠道病毒感染的患儿。重症患儿应单独隔离治疗。

（5）对住院患儿使用过的病床及桌椅等设施和物品必须消毒后才能继续使用。

（6）患儿的呼吸道分泌物和粪便及其污染的物品要进行消毒处理。

（7）医疗机构发现手足口患者增多或肠道病毒感染相关死亡病例时，要立即向当地卫生行政部门和疾控机构报告。

第六节　新发传染性疾病

新发传染性疾病（emerging infectious disease）是指由新发现的新种或新型病原微生物引起的新出现的或过去存在于人群中，但是其发病率突然增加或者地域分布突然扩大的传染性疾病。自20世纪70年代以来，人类已经发现和确认了近40种新的传染病，如AIDS、莱姆病、埃博拉出血热、人类疯牛病（变异型克雅病）、人禽流感、传染性非典型肺炎等。许多新传染病对人类的危害已被广泛认识，如AIDS、埃博拉出血热、疯牛病、莱姆病、西尼罗热、大肠杆菌O_{157}∶H_7感染性腹泻、传染性非典型肺炎、人禽流感等传染病相继发生，而且在世界各地不同程度的流行，对人类造成极大的伤害。本节以传染性非典型肺炎、禽流感为例介绍新发传染性疾病的流行特征、危险因素及其预防控制。

一、新发传染性疾病的流行特征

（一）传染性非典型肺炎的流行特征

传染性非典型肺炎，又称为严重急性呼吸道综合征（severe acute respiratory syndrome，SARS），简称为非典，是一种由新型冠状病毒引起的急性呼吸道传染病。2002年12月，中国广东地区首次报道SARS病例，2003年2月开始逐渐扩散，截至2003年7月31日，全球共有26个国家报告非典临床诊断病例8098例，死亡774例。其中，中国大陆是SARS的首发地，也是疫情最严重的地区，发病5327例，死亡349例，占全球病例的66%。中国大陆城市发病高于农村（城市地区占总病例数的 81. 1%）；南方高于北方；广东及华北五省占总病例数的 96. 73%。

SARS 发病无性别差异。各年龄组均有发病，但以青壮年为主（15 ~ 59 岁全国 4518 例，占 85. 29%，广东省 1144 例，占 80. 19%）；广东省最小发病年龄为 2 个月，最大为 92 岁，15 岁以下年龄组发病数及发病率均较低。

各职业均有病例报告，发病构成前两位是医务人员和离退休人员。广东省早期病例调查显示，部分无同类病例接触史的病例为从事与食物相关职业或与野生动物接触的人员，如厨师、动物销售人员及食品采购员等。

（二）人感染禽流感的流行特征

人感染禽流感是人禽流行性感冒（avian influenza）的简称，是由甲型流感病毒中某些亚型I株引起的急性呼吸道传染病。禽流感病毒可分为高致病性、低致病性和非致病性三大类。其中高致病性禽流感是指由 H5 和 H7 亚毒株（以 H5N1、H7N7 和 H7N9 为代表））引起的疾病。早在 1981 年，美国就有禽流感病毒 H7N7 感染人类引起结膜炎的报道。1997 年，我国香港特别行政区发生 H5N1 型人禽流，12 人感染，其中 6 人死亡；2003 年，荷兰发生 H7N7 型人禽流感，人类感染者达 80 人；到 2006 年，全球已有 27 个国家发现 H5N1 型人禽流感病例 161 名，病死率接近 50%。2013 年 3 月，中国上海和安徽两地首先发生 H7N9 型人禽流感。截至 2013 年 4 月 11 日，全国共报告 38 例确诊病例，其中死亡 10 人。

该病以儿童、青壮年发病者多，病死率高。确诊病例的平均年龄约为 20 岁，病死率最高达到 70% 以上。在所有死亡病例中，95% 的患者是在发病后 23 天内死亡的。

在全球各地报道的人感染禽流感病毒疫情中，城市近郊乡村疫情比城市疫情严重。这可能是由于大多数家禽养殖业分布在城市近郊乡村，同时城市近郊的良好的植被环境和便利的水域环境也吸引着迁徙的候鸟，这些因素增加了禽流感疫情发生的可能性；而城市近郊乡村当地的居民的禽流感防范意识、预防人感染禽流感病毒的措施、医疗卫生条件等都与城市城区有一定的差距，这些因素又增加了当地居民发生人感染禽流感疫情的可能性。

目前，尽管人禽流感只是在局部地区出现，但考虑到人类对禽流感病毒普遍缺乏免疫力、人类感染 H5N1 型禽流感病毒后的高病死率以及可能出现的病毒变异等，WHO 认为该疾病可能是对人类存在潜在威胁最大的疾病之一。

二、新发传染性疾病的危险因素

（一）SARS 的危险因素

1. 医务人员感染的危险因素

（1）不良的身体健康状况：有研究表明，医务人员不良的健康状况是医务人员感染的重要危险因素。

（2）在病区吃饭、饮水、吸烟。在病区吃饭、饮水、吸烟，势必要摘除口罩等防护措施，必将引起感染机会的增加。

（3）医院的通风不良或通风方向错误：医院的通风不良或通风方向错误将增加该病的风险。

2. 一般人群感染的危险因素

（1）与患者或疑似患者的接触史：发病前20天有与确诊（或疑似）非典患者接触者，其发病的危险度是无接触者的22.93倍，因为患者是主要的传染源。该病的医院聚集性和家庭聚集性也证明了与患者或疑似患者的接触是主要的危险因素。

（2）生活或工作场所的不通风：非典流行期间，与患者或疑似患者接触时的不透风是主要的危险因素之一。

（3）野生动物销售：本病的首发病例中，野生动物销售人员是主要的感染人群；也有研究表明有野生动物接触史者患病的比例比未接触者高1.529倍。

（二）禽流感的危险因素

1. 病禽、病鸟接触　禽流感病毒存在于病禽和感染禽的消化道、呼吸道和脏器组织中。因此，病毒可随眼、鼻、口腔分泌物及粪便排出体外，含病毒的分泌物、粪便、死禽尸体污染的任何物体，如饲料、饮水、空气、笼具、鸡舍、饲养管理用具、运输车辆、昆虫以及各种携带病毒的鸟类等均可机械性传播。人类直接接触受禽流感病毒感染的家禽及其粪便或直接接触禽流感病毒都会受到感染。

2. 年龄　以儿童、青壮年（19～20岁）为主。

3. 水资源分布丰富的地区　我国的患者主要居中在南方农村，这些地区大多水资源丰富，迁徙鸟易聚集，生活条件也易与家禽接触。

三、新发传染性疾病的防治对策

新发传染性疾病在人群发生流行后，在研究传染病病原体、传染源、传播途径、流行规律等问题的同时，还应研究有效的预防和控制措施，并尽快实施以控制传染病的蔓延。在传染病暴发流行时，采取的措施包括针对传染源、传播途径、易感人群等方面的措施（详见本章第二节）。

（一）SARS的防治

由于SARS尚无特异的诊断治疗手段，预防显得尤为重要。中国已将其纳入《中华人民共和国传染病防治法》，为乙类传染病，同时要求采取甲类传染病的预防控制措施。

SARS是以呼吸道传播为主的传染病，预防采取以控制管理传染源为主的综合性防治措施。

1. 控制传染源　及时隔离治疗病人，早发现、早报告、早隔离、早治疗病人是SARS的预防关键。对于病人原则上就地隔离。各地应指定具备呼吸道传染病急救和隔离条件的医院，就地集中隔离病人。疑似病人与临床诊断病人应分别隔离。护理病人或与其曾经共同生活或接触过病人的分泌物和体液的密切接触者，应留作医学观察至最长潜伏期过后。

2. 切断传播途径

（1）加强医院感染控制工作，预防人传人。医护人员预防措施包括通风、洗手、穿隔离衣、戴手套、戴口罩、戴防护眼罩等，避免引起病人飞沫传播的操作。

（2）减少或避免人从动物等外环境感染病毒。采取措施，加强动物市场管理，减少或避免动物感染或扩散非典冠状病毒感染。

（3）加强实验室安全的硬件建设和管理，常抓不懈，预防实验室感染。

3. 保护易感人群　对付SARS最快、最有效的方法就是研制疫苗。易感人群应加强个人防护，防止被传染。个人保持良好的卫生习惯，打喷嚏或咳嗽时不要对着他人，用肥皂和流水勤洗手，不公用毛巾，注意营养，加强锻炼，不要过于疲劳。

4. 加强健康教育　要利用各种宣传媒介和多种宣传形式，开展预防呼吸道传染病防病知识的正面宣传、教育群众：室内经常通风换气，保持生活、工作环境的空气流通，搞好环境卫生，勤晒衣服和被褥等。经常到户外活动，呼吸新鲜空气，增强体质。与呼吸道传染病人接触者戴口罩，注意手的清洁和消毒。避免接触可疑的动物、禽鸟类。

根据上述知识，分析以下案例：

2003 年 3 月 8 日，A 市某医院门诊部有一对母子就诊。

母亲，王某，36 岁，公司部门经理。临床症状：干咳、寒战、乏力 3 日；发热 2 日，口服抗生素效果不佳。经临床检查：体温 39℃；白细胞 $2.1\times10^9/L$；胸片：两肺下部纹理增粗、模糊，右心膈角片状密度增高影，边界模糊。儿子，7 岁，小学生。临床症状：咳嗽、发热 1 日。临床检查：体温 38.2℃，白细胞 $3.1\times10^9/L$。经医生询问王某就诊一周前刚从 B 市出差回来，该城市当时 SARS 正流行。

如果医生怀疑母子可能是 SARS 病人，该如何处理？医生本人需要做哪些防护工作？该医院需要采取哪些防护措施？

（二）人禽流感的预防控制措施

1. 控制和管理传染源

（1）加强禽类疾病的监测和检疫：动物防疫部门一旦发现疑似禽流感疫情，应立即通报当地疾病预防控制机构，指导职业暴露人员做好防护工作。发现受感染动物应立即销毁，并对疫源地进行封锁，彻底消毒。

（2）加强对密切接触禽类人员的监测：与家禽或人禽流感患者有密切接触史者，一旦出现流感样症状，应立即进行流行病学调查，采集病人标本并送至指定实验室检测，以进一步明确病原，同时应采取相应的防治措施。

2. 切断传播途径

（1）尽可能减少人（特别是少年儿童）与禽、鸟类的不必要的接触，尤其是与病、死禽类的接触。接触禽类时加强防护。

（2）处理患者血液或分泌物时应戴手套、穿工作服。

（3）接触人禽流感患者应戴口罩、戴手套、戴防护镜、穿隔离衣。接触后应洗手。

（4）严格规范收治人禽流感患者医疗单位的院内感染控制措施。被患者血液或分泌物污染的医疗器械应消毒。

（5）加强检测标本和实验室禽流感病毒毒株的管理，严格执行操作规范，防止实验室的感染及传播。

（6）疫情发生后，加强环境消毒，减少公众集会，以防疫情进一步扩散。

3. 保护易感人群　由于没有特异性疫苗，而冬春季节又是急性呼吸道疾病的高发期，加强卫生宣传教育和科普宣传，提高居民的防病意识非常重要。流行期或必要时可给予药物预防，如服用金刚烷胺等。

新发传染性疾病不仅危害人体健康，并给发展中国家和地区的畜牧业、旅游业造成毁灭性打击，造成极大的经济损失，而且还导致人类的生存环境遭受新一轮严重污染，使地球生态环境进一步恶化。可以说，这将是新世纪人类所面临的最大的威胁与挑战之一。所以，我们必须重视和加强对新发传染性疾病的预防和控制，提高对新发传染性疾病及其危害的认识。

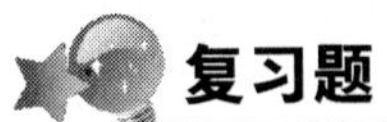

本章介绍了常见的传染源、传播途径与机制、影响人群易感性及影响因素；疫源地及流行过程；传染病预防措施、传染病的疫情管理与防疫措施；传染病的控制与消灭；简要介绍了病毒性肝炎、结核病、艾滋病、SARS、人禽流感、手足口病等几种常见传染病的流行特征、危险因素及预防控制。

（龙鼎新　马　莉）

复习题

1. 名词解释　传染期；潜伏期；疫源地；计划免疫；传染病控制、消除与消灭；新发传染性疾病

2. 简述疫源地形成和消灭的条件。

3. 某幼儿园发现 1 例以发热、手和口腔疱疹为主要症状的 2 岁幼儿。从传染病预防和控制角度，如何进行处置？

第十四章

慢性非传染性疾病预防与控制

学习目标

掌握：慢性非传染性疾病的概念及主要慢性非传染性疾病的主要危险因素；伤害的概念及伤害的危害；伤害的预防措施。

熟悉：主要慢性非传染性疾病（心脑血管疾病、糖尿病、恶性肿瘤）防制策略；伤害频率测量的指标与伤害的流行特征。

了解：主要慢性非传染性疾病的流行特征。

慢性非传染性疾病（noncommunicable disease，NCD）简称慢性病，不是特指某种疾病，而是对一组起病隐匿、病因复杂、病程长且病情迁延不愈的非传染性疾病的概括性总称。在各种慢性非传染性疾病中，心脑血管疾病、恶性肿瘤、糖尿病及呼吸系统疾病位于死因顺位、疾病谱的前列，是我们防治疾病的重点。

20 世纪下半叶以来，人类的疾病谱和死因顺位发生了很大的变化。传染病的发病率和死亡率呈下降趋势，而心脑血管疾病、呼吸系统疾病、恶性肿瘤等慢性非传染性疾病的发病率和死亡率却逐渐上升，慢性病已成为全世界几乎所有国家成人的最主要死因。2008 年全球有 3600 万人死于慢性病，占全球总死亡人数 63%。世界卫生组织发布的《2010 年全球慢性病统计报告》指出，美洲、地中海东部、欧洲、东南亚、西太平洋地区的大部分国家，慢性病已列死因第一位。世界卫生组织预测，到 2030 年全球因慢性病死亡的人数将达到 5200 万。

专家预测，未来十几年心脑血管等慢性病的死亡率在北美、欧洲等国家将呈下降趋势，而在中国、印度、东欧、俄罗斯等国家将大幅度上升。在全球因 NCD 死亡的人中，80% 的慢性病死亡病例出现在中低收入国家。慢性病病程长，多为终生性疾病，预后较差并常伴有严重并发症甚至残疾。因此，慢性病的防治将任重而道远。

2006 年，世界卫生组织发布《预防慢性病：一项至关重要的投资》中指出，各国政府和民众应走出慢性病不可预防的误区，积极地投资和致力于预防慢性病。在《全球慢性病预防与控制策略（2008—2013 年）》中，世界卫生组织进一步明确提出慢性病的预防与控制目标和行动纲领。慢性病防制应以明确疾病发生、发展规律，疾病危险因素及其之间内在关系为基础，根据其发病因素和疾病的自然史实施疾病的三级预防，有效控制和降低慢性病发病率、致残率与死亡率，保护人群健康，提高生命质量。

第一节　心脑血管疾病预防与控制

心脑血管疾病是指脑血管病和各型心脏病，包括脑卒中、冠心病、高血压、风湿性心脏病、先天性心脏病、心肌病及肺心病等。

随着社会经济的发展和人们生活方式的变化，心脑血管疾病的危险因素水平明显增高，发病呈现增长趋势。2008 年国家卫生服务调查结果表明，35 岁以上人口高血压患病率为 9.39%（城市 15.4%，农村 6.89%）。自 1993～2008 年，高血压患病率增加 2.2 倍，其中农村增加 3.4 倍，城市增加 1.6 倍。由于它的高发病率、高致残率和高死亡率，心脑血管疾病已成为当今严重威胁人类生命和健康的疾病。同时，它带给社会的经济负担也是相当巨大的。据估计我国心脑血管疾病每年经济负担（直接医疗费和间接耗费）可达 3000 亿元人民币。

一、心脑血管疾病的流行特征

（一）高血压的流行特征

高血压（hypertension）是指动脉收缩压或舒张压持续升高的一组临床症候群。高血压可分为原发性高血压和继发性高血压。近年来，随着生活水平和膳食结构的改变，高血压患病率呈快速上升趋势。我国每年死于心脑血管疾病的人数超过 250 万～300 万，而高血压是心脑血管疾病最重要的危险因素，也是引起脑卒中的第一原因。因此，通过健康教育和健康促进预防高血压的发生，对于降低心脑血管的患病率有着重要意义。本章仅对原发性高血压予以介绍。

1. 地区分布　高血压的患病率在世界各国均较高，其患病率往往与工业化程度有关。资料表明，欧美发达国家高血压患病率为 10%～20%，亚洲为 10%～15%，非洲多数国家为 3%～10%。一般而言，工业化程度越高的国家，高血压患病率越高，但近年来一些经济和文化高度发达的国家，由于健康教育和健康促进的普及与深入，高血压的患病率有所下降。中国是高血压的高发国家，各地区存在明显的地域差异，一般北方高于南方，东部高于西部；高纬度寒冷地区高于低纬度温暖地区，高海拔地区高于低海拔地区；经济发达地区高于不发达地区。2002 年中国居民营养与健康状况调查表明：我国大城市、中小城市、一类农村至四类农村高血压患病率依次为 20.4%、18.8%、21.0%、19.0%、20.2% 和 12.6%。

2. 时间分布　我国 4 次全国范围内的大范围调查结果显示：1960 年高血压发病人数 3000 万，1980 年增加至 5900 万，1991 年为 9400 万，2002 年增加至 1.6 亿。

3. 人群分布　2002 年全国调查结果表明，血压变化与年龄、性别有关。18～44 岁、45～59 岁和 60 岁及以上人群患病率分别为 9%、29%、49%，高血压患病率随年龄增长呈明显的上升趋势。45 岁以前高血压患病率男性高于女性，45～59 岁男女水平接近，60 岁以上女性高于男性。职业分布方面，长期从事脑力劳动、工作繁重、精神高度紧张及体力活动少者患病率高于体力劳动者。

（二）脑卒中的流行特征

脑卒中（stroke）又称为脑血管意外或中风，是因脑部血液供应障碍（脑组织缺血或出血）引起的一组突然起病，以局灶性神经功能缺失为共同特征的急性脑血管病。2004 年 6 月 24 日，在加拿大温哥华召开第 5 届世界脑卒中大会上发表的宣言中指出，脑卒中已成为世界人口的第二大死因，仅次于缺血性心脏病。世界卒中组织（World Stroke Organization）将每年 10 月 29 日定为“世界卒中日”，每年设定一个主题，全世界各国都围绕这个主题开展各种相关活动。

脑卒中是我国城乡居民第一致死因素。据统计，我国现有脑卒中患者约 7000 万人，每年新发脑卒中 200 万人、每年卒中死亡人数 165 万人。其中，每 12 秒即有一个中国人发生脑卒中、每 21 秒有一个中国人死于脑卒中。2010 年中国脑卒中死亡人数位列全球首位，中国内地每年因脑卒中造成社会经济负担超过 400 亿元，“一人中风，全家瘫痪”的阴影笼罩我国中风患者的家庭。

1. 地区分布　脑卒中在地理分布上存在差异这种差异。据 WHO 统计，2008 年世界各地区脑卒中总死亡率差别明显，西太平洋、欧洲、东南亚地区总死亡率较高，而地中海东部、美洲、非洲地区总死亡率较低，以地中海东部地区最低。我国 31 省市对 35 岁及以上居民脑卒中患病调查结果表明，脑卒中的标化患病率呈现明显的由北向南、由东向西递减的趋势。

2. 时间分布　国外学者调查结果显示，自 20 世纪 70 年代西方发达国家脑卒中的发病率呈下降趋势，如澳大利亚、意大利、法国、英国以及加拿大等工业发达国家脑卒中死亡率都呈下降趋势，其中以英国最为明显；而东欧、中国等发展中国家脑卒中死亡率呈现上升趋势。

3. 人群分布　人群中脑卒中的发病率和死亡率均随着年龄的增加而上升。2008 年我国城乡调查资料显示，75 岁以上年龄组脑卒中发病率为 65 ~ 74 岁组的 1.6 倍，55 ~ 64 岁组的 4 倍，45 ~ 54 岁组的 8 ~ 9 倍，35 ~ 44 岁组的 30 ~ 50 倍。世界各国脑卒中患病率男性普遍高于女性。脑卒中的发病率在农村、重体力劳动者及低生活标准人群中较高，我国汉族脑卒中患病率高于少数民族。美国的一项调查显示，非洲籍美国人脑卒中患病率高于同龄白种人。

（三）冠心病的流行特征

冠心病（coronary heart disease，CHD）是冠状动脉粥样硬化性心脏病的简称，是由于冠状动脉功能性或器质性病变而引起的冠状动脉血流和心肌需求不平衡所导致的心肌缺血性心脏病。

1. 地区分布　冠心病的发病率和死亡率存在着明显的地区差异。1995 ~ 2005 年 WHO 卫生统计年报数据显示，欧洲、北美洲、大洋洲、中亚等地区冠心病死亡率较高，其中东欧最高。而南美洲、东亚等地区冠心病死亡率较低。我国各地冠心病的发病率和死亡率呈现北高南低的特征。中国 16 省 MONICA 监测结果，男性发病率最高的地区是山东，最低是安徽；女性冠心病发病率最高的是黑龙江和福建，最低的是安徽和江西。

2. 时间分布　自 20 世纪 60 和 70 年代冠心病发病率达到高峰以来，北美、西欧和澳大利亚等国家采取积极有效的预防措施，冠心病的发病率呈下降趋势；而发展中国家随着经济的发展和生活方式的改变，冠心病的发病率和死亡率均有不同程度的增加。我国自 20 世纪 80 年代以来，冠心病发病率和死亡率均不断上升，特别是农村。据中国卫生统计年报数据，与 2003 年比较，2009 年我国农村地区高年龄段人群冠心病死亡率增加明显。

3. 人群分布　冠心病的发病年龄一般为40岁以后增加。据2005年WHO统计，人群冠心病死亡率绝对上升幅度都是在65岁以后。世界大多数国家统计数据显示男性无论发病率或死亡率均高于女性。国内外研究表明，脑力劳动者患冠心病的危险性高于体力劳动者。与一般工种相比，长期暴露于高度紧张与环境喧嚣工种人群发生冠心病的风险要高。

二、心脑血管疾病的危险因素

（一）高血压的危险因素

目前多数学者认为，高血压是遗传因素与环境因素长期相互作用而形成的慢性疾病。一般认为高血压发病遗传因素大约为40%，环境因素大约为60%。在遗传因素无法改变的情况下，健康的生活方式是预防高血压最有效的手段。目前国际上公认的高血压的危险因素是：超重和肥胖、高钠低钾饮食、饮酒和精神紧张等。

1. 超重和肥胖　大量研究已证实，肥胖或超重是血压升高的重要危险因素。高血压病人中60%以上肥胖或超重。我国人群血压水平和高血压患病率北方高于南方，与人群体质指数（BMI）差异相平行。调查数据分析表明，BMI≥24kg/m^2者患高血压的危险是体重正常者的3～4倍。

2. 高钠低钾饮食　流行病学研究表明，钠盐摄入量与血压水平和高血压患病率呈正相关，而钾摄入量与血压水平呈负相关。例如居住在北极地区爱斯基摩人盐的摄入量极少，几乎没有高血压发生。2007年中国心血管病报告中指出我国北方人群食盐摄入量（约为每天12～18g）高于南方人群（约为每天7～8g），高血压的患病率也呈现北高南低趋势。因此，高钠低钾是我国大多数高血压患者发病的主要危险因素。

3. 饮酒　长期大量饮酒是高血压的重要危险因素。北京、广州两地的纵向研究表明，男性持续饮酒者比不饮酒者4年内发生高血压的危险性增高40%。2002年世界卫生组织报告显示，在低死亡率的发展中国家，由酗酒所致的疾病负担位列各种主要危险因素之首，约占总疾病负担的4%～7%。

4. 遗传因素　高血压具有明显的家庭聚集现象。研究表明，有家族史的子女比无家族史者的血压水平和高血压患病率明显升高，双亲均有高血压的子女发生高血压的危险性是双亲正常者的5倍。

此外，长期精神紧张、缺乏体力活动、血脂异常等在部分研究中显示也是高血压发生的影响因素。

（二）冠心病的危险因素

1. 高血压　国内外大量研究证实，高血压是冠心病的重要独立危险因素。Framingham对男性18年的随访研究也表明，高血压者冠心病发病率比血压正常者高出2.5倍。国外一项对9个前瞻性队列研究资料的Meta分析结果表明：血压与冠心病发病相关，呈直接、连续、独立的关系；舒张压每升高5mmHg，发病危险性至少增加21%；舒张压升高10mmHg，危险性增加37%。我国10组人群前瞻研究综合分析结果表明，收缩压升高10mmHg，冠心病发病的危险性增加28%，舒张压升高5mmHg，冠心病发病的危险性增加24%。

2. 吸烟　吸烟不仅是冠心病的独立危险因素，而且与其他危险因素有协同作用。Framingham的研究显示：吸烟可增加冠心病的发病率；每天吸烟大于或等于和小于20支烟者，发生冠心病的危险性分别是不吸烟者的 7.25 倍、2.67 倍和 1.43 倍。我国 10 组人群前瞻性队列研究表明，吸烟者冠心病发病的相对危险性比不吸烟者高 2 倍。另外，多危险因素干预实验（MRFIT）研究结果指出，戒烟可使冠心病发病危险性降低，并可减少死亡率。戒烟 1 年后，冠心病的发病危险性即可降低一半；戒烟 10 年以上者，冠心病发病的危险性接近不吸烟者。

3. 血脂异常　血清总胆固醇（TC）和低密度脂蛋白胆固醇（LDL-C）升高，高密度脂蛋白胆固醇（HDL-C）降低是冠心病的危险因素之一。研究发现血 TC >240mg/dl 者冠心病发病的危险为 <200mg/dl 者的 3 倍；TC 为 200～239mg/dl 者冠心病发病的危险性为 TC < 200mg/dl 者的 2 倍。

4. 超重和肥胖　超重和肥胖是诱发日后冠心病风险增加的高危因素。我国人群 BMI 水平与心血管疾病发病密切相关，BMI 每增加 $1kg/m^2$，冠心病发病危险增高 12%。肥胖作为一个可改变的因素，在预防实践中有重要意义。

5. 缺乏运动和体力活动　流行病学研究表明，运动指数每增加一个标准差，冠心病的相对危险度在男性和女性分别为 0.73 和 0.82（$P<0.05$）。不论是男性还是女性，无论任何年龄组，经常性中等强度体力活动可产生明显的健康效应，能降低冠心病的发生。

6. 社会心理因素　国内外研究认为，社会心理因素不仅可以诱发冠心病，而且影响病情的演变和康复。美国 Friedman 心脏病研究中对 A 型行为与冠心病的发生进行为期 10 年的随访研究，结果发现 A 型行为者冠心病发病危险性增加 2 倍。另外，职业紧张、心理压力也使冠心病发病率和死亡率增加。

7. 遗传因素　冠心病发病有明显家族聚集性。遗传流行病学研究表明，冠心病患者一级亲属的发病危险较非冠心病者的一级亲属增加 2～6 倍。

（三）脑卒中的危险因素

1. 高血压　高血压是导致发生脑卒中的最首要的、可改变的危险因素。脑卒中发生率与死亡率的地理分布差异与高血压的地理分布差异呈现一致性。美国 Framingham 地区人群 18 年随访研究结果显示，血压高于 160/95mmHg 者发生脑卒中的危险性是正常血压者的 7 倍。我国 10 组人群前瞻性队列研究结果表明收缩压每增高 10mmHg，出血性脑卒中发病危险增加 54%，缺血性脑卒中发病危险增加 47%。

2. 吸烟　美国 Framingham 心脏病研究显示，吸烟是诱发各类脑卒中的独立危险因素，尤其是缺血性脑卒中。我国 10 组人群前瞻性队列研究表明，在控制血压、体质指数和血清胆固醇等因素后，吸烟者发生缺血性脑卒中的危险为不吸烟者 2 倍，但对出血性脑卒中无显著影响。

3. 心脏病　各种原因所致的心脏损害是脑卒中第 2 位危险因素。在任何血压水平上，有心脏病者患脑卒中的危险都要增加 2 倍以上。国内 21 省农村研究结果，有心脏病史者患缺血性脑卒中的危险性增加 15.5 倍，有心律不齐及心脏扩大者，其危险性增加 7～8 倍。

4. 短暂性脑缺血发作（TIA）　多数学者认为，有 TIA 发作者迟早会发展成完全性脑卒中。Dennis 等人对 105 000 例人群中有 TIA 发作的 184 例患者随访，发现 TIA 后第一年内发生脑卒中的危险性是正常人的 13 倍，7 年内发生脑卒中的危险性是正常人的 7 倍。频繁发作的 TIA，在以后 2 周内发生脑卒中者达半数左右。故 TIA 是缺血性脑卒中的危险因素，如能及时发现，并给予积极措施，将有助于减少脑卒中的发生。

5. 糖尿病　糖尿病也是脑卒中的重要危险因素之一。Lehto 等人在芬兰随访 1059 名 2 型糖尿病患者和 373 名非糖尿病患者 7 年的研究结果显示，男性 2 型糖尿病患者脑卒中危险性是非糖尿病患者的 3 倍，女性 2 型糖尿病患者脑卒中危险性是非糖尿病患者的 5 倍。

6. 饮酒　Reynold 等人对 1966 ~ 2002 年之间 35 项队列研究或病例对照研究 122 篇有关饮酒与脑卒中的 meta 分析结果表明，相对于不饮酒者，每天饮酒超过 60g 发生脑卒中的相对危险度明显增加，而每天饮酒少于 24g 发生脑卒中的相对危险度则明显下降。

三、心脑血管疾病的防治对策与措施

（一）防治对策

《中国心血管病预防指南（2011）》指出：最有效的心血管疾病预防策略是“高危人群策略”和“全人群策略”同时并举，两者不可偏废。许多发达国家 30 多年的成功经验表明，采取有效和针对性强的预防策略，能大大降低心血管的发病率和死亡率。总体防治策略是以社区为基础，加强一级预防策略和措施的实施，开展全人群和高危人群的健康教育和健康促进，从以治疗为重点，转向以预防保健为重点，从卫生部门转向全社会共同参与，建立政策及环境改变为主要策略的综合性防治联盟，三级预防并重，必将收到事半功倍的效果。

（二）预防措施

我国部分地区及国外的心脑血管疾病的防治经验均肯定了健康教育和健康促进在心脑血管疾病防制中的作用。健康教育应以全人群为对象，而针对不同人群的特征，在改变有关疾病的知识结构和信念的基础上，进而改变不健康的行为和生活方式，以降低人群中危险因素水平。心脑血管疾病防治应采取三级预防并重的措施。

1. 一级预防　心脑血管的一级预防即控制危险因素，从根本上防止或减少疾病的发生。

（1）合理膳食：合理膳食是预防心脑血管疾病的关键。维护心脑血管健康需要平衡膳食，即食物中所提供的能量和各种营养素不仅要满足身体需要，还要使各种营养素之间保持适当比例。减少饮食中饱和脂肪酸和胆固醇含量，适量增加不饱和脂肪酸含量，能有效地降低人体血清胆固醇、LDL-C 水平，使得冠心病和脑卒中的发病率和死亡率明显下降。

（2）禁烟限酒：目前我国每天有 2000 人因患与吸烟相关的疾病而死亡，戒烟可以降低心脑血管疾病的发病率。酒精的消耗量与血压水平及高血压患病率之间呈线性关系，饮酒过量与冠心病和脑卒中有明显的联系。WHO 已把少量饮酒有利于健康的观点改为“酒越少越好”。

（3）适量运动：适量运动不仅能降低血压，还能降低其他心脑血管疾病的发病率和死亡率。运动要做到持之以恒。可选择步行、慢跑、游泳、骑车、爬楼、登山、球类以及健身操等有氧运动，运动应以个人的年龄和体质为基础。

（4）控制体重：超重和肥胖是心脑血管疾病的重要危险因素。研究表明，肥胖者减重 10kg 即可使收缩压降低 5 ~ 20mmHg。无节制的摄入大量动物脂肪，摄入过多能量，缺乏运动，是造成肥胖的主要原因。

（5）心理平衡：精神紧张、愤怒、烦恼、环境的恶性刺激等都可增加心脑血管疾病的发病和死亡；而减轻精神压力和保持平衡心理可以降低心脑血管疾病的危险。可通过开展心理辅导与咨询，帮助人们学会调整自己的情绪，树立正确的人生观，正确对待来自社会、家庭、工作中的压力。

2. 二级预防　心脑血管疾病的二级预防就是对心脑血管疾病患者采取措施，以防止或减少心血管疾病发展及并发症的发生，即三早预防。实现“三早”的主要措施有：

（1）加强对社区居民的卫生宣传和教育，增强居民的防病治病意识，定期到医疗机构进行健康筛检。

（2）提高医务人员的诊治水平，早期发现疾病。

（3）使用科学规范的现代化诊治技术，严格掌握适应证和控制并发症，防止进一步发生发展或复发。

3. 三级预防　第三级预防主要是针对心脑血管患者采取合理、适当的康复治疗措施，防止病情恶化，预防严重并发症，防止伤残，使病人尽量恢复生活和劳动能力，提高生活质量。

第二节　恶性肿瘤预防与控制

肿瘤（tumor）是指机体在各种致癌因素作用下，局部组织细胞在基因水平上失去其对生长的正常调控，导致细胞异常增生所形成的新生物。肿瘤一般分良性与恶性两类。恶性肿瘤目前已成为威胁人类健康的最严重疾病之一，是当今全球突出的公共卫生问题。据 WHO 国际癌症研究署监测数据表明：2008 年全球癌症新发病例约 12 700 万人，死亡 760 万人，现患病人约 24 600 万人。世界卫生组织专家预测，2030 年癌症的死亡人数将升至 1150 万人，其将成为 21 世纪人类的第一杀手。全人群发病顺位前三位的恶性肿瘤分别是肺癌、乳腺癌和大肠癌；死因顺位前三位的恶性肿瘤分别是肺癌、胃癌和肝癌。由于恶性肿瘤的发病率和死亡率日趋增高，严重影响了人类的生存质量和期望寿命，造成大量劳动力的损失与社会资源的大量损耗。全世界恶性肿瘤疾病负担均呈持续上升趋势，据原卫生部统计，2004 年全国恶性肿瘤住院医疗费用高达 24. 51 亿元，胃癌、肝癌和肺癌三种恶性肿瘤引起的伤残调整寿命年（DALY）占总疾病负担的 11. 6%。因此，恶性肿瘤的预防和控制已成为全人类共同关心的重大问题。

一、恶性肿瘤的流行特征

（一）地区分布

恶性肿瘤在世界各国的发病率和死亡率有很大差别。经济发达国家高发肿瘤主要是肺癌、乳腺癌、大肠癌和前列腺癌；欠发达国家常见肿瘤有肺癌、乳腺癌、肝癌、胃癌以及宫颈癌。据 2008 年全球肿瘤统计报告，肺癌的年龄标化发病率在北美、西欧中部、南欧、北欧和东亚较高，而在中西非最低；乳腺癌发病率在发达国家（除日本外）较高，在西欧高达 89. 7/10 万，而在不发达国家多数低于 40/10 万。同一种恶性肿瘤在不同地区分布常有明显的高发区和低发区。以我国为例，食管癌有 6 个高发区，主要分布在河南、河北、山西交界的太行山区；四川省盐亭、湖北和安徽大别山区、福建和广东部分地区等，可能与这些地区居民有食用发酵食物的风俗有关。受经济、卫生及生活方式等方面的影响，恶性肿瘤存在显著的城乡差异。城市的肺癌、乳腺癌和大肠癌等发病率普遍高于农村；而食管癌、胃癌、肝癌和宫颈癌等发病率则低于农村。

（二）时间分布

从世界范围来看，除宫颈癌、食管癌和胃癌外，几乎所有恶性肿瘤总体上都呈上升趋势。据 WHO 专家预测，估计到2050年，发达国家和发展中国家的恶性肿瘤新发病例将分别达679万和1704万，死亡病例分别达407万和1193万。近30年来，部分发达国家全面开展控烟、膳食指导、环境保护等干预措施，美国、加拿大、西欧等国家男性肺癌和大肠癌发病率已趋于平稳或略有下降，在推行宫颈癌筛查项目后，全球宫颈癌发病率也持续降低，但在发展中国家，乳腺癌、肺癌和大肠癌等有逐年增加的趋势。我国肿瘤防治办公室对我国20年恶性肿瘤死亡趋势研究表明，我国恶性肿瘤的发病率和死亡率呈上升趋势，恶性肿瘤的调整死亡率由20世纪70年代的84.58/10万上升为90年代的94.36/10万，上升11.56%。上升的恶性肿瘤主要是肺癌、乳腺癌和白血病，下降的恶性肿瘤主要是宫颈癌、鼻咽癌和食管癌。

（三）人群分布

1. 年龄　恶性肿瘤可发生于任何年龄，但不同的恶性肿瘤其高发年龄不同。一般随着年龄的增长，癌症死亡率上升。各年龄组有其特有的高发肿瘤，如婴儿期常见的有肾母细胞瘤、神经母细胞瘤等；儿童、青少年期最多见的是白血病、脑瘤等；青壮年时期常见的是肝癌、肺癌、膀胱癌和白血病；壮年及老年期常见肺癌、胃癌、食管癌、肝癌和结直肠癌等。乳腺癌在绝经前和绝经后有两个发病高峰。

2. 性别　除女性或男性特有的肿瘤外，大多数恶性肿瘤发病率都是男性高于女性。据我国1998～2002年全国30个肿瘤登记点资料，恶性肿瘤发病率男女比例为1.39∶1，而恶性肿瘤死亡的男女比例为1.66∶1。

3. 婚育状况　宫颈癌多发于早婚多育的妇女，未婚者及犹太妇女中罕见，说明宫颈癌的发生与性行为有关。而女性另一高发癌症乳腺癌多发生于无哺乳史女性。

4. 种族　不同种族间恶性肿瘤发病率和死亡率存在较大差别。例如，鼻咽癌多见于中国广东人；原发性肝癌多见于非洲班图人；哈萨克人食管癌较多见；印度人中口腔癌常见；白种人易患皮肤癌。癌症的种族差异提示了人群的生活习性和遗传特征可能与肿瘤的易患性有关。

5. 职业　恶性肿瘤的职业致癌因素已被逐步发现和证实。职业肿瘤在全部恶性肿瘤中仅占2%～8%，男性较高。不同部位的肿瘤受职业因素的影响不同，其中肺癌与膀胱癌受职业因素影响比较大。职业性膀胱癌主要发生在染料、橡胶、电缆制造等行业；职业性皮肤癌多见于煤焦油和石油产品行业；职业性肺癌多见于接触石棉、铬、砷、镍以及放射性矿开采等行业。我国原卫生部、劳动和社会保障部于2002年颁发的《职业病名单》中规定了8种职业性肿瘤，分别是：石棉所致肺癌、肺间皮瘤；联苯胺所致膀胱癌；苯所致白血病；氯甲醚所致肺癌；砷所致肺癌、皮肤癌；氯乙烯所致肝血管肉瘤；焦炉工肺癌；铬酸盐制造工肺癌。

二、恶性肿瘤的危险因素

（一）行为生活方式

1. 吸烟　WHO 估计，15%的癌症可归因于吸烟，每年全世界因吸烟导致癌症死亡人数

150 万以上。烟草烟雾中包括了 3 800 多种已知的化学物质，包括尼古丁等生物碱、胺类、脂类、酚类、醛类、烷烃、醇类、多环芳烃、脂肪烃、杂环族化合物、羟基化合物、氮氧化合物、一氧化碳以及重金属元素镍、铬等。其中潜在致癌物至少 40 种。已有大量的研究报告证实，肺癌死亡风险随吸烟的年限和量的增加而增加。

2. 饮酒 WHO 和美国癌症学会确认酒精可增加口腔、咽和食管等部位癌的危险性。长期饮酒可形成肝硬化继而导致肝癌的发生。饮酒者同时吸烟则患口、咽喉及食管癌的危险增高。长期饮酒可导致肝硬化，继而可能与 HBV 感染协同增加患肝癌的风险。

3. 膳食 美国癌症学会提出：癌症死亡者中约 1/3 是由于饮食不合理引起的。过多的动物脂肪和肉类摄入、过多地摄入精致而缺少纤维素的食物、食用受到致癌物污染的食物以及烟熏、炙烤和高温烹煮食物等可使患癌的危险性增加。

（二）环境理化因素

1. 化学因素 人类恶性肿瘤 80%~90% 与环境因素有关，其中最主要的是与环境中化学因素有关。

大量调查资料表明大气污染是肺癌发生重要原因之一。在城市空气污染物中含有致癌物苯并芘，石棉和砷、镍、铬等重金属的颗粒物，也可能含有致癌物质。苯并芘致癌活性强，污染普遍。按一般浓度水平 30 ~ 40$\mu g/m^3$ 推算，约有 10% 的肺癌病例由大气污染（包括与吸烟有联合作用）所引起。

2. 物理因素 电离辐射可引起人类多种恶性肿瘤，包括肺癌、乳腺癌、白血病、皮肤癌等。电离辐射来源广泛，包括天然辐射源氡和紫外线，原子核泄漏或核爆炸以及医用和工业用辐射。长期紫外线照射已被证实能导致人类皮肤癌，氡及氡子体是肺癌的致病原因。接触电离辐射（X 线和 γ 射线）可引起人类多种癌症，如急慢性粒细胞白血病、多发性骨髓瘤、恶性淋巴瘤、皮肤癌、肺癌、乳腺癌、胰腺癌、肝癌等。在 1945 年日本广岛和长崎原子弹爆炸后的幸存者中，白血病发病率明显增高，距爆炸中心越近，接受辐射剂量越大者，白血病发病率也越高。

（三）生物因素

生物性致癌因素包括病毒、霉菌和寄生虫等，以病毒与人体肿瘤的关系研究最为深入，已有 100 多年的研究历史，约有 15%~20% 的肿瘤与病毒感染有关。已有明确证据表明乙型肝炎病毒和丙型肝炎病毒是原发性肝细胞癌的致病因子；幽门螺杆菌是胃癌的致病因子；人乳头状瘤病毒 16 型和 18 型是宫颈癌的致病因子；黄曲霉菌污染大米、小麦、玉米、花生及大豆等产生的黄曲霉毒素（尤其是黄霉毒素 B_1）是肝癌的致病因子。

（四）机体因素

1. 遗传因素 遗传流行病学研究表明，肿瘤遗传易感性可能与癌基因、抑癌基因、DNA 修复酶基因和代谢酶基因等多态性有关。一个家族内可能多个成员患同一类型的肿瘤，形成家族聚集现象。如 12%~25% 的结肠癌患者有肠癌家族史。但由于代谢酶基因多态性的分布存在民族、种族和地域的差异，加之各地人群接触暴露因素的复杂性，对遗传与环境的交互作用有待更深入地研究。

2. 社会心理因素 社会心理因素刺激主要通过中枢神经、内分泌和免疫系统对机体产生作用，从而影响健康。特殊的生活史和精神状态与癌症的发生可能有关。如家庭的不幸事件、过度紧张、不协调的人际关系、儿时的父母早亡、离异等都是导致癌症的重要社会心理因素。据报道，影响癌症发病的重大生活事件一般都先于癌症起病前 6 ~8 个月。

个体的性格特征与恶性肿瘤也有一定关系。研究发现性格内向、沉默寡言、孤僻古怪、精神压抑、多愁善感的个性特征者患恶性肿瘤者较多。

3. 其他　个体的年龄、性别、免疫力、内分泌功能等在癌症的发生中都有一定的意义。

三、恶性肿瘤的防治对策与措施

（一）恶性肿瘤的防治对策

2002 年，WHO 制定《国家癌症控制项目-政策和管理指南》，为各国提供了全方位肿瘤防控建议和参考。2005 年，世界卫生大会通过了预防和控制癌症的决议。WHO 与部分成员国实施“抗击癌症的全球行动计划”，并提出防控癌症的总策略。我国肿瘤的防治对策总体分为全人群策略和高危人群策略。全人群策略是指在全民中开展健康教育和健康促进，鼓励人们选择健康的生活方式。高危人群策略通过对肿瘤自然史以及分子标记物的识别早期发现高危人群，并积极实施危险因素干预研究，降低或推迟发病的可能。具体防治策略是：

1. 坚持“预防为主”及“以农村为重点的卫生工作方针”。
2. 癌症防治与其他重大疾病防治相结合，提高疾病防治的综合效益。
3. 重视肿瘤高发区，因地制宜开展癌症预防和早诊早治工作。
4. 政府领导，全社会参与。

（二）恶性肿瘤的预防措施

WHO 癌症顾问委员会提出：1/3 的肿瘤是可以预防的，1/3 的肿瘤如早期发现是可以治愈的，1/3 的肿瘤经积极治疗是可以延长患者寿命的。恶性肿瘤的预防应遵循三级预防的原则。一级预防主要针对危险因素进行干预；二级预防着重于“三早”措施；三级预防主要是改善肿瘤病人生存质量和预后。

1. 一级预防　一级预防是恶性肿瘤未发生以前，针对病因采取的预防措施，是最积极有效的预防措施。

（1）控烟：一些国家及地区的控制吸烟实践已证明，控制吸烟可减少约 80% 以上的肺癌和 30% 的总癌症死亡。全球如果烟草使用减半，2025 年以前将防止 2000 万 ~ 3000 万，2050 年以前将防止 1.7 亿 ~ 1.8 亿人死于烟草所致疾病。因此，在全人群开展控制吸烟的健康教育对预防肺癌等与烟草相关疾病具有十分重要的意义。

（2）合理膳食和体力活动：2003 年，WHO 提出了膳食、体力活动和健康全球策略，为各国提供了制定促进全民合理膳食和体力活动的行动指南。

（3）控制和消除职业环境中的致癌物与促癌物：加强对已知致癌物质的检测、控制和消除，保护环境，防止环境污染。加强劳动保护，去除或取代工作环境中的职业有害因素。

（4）预防和控制感染：对一些由生物因素引起的感染，如乙肝，可以通过接种疫苗的方式预防，从而预防肝癌的发生。乙肝的控制措施较明确，主要为新生儿接种乙肝疫苗切断母婴传播和保证输血安全。

2. 二级预防　癌症早期一般没有明显症状，恶性肿瘤早期发现、早期诊断及早期治疗是降低死亡率及提高生存率的主要策略之一。针对恶性肿瘤采取早发现、早诊断、早治疗“三早”措施，以阻止或减缓疾病的发展，获得良好的预后，是二级预防的核心。

（1）开展无症状人群的筛检：主要是通过简便可靠的筛检和诊断方法，对高危人群进行预防性筛检。WHO 推荐可优先开展筛查的恶性肿瘤包括宫颈癌、乳腺癌、结直肠癌、前列腺癌等。我国已经逐渐开展宫颈癌、乳腺癌、肝癌、胃癌、食管癌及鼻咽癌的筛查方案研究，并已在这些癌高发地区开展了早诊早治示范基地建设工作。

（2）开展有症状人群的监测：由于人体所患的恶性肿瘤约 75% 以上发生在身体易于查出和易于发现的部位，及时主动去医院检查，有利于恶性肿瘤的早期发现，早期诊断，早期治疗。全人群应该注意肿瘤十大症状：①身体任何部位的肿块，尤其是逐渐增加的肿块；②身体任何部位的非外伤性溃疡，特别是经久不愈的；③不正常的出血或分泌物，如中年以上妇女出现阴道不规则流血或分泌物增多；④进食时胸骨后闷胀、灼痛、异物感和进行性吞咽困难；⑤久治不愈的干咳、声音嘶哑和痰中带血；⑥长期消化不良、进行性食欲减退、消瘦而原因不明者；⑦大便习惯改变或有便血；⑧鼻塞、鼻出血，单侧头痛或伴有复视者；⑨黑痣突然增大或有破溃出血者；⑩无痛性血尿。

3. 三级预防　主要是恶性肿瘤发生后，尽可能提高治愈率、生存率和生存质量，注重康复、姑息和止痛治疗。恶性肿瘤的三级预防要求规范化诊治方案，为患者提供康复指导，进行生理、心理和锻炼指导。提供临终关怀，提高晚期病人的生存质量。

第三节　代谢性综合征预防与控制

一、代谢综合征概述

代谢综合征（metabolic syndrome，MS）是一组以肥胖、高血糖、血脂异常以及高血压等聚集发病，严重影响人类健康的临床症候群。目前，代谢综合征尚无全球一致认同的诊断标准，不同的组织机构分别基于不同的出发点和适用目的提出了各自的工作定义。2005 年国际糖尿病联盟（IDF）提出 MS 全球共识定义，强调了中心性肥胖的重要性，要求测量腰围尺寸，但具体标准因人种而异，这为全球范围内 MS 研究提供了简便易用的工具。

二、代谢综合征的流行病学特征

MS 患病率在不同国家、种族有很大差别。以 WHO 标准进行诊断，MS 患病率依次为：美籍墨西哥人（38%）、美籍阿拉伯人及美籍非洲人（28%）、美籍白种人（24%）、中国人（14%~18%）。以 NCEP-ATPIII 标准诊断则依次为：美籍墨西哥人（27%）、美籍白种人（24%）、美籍阿拉伯人（23%）、美籍非洲人（22%）、非洲阿拉伯人（21%）、葡萄牙人（14.45%）、中国人（12%~21%）。

我国于 2000 ~2001 年在全国 35 ~74 岁的成年人群中有代表性地选择 15 540 例个体进行横断面调查。根据 IDF 推荐的有关中国人 MS 的标准进行诊断，MS 的粗患病率为 16.5%，年龄标化患病率男女分别为 10.0% 和 23.3%；男、女 MS 患病率均随着年龄的增加而增加，女性每个年龄组中 MS 患病率均高于男性。据此推算，我国有 7700 万 MS 患者，其中男性

2400万，女性5300万。该研究还发现，MS患病率北方居民高于南方居民，城市居民高于农村居民。

三、代谢综合征的危险因素

（一）糖尿病的危险因素

糖尿病（Diabetes mellitus，DM）临床上分为4型，其中2型糖尿病约占糖尿病患者90%。2型糖尿病的发生既受遗传因素的影响，又与环境因素有关，是二者长期相互作用的结果。2008年国家卫生服务调查结果表明，糖尿病患病率为18.3‰（城市41.8‰、农村8.5‰），1993～2008年间增加了2.8倍。

1. 遗传因素　双生子研究说明糖尿病具有遗传性。中国人2型糖尿病遗传度为51.2%～73.8%，1型糖尿病遗传度为44.4%～53.7%，可见2型糖尿病具有更强的家族聚集性，糖尿病亲属中患病率比非糖尿病亲属高4～8倍。

2. 肥胖　肥胖是2型糖尿病最重要的易患因素之一。大量研究表明体质指数BMI与发生2型糖尿病的危险性呈正相关。我国11省市的调查发现，DM的患病率随着体重的增加而上升，超重患DM的危险性为正常人的2.36倍，而肥胖的危险性达3.43倍。肥胖类型也决定着2型糖尿病的发病率。瑞典的研究发现，把BMI按照腰臀比（waist-hip ratio，WHR）分组，WHR大的组2型糖尿病的发病率高。说明向心性肥胖与2型糖尿病的关系更为密切。还有一些研究发现，WHR比BMI可能对2型糖尿病的预测更有价值，尤其在亚洲人中。

3. 体力活动不足　许多研究发现体力活动不足增加2型糖尿病发病的危险，活动最少的人与最爱活动的人相比，2型糖尿病的患病率相差2～6倍。我国11省市的调查结果也表明DM患病率随职业体力活动的加强而下降。

4. 膳食因素　高能饮食是2型糖尿病的重要膳食危险因素。例如，日本相扑运动员每日摄取能量4500～6500kcal，他们中40%为2型糖尿病患者。此外，膳食营养和体力活动对糖尿病的危险性存在相互协同的作用。2002年中国居民营养健康状况调查结果显示，与业余静态生活时间<1小时且脂肪供能比<25%的人相比，业余静态生活时间>3小时且脂肪功能比>30%者患糖尿病的相对风险增加121%。

5. 妊娠　妊娠糖尿病是指妊娠期间发生或者发现的糖尿病。妊娠期间高血糖的主要危害是增加新生儿畸形、巨大儿和新生儿低血糖发生的危险性。研究发现妊娠次数与2型糖尿病的发生有关。妊娠次数多者较妊娠次数少者，糖尿病阳性家族史多见。妊娠糖尿病与后代患糖尿病的危险也有关。在印第安人中，母亲在孕期发生糖尿病的孩子在20～24岁有45%发生2型糖尿病。这些孩子发生2型糖尿病的危险性远比父母患有2型糖尿病或母亲虽患有2型糖尿病但不发生在孕期的孩子高。

6. 高血压及其易患因素　许多研究发现，高血压病人发展为糖尿病的危险比正常血压者高，这可能与二者有共同的危险因素有关。此外，文化程度、社会心理因素、出生及1岁时低体重、服药史、心血管疾病史也可能是2型糖尿病的易患因素。

（二）肥胖的危险因素

肥胖发生原因大体上分为内因和外因。

1. 内因　主要是指肥胖发生的遗传因素。主要表现在两个方面：其一是遗传因素起决定作用，从而导致一种罕见的畸形肥胖；其二是遗传物质与环境因素共同作用而导致的肥胖。

2. 外因　肥胖发生的外因，主要是指影响肥胖发生的因素，包括社会因素、饮食因素和行为心理因素（参考第六章第一节）。

四、代谢综合征防治对策与措施

（一）糖尿病

1. 糖尿病的防治对策　糖尿病是21世纪全球面临的重大公共卫生问题。WHO在1989年发起了国际糖尿病防治行动，1991年出台了《发展国家糖尿病规划指南》，并规定每年11月14日为世界糖尿病日。1997年我国将糖尿病列为国家慢性病防治的重点之一，倡导建立健全在卫生部统一领导下的糖尿病三级防治网。2005年又出台了《中国糖尿病防治指南》，提出的策略是，从预防疾病出发，强调加大社会宣传力度，重点关注糖尿病高危人群的筛查，早期发现和监护；在治疗方面，制定和完善糖尿病的三级管理，特别是运用健康教育和个体指导的方式，使患者掌握防治知识和技能，进行自我管理。目前，糖尿病的防治策略是以健康促进为手段的社区综合防治。

2. 糖尿病的预防

（1）一级预防：主要包括：①通过健康教育和健康促进手段，提高全社会对糖尿病危害的认识；②提倡健康的生活方式，加强体育锻炼和体力活动；③科学合理的营养和膳食指南；④预防和控制肥胖。

（2）二级预防：根据2010年《中国2型糖尿病防治指南》，二级预防主要针对具有下列危险因素的高危人群：①有糖调节受损史；②年龄≥40岁；③超重、肥胖（BMI≥24），男性腰围≥90cm，女性腰围≥85cm；④2型糖尿病者的一级亲属；⑤高危种族；⑥有巨大儿生产史，妊娠糖尿病史；⑦高血压，或正在接受降压治疗；⑧血脂异常（HDL-C＜≤35mg/dl）及TG200mg/dl或正在接受调脂治疗；⑨心脑血管疾病患者，静坐生活方式；⑩有一过性类固醇诱导性糖尿病病史者、严重精神病和（或）长期接受抗抑郁症药物治疗的患者、BMI≥$30kg/m^2$的多囊卵巢综合征（PCOS）患者。筛查试验包括空腹血浆葡萄糖（FPG）检验和75g口服葡萄糖耐量试验（OGTT），前者更简单、快速、价廉。如果FPG≥7.0mmol/L或OGTT中的2小时负荷值≥11.1mmol/L，认为筛检阳性，应择日重复检查一次以确定诊断。对筛检的糖尿病病人，应该进行积极的治疗，控制血糖，预防并发症的发生。

（3）三级预防：对已诊断的糖尿病患者进行管理，采取合理的治疗手段，进行血糖的自我监测，通过规范的药物治疗、饮食治疗和体育锻炼，控制血糖，预防并发症的发生，提高生命质量。对已发生并发症的患者采取对症治疗，预防病情恶化，加强康复防止伤残，以降低糖尿病的死亡率、病死率。

（二）肥胖

1. 肥胖的防治对策　肥胖发生的根本原因是机体的能量摄入大于能量消耗，从而使多余的能量以脂肪的形式贮存，并最终导致肥胖。肥胖是一种易发现的、明显的、却又是复杂的代谢失调症。肥胖的防治对策，首要任务是通过在人群中宣传肥胖对人类健康的危害，指导居民合理膳食，克服不良的生活习惯，多参加体力活动和体育锻炼，维持理想体重。

2. 肥胖的预防

（1）控制总能量的摄入：限制每天食物的摄入量和摄入食物的种类，以便减少摄入的能量。

（2）运动：长期低强度体力活动与高强度体育活动一样有效。而对于肥胖的人而言，低强度的活动更容易坚持。如果运动疗法和控制能量摄入二者并用，这样会取得更有效的减肥效果。

（3）体重管理：体重的评估通常采用体质指数 BMI，按中国人标准，成年人正常的体质指数为 18.5～23.9，当 $24 \leqslant BMI < 28$ 为超重，$\geqslant 28$ 为肥胖。大量研究表明，体质指数理想值是 22，在此数值附近，人体健康状态最佳，以此推算理想体重（kg）$= 22 \times$ 身高^2。

（4）药物疗法：通过各种药物达到减肥的效果。

（5）非药物疗法：主要利用针刺疗法、耳穴贴压法、推拿按摩法等，用于治疗单纯性肥胖症有一定疗效。

第四节 伤害的预防与控制

伤害是青壮年人群死亡的首要原因，由伤害造成的残疾及社会、经济负担更为惊人，除丧失的生产力成本之外，与受害者的手术、长期住院和长期康复有关的费用每年需要上百亿美元。仅道路交通伤害一项，大多数国家每年平均的费用超过国民生产总值的 1%，很多国家高达 3%。伤害已成为严重的公共卫生问题，与感染性疾病、慢性病一起构成危害人类健康的三大疾病负担，伤害的预防与控制已越来越受到世界各国的重视。

一、伤害概述

（一）伤害的概念

伤害（injury）是指由于运动、热量、化学、电或者放射线的能量交换超过机体组织的耐受水平而造成的组织损伤和由于窒息引起的缺氧，以及由此引起的心理损伤等，影响了正常活动，需要医治或护理的现象。

伤害的内容包括躯体伤害、精神伤害和经济损失三个部分。躯体伤害是指外力造成的躯体疼痛、功能受损、组织或肢体伤残和生命丧失等；精神伤害是指语言或行为对人格和尊严的侵犯以及隐私被泄露，造成对精神上的打击、摧残；经济损失是指为补偿伤害而付出的诊治费用及由此而减少的正常经济收入等。

（二）研究伤害的危害

伤害是全球性的、重要的公共卫生问题之一。伤害不仅发生率高、死亡人数多，而且因急救、医疗、康复以及早死、残疾而花费巨额费用，造成的经济损失和社会负担远远超过任何一种慢性病。2002 年，卫生部明确地将伤害作为疾病预防控制工作的内容之一，标志着我国伤害防制工作进入了一个新的历史阶段。

1. 伤害严重威胁公众健康和安全　我国是世界上伤害多发国家之一，伤害主要发生在青壮年，严重影响社会生产力，尤其是弱势人群因伤致贫、因伤返贫的现象更为突出。随着经济的发展、机动化程度提高、生活节奏加快，伤害对公众健康和安全的威胁正日益显露。

2. 伤害具有常见、多发、死亡率高、致残率高的特点　伤害发生率高，世界各地每年每3～4人中就有1人发生伤害。伤害导致的死亡和伤残人数多，每年全球伤害死亡人数在700万人以上，1 500万人遗留功能障碍，800万人终生残疾；20世纪90年代以来，我国的伤害死亡率约为65.24/10万，每年大约有80万人死于各类伤害，不少于4 000万人因伤害需要急诊或医治，造成功能障碍的有200万人，残疾50万人。

3. 伤害所造成的直接和间接经济损失巨大　据美国国家卫生统计局报告，美国伤害的医疗支付占医疗总支出的12%，经济损失等于恶性肿瘤和心脏病两项的经济损失（1 154亿美元和1 449亿美元）。我国是世界上自然灾害最严重的少数国家之一，平均每年造成近2万人死亡，直接经济损失高达国家财政收入的1/4～1/6。

（三）伤害的分类

伤害的分类对于伤害监测、资料分析、流行病学调查研究和防制措施的制定是不可缺少的。对伤害的分类方法很多，但目前尚无统一的分类标准。根据研究的目的不同，伤害的分类方法各异，常见的分类方法如下：

1. 按照造成伤害的意图分类

（1）故意伤害：故意伤害是指有意识、有目的地自害或加害于他人所造成的伤害，这类伤害可统称为暴力。故意伤害包括：自杀或自害、他杀或加害、虐待、疏忽、斗殴、行凶、遗弃、与酒精和毒品相关伤害、暴力的性加害和战争等。

（2）意外伤害：也称非故意伤害，是指无目的、无意识地造成的伤害。主要包括：交通伤害、中毒、坠落/跌倒、医疗事故、失火和烧伤/烫伤、溺水和窒息、运动与休闲伤害、产品与消费品伤害和职业伤害等。

2. 按照发生伤害的地点分类

（1）交通道路：行驶中的机动车造成的伤害。发生机动车伤害及死亡的最常见原因是撞车和翻车。

（2）工作场所：发生在工作场所的伤害一般可称为职业性伤害，其原因是由于工作环境条件或工作方法不当。

（3）家庭：人类生活在家庭的时间占生命时间的一半以上，也是伤害发生的常见场所。

（4）公共场所：包括发生在娱乐场所及其他公众聚集处的伤害，以及自然灾害导致的伤害。

（5）医院：医院也常因各种医疗事故对病人造成伤害，这种伤害有时是明显的，有时是隐蔽的。

3. 按照伤害的性质分类　WHO出版物《国际疾病分类》第10次修订本（ICD-10）确定的伤害分类，是国际上公认的、客观的伤害分类方法。在ICD-10中，对伤害的分类有两种体系，一种是根据伤害发生的部位进行分类（S00-T97），另一种是根据伤害发生的外部原因或性质进行分类（V01-Y98）。

二、伤害的流行病学特征

（一）伤害的测量指标

1. 伤害频率测量指标

(1) 伤害发生率：指单位时间内（通常是年）伤害发生的人数与同期人口数之比，是进行伤害研究与监测常用的指标。

$$伤害发生率=\frac{某人群一年中伤害发生人数}{同时期该人群总人数}\times k \qquad 式（14-1）$$

K＝100%，1000‰或100 000/10万

(2) 伤害死亡率：因伤害致死的频率。可以计算伤害的总死亡率，也可以计算不同伤害种类、不同年龄和不同性别人群的死亡率。

$$伤害死亡率=\frac{某人群一年中因伤害死亡人数}{同时期该人群总人数}\times 100\,000/10万 \qquad 式（14-2）$$

(3) 伤害致死率：一年中因伤害死亡者的比例。

$$伤害致死率=\frac{某人群一年中因伤害死亡人数}{同时期该人群伤害发生人数}\times 100\% \qquad 式（14-3）$$

(4) 死因构成比和死因顺位：死因构成比是社会死亡人数占同期同一人群总死亡人数的百分比。

$$死因构成比=\frac{某人群某时期因某种伤害死亡人数}{同一人群同时期因伤害死亡总数}\times 100\% \qquad 式（14-4）$$

死因构成比从大到小的排列顺序就是死因顺位。

(5) 时间趋势：表示伤害随时间变动的趋势，可以反映伤害长期的变化规律。通过对伤害发生率、死亡率、致死率、死因顺位等所作的时间趋势分析，不仅可以阐明伤害在一个时段的变动情况，而且可以估测伤害发展的趋势。

2. 伤害严重程度的测量指标

(1) 损伤评分法（TS）。

(2) 简明损伤定级法（AIS）。

(3) 损伤计分法（TS）。

(4) 伤害严重度计分法（ISS）。

(5) 国际伤残分类表（ICIDH）。

这类测量指标主要用于伤害的医院监测、临床预防的策略制定、伤害危险因素研究和干预措施效果评价等。

（二）伤害研究资料的来源

如何收集有关伤害的可利用资料是伤害研究首先要解决的问题。伤害的可利用资料来自于现场流行病学调查的一手资料和临床或其他记录的二手资料。一手资料收集的途径是现况调查，即有计划地对特定人群某一时间段伤害发生情况的回顾性调查，如中小学生伤害情况调查、家庭暴力或医院暴力调查、自杀未遂者的定性调查、汽车驾驶员安全带使用情况调查、伤害的家庭负担和社会代价的调查，以及对伤害的认知、态度和行为调查等。二手资料收集的主要来源是对已有记录的整理与利用，如来自卫生部门的疾病监测报告，公安部门的道路交通伤害记录或火灾记录，医院创伤病人的病案或医药费用结算，工矿企业的工伤或出勤登记，保险公司的赔付存据，以及年报、年鉴等。

1. 专题调查　要全面了解伤害的真实情况，探讨伤害的自然史和了解一个地区的伤害模式，现场流行病学调查是必不可少的。为了研究某一种伤害或某几种伤害，进行专题流行病学调查，收集相关伤害的资料。其优点是研究资料收集比较完善，可以综合应用流行病学、

社会学的各种调查方法进行多种必需的指标的收集与评价，而且信息的可靠性和结果的科学性是可以控制的。但在进行专题调查时，应注意调查的样本量的确定、伤害标准的界定、信息偏移的控制等。

2. 死亡登记　WHO已经建立全球多数地区关于公路交通事故的信息系统，并定期公布有关交通事故的资料。目前，我国与此系统还没有建立联系。伤害在我国尚不属于法定报告范围。即使在医院一般性死亡登记中对伤害有所反映，但是只能够反映伤害的临床直接死因，这类报告对伤害研究的作用很小。

3. 公安部门的交通事故统计　公安部门的交通事故登记是研究交通伤害流行病学的重要资料来源。我国交通事故的发生及死亡登记均由公安部门所属的交警部门主管，定期发布交通事故信息。这些登记包括受伤者姓名、事故发生时间及地点、发生事故的可能原因、车辆型号及当时、当地所伤害人的状况。在进行交通事故伤害研究时，必须加强伤害研究者同交通警察的密切合作。可以利用的交通事故统计资料主要为交通事故月报表和全国道路交通事故统计资料汇编。

4. 医院统计　医院资料也可以作为伤害发病率、伤害严重程度和致残率分析的重要依据。医院收住的伤害患者统计资料应该按照国际疾病分类（ICD-10）进行。通过医院住院病人疾病分类统计资料，可以了解住院病人损伤和中毒的主要类型及其外部原因，从而了解伤害的发生情况和严重程度。医院统计资料可以用来估计社区伤害的模式，也可用于伤害流行病学分析的依据。伤害的直接经济损失（医疗费用）主要来自于医院的记录。

5. 保险系统或其他来源的资料　随着保险业的逐渐发展，可以利用保险系统收集伤害发生或死亡的资料。伤害研究资料应充分收集一切可以利用的资料，如人口资料、全国卫生统计年报资料、食物中毒资料、职业伤害资料、学生伤害死亡情况资料、急诊室伤害监测资料、社区伤害监测资料、道路交通事故登记表、报纸杂志以及互联网上的相关信息等。

（三）伤害的流行特征

全球伤害的流行特征表现在：①伤害致死占全球死亡的1/10；②伤害死亡的高发年龄为15~59岁，其中交通事故、自杀、战争伤害、火灾和烧伤与他杀均进入了年龄别死亡率全死因顺位的前10位；③伤害死亡中男性占2/3，在15~44岁年龄组，男性交通事故致死是女性的15倍；④伤害的死亡原因主要是交通事故、自杀、战争伤害、火灾与烧伤、暴力、职业伤害和溺水等；⑤儿童、青少年伤害死亡呈上升趋势。

1. 时间分布　20世纪50年代我国伤害死亡率在死因构成中居第9位，70年代居第7位，1990年以来一直居第5位（恶性肿瘤、脑血管疾病、心脏病、呼吸系统疾病及伤害）。无论是发展中国家还是发达国家，伤害都是前5位的死亡原因，而伤害的潜在寿命损失年数却居各种死亡原因的首位，2/3国家伤害的潜在寿命年损失逐年上升。

在发达国家，由于从事危险职业的从业人员减少和自动化程度提高，交通工具和道路等安全性能不断提高，职业性伤害和道路交通伤害的发生有逐步下降的趋势。在我国，近10年的伤害死亡率变化不大，伤害死亡的变化趋势主要表现在交通事故和他杀的持续上升。

2. 地区分布

（1）不同国家伤害分布：不同地区各类伤害在死因中的地位不同，例如美洲的中、低收入国家他杀是第5位死亡原因，在地中海的高收入国家（科威特、卡塔尔、阿拉伯酋长国等）的第5位死亡原因是战争；自杀是中国的第4位死因，溺水是亚太地区中低收入国家的第10位死因。

（2）城乡之间的差别：我国死亡的11%是伤害死亡，每年约有75万人死于伤害。在城乡分布上，城市与农村的伤害死亡均排在死因顺位的第一位。我国存在伤害死亡的城乡差异，农村伤害死亡率高于城市。城市伤害死亡的原因依次为：交通事故、自杀、意外坠落、中毒、他杀、溺水、火灾和烧伤；农村伤害死亡的原因依次为：自杀、交通事故、溺水、意外坠落、中毒、他杀、火灾和烧伤。

3. 伤害的人群分布

（1）性别：全球伤害死亡中男性占2/3，大多数伤害的发生率和死亡率均为男性高于女性。我国的统计资料表明，男性伤害死亡率是女性的1.43倍，除自杀外，其余死因均是男性高于女性，以交通事故致死的差别最大，男性为女性的2.76倍。

（2）年龄：不同伤害类型的年龄分布在大部分国家有相似的分布特征，例如未满周岁的婴幼儿的主要危险因素是窒息，少年儿童易发生溺水死亡，青壮年以道路交通伤害和故意伤害为主，老年人多见自杀和跌倒。在世界范围内伤害死亡的高发年龄为15～59岁，而自杀是15～34岁女性的首位伤害死因。

（3）种族：伤害的种族差异是存在的。如，中国蒙古族的肢残率就明显高于其他民族。美国白人和土著人的自杀率很高，而亚裔美国人的自杀率就明显低于其他种族。

（四）伤害发生的基本条件

1. 致病因子　引起伤害的致病因子或致伤因子是能量，即传递到人体并造成组织损伤的能量。

（1）动能：动能或机械能，是伤害中最常见的病因。例如碰撞、跌落、击打、挤压及刺割等所产生的能量传递。

（2）热能：各类烧伤均属于过度的热能暴露所致，而热能的过度缺乏则会导致冻伤。

（3）电能：电能对人体组织的损伤程度与电流强度有关，是导致触电或电烧伤的重要原因。

（4）辐射：辐射能包括X线、γ线和其他放射线，核辐射、电磁辐射及电离辐射等都可能造成人体伤害。

（5）化学能：化学能通过干扰机体的能量代谢而造成伤害。如强酸、强碱和其他腐蚀性物质能引起化学烧灼伤；药物、杀虫剂及消毒剂等引起的中毒等。

2. 宿主　伤害的宿主就是受伤害的个体。宿主是伤害研究的主要对象，分析宿主中哪些人容易发生伤害以及与此有关的影响因素，如社会人口学特征、行为和心理特征、暴露机会等。

（1）人口学特征：年龄、性别、种族以及职业等因素都是伤害发生的人口学特征，如不同年龄、不同性别、不同种族以及不同职业者所导致的伤害的种类是有区别的，这些因素在进行伤害研究中要给予充分考虑。

1）年龄：伤害发生率和死亡率有明显的年龄差异，这是由于各年龄段人群存在生理、心理等方面的差异，对于各种伤害危险的暴露也不同而引起的。

2）性别：伤害发生中存在着明显的性别差异，除自杀外均为男性高于女性。

3）种族和地区：伤害也存在种族差异，与当地的社会、经济和政治背景有关，如美国白人和土著人的自杀率很高，而亚裔美国人的自杀率就明显低于其他种族；对于第一位伤害死因，各国不一，例如美国和加拿大是交通伤害、其他美洲国家是暴力、非洲和地中海地区是战争、中国则是自杀。

4）职业：职业危险因素的存在会产生伤害的职业差异，如在工伤种类中，以机械伤害、物体打击、起重伤害、坠落和车祸为主。

（2）行为、心理特征

1）行为特征：在行为特征中，比较典型的就是饮酒和开车不系安全带。如在交通事故中，我国车祸原因的64%为驾驶员责任，而其中3%为饮酒过量；美国车祸司机中则有一半以上血中酒精含量超过规定含量；很多司机不系安全带，从而使车祸伤害的危险性增高，美国车祸中有13%的司机是因不系安全带所致，在中国这个比例则更高。

2）心理因素：心理素质是导致各类伤害的重要原因。如女性和老年人心理脆弱，容易产生自杀倾向；A型性格人群由于在生活中容易争强好胜，多发生车祸、溺水和跌落等伤害，有学者将此称为事故倾向。

3. 环境

（1）社会环境：相应的伤害预防法律、法规及其行动，可有效降低伤害的发生，如驾驶员开车时系安全带、摩托车驾驶员戴头盔、建筑工人进入工地戴安全帽；儿童进入游泳场所有大人陪伴等；经济发展带来的生活水平、文化教育和医疗条件的提高，居住和工作条件的改善，都可有效地减少伤害的发生。

（2）自然环境：在自然环境中，气象条件是伤害发生的重要影响因素。如雨雪和雾天多发交通事故、天气长期干燥易发生火灾、气压低或潮湿闷热易发生工伤等。

（3）生产环境：在生产环境中安全防护设施、生产管理水平、劳动时间、强度和种类以及操作规范是影响伤害发生的重要因素。

（4）生活环境：生活环境常常被人忽视，但对伤害预防又是十分重要的因素。如居室装修时通常未用防滑地板砖，从而使老年人跌落伤害增多；住宅设计未考虑通风装置，从而造成煤气中毒；游泳池的安全防护设计、地面防滑设计等都可能造成伤害事故的发生。

三、伤害的预防策略与控制措施

在伤害的预防控制上，首先应预防伤害的发生，尤其是减少甚至杜绝群死群伤的重大伤害事件，最大限度地降低伤害的发生率。在伤害发生后，应及时做好急救、治疗和康复，尽可能减少合并症、减少死亡、减少残疾和功能障碍，把伤害的损失降低到最小程度。伤害的预防控制与急救系统的快速反应能力、社区卫生服务工作质量、康复医学的普及和发展、各种社会保障功能等有密不可分的关系。

（一）伤害的预防策略

1. 三级预防

（1）一级预防：旨在防止和减少伤害的发生，即在伤害发生之前采取措施，使伤害不发生或少发生。实现一级预防的策略应包括三个方面的内容：

1）全人群策略：针对全人群开展伤害预防的健康教育，降低人群暴露于伤害的危险水平（环境、因素、机会和条件）。其目的在于提高全民对伤害的危害、预防及其重要性的认识，进而提高公众的伤害预防意识，加强自我保护。

2）高危人群策略：针对伤害的高危险人群，有针对性地开展伤害预防教育与培训，消除高危人群对某种伤害的特殊暴露，降低其相应的危害，如对驾驶员的安全培训，对学生进行防火、交通安全、防电和防溺水的专题教育等。

3）健康促进策略：主动的一级预防是通过信息传递和行为干预，帮助居民提高安全意识、伤害防治常识和自我保护能力，包括宣传教育、培养训练、督导强制等方式达到安全促进的效果。例如针对工作场所的伤害现象，就可以采取工作场所健康促进项目。

（2）二级预防：旨在降低伤害的死亡率和致残率，即在伤害发生后的自救互救、院前医护、院内抢救和治疗。伤害者第一时间紧急救护包括就地和院前抢救，是提高生存机会和减少后遗残疾的关键。每一个地区都必须建立指挥灵敏、反应快捷、高质高效的院前急救系统（急救中心和急诊室）。我国已经有将计算机系统应用于院前急救的指挥调度的成功经验，值得借鉴。

（3）三级预防：主要任务是使受伤者恢复正常功能、早日康复和使残疾人得到良好的照顾和医治。伤害可能造成3%~5%的躯体功能受损（暂时性失能）和1%的残疾（永久性失能），这些人的康复、治疗和照料是社区卫生保健工作的一项经常性任务。

2. 防制伤害的十大对策　美国原国家公路交通安全局负责人 Haddon 在伤害的预防与控制方面做了大量的研究，提出了预防与控制伤害发生和减少死亡的十大策略原则。

（1）预防危险因素的形成：如禁止生产有毒、致癌杀虫剂，宣布禁止进口或销售潜在性有害物质，亦可达到消除危险物形成的目的。

（2）减少危险因素的含量：如限制车速，预防车祸；限制城市游泳池跳台的高度；限制武器使用范围，禁止私人藏有武器；有毒物品应采用小包装，安全包装等。

（3）预防已有危险因素的释放或减少其释放的可能性：如在美国应用"儿童安全"药物容器盛放药物，防止儿童误食药物引起中毒；浴盆不要太滑，以防跌倒等。

（4）改变危险因素的释放率及其空间分布，可减少潜在性致伤能量至非致伤水平：如儿童勿穿易燃衣料缝制的睡衣，防止火灾烧伤；机动车司机及前排乘客应使用安全带及自动气囊，均属此类对策范围。

（5）将危险因素从时间、空间上与被保护者分开：如行人走人行道；戴安全帽，穿防护服，穿防护背心，戴拳击手套等。

（6）用屏障将危险因素与受保护者分开：如用绝缘物把电缆与行人隔开。

（7）改变危险因素的基本性质：如机动车车内突出的尖锐器件应改成钝角或软体，以防撞车触及人体导致伤害；加固油箱防止撞车时油箱破裂、漏油，造成火灾等。

（8）增加人体对危险因素的抵抗力：人体对机械能量缺乏自然抵抗力，特别是血友病、骨质疏松症患者。但若反复暴露于机械能时，会使皮肤增厚、骨骼肌肉耐力增强；甚至慢性暴露于缺氧状态，日久天长亦可逐渐适应高原缺氧环境。需要对影响伤害易感性的因素进行研究，以便在此基础上制定提高机体对伤害的抵抗力的预防措施。

（9）对已造成的损伤提出针对性控制与预防措施：如加强现代化通讯设施，让急救中心派车将受伤者运走，实施抢救措施，减少残疾率和死亡率。

（10）采取有效治疗及康复措施，使伤害患者保持稳定：在伤害事件中往往由于急救中心缺乏设备、技术水平低下、责任心不强，而延误抢救时机，造成死亡。由于受交通条件和软硬件条件的限制，这种情况在农村基层更容易发生。

（二）伤害的控制措施

1. 伤害预防的四项干预措施（4 项“E”干预）

（1）工程干预：工程干预旨在通过干预措施影响媒介及物理环境，减少和消除伤害发生的危险，如汽车的安全气囊可减少碰撞所导致的伤亡。

（2）经济干预：经济干预旨在用经济鼓励或惩罚的手段影响人们的行为。如保险公司对住宅以低价安装自动烟雾报警器或喷水系统来防止火灾。

（3）强制干预：强制干预旨在通过法律及法规对伤害的危险行为进行干预，如规定摩托车驾驶必须戴安全头盔、对酗酒司机进行处罚等。

（4）教育干预：教育干预旨在通过健康教育和普及安全知识，增强公众对伤害危害的人士，改变公众的不良行为。该措施对于高危人群是一种很有效的干预手段。

2. Haddon 模型　Haddon 模型将伤害发生过程分为伤害发生前、发生中和发生后三个阶段，并对三个阶段开展有针对性的预防措施（表 14-1）。

表 14-1　Haddon 伤害预防模型简表

伤害发生时间阶段	伤害发生条件	伤害预防主要内容
发生之前	宿主	遴选合格司机
	致病因子	上路前车辆安全检查，特别是车闸、轮胎、灯光
	环境	公路的状况及维修
发生之中	宿主	司机的应变能力和乘车者的自我保护意识
	致病因子	车辆内部装备（尤其是轮胎）性能
	环境	路面状况与路边障碍物
发生之后	宿主	防止失血过多，妥善处理骨折
	致病因子	油箱质地的改善与防止漏油
	环境	车祸急救、消防、应急系统与措施
结局	宿主	伤害严重程度制定和预防死亡
	致病因子	车辆损坏度评价及修复
	环境	公路整治与社会、家庭经济负担

（Haddon 1979 年）

在伤害发生过程的不同阶段，伤害预防应对治病因子、宿主和环境开展有针对性的预防。然而，在实际伤害发生时，往往几个因素和发生时间是交织重叠在一起的，使得不同的伤害种类，发生伤害的形式也有很大差异，这也给伤害的防治工作带来了较大的难度。应在实际工作中，因地制宜，采取综合防制措施，减少伤害的各种损失。

本章小结

自20世纪下半叶，疾病谱发生改变，传染病的发病率和死亡率呈下降趋势，而心脑血管疾病、恶性肿瘤、代谢综合征等慢性非传染性疾病的发病率和死亡率却逐渐上升，慢性病已成为全世界几乎所有国家成人的最主要死因。绝大多数慢性病具有可以治疗但不可能治愈的特性，因此慢性病防治应以预防为主。应明确慢性非传染性疾病（心脑血管疾病、恶性肿瘤、糖尿病）的主要危险因素，并选择科学有效的预防策略和措施。伤害是全球性的、重要的公共卫生问题之一，与感染性疾病、慢性非传染性疾病一起构成危害人类健康的三大疾病负担。伤害的四项干预措施（4项“E”干预）包括工程干预、经济干预、强制干预和教育干预。

（祝丽玲　马　莉）

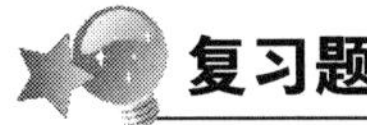

复习题

1. 简述冠心病的危险因素。
2. 糖尿病的预防与控制措施。
3. 试述脑卒中的危险因素。
4. 简述恶性肿瘤的第一级预防措施。
5. 张某，45岁，某机关干部，平日以文字工作为主，不喜欢锻炼，每日抽烟2包，他可能比别人更容易得哪些慢性病？前日体检发现患有糖尿病，请问与他患糖尿病无关的因素是什么？
6. 试述伤害预防措施的四项干预措施（4项“E”干预）。

第十五章

临床与社区预防

学习目标

掌握：临床预防服务、社区卫生服务的概念及其特点；实施临床预防服务的原则健康危险因素评价。

熟悉：健康筛检方法；制定社区卫生服务工作计划的步骤。

了解：社区预防服务效果评价。

第一节　临床预防服务

随着人类疾病谱和健康观念的变革，现代预防从单纯的病因预防，发展到了全方位的三级预防，包括对发病后的早期诊断，在疾病各期进行预防性治疗和预后康复措施的研究。以公共卫生人员为主体的预防也转向以医生为主体的防治相结合的临床预防。临床医护人员除了传统的诊断、治疗和护理患者外，还担负着重要的预防保健任务，即临床预防服务。

一、临床预防服务概念及其意义

（一）临床预防服务的概念

临床预防服务（clinical preventive services）是指由医务人员在临床场所（包括社区卫生服务工作者在家庭和社区场所）对健康者和无症状“患者”的健康危险因素进行评价，实施个性化的预防干预措施来预防疾病和促进健康。临床预防服务是预防医学的重要组成部分，其主要特点是：①服务提供者是临床医务人员；②服务的对象是健康者和无症状“患者”，同时也是针对慢性病的临床个体与群体相结合的预防；③服务的地点是在临床场所（包括社区卫生服务工作者在家庭和社区场所）；④是综合性的三级预防，更加注重第一级和第二级预防的结合；⑤服务的性质是临床和预防一体化的服务。强调社会、家庭、病人共同参与，对社区居民尤其是特殊人群中存在的健康危险因素进行定期健康筛检，进行个性化的健康教育和健康咨询，更注重纠正人们的不良行为和生活方式。

临床医务人员作为临床预防服务的提供者具有的优势是：①临床医务人员与服务对象接

触频繁，朋友式的医患关系能全面评价健康危险因素，制订适当的预防计划；②临床医务人员充分了解服务对象的健康理念、思维模式，有利于帮助个体和家庭改变不良行为和生活方式，能提供更好的临床预防服务；③临床医生是某些新发病例的第一见证人，能善于发现早期健康问题，并可同时采取三级预防措施。

（二）临床预防服务的意义

社会的发展，生活水平的提高，人们的健康观念也越来越强。但许多人对健康和疾病的知识缺乏了解，常常接触一些对健康有害的因素也全然不知，如不良的生活行为方式：酗酒、吸烟、不爱运动以及偏食等，使高血压、糖尿病等慢性病发病率呈上升趋势，甚至年轻化。临床医务人员具有改变这一状况的能力和条件。临床医务人员是医学战线的主体，占整个卫生队伍的大多数，且以其特殊的方式与“患者”直接接触，患者对医务人员的建议也有较大的依从性。医务人员可通过随访了解患者的健康状况和行为变化的情况，及时有针对性地提出预防保健的建议，如病人戒烟、胃镜检查、实施宫颈脱落细胞图片检查等都是在医生的建议和指导下作出的决定。所以，临床预防服务可通过个体健康危险因素的量化评估，制定控制疾病危险因素的措施和实施方案，能有效调动个人改变不良的生活行为方式的积极性和主动性，有利于减少疾病的发生、早期发现疾病并及时治疗，有利于提高患者的生活质量并延长寿命。对解决看病难、看病贵，减少医疗资源支出具有重要意义。

临床预防服务的主要目的是防止疾病的发生、发展和传播，早发现和早治疗疾病，它不仅可以有效阻断疾病的发生和发展，而且可以显著地提高临床疗效。临床预防已成为一项基本的、不可缺少的医疗卫生保健服务。为有效的开展临床预防服务，临床预防服务人员应掌握相关的知识和技能，包括：①掌握组织管理和协调能力，将临床预防与医疗工作结合在一起。对社区各类人群包括职业群体实施危险因素评价，减少人群健康危险因素等各项工作，需要具有有管理组织和协调能力的人来担任；②掌握鉴别和评价个体健康危险因素的方法与技能；③能应用生物、行为和环境的方法，纠正或减少疾病（或）损伤的危险因素，提出个体化的健康处方；④能通过媒体等各种宣传媒介做好健康教育宣传工作，成为社区实施健康教育活动和利用预防策略信息和资源的倡导者；⑤具有评估干预技术的有效性的能力；⑥为医疗机构、社区和政府开展临床预防服务提供科学依据，成为临床预防服务发展和评价的顾问。

二、临床预防服务的主要内容

临床预防服务是医务工作者在对导致健康损害的主要危险因素进行评价的基础上，对病人、健康者和无症状“患者”实施的具体的个体预防干预措施。因此，选择临床预防措施时主要考虑疾病的一级预防和第二级预防，并且是临床医生在常规临床工作中能够提供的服务。其服务内容主要有：健康咨询（health counseling）、健康筛检（health screening）、免疫接种（immunization）和化学预防（chemoprophylaxis）等。

（一）健康咨询

开展健康咨询的目的是为求医者提供健康信息，使求医者自觉地采纳有益于健康的行为和生活方式，消除或减轻影响健康的危险因素，以达到预防疾病、促进健康，并提高生活质量的目的。目前，由于不良行为生活方式导致的慢性病的发病率和死亡率呈上升趋势，而健康咨询是与个体进行交流，开展有针对性的健康教育，以改变咨询对象的行为生活方式，减少危险因素的暴露，阻止疾病的发生发展。医务工作者通过收集求医者的健康危险因素，与求医者共同制定改变不良健康行为的计划，督促求医者执行干预计划等，促使他们自觉地采纳有益于健康的行为和生活方式，消除或减轻影响健康的危险因素。健康咨询是临床预防服务中最重要的内容。包括：劝阻吸烟、倡导有规律的适量运动、平衡膳食、保持正常体重、预防意外事故和伤害、预防 HIV 感染以及预防其他性传播疾病的传播与流行等。

健康咨询的基本原则包括：①建立良好的医患间彼此信任的合作关系，服务者应公平公正地对待每一位服务对象；②使病人了解行为和生活方式与健康之间的关系，并充分估计改变不健康行为的难度；③为咨询对象提供活动指南，所建议的措施病人乐于接受；④根据个性化的特点制定干预计划，同时调动家庭内外资源共同参与干预计划；⑤将临床咨询内容按优先顺序进行，及时地监督、评价和改进。

（二）健康筛检

健康筛检是指运用快速、简便的体格检查或实验室检查以及危险因素监测与评估等手段，在健康人群中发现未被识别的患者或有健康缺陷的人。筛检仅是一种初步检查，而不是诊断。对筛检试验阳性或可疑阳性者，应进一步检查，以便得到准确的诊断和治疗。

许多疾病在出现临床症状与体征之前，体内组织和器官已发生病理改变，到出现临床症状和体征后，体内病理改变以及对身体的损害已经很明显，如能在疾病的早期及时发现并治疗，将会提高疾病的治愈率，减少死亡。筛检的目的就在于早期发现某些可疑疾病，以便进一步诊断和治疗，它属于二级预防的范畴。与一般的健康体检不同的是，临床预防服务的健康筛检针对性强，可根据服务对象年龄性别的不同来确定间隔多久和开展何种疾病筛查。

1. 筛检的原则　为减少不必要医疗资源的浪费，提高筛检的有效性，医务人员在筛检服务时应遵循以下基本原则：①所要筛检的疾病或健康问题应是当地目前重大的公共卫生问题，并具有普遍性；②所要筛检的疾病或健康问题应有有效的治疗方法；③对所要筛检疾病的自然史必须有充分的了解；④筛检方法应具有良好的灵敏度、特异度；⑤筛检技术简便易行、安全可靠，筛查的风险、效果及费用均易被群众接受。

通过筛检能早期发现的疾病有：①高血压；②直肠癌；③无症状性冠状动脉疾病；④乳腺癌；⑤糖尿病；⑥子宫颈癌等。

2. 筛检的途径　筛检的途径主要有：健康体检、周期性健康检查及病例发现三种。

（1）健康体检（health examination）：在我国很多企事业单位，根据单位职工工作性质不同设计了定期体格检查的内容和时间间隔，大多数为一年一次，即年度健康体检（annual health examination）。有条件的单位针对全体职工进行体检，没有条件的单位限定一定年龄以上（例如 50 岁以上）的人群进行体检。这种检查虽可早期发现某些疾病，但也存在着一些问题，例如针对性较差、医生对体检对象健康状况缺乏了解等，由于针对性差又会导致资源浪费的问题。

（2）周期性健康检查（periodic health examination）：周期性健康检查是针对就诊病人的年龄、性别、职业等健康危险因素，由医生根据循证预防服务指南为个体设计健康检查计划。它不同于其他年度健康检查，也不同于因某种需要而进行的体检，因其检查项目的目的性强，能减少不必要的资源浪费。

周期性健康检查是运用格式化的健康检查表格，由医务人员针对不同年龄、性别的人群而进行的健康检查，它着眼于一、二级预防，可以对无症状人群早期诊断一些疾病，降低相关疾病的发病率和死亡率；可以获得某时间、某地区居民的健康状况及影响健康的危险因素等信息。为预防疾病，增进健康、延长寿命提供科学依据。周期性健康检查具有以下优点：①利用病人就诊时实施检查，节省人力、物力和医疗费用；②有针对性和个性化的设计，效率高，效果好；③对各种高危人群和不同年龄、性别的人群进行有针对性的检查，可降低相关疾病的发病率和死亡率；④普及性强，能应用到社区的每一位居民；⑤有利于合理利用卫生资源，维护和促进个人的健康，特别适用于慢性病患者。⑥周期性健康检查是以预防为导向的一项措施，对于不同年龄和性别的人群，例如老年、儿童和妇女围产期等都有相应的特殊检查内容。目前在美国、加拿大的全科医疗服务中，周期性健康检查已取代了年度健康体检。

（3）病例发现（case finding）：又称为机会性筛检（opportunistic screening），是医生了解就诊病人的一些信息之后，对就诊病人实施的一种检查、测试方法。目的是发现病人就诊原因以外的其他疾病或健康问题。例如了解到因感冒前来就医的病人有长期大量吸烟史，应建议其做胸片和血流变的检查；如果是女性患者再建议其做宫颈涂片以检测病人是否有宫颈问题。医生是某些新发病例的第一见证人，病例发现是医生在门诊中易于执行的早期诊断措施。医生要树立大的卫生观，建立发现新发病例的思维模式和方法，为疾病的早期发现奠定坚实的基础。

3. 几种常用的健康筛检方法

（1）粪便潜血实验：可作为大肠癌早期诊断的筛检方法，结合肛门指检和纤维结肠镜检查，往往能早期发现大肠癌。

（2）定期测量血压：可发现早期高血压患者，建议18岁以上成年人既往血压（收缩压/舒张压）<130/85mmHg者，每2年测1次血压。

WHO规定高血压的标准是：①在严格条件下，经两次不同日血压测量，并经一定时间观察证实，血压确实持续升高，达到诊断标准（收缩压大于等于140mmHg，舒张压大于或等于90mmHg）者为高血压；②曾确诊为高血压，现服用降压药，血压虽正常，仍为高血压。确诊高血压还建议应用高血压卡片，卡片的具体内容有：血压水平的定义和分类、预后及其影响因素、高血压分级等，这样使医生诊断更明确，而不易漏诊，同时患者可随时掌握自己的血压情况，有利于健康维护。

（3）宫颈癌筛查方法：①HPV检测：宫颈癌的HPV检出率可达99.7%，通过HPV检测，可预测宫颈癌的发病风险，还可作为随访监测手段，以判断治疗效果；②阴道镜检查：可提高对宫颈癌和癌前病变诊断的准确性。一般进行细胞学检查发现可疑癌细胞的，应进行阴道镜检并取活组织做病理检查进一步确诊。

建议：25岁以上的已婚女性，每3～5年做1次HPV检测，母亲或姐妹患有宫颈癌的高危人群应每年检查1次；40岁以上妇女每1～2年接受1次乳房临床物理检查；35～65岁的男性、45～65岁的女性应定期测定血胆固醇；对3～4岁的幼儿进行1次弱视和斜视检查；对65岁以上老年人进行青光眼筛检；所有50岁以上人群每年进行1次大便隐血试验或不定期乙状结肠镜检查。

（三）免疫接种

1. 概念及意义　免疫接种（immunization）又称预防接种，是指用人工制备的疫苗类制剂（抗原）或免疫血清类制剂（抗体）通过适宜的途径接种到机体，使机体获得对某些疾病的自动免疫或被动免疫，保护易感人群，预防传染病的发生。目前我国进行的免疫接种是根据疫情监测、人群免疫状况分析，以及疾病预防控制规划，并按照国家规定的免疫程序，由培训合格的接种技术人员，给适宜的接种对象进行有计划地接种（称计划免疫）。广义而言，预防接种包括儿童计划免疫；免疫血清类制品的临床治疗和免疫预防；成人常规接种和应急接种等。其中儿童计划免疫是针对某些传染病采取按免疫程序有计划地预防接种，它是一项目的明确、管理科学、措施具体的预防接种。

多年来，由于计划免疫工作的实施，使我国儿童的各种传染病的发病率和死亡率呈下降趋势。目前，在我国儿童免疫接种已形成规范的服务，成人免疫接种项目也逐渐增多并被人们所接受，例如流感疫苗、肺炎疫苗、乙肝疫苗等逐渐被接受和使用。

2. 分类　预防接种制剂按免疫学性质不同可分为：自动免疫制剂和被动免疫制剂两大类，自动免疫制剂为疫苗类制品属于抗原，而被动免疫制剂为免疫血清类制品属于抗体。血清类制品包括抗菌、抗病毒血清、抗细菌毒素和抗动物毒素抗体，虽然有时也用于预防但主要是用于临床治疗。从流行病学观点，通常对传染病采取管理传染源、切断传播途径和提高人群免疫水平等综合措施，而预防接种则是提高人群免疫水平的有效手段。

3. 应用免疫制剂注意事项　预防接种的目的是通过接种自动或被动免疫制剂使个体和群体产生自动或被动免疫力，保护个体和人群不受病原因子的感染而发病。在应用免疫制剂时必须注意以下几点：①选用优质高效的免疫制剂，这是预防接种工作的基本条件和物质基础；②科学正确地使用免疫制剂，医护人员要把握不同免疫制剂正确使用的时机、对象、地域范围等，熟悉免疫制剂的性能和贮运条件及使用方法，使免疫制剂成功地接种到人体，保证人群接种率和免疫成功率；③科学规划，严格管理，精心实施，使群体中持续保持高接种率和高有效率。

（四）化学预防

化学预防指对无症状的人使用药物、营养素、生物制剂或其他天然物质作为一级预防的主要措施，提高人群抵抗疾病的能力，以防治某些疾病的发生。对已出现症状的病人或有既往病史的病人，给予药物治疗疾病不属于化学预防，而有既往病史的人，使用预防性化学物质预防疾病复发则属于化学预防。

常用的化学性预防方法有：阿司匹林预防心脏病、脑卒中；给育龄妇女或孕妇补充含铁物质来降低缺铁性贫血发病率；孕期妇女补充叶酸降低神经管畸形婴儿出生的危险；绝经期妇女用雌激素预防骨质疏松和心脏病；补充碘盐预防缺碘性甲状腺肿；在缺氟地区补充氟预防龋齿等。特别注意的是化学预防应在医生的指导下进行，使用雌激素和阿司匹林尤其要注意禁忌证和副作用。

对于绝经期后妇女单独使用雌激素，或与孕激素联合使用雌激素替代疗法，可以有效地降低骨质疏松性骨折和缺血性心脏病的患病率。但有乳腺癌病史、现患乳腺癌者禁用此方法。患有子宫内膜癌、未明确诊断的异常阴道流血和活动性血栓性静脉炎者也被认为是相对禁忌证。服用阿司匹林可以降低冠心病的发病率；还可以有效地预防多种肿瘤。阿司匹林作为化学预防药物，其主要副作用是引起出血性疾病，据此也应正确地评估其禁忌证后再决定用量，使用后应注意随访和监测。

（五）实施临床预防服务的原则

1. 以健康教育和健康咨询为先导　由于常年生活的积累，许多人养成了各种不良的行为生活方式，例如吸烟、酗酒、不爱运动、偏食、喜欢吃油腻的食物等。这些不良的行为生活方式是某些慢性病发病的危险因素。只有控制减少这些危险因素才能减少疾病的发病率和死亡率。我们可以通过对服务对象进行健康教育、健康咨询，让“病人”知道不良的行为生活方式对健康的危害，提高“病人”的健康保护意识，帮助其改变不良的行为生活方式，达到降低各种疾病的发病率和死亡率的目的。例如指导“病人”定期测血压以早期发现高血压，发现有高血压时要看医生，在治疗中要遵从医嘱，坚持正确用药并配合饮食和运动等，可以早期发现疾病并及时治疗疾病，延缓病情，减少后遗症、伤残和死亡。所以，健康教育和健康咨询是非常积极和有意义的服务项目。而对筛检来说，有些检测方法只有当疾病发展到一定程度，病理改变比较明显时才能检出。这时机体的病理改变过程已是不可逆阶段，即使采取一些预防措施，改变不良的行为生活方式以及用一些化学预防措施，都不会解决什么问题，其效果也非常不好。所以，健康教育和健康咨询比筛检和化学性预防更积极、更主动，产生的社会效益和经济效益更显著，更具有实际意义。

2. 重视危险因素的收集　临床预防服务的基础是全面收集个人健康相关信息，这将有利于对危险因素的评估，为一级预防提供科学依据。所以，医护人员要提高收集危险因素的意识，不放过每一次收集危险因素的机会。

3. 医患双方共同参与　医务人员要在“病人”共同参与的条件下制定个人健康实施计划，这样的计划符合“病人”的实际要求，更易于接受。但我们也必须强调让“病人”自愿接受计划，而不是命令“病人”必须遵从，只有和患者建立伙伴关系、朋友关系，赢得“病人”的信任，才能使“病人”加强改变某些不良行为生活方式的信心。例如戒烟、增加运动、改变不良饮食习惯以及其他不良行为生活方式等主要依靠“病人”自我控制。医务人员只能提供与行为有关的危险因素的信息，鼓励他们做出改变不良行为生活方式的具体建议和策略，但最终是否改变则取决于“病人”而不是医务人员。所以患者的参与和认同是非常重要的。

4. 建立综合性和连续性干预措施　每个人的不良行为生活方式是多年积累形成的，根深蒂固，具有很强的惰性。要使其戒除必须要全面了解“病人”的过去史，了解“病人”的健康意识和自我管理干预能力，根据个体特点与“病人”共同制定有针对性、可行的综合性的健康维护方案，同时给予连续的随访、督导或修正。

5. 遵循个性化原则实施临床预防服务　由于个体差异、生活习惯不同、接触的环境不同，每个人所接触疾病的危险因素也不同。必须根据个性化的特点，建立健康咨询内容、方式；制定改变不良行为生活方式可行性方案；制定相应的疾病筛检策略等，使危险因素的干预措施更具有针对性和可行性，更合理地选择健康筛检的内容，提高临床预防服务的质量。

三、健康危险因素评价

危险因素（risk factor）是指存在于机体内外，能使人群疾病发生或死亡概率增加的因素。健康危险因素评价（health risk assessment）是指从个体或群体健康信息咨询或调查、体检和实验室检查等过程中收集、整理、分析各种与健康相关的危险因素信息，为进一步开展有针对性的干预措施提供依据。

健康危险因素评价，要根据流行病学暴露-效应关系和暴露-反应关系原理将有关的个体危险因素定量地与其健康损害效应之间进行分析，找出其规律性，以便采取干预措施，有效地控制危险因素，达到维护和促进健康的目的。医学科学实践使我们认识到，许多疾病的发生和发展往往不是单一因素所致，而是由多个危险因素长期累积、共同作用的结果。如何鉴别这些危险因素，是预防和控制相关疾病的核心，健康危险因素评价就是阐明这一问题的关键。在临床预防服务中，服务的对象大多数是健康者和无症状“患者”，他们自我感觉没有什么症状或体征，也没有发生特定的任何疾病，这就需要医务人员建立危险因素与疾病关系的思维模式，将病人的危险因素与未来可能发生的主要健康问题联系起来，根据不同个体存在的主要危险因素以及可能导致的疾病，选择必要的检查项目进行筛检。避免常规性的、不必要的检查项目，这样既减少不必要的资源浪费，同时也有利于医务人员利用更多的时间仔细采集健康相关信息和病史，减少对实验室等诸多检查项目结果的依赖。

危险因素包括不良的行为（如吸烟、酗酒等）、疾病家族史、不良环境暴露史、有关的职业史、不良生活事件等。过去或目前的疾病状态和症状同样也会增加个体患病的机会。健康危险因素评价不应独立于临床工作的常规诊疗过程，而应该成为临床医生采集病史、体检和实验室检查中不可缺少的一部分。

第二节　社区卫生服务

随着医学模式的转变，传统的以医院为基础，以“守门待患”为主要服务方式的医学服务模式正在经历着世界性的变革。要保障人民群众享有基本的医疗服务和提高全体人民的健康水平，我国就必须改革现行的医疗卫生服务模式，开展社区卫生服务，将社区卫生工作落实于广大基层人民群众。将初级卫生保健和社区医学有机地结合到基层医疗实践中。社区积极参与，保证医疗预防保健服务的可行性，在更大的程度上通过调动社区各方面的积极性，主动承担起维护社区居民健康的责任。

一、社区卫生服务的概念及特点

（一）概念

社区卫生服务（community health care）是社区建设的重要组成部分，是在政府领导、社区参与、以基层卫生机构为主体，全科医师为骨干，合理使用社区资源和适宜技术；以人的健康为中心、家庭为单位、社区为范围、需求为导向；以妇女、儿童、老年人、慢性病人、残疾人以及贫困居民等为服务重点；以解决社区主要卫生问题、满足基本卫生服务需求为目的，融预防、医疗、保健、康复、健康教育和计划生育技术服务功能等为一体的，有效、经济、方便、综合、连续的基层卫生服务。社区卫生服务是现代医学服务模式转变的一个重要标志。

（二）特点

社区卫生服务作为以门诊为主的初级卫生保健，是社区大多数居民就医时最先接触的医疗保健服务，是整个卫生服务体系的门户和基础。社区卫生服务可以对常见病以及疾病的早期、功能性问题、心理健康问题等提供便捷、经济、科学有效的诊疗护理和预防保健服务。社区卫生服务具有以下特点：

1. 以人为本的全科医学特性的服务

（1）人格化服务（personalized care）：社区卫生服务更注重研究病人的个性并针对个性实施诊疗措施。医患之间建立亲密的关系，从个体生理、心理行为、社会环境和自然环境中寻找影响健康和疾病的因素来解决问题。

（2）综合性服务（comprehensive care）社区卫生服务的对象不分年龄、性别、健康人或不同疾病类型的病人；服务内容包括医疗、预防、康复和健康促进；服务层面包括生理、心理和社会文化各个方面；服务范围包括个人、家庭和社区。

（3）持续性服务（continuity of care）：社区持续性服务的特点体现在“从生到死”的全过程服务。就人生阶段而言，从围产期保健开始到濒死期的临终关怀；从健康到疾病发生发展的各阶段，即：从健康危险因素的预防、潜在期的早期发现，到机体功能失调、疾病发生、演变、康复等各个时期。

（4）协调性服务（coordinated care）：社区卫生服务工作中应掌握各级各类医疗卫生机构和专家的信息、家庭和社区支持服务系统的信息，并与之保持经常性的良好关系，做好各方面关系协调，以便为居民提供援助性的保健服务。

（5）可及性服务（accessible care）：意味着社区居民在任何情况下需要医疗卫生服务时都能够及时得到，包括健康指导和咨询、方便可靠的基本医疗设施、固定的医疗关系、有效的预约系统、节假日的医疗卫生服务、确切的病情档案、亲密医患关系和可接受的经济支出等。

2. 以家庭为单位的服务　家庭可通过遗传、环境、情感反应、社会化服务等途径影响个人健康，个人健康问题也可以通过各种媒介影响家庭的其他成员乃至整个家庭的结构和功能；当家庭因资源缺乏或沟通不良时而导致功能失调，甚至陷入危机时，将会影响健康或造成疾病；家庭又是诊治病人的重要场所和可利用的有效资源。因此，以家庭为单位的医疗保健服务，是社区卫生服务区别于其他形式卫生服务的重要特点。

3. 以预防为导向的卫生服务　以预防为导向（preventive medicine-oriented）的社区卫生服务对个人、家庭和社区健康问题的整体负责与全程控制，实施三级预防的策略措施，使“预防为主”的思想得以真正落实。在社区中开展经常性的健康体检、计划免疫、健康教育，将预防工作结合到日常医疗服务工作中去，让社区居民实现“有病早医、无病早防”，特别是面对如“SARS”这样的新发传染病能做到“早发现、早报告、早隔离、早治疗”，并将有关措施规范化、制度化、使卫生工作获得更多的主动性。

4. 以团队合作方式的卫生服务　社区卫生服务强调的是团队合作，而不是个人行为。由全科医生和社区护士为主体，将与社区卫生服务工作有关的人员、机构、部门联合在一起，发挥集体优势、互相支持、分工协作、交流学习，从而全面保证对病人和社区居民的医疗、预防、康复及健康促进等任务的实施。各项公共卫生突发事件的经验证明，解决重大、突发性公共卫生问题时，必须在社区建立严密的疫情监测体系和防治网络，即预防控制网、流行病学调查网和督察网等。

二、社区卫生服务的主要工作

（一）社区居民参与的动员

社区动员（social mobilization）是通过宣传动员，发动社区居民广泛参与，来促进社区健康发展目标的实现。社区医务工作者是社区卫生服务的提供者，但单独依靠社区医务工作者是不够的，还需要全社会的积极参与。因此，要做好社区的预防服务工作，社区动员是第一阶段，也是非常必要的阶段。通过这一阶段的动员工作，能充分得到群众的参与和支持，是社区预防服务工作成功的基础，也是社区卫生服务能否可持续发展的关键。

（二）社区诊断

社区诊断（social diagnosis）是运用社会学、流行病学和人类学等研究方法，收集社区必要的卫生保健信息，找出社区存在的主要公共卫生及健康问题，通过实施卫生行动计划，充分利用社区现有的卫生资源来解决社区的主要卫生问题的全过程。

社区诊断是制定卫生政策、合理配置卫生资源的重要依据。要做好社区卫生服务，首先要有一个完整、全面的社区卫生保健问题诊断，以了解社区居民对卫生保健服务的需求，从而制定出有效的卫生保健服务计划。社区卫生保健问题诊断的主要目的，实际上就是通过对大量的调查数据分析，找出服务对象最重要、最关心、急需解决的医疗卫生问题。

社区卫生保健问题诊断的主要内容通常包括四个方面：①查明社区存在的卫生保健问题及其范围；②确定需要优先解决的社区卫生保健问题，包括确定需要优先解决的健康问题和确定应该干预的目标人群；③查明优先社区卫生保健问题的必须和辅助原因；④明确社区可供利用的资源，社区卫生服务的资源可以来自卫生部门、政府、社区及其他组织等，并弄清哪些资源是可以利用的，哪些资源是尚待开发利用的。

1. 社区诊断的目的

（1）确定社区的主要健康问题及社区的需要和需求。确定优先解决的问题有哪些，并排列顺序。

（2）找出社区健康问题产生的主要原因及影响因素。

（3）掌握并发掘社区资源，评估社区具备解决问题的能力。

（4）根据社区居民需求状况、资源的可利用程度，确定解决问题的优先顺序。

（5）为制定社区卫生计划提供依据和参考，评价卫生计划执行的情况和效果。

2. 社区诊断的内容

（1）社区的自然环境状况：通过现场调查、回顾性描述，对社区的地理位置、范围、地貌、自然灾害发生情况、绿化、耕地、一般气候、人口居住条件、卫生设施和卫生条件等环境污染情况进行了解，为制定社区卫生计划提供依据。

（2）社区的人口学特征：总人口数、年龄及性别分布（出生率、死亡率、人口自然增长率、平均寿命、种族特征等）。

（3）社区的人文、社会环境状况：当地的传统习俗、宗教、迷信、文化遗产、教育水平；社区的管理机构、模式；当地的经济产业结构、消费水平、发展潜力；文化活动、娱乐场所、精神文明建设、社会治安等情况。

（4）社区健康状况：社区健康问题的分布及构成；各种疾病的发病率和患病率、病残率等；社区疾病谱、年龄、性别、职业构成比；因病缺勤率、就诊率和医疗费用支出情况等。

（5）社区资源：医院、私人诊所、爱卫会、政府机构、工厂、学校、社会福利机构、养老院、幼儿园、文化娱乐场所等建设情况。还应了解政府、集体、企业、个人对卫生事业的投入及合作医疗基金等，应考虑这些资金的到位情况和可用程度。

（6）社区可动员的潜力：了解群众追求健康、自我保健意识、自我保健能力，改善就医行为、健康信念模式等。有针对性地从多方面激发群众主动参与，为自己健康负责的积极性和责任心。

3. 社区诊断的资料来源

（1）现有的相关资料：例如派出所的人口有关的资料、政府机构的社会、文化经济等方面的资料、卫生行政部门的有关卫生统计资料等。这些资料容易获取，适用于初期的社区诊断，但比较肤浅，针对性较差。

（2）社区调查和社区筛检：社区调查和社区筛检得到的资料准确，实用、全面、可靠，但耗费人力、物力、财力，只有十分必要时才可以开展此项工作。

（3）门诊医疗记录和个人、家庭健康档案、患者的病历档案等。

（4）居民反映的情况，与居民接触时了解的情况以及其他部门的总结报告等。

（三）社区卫生服务工作计划

社区卫生服务工作计划是根据社区预防服务工作的实际情况和存在问题，为在一定的时间内达到某一个目标，科学地制订行动计划。在社区预防服务工作计划中应当利用社区诊断发现问题和找出产生这些问题的原因，从解决这些问题的各种方案中选择出最适宜的解决方法，同时特别要明确在特定时间内进行什么样的工作，谁来负责，以确保整个计划的顺利实施。社区卫生服务工作计划的制订包括以下几个步骤：

1. 确定工作目标　对于社区卫生服务工作来说，制定目标首先要明确面临的问题，并确定问题的主次，预期达到的结果以及计划完成的时间。

2. 确定项目实现的场所和机构　包括卫生保健机构、学校、工作场所、居民区等。服务实施的机构应具备开展社区卫生服务工作的能力和环境条件。

3. 明确有关资料的收集方法　可以根据目的，采用定性和定量相结合的方法来收集相应的资料。

4. 设计活动计划　活动计划的内容应尽可能全面、细致，一般将要做的工作分为四个阶段：准备阶段、任务布置阶段、计划实施阶段以及结果评价阶段。计划的设计要符合医疗保健制度和居民的卫生服务需求，同时要尊重社区管理机构的意见。

（四）解决社区常见的健康问题

社区卫生工作者通过社区调查和进行社区诊断，掌握了社区人口构成、疾病谱、死因谱、常见病的患病率和发病率等指标，明确了社区的卫生需要、主要健康问题和可利用的卫生资源。通过开展健康教育和健康咨询，为居民开设健康教育课程或讲座，设立健康教育宣传栏，定时播放健康教育录像，对重点慢性病进行生活质量评价和保健指导，开设家庭病床，开展周期性健康体检，建立“社区健康促进”各种组织，并定时开展活动。通过多种形式解决社区常见的多发病、慢性病、心理障碍等常见的健康问题。

（五）建立健康档案

建立个人、家庭及社区健康档案，是社区卫生服务站点的重要特征。应符合“完整、准确、及时”的基本要求，同时要做好健康档案的归类、保存等工作，实行计算机管理，为开展社区卫生服务工作奠定基础。

三、社区预防服务效果评价

评价是根据预先确定的目标，对于整个项目的各项活动的发展和实施、适合程度、效率、效果、费用等进行分析比较，判断预先设定的目标是否达到及达到的程度，为决策和参与者提供有价值的反馈信息，以改进和调整项目的实施。评价有助于总结经验、吸取教训，改进计划的不足之处。

评价主要包括形成评价（又称适宜度评价）、过程评价和效果评价。

1. 形成评价（formative evaluation）　是对要实施项目的合理性、可行性以及科学性进行评价。

2. 过程评价（process evaluation）　即各项活动跟踪过程的评价。过程评价贯穿于项目的每一个阶段之中，包括对设计、组织、实施过程、管理、工作人员工作情况等进行评价。它可以了解是否按计划的程序进行，计划活动中存在什么缺陷及应该如何改进等，要及时了解项目实施的进展，以保证计划的成功是非常重要的。

3. 效果评价（effectiveness evaluation）　评价计划是否达到预期目的。效果评价包括：①近期效果评价：主要为知识、信念、态度的评价；②中期效果评价：主要为行为的评价；③远期效果评价：目的是评价项目实施后对最终目的或结果的作用，即项目执行的长期效果。主要为项目内容中有关的健康状况，疾病的发病率、死亡率，生活质量与生活环境的改善等方面的评价。

本章小结

本章就临床预防服务和社区卫生服务的基本概念、基本内容，基本方法等方面进行了讲解。重点阐述了临床预防服务的内容、方法及原则；社区卫生服务的内容、社区卫生服务工作计划制定等。学习本章后，使学生能够掌握临床预防服务、社区卫生服务的基本概念及其特点；应用健康筛检方法指导服务对象有针对性地进行健康筛检；在服务对象的参与下建立个体化健康处方并进行有效的实施，较好的改变不良的行为生活方式，从而做到疾病的早期预防。

（高晓华）

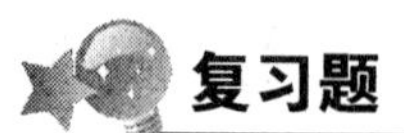

复习题

1. 案例：王某，男，67岁，五年前，因腿疼到医院看过病，当时医生怀疑是腰椎间盘压迫症状，王某也没再做任何检查就回家按腰椎间盘突出治疗、保养。到2012年8月王某因不能行走（走100米就得休息）来医院就诊，后医生诊断为双下肢动脉栓塞。进行血管支架术治疗并出院，出院后遵医嘱用抗凝药物，6个月后患者因脑干出血而死亡。

后来通过家属了解到，该患者平时吸烟（每天一盒半），年轻时也经常有饭局，常饮酒（每次饮酒一斤左右）。一年前发现血压很高，达到180mmHg/145mmHg，但患者并没有什么自觉症状，所以也没系统地服用降压药。

根据此病例请回答以下问题：

（1）王某第一次就诊存在什么问题，医生是否有责任，医生哪些方面做得不对，应该怎么做？

（2）患者有哪些不良的生活习惯，对健康有哪些影响？如何进行早期预防？

（3）这个案例给医生的启示是什么？

第十六章

突发公共卫生事件

学习目标

掌握：突发公共卫生事件的概念与特征。

熟悉：突发公共卫生事件分类、分级及应急处置的原则与程序。

了解：我国突发公共卫生实践的相关政策。

自2002年11月开始，SARS疫情席卷30余个国家和地区；2009年4月墨西哥、美国暴发甲型H1N1流感，随后在全球蔓延；2011年5月德国发生肠出血性大肠杆菌 O_{104}:H_4 感染引起的暴发疫情，2013年3月，中国上海等地发生H7N9新型禽流感。面对近年来不断发生的突发公共卫生事件，其威胁公众健康、社会安全并造成巨大的经济负担，许多国家已将其列为重要的公共卫生问题。

第一节　突发公共卫生事件概述

一、突发公共卫生事件定义

2003年5月7日，国务院第7次常务会议通过《突发公共卫生事件应急条例》，并于2003年5月9日公布实施。《突发公共卫生事件应急条例》中指出，突发公共卫生事件（public health emergencies）是指突然发生，造成或者可能造成社会公众健康严重损害的重大传染病疫情、群体性不明原因疾病、重大食物和职业中毒以及其他严重影响公众健康的事件。

（一）突发公共卫生事件的主要特征

1. 突发性　事件多为突然发生，甚至事先没有预兆，很难预测事件发生的时间、地点和程度，事件发生的过程难以预测其危害程度、波及范围、发展速度、趋势和结局等。因此，对于突发公共卫生事件，虽然可能存在着发生征兆和预警机会，但往往很难作出准确的预警和及时的识别。

2. 群体性　突发公共卫生事件不仅关系到个人，甚至社区、社会等层面，其影响和涉及的主体具有群体性和社会性。事件发生后，波及范围广，尤其是传染病突发事件，通常不仅局限于某个地域，而且是跨地区甚至跨国界的。在较长时间里对人们的心理产生影响，对公众身心健康造成严重损害，还可能扰乱社会稳定，影响政治、经济、文化等诸多领域，具有公共卫生属性。

3. 多样性　引发公共卫生事件的因素多种多样，例如生物因素、自然灾害、重大传染病疫情等，因此其表现形式呈现多样性。

4. 危害性　由于突发公共卫生事件对公众的健康和生命安全产生重大威胁，造成的危机往往涉及社会诸多方面，如社会危机、经济危机、政治危机、价值危机等。

5. 隐匿性　造成突发事件发生的诱因常常是自然因素与人为因素共同作用的结果，事件的发展通常是从自然因素开始，再由人为因素促成突发公共卫生事件的发生。而诸多的诱因在发生事件时却是隐匿的、不明原因的，这为突发公共卫生事件的预防造成了很大的难度。

6. 复杂性　突发公共卫生事件发生突然，发展过程难以预测，其处置时也很难使用统一的模式。在复杂的事态发展变化过程中，应对者必须果断决策，迅速干预。

（二）突发公共卫生事件的分期

1. 潜伏期　突发公共卫生事件发生前的前兆期或酝酿期。

2. 暴发期　事件发生期。

3. 处理期　事件控制期。

4. 恢复期　事件平息期。

二、突发公共卫生事件的分类与等级

（一）突发公共卫生事件的分类

根据突发公共卫生事件的定义，可将突发公共卫生事件分为以下四类。

1. 重大传染病疫情　指某种传染病在短时间内发生、波及范围广泛，出现大量的病人或死亡病例，其发病率远远超过常年的发病率水平的情况。主要指病毒、细菌、寄生虫等病原微生物导致的传染病暴发、流行。

2. 群体不明原因疾病　指在短时间内某个相对集中的区域内同时或者相继出现的、具有共同临床表现的多位患者，且病例不断增加、范围不断扩大，又暂时不能明确原因的疾病。

3. 重大食物和职业中毒　指由于食品污染和职业危害的原因而造成的人数众多或者伤亡较重的中毒事件。

4. 其他严重影响公众健康的事件　包括自然灾害、事故灾难、突发社会安全事件引发的健康问题；三恐事件（如生物、化学、核辐射等恐怖袭击事件）；动物疫情；其他严重影响公众健康和生命安全的事件（如预防接种、预防性服药后出现群体性异常反应）。

（二）突发公共卫生事件的分级

根据突发公共卫生事件性质、危害程度、涉及范围，突发公共卫生事件划分为四级：特别重大（Ⅰ级）、重大（Ⅱ级）、较大（Ⅲ级）和一般（Ⅳ级）。

1. 有下列情形之一的为特别重大突发公共卫生事件（Ⅰ级）：

（1）肺鼠疫、肺炭疽在大、中城市发生并有扩散趋势，或肺鼠疫、肺炭疽疫情波及两个以上省份，并有进一步扩散的趋势。

（2）发生传染性非典型肺炎、人感染高致病性禽流感病例，并有扩散趋势。

（3）涉及多个省份的群体性不明原因疾病，并有扩散趋势。

（4）发生新传染病，或我国尚未发现的传染病发生或传入，并有扩散趋势，或发现我国已消灭的传染病重新流行。

（5）发生烈性病菌株、毒株、致病因子等丢失事件。

（6）周边以及与我国通航的国家和地区发生特大传染病疫情，并出现输入性病例，严重危及我国公共卫生安全的事件。

（7）国务院卫生行政部门认定的其他特别重大突发公共卫生事件。

2. 有下列情形之一的为重大突发公共卫生事件（Ⅱ级）：

（1）在一个县（市）行政区域内，一个平均潜伏期内（6天）发生5例以上肺鼠疫、肺炭疽病例，或者相关联的疫情波及2个以上的县（市）。

（2）发生传染性非典型肺炎、人感染高致病性禽流感疑似病例。

（3）腺鼠疫发生流行，在一个市（地）行政区域内，一个平均潜伏期内多点连续发病20例以上，或流行范围波及2个以上市（地）。

（4）霍乱在一个市（地）行政区域内流行，1周内发病30例以上，或波及2个以上市（地），有扩散趋势。

（5）乙类、丙类传染病波及2个以上县（市），1周内发病水平超过前5年同期平均发病水平2倍以上。

（6）我国尚未发现的传染病发生或传入，尚未造成扩散。

（7）发生群体性不明原因疾病，扩散到县（市）以外的地区。

（8）发生重大医源性感染事件。

（9）预防接种或群体性预防性服药出现人员死亡。

（10）一次食物中毒人数超过100人并出现死亡病例，或出现10例以上死亡病例。

（11）一次发生急性职业中毒50人以上，或死亡5人以上。

（12）境内外隐匿运输、邮寄烈性生物病原体、生物毒素造成我境内人员感染或死亡的。

（13）省级以上人民政府卫生行政部门认定的其他重大突发公共卫生。

3. 有下列情形之一的为较大突发公共卫生事件（Ⅲ级）：

（1）发生肺鼠疫、肺炭疽病例，一个平均潜伏期内病例数未超过5例，流行范围在一个县（市）行政区域以内。

（2）腺鼠疫发生流行，在一个县（市）行政区域内，一个平均潜伏期内连续发病10例以上，或波及2个以上县（市）。

（3）霍乱在一个县（市）行政区域内发生，1周内发病10～29例或波及2个以上县（市），或市（地）级以上城市的市区首次发生。

（4）一周内在一个县（市）行政区域内，乙、丙类传染病发病水平超过前5年同期平均发病水平1倍以上。

（5）在一个县（市）行政区域内发现群体性不明原因疾病。

（6）一次食物中毒人数超过100人，或出现死亡病例。

（7）预防接种或群体性预防性服药出现群体心因性反应或不良反应。

（8）一次发生急性职业中毒10～49人，或死亡4人以下。

（9）市（地）级以上人民政府卫生行政部门认定的其他较大突发公共卫生事件。

4. 有下列情形之一为一般突发公共卫生事件（Ⅳ级）：

（1）腺鼠疫在一个县（市）行政区域内发生，一个平均潜伏期内病例数未超过10例。

（2）霍乱在一个县（市）行政区域内发生，1周内发病9例以下。

（3）一次食物中毒人数30～99人，未出现死亡病例。

（4）一次发生急性职业中毒9人以下，未出现死亡病例。

（5）县级以上人民政府卫生行政部门认定的其他一般突发公共卫生事件。

为及时、有效地预警，应对突发公共卫生事件，各省、自治区、直辖市人民政府卫生行政部门可结合本行政区域突发公共卫生事件实际情况，应对能力等，对较大和一般突发公共卫生事件的分级标准进行补充和调整，各地区修改后的分级标准要报本省、自治区、直辖市人民政府和国务院卫生行政部门备案。国务院卫生行政部门可根据情况变化和实际工作需要，对特别重大和重大的突发公共卫生事件的分级标准进行补充和调整，报国务院备案并抄送各省、自治区、直辖市人民政府。

第二节 突发公共卫生事件应急与处置

一、突发公共卫生事件应急管理系统

近年来，我国突发公共卫生事件发生的频率和危害程度日益增加，政府已意识到加快建设和完善突发公共卫生事件应急管理系统的重要性。2003年是国家加强应急管理的起步之年，2003年公布实施《突发公共卫生事件应急条例》。2005年提出以“一案三制”为核心，全面推进应急管理工作，国务院印发四大类专项应急预案、部门预案和省级总体应急预案也相继发布。2006年在“一案三制”基础上，进一步全面加强应急能力的建设。2006年1月，国务院授权新华社全文播发《国家突发公共事件总体应急预案》；2006年2月，新华社又发布了公共卫生类突发公共事件专项应急预案。2007年应急管理工作向纵深进一步推进，推出《国务院关于全面加强应急管理工作的意见》，不断地夯实卫生应急在内的应急管理基础，应急管理逐步走向依法、科学、常态管理的阶段。卫生部积极贯彻国务院的决定，坚持着“居安思危、预防为主”的方针，坚持预防与处置并重，常态与非常态结合的原则，使我们国家的卫生应急工作在制度建设、机制完善、能力提高方面得到长足的发展。2012年11月，首届中国卫生应急学术论坛在北京开幕。时任卫生部副部长徐科在论坛开幕式上指出，我国通过强化监测与预警、信息报告与发布、应急处置等环节，加强预案、队伍、物资储备等方面建设，目前已初步建立突发公共事件卫生应急体系。经过近10年发展，目前我国初步建立了统一领导、综合协调、分类管理、分级负责、属地管理的卫生应急管理体制；在全球首创传染病和突发公共卫生事件网络直报系统，国家、省、地市、县级卫生应急指挥决策平台正在建立；组建了紧急医学救援、传染病防控、中毒事件处置、核和辐射事件医学应急四大类共27支国家级卫生应急队伍。

（一）突发公共卫生事件相关法规

1.《突发公共卫生事件应急条例》　为了有效预防、及时控制和消除突发公共卫生事件的危害，保障公众身体健康与生命安全，维护正常的社会秩序，国务院依照《中华人民共和国传染病防治法》和其他有关法律的相关规定，制定了本条例，以在我国建立起“信息畅通、反应快捷、指挥有力、责任明确”的处理突发公共卫生事件的应急法律制度。《突发公共卫生事件应急条例》共6章、54条，包括总则、预防与应急准备、报告与信息发布、应急处理、法律责任、附则。

2.《国家突发公共事件总体应急预案》《国家突发公共事件总体应急预案》（以下简称总体预案）。总体预案编制目的是“提高政府保障公共安全和处置突发公共事件的能力，最大限度地预防和减少突发公共事件及其造成的损害，保障公众的生命财产安全，维护国家安全和社会稳定，促进经济社会全面协调、可持续发展”。总体预案是全国应急预案体系的总纲，明确了各类突发公共事件分级分类和预案框架体系，规定了国务院应对特别重大突发公共事件的组织体系、工作机制等内容，是指导预防和处置各类突发公共事件的规范性文件。

3.《国家突发公共卫生事件应急预案》　该应急预案由总则，应急组织体系及职责，突发公共卫生事件的监测、预警与报告，突发公共卫生事件的应急反应和终止，善后处理，突发公共卫生事件应急处置的保障，预案管理与更新，附则共八个部分组成。

依据《中华人民共和国传染病防治法》、《中华人民共和国食品安全法》、《中华人民共和国职业病防治法》、《中华人民共和国国境卫生检疫法》、《突发公共卫生事件应急条例》、《国内交通卫生检疫条例》和《国家突发公共事件总体应急预案》，制定本预案。其编制目的：有效预防、及时控制和消除突发公共卫生事件及其危害，指导和规范各类突发公共卫生事件的应急处置工作，最大限度地减少突发公共卫生事件对公众健康造成的危害，保障公众身心健康与生命安全。本预案适用于突然发生，造成或者可能造成社会公众身心健康严重损害的重大传染病、群体性不明原因疾病、重大食物和职业中毒以及因自然灾害、事故灾难或社会安全等事件引起的严重影响公众身心健康的公共卫生事件的应急处理工作。

应急组织体系由应急指挥机构、日常管理机构、专家咨询委员会、应急处理专业技术机构组成。其中，应急指挥机构包括全国和省级突发公共卫生事件应急指挥部，分别对重大突发公共卫生事件和行政区域内突发公共卫生事件作出决策和处理；国务院卫生行政部门设立卫生应急办公室（突发公共卫生事件应急指挥中心），负责全国突发公共卫生事件应急处理的日常管理工作，省级、市（地）级和县级要指定突发公共卫生事件的日常管理机构，负责本行政区域或本系统内突发公共卫生事件应急的协调、管理工作；国务院卫生行政部门和省级卫生行政部门负责组建突发公共卫生事件专家咨询委员会（卫生部2006年1月23日成立了国家突发公共卫生事件专家咨询委员会）；医疗机构、疾病预防控制机构、卫生监督机构、出入境检验检疫机构是突发公共卫生事件应急处理的专业技术机构。

国家建立统一的突发公共卫生事件监测、预警与报告网络体系。各级医疗、疾病预防控制、卫生监督和出入境检验检疫机构负责开展突发公共卫生事件的日常监测工作；各级人民政府卫生行政部门根据监测信息及时做出预警。发生突发公共卫生事件时，事发地的县级、市（地）级、省级人民政府及其有关部门按照分级响应的原则，作出相应级别应急反应。突发公共卫生事件应急处理要采取边调查、边处理、边抢救、边核实的方式，以有效措施控制事态发展。该应急预案对各级人民政府、卫生行政部门、医疗机构、疾病预防控制机构、卫生监督机构、出入境检验检疫机构和非事件发生地区的应急反应措施以及什么条件下终止应急反应都作出了具体的规定。该预案强调，突发公共卫生事件应急处理应坚持预防为主，平战结合，各相关部门要从技术、物资与经费、通信与交通、法律以及对社会公众的宣传教育等方面予以保障。

4.《国家突发公共事件医疗卫生救援应急预案》 该预案由总则、医疗卫生救援的事件分级、医疗卫生救援组织体系、医疗卫生救援应急响应和终止、医疗卫生救援的保障、医疗卫生救援的公众参与、附则7个部分组成。

依据《中华人民共和国传染病防治法》、《中华人民共和国食品安全法》、《中华人民共和国职业病防治法》、《中华人民共和国放射性污染防治法》、《中华人民共和国安全生产法》以及《突发公共卫生事件应急条例》、《医疗机构管理条例》、《核电厂核事故应急管理条例》和《国家突发公共事件总体应急预案》，制定本预案。其编制目的：保障自然灾害、事故灾难、公共卫生、社会安全事件等突发公共事件发生后，各项医疗卫生救援工作迅速、高效、有序地进行，提高卫生部门应对各类突发公共事件的应急反应能力和医疗卫生救援水平，最大程度地减少人员伤亡和健康危害，保障人民群众身体健康和生命安全，维护社会稳定。本预案适用于突发公共事件所导致的人员伤亡、健康危害的医疗卫生救援工作。工作原则：统一领导、分级负责；属地管理、明确职责；依靠科学、依法规范；反应及时、措施果断；整合资源、信息共享；平战结合、常备不懈；加强协作、公众参与。

根据突发公共事件导致人员伤亡和健康危害情况将医疗卫生救援事件分为特别重大（Ⅰ级)、重大（Ⅱ级)、较大（Ⅲ级）和一般（Ⅳ级）四级。

Ⅰ级：特别重大事件

（1）一次事件出现特别重大人员伤亡，且危重人员多，或者核事故和突发放射事件、化学品泄漏事故导致大量人员伤亡，事件发生地省级人民政府或有关部门请求国家在医疗卫生救援工作上给予支持的突发公共事件。

（2）跨省（区、市）的有特别严重人员伤亡的突发公共事件。

（3）国务院及其有关部门确定的其他需要开展医疗卫生救援工作的特别重大突发公共事件。

Ⅱ级：重大事件

（1）一次事件出现重大人员伤亡，其中死亡和危重病例超过5例的突发公共事件。

（2）跨市（地）的有严重人员伤亡的突发公共事件。

（3）省级人民政府及其有关部门确定的其他需要开展医疗卫生救援工作的重大突发公共事件。

Ⅲ级：较大事件

（1）一次事件出现较大人员伤亡，其中死亡和危重病例超过3例的突发公共事件。

（2）市（地）级人民政府及其有关部门确定的其他需要开展医疗卫生救援工作的较大突发公共事件。

Ⅳ级：一般事件

（1）一次事件出现一定数量人员伤亡，其中死亡和危重病例超过1例的突发公共事件。

（2）县级人民政府及其有关部门确定的其他需要开展医疗卫生救援工作的一般突发公共

事件。

医疗卫生救援组织机构包括：各级卫生行政部门成立的医疗卫生救援领导小组、专家组和医疗卫生救援机构（指各级各类医疗机构，包括医疗急救中心（站）、综合医院、专科医院、化学中毒和核辐射事故应急医疗救治专业机构、疾病预防控制机构和卫生监督机构）、现场医疗卫生救援指挥部。该预案对医疗卫生救援应急分级响应的启动、行动、终止，以及现场医疗卫生救援与指挥、疾病预防控制和卫生监督工作、信息报告和发布、医疗卫生救援的硬件和软件保障都作出了明确的表述。

5.《国家突发重大动物疫情应急预案》　该预案由总则，应急组织体系及职责，突发重大动物疫情的监测、预警与报告，突发重大动物疫情的应急响应和终止，善后处理，突发重大动物疫情应急处置的保障各类具体工作预案的制定，附则由八方面内容组成。

依据《中华人民共和国动物防疫法》、《中华人民共和国进出境动植物检疫法》和《国家突发公共事件总体应急预案》，制定本预案。其编制目的：及时、有效地预防、控制和扑灭突发重大动物疫情，最大限度地减轻突发重大动物疫情对畜牧业及公众健康造成的危害，保持经济持续稳定健康发展，保障人民身体健康安全。适用于突然发生，造成或者可能造成畜牧业生产严重损失和社会公众健康严重损害的重大动物疫情的应急处理工作。根据突发重大动物疫情的性质、危害程度、涉及范围，将突发重大动物疫情划分为特别重大（Ⅰ级）、重大（Ⅱ级）、较大（Ⅲ级）和一般（Ⅳ级）四级，并明确了工作原则。

应急指挥机构由农业部和县级以上地方人民政府兽医行政管理部门组成，分别负责全国和行政区域内突发重大动物疫情应急处理工作。农业部负责全国突发重大动物疫情应急处理的日常管理工作；各级人民政府兽医行政管理部门负责本行政区域内突发重大动物疫情应急的协调、管理工作；农业部和省级人民政府兽医行政管理部门组建突发重大动物疫情专家委员会。应急处理机构包括动物防疫监督机构、出入境检验检疫机构，分别负责辖区内和出入境相关应急处理工作。

国家建立突发重大动物疫情监测、报告网络体系。农业部和地方各级人民政府兽医行政管理部门负责监测工作的管理和监督，保证监测质量；各级人民政府兽医行政管理部门根据监测信息，及时做出相应级别的预警。发生突发重大动物疫情时，事发地的县级、市（地）级、省级人民政府及其有关部门按照分级响应的原则作出应急响应。突发重大动物疫情应急处理要采取边调查、边处理、边核实的方式，有效控制疫情发展。

6.《国家重大食品安全事故应急预案》　该预案由总则，应急处理指挥机构，监测、预警与报告，重大食品安全事故的应急响应，后期处置，应急保障，附则7个部分组成。

依据《中华人民共和国食品安全法》、《中华人民共和国产品质量法》、《突发公共卫生事件应急条例》、《国家突发公共事件总体应急预案》和《国务院关于进一步加强食品安全工作的决定》，制定本预案。编制目的在于通过建立健全应对突发重大食品安全事故的救助体系和运行机制，规范和指导应急处理工作，有效预防、积极应对、及时控制重大食品安全事故，高效组织应急救援工作，最大限度地减少重大食品安全事故的危害，保障公众身体健康与生命安全，维护正常的社会秩序。适用于在食物（食品）种植、养殖、生产加工、包装、仓储、运输、流通、消费等环节中发生食源性疾患，造成社会公众大量病亡或者可能对人体健康构成潜在的重大危害，并造成严重社会影响的重大食品安全事故。按食品安全事故的性质、危害程度和涉及范围，将重大食品安全事故分为特别重大食品安全事故（Ⅰ级）、重大食品安全事故（Ⅱ级）、较大食品安全事故（Ⅲ级）和一般食品安全事故（Ⅳ级）四级。

特别重大食品安全事故发生后，根据需要成立国家重大食品安全事故应急指挥部（以下简称“国家应急指挥部”），负责对全国重大食品安全事故应急处理工作的统一领导和指挥。重大食品安全事故发生后，事故发生地县级以上地方人民政府应当按事故级别成立重大食品安全事故应急指挥部，组织和指挥本地区的重大食品安全事故应急救援工作。食品药品监管局负责国家重大食品安全事故的日常监管工作。

国家建立统一的重大食品安全事故监测、报告网络体系，加强食品安全信息管理和综合利用，构建各部门间信息沟通平台，实现互联互通和资源共享。建立畅通的信息监测和通报网络体系，形成统一、科学的食品安全信息评估和预警指标体系，及时研究分析食品安全形势，对食品安全问题做到早发现、早预防、早整治、早解决。加强日常监管，建立通报制度、举报制度、报告制度，及时对可能导致重大食品安全事故信息进行分析，按照应急预案的程序及时研究确定应对措施，并按照预案做好应急准备和预防工作；做好可能引发重大食品安全事故信息的分析、预警工作。

重大食品安全事故的应急响应：Ⅰ级应急响应由国家应急指挥部或办公室组织实施，Ⅱ级以下应急响应行动的组织实施由省级人民政府决定。重大食物中毒的应急响应与处置按《国家突发公共卫生事件应急预案》实施。地方各级人民政府根据事故的严重程度启动相应的应急预案，超出本级应急救援处置能力时，及时报请上一级人民政府和有关部门启动相应的应急预案。重大食品安全事故发生后，地方各级人民政府及有关部门应当根据事故发生情况，及时采取必要的应急措施，做好应急处理工作。重大食品安全事故应急预案启动后，上一级应急指挥部办公室应当指导事故发生地人民政府实施重大食品安全事故应急处理工作。

（二）突发公共卫生事件应急管理系统

高效的突发公共卫生事件应急管理系统应当具备：敏感的公共卫生危机管理意识、完备的公共卫生危机应对体制和机制、坚实的法律行为框架、高效的核心协调机制、全面的危机应对网络、顽强的社会应对能力、先进的技术支撑体系等。其核心内容是预案、体制、机制和法制。

《国务院关于全面加强应急管理工作的意见》（2006 年 7 月 6 日）要求：“依据《国民经济和社会发展第十一个五年规划纲要》，编制并尽快组织实施《十一五期间国家突发公共事件应急体系建设规划》，优化、整合各类资源，统一规划突发公共事件预防预警、应急处置、恢复重建等方面的项目和基础设施，科学指导各项应急管理体系建设。各地区、各部门要在《十一五期间国家突发公共事件应急体系建设规划》指导下，编制本地区和本行业突发公共事件应急体系建设规划并纳入国民经济和社会发展规划。城乡建设等有关专项规划的编制要与应急体系建设规划相衔接，合理布局重点建设项目，统筹规划应对突发公共事件所必需的基础设施建设。”

1. 突发公共卫生事件应急预案体系　应急预案是指面对突发事件（如自然灾害、重特大事故、环境公害及人为破坏）的应急管理、指挥、救援计划等。其重要的子系统包括：完善的应急组织管理指挥系统；强有力的应急工程救援保障体系；综合协调、应对自如的相互支持系统；充分备灾的保障供应体系；体现综合救援的应急队伍等。目前，我国国家突发公共事件应急预案框架体系已基本形成，包括《国家突发公共事件总体应急预案》、25 个专项预案和80个部门预案。其中，公共卫生事件类专项预案包括：《国家突发公共卫生事件应急预案》、《国家突发公共事件医疗卫生救援应急预案》、《国家突发重大动物疫情应急预案》、《国家重大食品安全事故应急预案》。

《国家突发公共事件总体应急预案》是全国应急预案体系的总纲，明确了各类突发公共事件分级分类和预案框架体系，规定了国务院应对特别重大突发公共事件的组织体系、工作机制等内容，是指导预防和处置各类突发公共事件的规范性文件。总体预案要求，各地区、各部门要完善预测预警机制，建立预测预警系统，开展风险分析，做到早发现、早报告、早处置，并根据预测分析结果进行预警。预警信息的主要内容应该具体、明确，要向公众讲清楚突发公共事件的类别、预警级别、起始时间、可能影响范围、警示事项、应采取的措施和发布机关等。总体预案强调，特别重大或者重大突发公共事件发生后，省级人民政府、国务院有关部门要在4小时内向国务院报告，同时通报有关地区和部门。应急处置过程中，要及时续报有关情况。总体预案规定，国务院是突发公共事件应急管理工作的最高行政领导机构，迟报、谎报、瞒报和漏报要追究责任。

应急预案框架体系共分六个层次，分别明确责任归属：①突发公共事件总体应急预案，是全国应急预案体系的总纲，是国务院应对特别重大突发公共事件的规范性文件，适用于跨省级行政区域，或超出事发地省级人民政府处置能力的，或者需要由国务院负责处置的特别重大突发公共事件的应对工作。②突发公共事件专项应急预案，主要是国务院及其有关部门为应对某一类型或某几种类型突发公共事件而制定的应急预案，由主管部门牵头会同相关部门组织实施。③突发公共事件部门应急预案，是国务院有关部门根据总体应急预案、专项应急预案和部门职责为应对突发公共事件制定的预案，由制定部门负责实施。④突发公共事件地方应急预案，明确各地政府是处置发生在当地突发公共事件的责任主体。⑤企事业单位根据有关法律法规制定的应急预案，确立了企事业单位是其内部发生的突发事件的责任主体。⑥举办大型会展和文化体育等重大活动，主办单位应当制订应急预案。

总体预案确定了应对突发公共事件的六大工作原则：以人为本，减少危害；居安思危，预防为主；统一领导，分级负责；以法规范，加强管理；快速反应，协同应对；依靠科技，提高素质。总体预案特别要求：充分动员和发挥乡镇、社区、企事业单位、社会团体和志愿者队伍的作用，依靠公众力量，形成统一指挥、反应灵敏、功能齐全、协调有序、运转高效的应急管理机制。加强宣传和培训教育工作，提高公众自救、互救能力，增强公众的忧患意识和社会责任意识，努力形成全民动员、预防为主、全社会防灾救灾的良好局面。

为完善突发公共卫生事件应急预案体系，《国务院关于全面加强应急管理工作的意见》强调，各地区、各部门应根据《国家总体应急预案》，抓紧编制修订本地区、本行业和领域的各类预案，并加强对预案编制工作的领导和督促检查。各基层单位要根据实际情况制订和完善本单位预案，明确各类突发公共事件的防范措施和处置程序。尽快构建覆盖各地区、各行业、各单位的预案体系，并做好各级、各类相关预案的衔接工作。

2. 突发公共卫生事件应对体制　应对体制的建设主要体现在突发公共卫生事件的应急管理组织体系建设。突发公共卫生事件应急管理的组织体系按照统一领导、分级负责的原则设立。

（1）突发公共卫生事件应急指挥中心：是处理突发公共卫生事件的最高指挥决策机构，包括领导决策系统、指挥协调系统、监控督察系统、执行运作系统等。国务院是全国应急管理工作的最高行政领导机关，国家卫生和计划生育委员会设立突发公共卫生事件应急指挥中心，负责组织、协调全国突发公共卫生事件的应急处理工作；按照属地管理的原则，地方各级卫生行政部门负责本行政区域内的突发公共卫生事件应急处理工作。

（2）日常管理机构：国家卫生和计划生育委员会设立卫生应急办公室（突发公共卫生事件应急指挥中心）负责全国突发公共卫生事件应急处理的日常管理工作；地方各级政府参照国务院卫生行政部门突发公共卫生事件日常管理机构的设置及职责，结合各自实际情况，指定突发公共卫生事件的日常管理机构，负责本行政区域或本系统内突发公共卫生事件应急的协调、管理工作。

（3）专家咨询委员会：国家卫生和计划生育委员会和省级卫生行政部门组建突发公共卫生事件专家咨询委员会；市（地）级和县级卫生行政部门可根据本行政区域内突发公共卫生事件应急工作需要，组建突发公共卫生事件应急处理专家咨询委员会，为应急工作提供咨询建议。

（4）应急处理专业技术机构：包括医疗机构（负责应急救治工作）、疾病预防控制机构（负责健康监测、疾病预防控制、流行病学调查等）、卫生监督机构（协助卫生行政部门对食品卫生、环境卫生和医疗卫生机构的疫情报告、医疗救治、传染病防治等进行卫生监督和执法稽查）、出入境检验检疫机构（负责出入境人员的健康申报、疫情监测、流行病学调查等）。在发生突发公共卫生事件时，应急处理专业技术机构在卫生行政部门的统一指挥和安排下，开展应急处理工作。

3. 突发公共卫生事件应对机制

（1）监测预警机制：国家建立统一的突发公共卫生事件监测、预警与报告网络体系，包括传染病和突发公共卫生事件监测报告网络、症状监测网络、实验室监测网络、出入境口岸卫生检疫监测网络和公众举报电话等。各级医疗、疾病预防控制、卫生监督和出入境检验检疫机构负责开展突发公共卫生事件的日常监测工作，并根据监测信息，按照公共卫生事件的发生、发展规律和特点，及时分析其对公众身心健康的危害程度、可能的发展趋势，及时发布不同的预警信号，依次用红色、橙色、黄色和蓝色表示特别重大、重大、较大和一般四个预警级别。

（2）信息报告机制：突发公共卫生事件的信息报告通过网络直报系统进行。突发公共卫生事件责任报告单位要按照有关规定及时、准确地报告突发公共卫生事件及其处置情况。突发公共卫生事件的责任报告单位包括县级以上各级人民政府卫生行政部门指定的突发公共卫生事件监测机构、各级各类医疗卫生机构、卫生行政部门、县级以上地方人民政府和检验检疫机构、食品药品监督管理机构、环境保护监测机构、教育机构等；责任报告人包括执行职务的各级各类医疗卫生机构的医疗卫生人员、个体开业医生等。

（3）分级响应机制：发生突发公共卫生事件时，事发地的县级、市（地）级、省级人民政府及其有关部门按照分级响应的原则，作出相应级别应急反应。

（4）调查评估机制：突发公共卫生事件结束后，各级卫生行政部门组织对突发公共卫生事件的处理情况进行评估。评估内容主要包括事件概况、现场调查处理概况、病人救治情况、所采取措施的效果评价、应急处理过程中存在的问题和取得的经验及改进建议。对在突发公共卫生事件的预防、报告、调查、控制和处理过程中有失职、渎职行为的，追究其责任。

4. 突发公共卫生事件应对的法制建设　健全的应急管理法律法规，应加强应急管理的法制建设，逐步形成规范的突发公共卫生事件预防和处置工作的法律体系。目前，我国应急管理法律体系已基本形成，现有突发公共卫生应对的法律35件、行政法规37件、部门规章55件、有关法规性文件111件。2007年11月1日起正式实行的《中华人民共和国突发公共事件应对法》是我国应急管理领域的一部基本法，该法的制定和实施成为应急管理法制化的标志。卫生部于2009年4月30日，将甲型H1N1流感纳入法定管理，划为乙类传染病，实行甲类传染病的预防、控制措施。

二、突发公共卫生事件的预防

突发公共卫生事件的预防是一项系统工程，应针对突发公共卫生事件的诱因和有害因素，采取具有针对性的措施进行预防。

（一）建立高效的应急体系和预案

包括突发事件应急处理指挥部的组成和相关部门的职责；突发事件预防、监测与预警，监测机构的职责和任务；突发事件信息的收集、分析、报告、通报、发布制度；突发事件的等级及应急处理工作方案；突发事件应急设施、设备、救治药品、医疗器械、防护用品以及其他物资和技术资源的储备与调度；突发事件应急救治的定点医疗机构；突发事件产生的危险废弃物处理方案和措施等。

（二）加强疾病预防控制和卫生监督体系建设

建立健全城乡预防保健网络，加强公共卫生队伍建设，切实履行公共卫生管理职责；疾病预防控制机构制订工作规范，明确工作责任和任务，加强突发事件防治工作的业务指导；医疗机构配备相应的公共卫生专业人员，落实公共卫生事件报告、监测、管理责任；卫生监督机构落实行政执法责任制度，规范执法行为，加强对公共卫生的监督管理。

（三）开展突发事件的监测工作

监测机构及时向主管部门报告监测信息，主管部门通过对监测信息的综合分析和科学评价，发现突发事件隐患的，按规定的程序、时限报告，并采取相应的防治措施；其他单位和个人发现突发事件隐患时，及时向卫生行政主管部门报告；主管部门对承担高危监测任务的工作人员，采取必要的防护措施，配备相应的防护设施设备、用品，切实保障监测人员的健康和生命安全。

（四）强化综合卫生监管力度

有计划地建设和改造城乡公共卫生设施，并与其他基础设施同步建设；加大农村改水改厕力度，加强城乡水源保护，落实饮用水消毒措施，确保饮用水卫生安全；建立医疗废物和其他危险废弃物集中处置场所，配备专用设施、设备；卫生、公安、经贸、交通等有关部门依法加强对传染病菌种毒种、危险化学品等有毒有害物品的生产、运输、存储、经营、使用、处理等环节的监督管理，防止因管理失误引起突发事件；加强对各类危险废弃物处理和污染物排放的监督检查，督促落实各项环境保护措施；企事业单位和个人严格执行危险废弃物处理规范和污染物排放标准，防止因环境污染引起突发事件；加强食品卫生安全监督管理，食品生产经营者应当落实食品卫生安全责任制，确保食品卫生安全；加强对人畜共患疾病的监测和管理，发现疫情及时采取相应的控制措施；依法加强对流动人员的公共卫生管理，按照属地管理的原则，建立健全公共卫生管理制度，做好流动人员公共卫生管理工作。

（五）普及健康教育

卫生部门、新闻媒体、团体、企事业单位和村（居）民委员会采取相应措施，宣传、普及防治突发事件的相关知识，提高公众的公共卫生意识和防治突发事件的能力；卫生行政主管部门指导防治突发事件知识的宣传教育，及时提供相关资料和咨询服务；教育行政主管部门将防治突发事件相关知识纳入学校的相关教学课程；各级行政学院安排有关组织开展防治突发事件的相关课程；企事业单位开展防治突发事件知识的培训教育；根据突发事件应急预案规定的职责和要求，开展有关突发事件应急处理知识、技能的培训、演练。

（六）开展爱国卫生运动

各级爱国卫生运动委员会加强协调工作，动员公众开展各类爱国卫生活动，普及公共卫生知识，倡导良好的个人卫生习惯，改善城乡公共卫生面貌。

三、突发公共卫生事件的处置

我国目前处在突发公共卫生事件的高发时期，面临突发公共卫生事件所带来的严重威胁和严峻考验。有效控制和消除突发公共卫生事件的危害，对保障公众身体健康与生命安全、维护正常的社会秩序意义重大。

（一）突发公共卫生事件应急处置原则

1. 以法律、法规为准则　《中华人民共和国突发事件应对法》规定，“应急预案应当根据本法和其他有关法律、法规的规定，针对突发事件的性质、特点和可能造成的社会危害，具体规定突发事件应急管理工作的组织指挥体系与职责和突发事件的预防与预警机制、处置程序、应急保障措施以及事后恢复与重建措施等内容。”因此，我们应严格依法办事处理重大疫情和中毒事故，必须认真执行有关法律法规，不应强调应急任务而违规操作。同时，要运用法律武器，对任何干扰重大疫情和中毒事故调查处理的单位和个人及时进行处罚，以保证应急处理工作顺利进行。所以说通过这部法律的制定，不仅使我们国家的卫生应急，其他的应急管理有了一个科学的依据，而且对于建立健全应急的长效机制也有了一个法律的保障。

2. 以人为本，生命为先的原则　突发公共卫生事件应急处置时，应本着以人为本、生命为先的原则；另一层含义是参加救援人员自身的安全也应该得到有效的保障。所以，应该不断地提高防护标准，完善防护设备，提高防护水平，积极有效地参与应急，将勇于献身的精神和应急科学的理念紧密地结合起来。

3. 预防为主，有备少患的原则　《左传》有言：“居安思危，思则有备，备则无患。”突发事件在于突然发生的，不可预料的因素很多。在常态下，要树立预防为主的意识。“无事要想事、来事不怕事、大事变小事、小事变无事”。这样才能在非常态下快速的反应、从容应对，做到常备不懈、关口前移、主动防范。

4. 趋利避害，最小代价的原则　在众多的控制突发事件的措施里，要选择一个既能有效控制事件的发生和发展，同时这种措施的采取对社会所带来的影响又是最小的措施来控制各类突发事件。

5. 统一领导，分工协作的原则　应急处置通常时间紧、要求高，需要投入多方面的人力、物力以及各部门的通力合作才能完成。因此，必须加强领导，统一指挥，分工明确、各司其职、通力协作、各相关部门应按职责分工开展各自职责范围内的工作。

（二）突发公共卫生事件应急处置措施

1. 病员处置　严重的突发公共卫生事件会造成大量患者或伤员，因此在事件发生之初，最紧迫的任务就是进行及时的诊断和救治。对于传染性疾病的暴发，应设置定点医院集中收治病员。在处理病因未明疾病暴发时，要充分注意对医护人员的安全防护。

2. 稳定群众　突发公共卫生事件发生后，尤其是具有传染性或病死率较高疾病的暴发不仅严重危害人们的健康，而且极易引起大众的心理恐慌，对社会安全造成重大灾难。因此，要加强宣传，及时发布疫情信息，稳定群众的情绪。

3. 公共卫生管理　在救治病员的同时，做好紧急情况下的公共卫生管理，有助于疫情的蔓延或发生。常规的公共卫生管理包括：保证供水安全，当水源可能被污染时，应积极寻找备用水源；检测餐具、厨具，监督食品加工者的个人卫生；使用消毒剂对公共场所进行消毒；修建临时厕所、提供洗手、淋浴等基本卫生设备；设立临时垃圾处理场，焚烧或掩埋动物尸体；加强疫苗接种。如果出现重大传染病疫情，应采取一些特殊措施，切断传播途径，防止传染源扩散和保护高危人群。如临时放假、关闭公共场所、暂停或延迟公共活动、加强出入境检疫，发放预防药物以及执行隔离、观察制度等。

4. 寻求援助　突发公共卫生事件发生时，由于本地区人力和技术有限时，积极争取国家、省市的援助十分必要。如果国内外同时出现重大疫情时，及时取得世界卫生组织和其他国家的合作，通力协调，取得双赢的结果。

5. 事件平息后的工作　突发公共卫生事件平息后，工作重点是尽快让事发或受灾地区恢复正常秩序，卫生部门所要做的工作：迅速恢复和重建遭受破坏的卫生设施，提供正常的卫生医疗服务，做好受害群众躯体伤害的康复工作，评估受害人群的心理健康状况；针对可能产生的创伤应激障碍进行预防和处理等工作。

本章小结

《突发公共卫生事件应急条例》中指出，突发公共卫生事件是指突然发生，造成或者可能造成社会公众健康严重损害的重大传染病疫情、群体性不明原因疾病、重大食物和职业中毒以及其他严重影响公众健康的事件。根据其定义，可将突发公共卫生事件分为四类。根据突发公共卫生事件性质、危害程度、涉及范围，突发公共卫生事件划分为特别重大（Ⅰ级）、重大（Ⅱ级）、较大（Ⅲ级）和一般（Ⅳ级）四级。《国家突发公共事件总体应急预案》是全国应急预案体系的总纲，明确了各类突发公共事件分级分类和预案框架体系，是指导预防和处置各类突发公共事件的规范性文件。

（祝丽玲）

复习题

1. 简述突发公共卫生事件的特征。
2. 概述突发公共卫生事件的预防及应急处置措施。

附　　录

统计学界值表

附表 1　标准正态分布曲线下的面积Φ（u）值

Z	0.00	0.01	0.02	0.03	0.04	0.05	0.06	0.07	0.08	0.09
-3.0	0.0013	0.0013	0.0013	0.0012	0.0012	0.0011	0.0011	0.0011	0.0010	0.0010
-2.9	0.0019	0.0018	0.0018	0.0017	0.0016	0.0016	0.0015	0.0015	0.0014	0.0014
-2.8	0.0026	0.0025	0.0024	0.0023	0.0023	0.0022	0.0021	0.0021	0.0020	0.0019
-2.7	0.0035	0.0034	0.0033	0.0032	0.0031	0.0030	0.0029	0.0028	0.0027	0.0026
-2.6	0.0047	0.0045	0.0044	0.0043	0.0041	0.0040	0.0039	0.0038	0.0037	0.0036
-2.5	0.0062	0.0060	0.0059	0.0057	0.0055	0.0054	0.0052	0.0051	0.0049	0.0048
-2.4	0.0082	0.0080	0.0078	0.0075	0.0073	0.0071	0.0069	0.0068	0.0066	0.0064
-2.3	0.0107	0.0104	0.0102	0.0099	0.0096	0.0094	0.0091	0.0089	0.0087	0.0084
-2.2	0.0139	0.0136	0.0132	0.0129	0.0125	0.0122	0.0119	0.0116	0.0113	0.0110
-2.1	0.0179	0.0174	0.0170	0.0166	0.0162	0.0158	0.0154	0.0150	0.0146	0.0143
-2.0	0.0228	0.0222	0.0217	0.0212	0.0207	0.0202	0.0197	0.0192	0.0188	0.0183
-1.9	0.0287	0.0281	0.0274	0.0268	0.0262	0.0256	0.0250	0.0244	0.0239	0.0233
-1.8	0.0359	0.0351	0.0344	0.0336	0.0329	0.0322	0.0314	0.0307	0.0301	0.0294
-1.7	0.0446	0.0436	0.0427	0.0418	0.0409	0.0401	0.0392	0.0384	0.0375	0.0367
-1.6	0.0548	0.0537	0.0526	0.0516	0.0505	0.0495	0.0485	0.0475	0.0465	0.0455
-1.5	0.0668	0.0655	0.0643	0.0630	0.0618	0.0606	0.0594	0.0582	0.0571	0.0559
-1.4	0.0808	0.0793	0.0778	0.0764	0.0749	0.0735	0.0721	0.0708	0.0694	0.0681
-1.3	0.0968	0.0951	0.0934	0.0918	0.0901	0.0885	0.0869	0.0853	0.0838	0.0823
-1.2	0.1151	0.1131	0.1112	0.1093	0.1075	0.1056	0.1038	0.1020	0.1003	0.0985
-1.1	0.1357	0.1335	0.1314	0.1292	0.1271	0.1251	0.1230	0.1210	0.1190	0.1170
-1.0	0.1587	0.1562	0.1539	0.1515	0.1492	0.1469	0.1446	0.1423	0.1401	0.1379

续表

Z	0.00	0.01	0.02	0.03	0.04	0.05	0.06	0.07	0.08	0.09
-0.9	0.1841	0.1814	0.1788	0.1762	0.1736	0.1711	0.1685	0.1660	0.1635	0.1611
-0.8	0.2119	0.2090	0.2061	0.2033	0.2005	0.1977	0.1949	0.1922	0.1894	0.1867
-0.7	0.2420	0.2389	0.2358	0.2327	0.2296	0.2266	0.2236	0.2206	0.2177	0.2148
-0.6	0.2743	0.2709	0.2676	0.2643	0.2611	0.2578	0.2546	0.2514	0.2483	0.2451
-0.5	0.3085	0.3050	0.3015	0.2981	0.2946	0.2912	0.2877	0.2843	0.2810	0.2776
-0.4	0.3446	0.3409	0.3372	0.3336	0.3300	0.3264	0.3228	0.3192	0.3156	0.3121
-0.3	0.3821	0.3783	0.3745	0.3707	0.3669	0.3632	0.3594	0.3557	0.3520	0.3483
-0.2	0.4207	0.4168	0.4129	0.4090	0.4052	0.4013	0.3974	0.3936	0.3807	0.3859
-0.1	0.4602	0.4562	0.4522	0.4483	0.4443	0.4404	0.4364	0.4325	0.4286	0.4247
0.0	0.5000	0.4960	0.4920	0.4880	0.4840	0.4801	0.4761	0.4721	0.4681	0.4641

注：$\Phi(Z)=1-\Phi(-Z)$

附表2　t界值表

自由度 ν	概率：P									
	单侧	0.25	0.10	0.05	0.025	0.01	0.005	0.0025	0.001	0.0005
	双侧	0.50	0.20	0.10	0.05	0.02	0.010	0.0050	0.002	0.0010
1		1.000	3.078	6.314	12.706	31.821	63.657	127.321	318.309	636.619
2		0.816	1.886	2.920	4.303	6.965	9.925	14.089	22.327	31.599
3		0.765	1.638	2.353	3.182	4.541	5.841	7.453	10.215	12.924
4		0.741	1.533	2.132	2.776	3.747	4.604	5.598	7.173	8.610
5		0.727	1.476	2.015	2.571	3.365	4.032	4.773	5.893	6.869
6		0.718	1.440	1.943	2.447	3.143	3.707	4.317	5.208	5.959
7		0.711	1.415	1.895	2.365	2.998	3.499	4.029	4.785	5.408
8		0.706	1.397	1.860	2.306	2.896	3.355	3.833	4.501	5.041
9		0.703	1.383	1.833	2.262	2.821	3.250	3.690	4.297	4.781
10		0.700	1.372	1.812	2.228	2.764	3.169	3.581	4.144	4.587
11		0.697	1.363	1.796	2.201	2.718	3.106	3.497	4.025	4.437
12		0.695	1.356	1.782	2.179	2.681	3.055	3.428	3.930	4.318
13		0.694	1.350	1.771	2.160	2.650	3.012	3.372	3.852	4.221
14		0.692	1.345	1.761	2.145	2.624	2.977	3.326	3.787	4.140
15		0.691	1.341	1.753	2.131	2.602	2.947	3.286	3.733	4.073

续表

自由度 ν		概率：P								
	单侧	0.25	0.10	0.05	0.025	0.01	0.005	0.0025	0.001	0.0005
	双侧	0.50	0.20	0.10	0.05	0.02	0.010	0.0050	0.002	0.0010
16		0.690	1.337	1.746	2.120	2.583	2.921	3.252	3.686	4.015
17		0.689	1.333	1.740	2.110	2.567	2.898	3.222	3.646	3.965
18		0.688	1.330	1.734	2.101	2.552	2.878	3.197	3.610	3.922
19		0.688	1.328	1.729	2.093	2.539	2.861	3.174	3.579	3.883
20		0.687	1.325	1.725	2.086	2.528	2.845	3.153	3.552	3.850
21		0.686	1.323	1.721	2.080	2.518	2.831	3.135	3.527	3.819
22		0.686	1.321	1.717	2.074	2.508	2.819	3.119	3.505	3.792
23		0.685	1.319	1.714	2.069	2.500	2.807	3.104	3.485	3.768
24		0.685	1.318	1.711	2.064	2.492	2.797	3.091	3.467	3.745
25		0.684	1.316	1.708	2.060	2.485	2.787	3.078	3.450	3.725
26		0.684	1.315	1.706	2.056	2.479	2.779	3.067	3.435	3.707
27		0.684	1.314	1.703	2.052	2.473	2.771	3.057	3.421	3.690
28		0.683	1.313	1.701	2.048	2.467	2.763	3.047	3.408	3.674
29		0.683	1.311	1.699	2.045	2.462	2.756	3.038	3.396	3.659
30		0.683	1.310	1.697	2.042	2.457	2.750	3.030	3.385	3.646
31		0.682	1.309	1.696	2.040	2.453	2.744	3.022	3.375	3.633
32		0.682	1.309	1.694	2.037	2.449	2.738	3.015	3.365	3.622
33		0.682	1.308	1.692	2.035	2.445	2.733	3.008	3.356	3.611
34		0.682	1.307	1.691	2.032	2.441	2.728	3.002	3.348	3.601
35		0.682	1.306	1.690	2.030	2.438	2.724	2.996	3.340	3.591
36		0.681	1.306	1.688	2.028	2.434	2.719	2.990	3.333	3.582
37		0.681	1.305	1.687	2.026	2.431	2.715	2.985	3.326	3.574
38		0.681	1.304	1.686	2.024	2.429	2.712	2.980	3.319	3.566
39		0.681	1.304	1.685	2.023	2.426	2.708	2.976	3.313	3.558
40		0.681	1.303	1.684	2.021	2.423	2.704	2.971	3.307	3.551
50		0.679	1.299	1.676	2.009	2.403	2.678	2.937	3.261	3.496
60		0.679	1.296	1.671	2.000	2.390	2.660	2.915	3.232	3.460
70		0.678	1.294	1.667	1.994	2.381	2.648	2.899	3.211	3.435
80		0.678	1.292	1.664	1.990	2.374	2.639	2.887	3.195	3.416
90		0.677	1.291	1.662	1.987	2.368	2.632	2.878	3.183	3.402
100		0.677	1.290	1.660	1.984	2.364	2.626	2.871	3.174	3.390
200		0.676	1.286	1.653	1.972	2.345	2.601	2.839	3.131	3.340
500		0.675	1.283	1.648	1.965	2.334	2.586	2.820	3.107	3.310
1000		0.675	1.282	1.646	1.962	2.330	2.581	2.813	3.098	3.300
∞		0.675	1.282	1.645	1.960	2.326	2.576	2.807	3.090	3.291

附表3　F界值表（方差分析用，单侧界值）

α = 0.05

ν_2	ν_1															ν_2
	1	2	3	4	5	6	7	8	9	10	12	14	16	18	20	
1	161	200	216	225	230	234	237	239	241	242	244	245	246	247	248	1
2	18.5	19.0	19.2	19.2	19.3	19.3	19.4	19.4	19.4	19.4	19.4	19.4	19.4	19.4	19.4	2
3	10.1	9.55	9.28	9.12	9.01	8.94	8.89	8.85	8.81	8.79	8.74	8.71	8.69	8.67	8.66	3
4	7.71	6.94	6.59	6.39	6.26	6.16	6.09	6.04	6.00	5.96	5.91	5.87	5.84	5.82	5.80	4
5	6.61	5.79	5.41	5.19	5.05	4.95	4.88	4.82	4.77	4.74	4.68	4.64	4.60	4.58	4.56	5
6	5.99	5.14	4.76	4.53	4.39	4.28	4.21	4.15	4.10	4.06	4.00	3.96	3.92	3.90	3.87	6
7	5.59	4.74	4.35	4.12	3.97	3.87	3.79	3.73	3.68	3.64	3.57	3.53	3.49	3.47	3.44	7
8	5.32	4.46	4.07	3.84	3.69	3.58	3.50	3.44	3.39	3.35	3.28	3.24	3.20	3.17	3.15	8
9	5.12	4.26	3.86	3.63	3.48	3.37	3.29	3.23	3.18	3.14	3.07	3.03	2.99	2.96	2.94	9
10	4.96	4.10	3.71	3.48	3.33	3.22	3.14	3.07	3.02	2.98	2.91	2.86	2.83	2.80	2.77	10
11	4.84	3.98	3.59	3.36	3.20	3.09	3.01	2.95	2.90	2.85	2.79	2.74	2.70	2.67	2.65	11
12	4.75	3.89	3.49	3.26	3.11	3.00	2.91	2.85	2.80	2.75	2.69	2.64	2.60	2.57	2.54	12
13	4.67	3.81	3.41	3.18	3.03	2.92	2.83	2.77	2.71	2.67	2.60	2.55	2.51	2.48	2.46	13
14	4.60	3.74	3.34	3.11	2.96	2.85	2.76	2.70	2.65	2.60	2.53	2.48	2.44	2.41	2.39	14
15	4.54	3.68	3.29	3.06	2.90	2.79	2.71	2.64	2.59	2.54	2.48	2.42	2.38	2.35	2.33	15
16	4.49	3.63	3.24	3.01	2.85	2.74	2.66	2.59	2.54	2.49	2.42	2.37	2.33	2.30	2.28	16
17	4.45	3.59	3.20	2.96	2.81	2.70	2.61	2.55	2.49	2.45	2.38	2.33	2.29	2.26	2.23	17
18	4.41	3.55	3.16	2.93	2.77	2.66	2.58	2.51	2.46	2.41	2.34	2.29	2.25	2.22	2.19	18
19	4.38	3.52	3.13	2.90	2.74	2.63	2.54	2.48	2.42	2.38	2.31	2.26	2.21	2.18	2.16	19
20	4.35	3.49	3.10	2.87	2.71	2.60	2.51	2.45	2.39	2.35	2.28	2.22	2.18	2.15	2.12	20
21	4.32	3.47	3.07	2.84	2.68	2.57	2.49	2.42	2.37	2.32	2.25	2.20	2.16	2.12	2.10	21
22	4.30	3.44	3.05	2.82	2.66	2.55	2.46	2.40	2.34	2.30	2.23	2.17	2.13	2.10	2.07	22
23	4.28	3.42	3.03	2.80	2.64	2.53	2.44	2.37	2.32	2.27	2.20	2.15	2.11	2.07	2.05	23
24	4.26	3.40	3.01	2.78	2.62	2.51	2.42	2.36	2.30	2.25	2.18	2.13	2.09	2.05	2.03	24

续表

ν_2	ν_1															ν_2
	1	2	3	4	5	6	7	8	9	10	12	14	16	18	20	
25	4.24	3.39	2.99	2.76	2.60	2.49	2.40	2.34	2.28	2.24	2.16	2.11	2.07	2.04	2.01	25
26	4.23	3.37	2.98	2.74	2.59	2.47	2.39	2.32	2.27	2.22	2.15	2.09	2.05	2.02	1.99	26
27	4.21	3.35	2.96	2.73	2.57	2.46	2.37	2.31	2.25	2.20	2.13	2.08	2.04	2.00	1.97	27
28	4.20	3.34	2.95	2.71	2.56	2.45	2.36	2.29	2.24	2.19	2.12	2.06	2.02	1.99	1.96	28
29	4.18	3.33	2.93	2.70	2.55	2.43	2.35	2.28	2.22	2.18	2.10	2.05	2.01	1.97	1.94	29
30	4.17	3.32	2.92	2.69	2.53	2.42	2.33	2.27	2.21	2.16	2.09	2.04	1.99	1.96	1.93	30
32	4.15	3.29	2.90	2.67	2.51	2.40	2.31	2.24	2.19	2.14	2.07	2.01	1.97	1.94	1.91	32
34	4.13	3.28	2.88	2.65	2.49	2.38	2.29	2.23	2.17	2.12	2.05	1.99	1.95	1.92	1.89	34
36	4.11	3.26	2.87	2.63	2.48	2.36	2.28	2.21	2.15	2.11	2.03	1.98	1.93	1.90	1.87	36
38	4.10	3.24	2.85	2.62	2.46	2.35	2.26	2.19	2.14	2.09	2.02	1.96	1.92	1.88	1.85	38
40	4.08	3.23	2.84	2.61	2.45	2.34	2.25	2.18	2.12	2.08	2.00	1.95	1.90	1.87	1.84	40
42	4.07	3.22	2.83	2.59	2.44	2.32	2.24	2.17	2.11	2.06	1.99	1.93	1.89	1.86	1.83	42
44	4.06	3.21	2.82	2.58	2.43	2.31	2.23	2.16	2.10	2.05	1.98	1.92	1.88	1.84	1.81	44
46	4.05	3.20	2.81	2.57	2.42	2.30	2.22	2.15	2.09	2.04	1.97	1.91	1.87	1.83	1.80	46
48	4.04	3.19	2.80	2.57	2.41	2.29	2.21	2.14	2.08	2.03	1.96	1.90	1.86	1.82	1.79	48
50	4.03	3.18	2.79	2.56	2.40	2.29	2.20	2.13	2.07	2.03	1.95	1.89	1.85	1.81	1.78	50
60	4.00	3.15	2.76	2.53	2.37	2.25	2.17	2.10	2.04	1.99	1.92	1.86	1.82	1.78	1.75	60
80	3.96	3.11	2.72	2.49	2.33	2.21	2.13	2.06	2.00	1.95	1.88	1.82	1.77	1.73	1.70	80
100	3.94	3.09	2.70	2.46	2.31	2.19	2.10	2.03	1.97	1.93	1.85	1.79	1.75	1.71	1.68	100
125	3.92	3.07	2.68	2.44	2.29	2.17	2.08	2.01	1.96	1.91	1.83	1.77	1.72	1.69	1.65	125
150	3.90	3.06	2.66	2.43	2.27	2.16	2.07	2.00	1.94	1.89	1.82	1.76	1.71	1.67	1.64	150
200	3.89	3.04	2.65	2.42	2.26	2.14	2.06	1.98	1.93	1.88	1.80	1.74	1.69	1.66	1.62	200
300	3.87	3.03	2.63	2.40	2.24	2.13	2.04	1.97	1.91	1.86	1.78	1.72	1.68	1.64	1.61	300
500	3.86	3.01	2.62	2.39	2.23	2.12	2.03	1.96	1.90	1.85	1.77	1.71	1.66	1.62	1.59	500
1000	3.85	3.00	2.61	2.38	2.22	2.11	2.02	1.95	1.89	1.84	1.76	1.70	1.65	1.61	1.58	1000
∞	3.84	3.00	2.60	2.37	2.21	2.10	2.01	1.94	1.88	1.83	1.75	1.69	1.64	1.60	1.57	∞

附表4　q界值表

ν	组数 a								
	2	3	4	5	6	7	8	9	10
5	3.64	4.60	5.22	5.67	6.03	6.33	6.58	6.80	6.99
	5.70	6.98	7.80	8.42	8.91	9.32	9.67	9.97	10.24
6	3.46	4.34	4.90	5.30	5.63	5.90	6.12	6.32	6.49
	5.24	6.33	7.03	7.56	7.97	8.32	8.61	8.87	9.10
7	3.34	4.16	4.68	5.06	5.36	5.61	5.82	6.00	6.16
	4.95	5.92	6.54	7.01	7.37	7.68	7.94	8.17	8.37
8	3.26	4.04	4.53	4.89	5.17	5.40	5.60	5.77	5.92
	4.75	5.64	6.20	6.62	6.96	7.24	7.47	7.68	7.86
9	3.20	3.95	4.41	4.76	5.02	5.24	5.43	5.59	5.74
	4.60	5.43	5.96	6.35	6.66	6.91	7.13	7.33	7.49
10	3.15	3.88	4.33	4.65	4.91	5.12	5.30	5.46	5.60
	4.48	5.27	5.77	6.14	6.43	6.67	6.87	7.05	7.21
12	3.08	3.77	4.20	4.51	4.75	4.95	5.12	5.27	5.39
	4.32	5.05	5.50	5.84	6.10	6.32	6.51	6.67	6.81
14	3.03	3.70	4.11	4.41	4.64	4.83	4.99	5.13	5.25
	4.21	4.89	5.32	5.63	5.88	6.08	6.26	6.41	6.54
16	3.00	3.65	4.05	4.33	4.56	4.74	4.90	5.03	5.15
	4.13	4.79	5.19	5.49	5.72	5.92	6.08	6.22	6.35
18	2.97	3.61	4.00	4.28	4.49	4.67	4.82	4.96	5.07
	4.07	4.70	5.09	5.38	5.60	5.79	5.94	6.08	6.20
20	2.95	3.58	3.96	4.23	4.45	4.62	4.77	4.90	5.01
	4.02	4.64	5.02	5.29	5.51	5.69	5.84	5.97	6.09
30	2.89	3.49	3.85	4.10	4.30	4.46	4.60	4.72	4.82
	3.89	4.45	4.80	5.05	5.24	5.40	5.54	5.65	5.76
40	2.86	3.44	3.79	4.04	4.23	4.39	4.52	4.63	4.73
	3.82	4.37	4.70	4.93	5.11	5.26	5.39	5.50	5.60
60	2.83	3.40	3.74	3.98	4.16	4.31	4.44	4.55	4.65
	3.76	4.28	4.59	4.82	4.99	5.13	5.25	5.36	5.45
120	2.80	3.36	3.68	3.92	4.10	4.24	4.36	4.47	4.56
	3.70	4.20	4.50	4.71	4.87	5.01	5.12	5.21	5.30
∞	2.77	3.31	3.63	3.86	4.03	4.17	4.29	4.39	4.47
	3.64	4.12	4.40	4.60	4.76	4.88	4.99	5.08	5.16

附表 5 χ^2 界值表

自由度 ν	概率 P						
	0.500	0.250	0.100	0.050	0.025	0.010	0.005
1	0.45	1.32	2.71	3.84	5.02	6.63	7.88
2	1.39	2.77	4.61	5.99	7.38	9.21	10.60
3	2.37	4.11	6.25	7.81	9.35	11.34	12.84
4	3.36	5.39	7.78	9.49	11.14	13.28	14.86
5	4.35	6.63	9.24	11.07	12.83	15.09	16.75
6	5.35	7.84	10.64	12.59	14.45	16.81	18.55
7	6.35	9.04	12.02	14.07	16.01	18.48	20.28
8	7.34	10.22	13.36	15.51	17.53	20.09	21.95
9	8.34	11.39	14.68	16.92	19.02	21.67	23.59
10	9.34	12.55	15.99	18.31	20.48	23.21	25.19
11	10.34	13.90	17.28	19.68	21.92	24.72	26.76
12	11.34	14.85	18.55	21.03	23.34	26.22	28.30
13	12.34	15.98	19.81	22.36	24.74	27.69	29.82
14	13.34	17.12	21.06	23.68	26.12	29.14	31.32
15	14.34	18.25	22.31	25.00	27.49	30.58	32.80

附表 6 H 临界值表（三独立样本比较的秩和检验用）

n	n_1	n_2	n_3	P	
				0.05	0.01
7	3	2	2	4.71	
	3	3	1	5.14	
8	3	3	2	5.36	
	4	2	2	5.33	
	4	3	1	5.21	
	5	2	1	5.00	
9	3	3	3	5.60	7.20

续表

n	n_1	n_2	n_3	P 0.05	P 0.01
	4	3	2	5.44	6.44
	4	4	1	4.97	6.67
	5	2	2	5.16	6.53
	5	3	1	4.96	
10	4	3	3	5.73	6.75
	4	4	2	5.45	7.04
	5	3	2	5.25	6.82
	5	4	1	4.99	6.95
11	4	4	3	5.60	7.14
	5	3	3	5.65	7.08
	5	4	2	5.27	7.12
	5	5	1	5.13	7.31
12	4	4	4	5.69	7.65
	5	4	3	5.63	7.44
	5	5	2	5.34	7.27
13	5	4	4	5.62	7.76
	5	5	3	5.71	7.54
14	5	5	4	5.64	7.79
15	5	5	5	5.78	7.98

附表 7　r 界值表（Pearson 相关系数检验用）

自由度 ν		概率，P			
	单侧	0.050	0.025	0.010	0.005
	双侧	0.100	0.050	0.020	0.010
1		0.998	0.997	1.000	1.000
2		0.900	0.950	0.980	0.990
3		0.805	0.878	0.934	0.959
4		0.729	0.811	0.882	0.917
5		0.669	0.755	0.833	0.875

续表

自由度 ν	概率，P				
	单侧	0. 050	0. 025	0. 010	0. 005
	双侧	0. 100	0. 050	0. 020	0. 010
6		0. 621	0. 707	0. 789	0. 834
7		0. 582	0. 666	0. 750	0. 798
8		0. 549	0. 632	0. 715	0. 765
9		0. 521	0. 602	0. 665	0. 735
10		0. 497	0. 576	0. 658	0. 708
11		0. 476	0. 553	0. 634	0. 684
12		0. 457	0. 532	0. 612	0. 661
13		0. 441	0. 514	0. 592	0. 641
14		0. 426	0. 497	0. 574	0. 623
15		0. 412	0. 482	0. 558	0. 606
16		0. 400	0. 468	0. 542	0. 590
17		0. 389	0. 456	0. 529	0. 575
18		0. 378	0. 444	0. 515	0. 561
19		0. 369	0. 433	0. 503	0. 549
20		0. 360	0. 423	0. 492	0. 537
21		0. 352	0. 413	0. 482	0. 526
22		0. 344	0. 404	0. 472	0. 515
23		0. 337	0. 396	0. 462	0. 505
24		0. 330	0. 388	0. 453	0. 496
25		0. 323	0. 381	0. 445	0. 487
26		0. 317	0. 374	0. 437	0. 479
27		0. 311	0. 367	0. 430	0. 471
28		0. 306	0. 361	0. 423	0. 463
29		0. 301	0. 355	0. 416	0. 456
30		0. 296	0. 349	0. 409	0. 449
35		0. 275	0. 325	0. 381	0. 418
40		0. 257	0. 304	0. 358	0. 393
45		0. 243	0. 288	0. 338	0. 372
50		0. 231	0. 273	0. 322	0. 354
60		0. 211	0. 250	0. 295	0. 325
70		0. 195	0. 232	0. 274	0. 302
80		0. 183	0. 217	0. 257	0. 283
90		0. 173	0. 205	0. 242	0. 267
100		0. 164	0. 195	0. 203	0. 254

中英文索引

E

F

G

H

J

K

L

M

N

P

Q

R

S

T

W

X

Y

Z

参 考 文 献

[1] 荫士安等（主译）. 现代营养学（第9版）[M]. 北京：人民卫生出版社，2008.
[2] 陈吉棣. 运动营养学[M]. 北京：北京大学出版社，2005.
[3] 戴尅戎. 转化医学理念、策略与实践[M]. 西安：第四军医大学出版社，2012.
[4] 丁晓雯. 食品安全导论[M]. 北京：中国林业出版社，2008.
[5] 段广才. 临床流行病学与统计学[M]. 郑州：郑州大学出版社，2002.
[6] 方积乾. 卫生统计学[M]. 第7版. 北京：人民卫生出版社，2012.
[7] 傅华. 预防医学[M]. 第5版. 北京：人民卫生出版社，2009.
[8] 葛可佑. 中国营养科学全书[M]. 北京：人民卫生出版社，2004.
[9] 顾景范，郭长江. 特殊营养学[M]. 第2版. 北京：科学出版社，2009.
[10] 郭积勇. 新发传染病的预防与控制[M]. 北京：中国协和医科大学出版社，2002.
[11] 郭汝宁，张正敏，杨芬，等. 广东省手足口病流行特征和危险因素研究. 中华流行病学杂志[J]. 2009, 30（5）：530-531.
[12] 何志谦. 人类营养学[M]. 第3版. 北京：人民卫生出版社，2008.
[13] 黄子杰. 预防医学[M]. 第2版. 北京：人民卫生出版社，2008.
[14] 焦广宇，蒋卓勤. 临床营养学[M]. 第3版. 北京：人民卫生出版社，2012.
[15] 金泰廙. 劳动卫生与职业卫生[M]. 第6版. 北京：人民卫生出版社，2011.
[16] 李立明. 流行病学. [M]. 第6版. 北京：人民卫生出版社，2008.
[17] 李鲁. 社会医学[M]. 第4版. 北京：人民卫生出版社，2012.
[18] 林果为，沈福民. 现代临床流行病学[M]. 上海：复旦大学出版社，2000.
[19] 刘保成，贺光，贺林. 转化医学：从基础科研到临床应用[J]. 国际遗传学杂志，2010，33（3）：147-150.
[20] 陆在英，钟南山. 内科学[M]. 第7版. 北京：人民卫生出版社，2008.
[21] 牛侨. 职业卫生与职业医学[M]. 第2版. 北京：中国协和医科大学出版社，2007.
[22] 孙长颢. 营养与食品卫生学[M]. 第7版. 北京：人民卫生出版社，2012.
[23] 孙贵范. 八年制教材预防医学[M]. 第2版. 北京：人民卫生出版社，2010.
[24] 唐神结，高文. 临床结核病学[M]. 北京：人民卫生出版社，2011. 46-50.
[25] 王蓓. 临床流行病学[M]. 南京：东南大学出版社，2004.
[26] 王建华，王子元，袁聚祥. 预防医学[M]. 第2版. 北京：北京大学医学出版社，2009.
[27] 王建华. 流行病学[M]. 第6版. 北京：人民卫生出版社，2004.
[28] 王凯娟. 临床流行病学[M]. 郑州：郑州大学出版社，2012.
[29] 卫生部. 手足口病预防控制指南（2009版、2011版）
[30] 吴肇汉. 实用临床营养治疗学[M]. 上海：上海科学技术出版社，2001.
[31] 闫永平，陈薇. 临床流行病学[M]. 北京：人民卫生出版社，2009.

[32] 杨克敌，陈学敏. 现代环境卫生学［M］. 第2版. 北京：人民卫生出版社，2008.
[33] 杨克敌. 环境卫生学［M］. 第7版. 北京：人民卫生出版社，2012.
[34] 姚泰. 生理学［M］. 北京：人民卫生出版社，2010.
[35] 荫士安，汪之顼，王茜. 现代营养学［M］. 第2版. 北京：科学出版社，2008.
[36] 詹思延. 流行病学［M］. 第7版. 北京：人民卫生出版社，2012.
[37] 张建新. 食品安全概论［M］. 郑州：郑州大学出版社. 2011.
[38] 中国营养学会. 中国居民膳食营养素参考摄入量［M］. 北京：中国轻工业出版社，2006.
[39] 仲来福. 卫生学［M］. 第7版. 北京：人民卫生出版社，2008.
[40] 戴尅戎. 转化医学理念、策略与实践［M］. 西安：第四军医大学出版社，2012.
[41] 刘保成，贺光，贺林. 转化医学：从基础科研到临床应用［J］. 国际遗传学杂志，2010，33（3）：147-150.